AF346869

DES TROUBLES FONCTIONNELS ET ORGANIQUES

DE L'AMÉTROPIE

ET DE

LA MYOPIE EN PARTICULIER.

Paris, A. Parent, imprimeur de la Faculté de Médecine, rue M.-le-Prince, 31.

DES TROUBLES FONCTIONNELS ET ORGANIQUES

DE L'AMÉTROPIE

ET

DE LA MYOPIE

EN PARTICULIER.

DE L'ACCOMMODATION BINOCULAIRE ET CILIAIRE
dans les vices de la réfraction

RECHERCHES ÉTIOLOGIQUES
DES CONDITIONS D'EXISTENCE DES DIVERS DÉFAUTS REFRACTIFS ;
NATURE ET MÉCANISME DES PHÉNOMÈNES PHYSIOLOGIQUES QU'ILS COMPORTENT
ET DES ÉTATS PATHOLOGIQUES PRINCIPAUX QU'ILS ENGENDRENT.
TRAITEMENT DE LA MYOPIE.

PAR

Le Dr Antony MIARD

Ancien chef de clinique ophthalmologique.

L'amour du vrai a exclusivement inspiré mes efforts
et mes recherches, ainsi que mes jugements à l'égard
des opinions divergentes.

Amicus Plato, sed magis amica veritas.

PARIS

LIBRAIRIE J.-B. BAILLIÈRE ET FILS,

19, rue Hautefeuille, 19, près le boulevard Saint-Germain.

1872

PREFACE

CONSIDÉRATIONS GÉNÉRALES.

Le travail que j'entreprends appartient, par sa nature complexe, à la fois à l'étude de la réfraction statique et dynamique, et à l'histoire des maladies du sac irio-choroïdien. C'est l'ophthalmologie tout entière que je suis obligé de mettre à contribution. L'origine du sujet est purement clinique et le résultat d'observations nombreuses et constantes que j'ai pu faire, soit dans les hôpitaux, soit dans les dispensaires comme auditeur bénévole simple ou remplissant les fonctions de chef de clinique. C'est en demandant quotidiennement aux différentes théories, aux divers mécanismes exposés par les savants oculistes que je citerai, l'explication des faits que j'avais sous les yeux, que je suis arrivé à former mes opinions personnelles.

En rédigeant cet ouvrage, j'ai pensé m'adresser aux médecins à qui les questions ophthalmologiques sont déjà familières. Aussi j'ai évité, autant que possible, des détails qu'on trouvera d'ailleurs parfaitement exposés dans les écrits et les traités de Donders, Von Graefe, Deval, Mackenzie, Javal, Giraud-Teulon, Galezowski, Maurice Perrin, etc., etc. Les dimensions du livre en eussent été considérablement accrues, mais non son mérite et sa portée réelle. Mon intention a été de contribuer, dans les limites de mes forces, aux progrès actuels et de resserrer les liens qui unissent aux grandes sciences médicales et à leurs annexes le cadre des affections qu'engendrent les défauts réfractifs. Ne pouvant connaître l'essence des causes intimes, je me suis efforcé d'établir les conditions prochaines, c'est-à-dire le déterminisme des phénomènes. Sans calomnier les contemporains, on peut avancer que l'esprit général de notre époque est de s'inquiéter trop peu des origines, et de se

soucier encore moins du mécanisme par lequel les influences no-
cives altèrent les organes. Cependant, en dehors de cette connaissance, il n'y a ni pronostic ni traitement certains. Dans cet
ordre d'idées, des *desiderata* nombreux se faisant sentir, surtout
dans l'étude des altérations fonctionnelles résultant des vices de la
réfraction, mes efforts ont été dirigés naturellement dans ce sens.
La solution des grandes questions pathologiques encore si obscures
de l'amétropie, a été poursuivie méthodiquement, et pour ainsi dire
comme celle d'un problème. Commençant par l'étude de l'origine
et des caractères essentiels de l'état réfractif, j'ai pu, chemin faisant, développer les conditions de leur existence. *Dans un exposé
critique* que je me suis efforcé de rendre toujours équitable et
courtois, j'ai éloigné, au fur et à mesure que j'avançais, les opinions extra-scientifiques et les erreurs dont elles sont encore embar-
rassées, malgré les récents progrès de l'ophthalmologie. M'aidant
de la science encyclopédique dans la recherche des éléments indispensables à la détermination des sujets litigieux, je me suis efforcé
d'éclairer, autant que possible, l'analyse par les données générales
qui seules peuvent délimiter *à priori* la valeur approximative des
faits isolés. Il est impossible d'arriver à des vues exactes sur la nature et le mécanisme des affections, si, au préalable, on n'est pas
édifié sur les causes et leur *substratum* essentiels; aussi je ne me suis
cru autorisé à emprunter la forme didactique et l'exposé habituel
qu'alors qu'en procédant par synthèse, j'ai pu réunir *succinctement*
en un même ensemble les faits de même nature ou de même ordre.
Cette méthode m'a seule paru rationnelle pour arriver à la solution
simultanée de tant de difficultés concomitantes. Elle m'a permis
d'établir les faits dans leur ordre naturel, d'éviter les descriptions
par chapitres de phénomènes n'ayant souvent de communs que
certains résultats symptomatiques qui ne sont que des formes de
leur expression. Essentiellement pratique, ce dernier procédé a le
tort de réunir ou de séparer les faits du même genre. Il isole les
sujets en leur donnant une indépendance apparente, et, par ce fait
qu'il déplace les situations vraies, il nuit, plus qu'on ne pense, au
progrès et au savoir réel du travailleur. *Le strabisme, par exemple,*
est un phénomène essentiellement symptomatique. Est-il rationnel
de le décrire en dehors des affections ou des états congénitaux qui

l'engendrent? J'ai pensé qu'il ne pouvait être logique d'isoler son histoire, et qu'au contraire il était indispensable de la subordonner à celle de ses conditions d'existence, d'aborder et de compléter son étude, à mesure que le permettaient les données établies. D'autre part, persuadé que les efforts les plus sérieux sont à faire pour sortir de l'ornière des causes et des interprétations banales, et constituer sur des bases solides la pathogénie des troubles fonctionnels et organiques des amétropies, je n'ai pas hésité à sacrifier cette forme simple et commode, et, dès lors, je me suis moins préoccupé de plaire que de prouver.

Je me suis relativement peu occupé de l'*hypéropie* et de l'*astygmatisme*. Plus avantageux au point de vue des troubles organiques, leur histoire appartient moins à la pathologie que l'excès de réfraction. L'expérimentation, les mensurations directes et l'observation nous ont d'ailleurs promptement révélé leurs mystères.

Aucun travail encore n'a existé dans ce sens et les questions que je soulève sont malheureusement moins aisées qu'intéressantes. Je ne crois pas, malgré mes efforts, résoudre sans conteste toutes les difficultés. Néanmoins, je pense que je puis espérer d'une façon légitime, non-seulement éveiller l'attention des observateurs ophthalmologistes, mais encore leur abréger dans ces problèmes si difficiles le chemin pénible de la vérité.

Si les lignes qui vont suivre n'ont pour résultat que d'augmenter à certains égards le nombre des explications possibles ou probables qui existent déjà sur la nature du staphylôme et les causes de l'excès de réfraction, j'aurai pour consolation la sincérité de mes recherches, la considération des difficultés innombrables que présente le sujet et la conscience d'avoir apporté mon tribut aux travaux, en grande partie infructueux, qu'ont faits dans ce sens Ammon, Jæger, Stellwag de Carion, Sichel, Donders, Von Græfe, Arlt et tant d'autres illustres à tous égards.

Si, au contraire, les opinions que je vais émettre sont exactes, je le devrai aux principes généraux de la science, à l'application de la physiologie et de la pathologie générales qu'oublient trop facilement certains spécialistes, et à la forte conviction que dans la plupart des théories émises avant moi il y a des idées justes, mais dont on a tiré des conclusions trop exclusives.

NATURE DES QUESTIONS SOULEVÉES CONCERNANT LA MYOPIE.

Il est incontestable et reconnu des ophthalmologistes en général que certaines lésions choroïdiennes, dites ordinairement inflammatoires et atrophiques, relèvent, ou, pour ne rien préjuger, accompagnent la myopie.

Ces lésions sont-elles la conséquence ou l'origine du vice? C'est ainsi que la question se pose le plus naturellement. Sa solution est de la plus grande portée; car, s'il est établi que l'ectasie staphylomateuse et les accidents concomitants sont consécutifs à un état myopique préexistant, il est rationnel d'espérer que l'on pourra en empêcher le développement par des soins hygiéniques appropriés, et surtout le rétablissement artificiel immédiat de l'état normal emmétropique par les verres neutralisants.

La plupart des auteurs qui se sont occupés de ces faits ont considéré la myopie comme la suite, non comme la source des altérations organiques. Ils ont pensé que ces modifications étaient ses causes uniques prochaines ou éloignées. Telle n'est point ma manière de voir. Aussi, quoique l'idée originelle de cette partie du travail ait été de faire l'histoire des points obscurs des maladies choroïdiennes en elles-mêmes, je me suis trouvé, par la logique des faits, naturellement amené dans le domaine de la réfraction. Une question aussi compliquée et aussi délicate ne pourrait être traitée et saisie isolément sans un développement convenable et suffisant de ses conditions d'existence.

Avant d'entrer dans le cœur du sujet, je dirai quelques mots sur l'esprit général qui a guidé les recherches des savants qui ont écrit sur ces questions, et j'exposerai, en les combattant, leurs opinions sur l'étiologie ou le mécanisme des lésions. Dans cette réfutation je ne reviendrai pas, à propos de chacune des thèses que je repousserai, sur toutes les raisons qui pourraient servir à les combattre en particulier, si elles ont été exprimées déjà à l'occasion d'idées analogues. Ce procédé m'évitera des redites multiples qui seraient certainement fastidieuses.

Malgré ce que je viens de dire, un examen superficiel de ces diverses questions pourrait laisser croire que les vues étiologiques qui s'y rattachent sont d'une médiocre importance; mais, en réfléchissant davantage, on verra que de leur détermination exacte, dépend la thérapeutique rationnelle de la myopie. Or, les inconvénients et les dangers souvent si graves de l'excès de réfraction me permettent d'affirmer, sans crainte d'être démenti, que dans l'ophthalmologie entière, il n'y a pas un problème qui présente un intérêt plus palpitant.

Convaincu que l'état congénital a toujours été un refuge où l'on a entassé de tout temps, autant qu'on l'a pu, les causes qui sont la source des lésions organiques ou fonctionnelles que la science n'a point encore établies sur des bases solides, personne plus que moi ne blâme cette tendance fatale qui supprime les questions et élague les difficultés au lieu de les résoudre, en invoquant des actions attribuées avec plus ou moins de mysticisme aux principes du semblable ou du divers. Si donc j'ai été amené à penser que l'élément primitif et essentiel de la myopie existait de naissance, c'est en dépit de mes préventions générales. C'est forcé par la logique des faits que je me suis vu contraint, non pas par exclusion, les opinions jusqu'à ce jour émises et établies en dehors des causes originelles, ne satisfaisant pas aux diverses exigences du sujet ; mais, par l'étude immédiate des faits qui m'ont amené à une déduction fatale, à laquelle je n'ai pu me soustraire malgré mes efforts. D'ailleurs le contrôle par les observations directes n'a eu pour résultat que de m'ancrer davantage dans mes conclusions premières.

Jusqu'à présent on a considéré, en général, l'augmentation de l'axe antéro-postérieur comme un fait consécutif dont on a expliqué diversement la production. Dans un de ses récents écrits, M. Giraud-Teulon donne à la myopie pour cause prochaine l'ectasie. Celle-ci relèverait à son tour de l'insuffisance des droits internes et du travail de près.

Établir que le *défaut d'accommodation* qui suit l'état d'exagération de la longueur du globe oculaire est une cause principale, à laquelle on ne s'est jamais arrêté, des désordres qui font de «l'œil «myope, type que je regarde comme parfaitement physiologique,» un œil malade dans tous les cas où le vice de réfraction est un peu considérable, a été une des préoccupations de ce travail. J'ai été obligé pour le mettre en lumière d'entrer dans les détails d'origine myopique et de montrer qu'aucune des explications proposées pour l'intelligence des actes morbides deutéropathiques ne peut soutenir le contrôle des faits; qu'aucune des opinions divergentes qui ont été émises ne peut avoir la prétention de représenter la loi, le déterminisme des phénomènes. Et cependant, dans un ordre de faits où tout est mécanique et fonctionnel d'abord, cette interprétation exacte doit exister.

Pour la rechercher l'hypothèse peut servir; mais elle a les inconvénients de sa nature; et je crois que, dans ces cas surtout, on doit par l'étude des effets ne rien livrer à la supposition et rechercher leurs causes par l'application des règles physiologiques ou des lois de la pathologie générale. Or l'hypothèse a été principalement utilisée pour l'interprétation des maladies myopiques. De même que pour l'asthénopie, par exemple, on a cherché dans les muscles euxmêmes la cause primitive des lésions.

Si telle chose existait, a-t-on dit, ceci et cela se passeraient exactement de même que dans les faits observés; et, l'hypothèse faite, l'inconnu étant supposé connu, on a conclu que c'était ainsi que tout se passait en réalité, parce qu'à l'idée préconçue correspondaient comme conséquence rationnelle des états morbides existants.

Étudier les maladies et chercher dans le système malade lui-même un élément, un fait qui en donne l'explication par ses conséquences; voir si celles-ci sont en accord avec les lois de la pathologie générale et de la physiologie pathologique, tel a été le caractère de mes recherches. Me livrer le moins à l'hypothèse, montrer l'enchaînement logique des phénomènes existants, tel a été mon but, persuadé que dans ce cas particulier, au moins, « ne négligeant rien, n'attribuant aux faits que leur valeur réelle, » la doctrine de Kant, affirmant que tout ce qui est logique est vrai et réciproquement, n'est point en défaut.

Puisque l'hypothèse a présidé presque continuellement aux explications données sur le sujet que je vais traiter, je les examinerai une à une et je verrai si elles répondent à ses nécessités. L'hypothèse faite, elle est gratuite, je dirai inopportune, si elle ne répond pas dans ses conséquences aux besoins du sujet, ou si ses conséquences forcées, en raison des lois générales, ne concordent point avec les faits constatés. Dans ces conditions elle reste hypothèse et ne fait ordinairement qu'embrouiller le problème.

Je réfuterai certaines opinions fausses en contradiction avec les principes de la mécanique et de la physiologie, qui ont servi de prémisses à des jugements fatalement entachés d'erreurs. J'examinerai, en outre, les théories fantaisistes que l'on n'a pas craint de présenter comme lois des phénomènes, et dont les éléments étrangers aux principes de la pathologie générale et de la physiologie, en désaccord flagrant avec les faits objectifs eux-mêmes, n'avaient de fondement réel que dans des vues individuelles dont elles étaient les déductions plus ou moins logiques. Cependant, désireux de laisser à ce travail son caractère exclusivement personnel et clinique, j'ai évité de m'étendre sur les arguments à l'aide desquels Coccius rejette certaines origines de l'ectasie postérieure myopique.

En recherchant en clinique, par l'observation stricte des faits, les causes et le mécanisme qui président à la naissance et au développement des phénomènes morbides qui accompagnent le vice de réfraction myopique, j'ai été amené à penser que l'allongement de l'œil en était l'origine ordinaire.

Cette élongation de l'axe antéro-postérieur est du consentement de tous les ophthalmologistes, un fait réel dans la myopie ; lui seul est capable de rendre compte du grand nombre des myopes. Mais, beaucoup l'ont considéré comme la conséquence d'une augmentation dans l'indice de réfraction des milieux, ou, comme le résultat soit de la convexité trop grande du cristallin et de la cornée, soit de leur trop forte épaisseur. Tous les milieux transparents furent soupçonnés et l'on accusa le corps vitré et même l'humeur aqueuse.

D'autres, enfin, ont fait intervenir des lésions morbides et ont affirmé que la scléro-choroïdite, le staphylôme, etc., des vices congénitaux exagérés avec l'âge (Hasner, Stellwag, Ammon, Jæger...), étaient les causes du mal, et l'attribuaient dans ces cas à un mouvement de recul imprimé à la rétine.

La nature de cet allongement a été diversement appréciée ; mais, jamais on ne l'a considéré comme un fait d'anatomie statique. Quand on l'a supposé 1° congénital, ce n'a été qu'en prédisposition, en puissance ; et c'était le raccourcissement des muscles, droits en particulier, qui était supposé le produire ; 2° acquis, c'était alors l'accommodation réelle, ou celle dont on a gratifié gratuitement les muscles extrinsèques, qui étaient mises en cause.

Dernièrement ces anciennes théories, qui regardent les muscles intra-orbitaires comme causes de l'augmentation antéro-postérieure du globe, ont été remises en honneur par les ingénieuses hypothèses de M. Giraud-Teulon qui attribue aux insertions musculaires des obliques ce que ses prédécesseurs accordaient simplement à des lésions fonctionnelles. L'esprit mathématique et précis que cet auteur a communiqué à sa doctrine, et plus encore sa date récente qui lui a permis de se dégager de la plupart des erreurs qui entachaient celles qui l'ont précédée, m'engagent à m'arrêter un peu longuement peut-être sur le développement de son opinion, dernier effort d'une idée qui je crois à fait son temps. Je combattrai les diverses théories invoquées pour expliquer le « staphylôme ordinaire type ou la création de la myopie, » et j'établirai que dans l'œil myope il y a quelque chose de primitif et congénital qui domine tous les phénomènes différemment interprétés : c'est, pour le dire par anticipation, la longueur exagérée de l'axe antéro-postérieur. Si j'insiste sur ce point, c'est que je le considère comme la *cause unique éloignée* des accidents organiques de la myopie, tenant sous sa dépendance l'inertie accommodative qui en est, à mon sens, la plus importante des causes prochaines.

En résumé, aujourd'hui il est généralement reconnu que deux conditions capitales dominent l'état myopique *constitué :* c'est l'exagération de réfringence des milieux, ou leur profondeur anormale. C'est-à-dire, en un mot, l'allongement relatif ou absolu.

J'examinerai la valeur de la première opinion. Quant à l'autre elle s'applique aux cas ordinaires, aussi je considère l'augmentation du diamètre antéro-postérieur comme la règle, et je crois qu'*allongement du globe* et *myopie* peuvent être *synonymes.*

J'établirai successivement que, dans la véritable myopie type, non accidentelle, suite de maladie de la cornée ou de l'orbite, etc., *l'élongation du globe est primitive,* qu'elle explique seule, dans la plupart des cas, les désordres qui surviennent dans l'œil atteint du vice de réfraction ; et, qu'*elle est elle-même l'origine de l'accroissement du diamètre antéro-postérieur* dans les cas de myopie en progression.

Août 1872.

DE L'AMÉTROPIE

ET

DE LA MYOPIE

PREMIÈRE PARTIE

ÉTIOLOGIE DE LA MYOPIE

CHAPITRE PREMIER

LA MYOPIE N'A POINT POUR CAUSE UN ÉTAT SPÉCIAL DE RÉFRINGENCE DES MILIEUX DIOPTRIQUES.

Art. I.

État absolu et relatif du cristallin et de la cornée dans le globe atteint de myopie.

Importance de l'origine myopique au point de vue du traitement hygiénique. — Indispensable au développement de mon sujet, l'étiologie de la myopie est d'une importance extrême au point de vue hygiénique : car le myope, atteint d'un défaut de réfraction un peu considérable, n'est ordinairement pas capable d'acquitter ses devoirs civils. Non-seulement il est limité dans le choix de sa profession, mais encore il reste exposé à des troubles oculaires qui le menacent sans cesse d'une cécité incurable. Sans la connaissance des causes, il n'est pas de traitement rationnel ; or, comme je comprends l'origine myopique différemment que les auteurs, il s'en suivra naturellement pour moi des modifications dans l'hygiène de l'œil myope.

Définition. — La myopie est constituée par ce fait que le foyer principal tombe en avant de la rétine, dans le corps vitré.

Est-ce la conséquence d'un excès absolu de réfraction, c'est ce que je vais examiner.

1º On ne peut soupçonner la cornée : elle a été trop souvent mesurée ; Knapp, dans ses recherches, a constaté que sa courbure n'était pas exagérée. A ce point de vue les résultats sont toujours restés les mêmes. Il y a plus, on peut affirmer que le miroir de l'œil est particulièrement aplati dans le cas de myopie forte. Cette exagération de la longueur de ses rayons dans les hauts degrés du vice myopique est due à une augmentation dans le volume du globe. Quant aux différences que l'on rencontre chez les myopes à cet égard, elles n'ont aucune signification, car l'emmétropie en présente d'analogues. Cependant un état morbide peut engendrer une exagération de convexité, mais alors on a affaire à un cas pathologique exceptionnel : la cornée présente des troubles, et sa courbure est en général irrégulière ; l'astigmatisme qui en résulte et le défaut de transparence créent une diminution dans l'acuité visuelle, une véritable amblyopie qui n'existe jamais dans l'excès de réfraction seul.

Il est des cas congénitaux ou acquis, le kératocônus, le ramollissement de la cornée à la suite de kératite, par exemple, dans lesquels l'excès de courbure est cause des symptômes myopiques ; mais il sont rares. D'ailleurs, dans ces circonstances, l'excès de réfraction est symptomatique.

Quant à l'âge, il n'exerce qu'une influence minime.

Cependant, en apparence, la cornée des myopes semble réellement plus convexe que chez les presbytes, les hypéropes et même les emmétropes. Deux raisons principales expliquent cette erreur fréquente de l'observateur : c'est, d'une part, son éloignement central de l'iris et du cristallin dans la constitution oculaire myopique accentuée; d'autre part, la saillie ordinaire que le globe présente dans cette sorte d'amétropie.

L'augmentation du coefficient de réfraction n'a jamais été regardée que comme une cause possible de M.

2° On a pensé que la myopie pouvait être le résultat d'une tension excessive de l'appareil accommodateur, engendrant une modification permanente du cristallin. Quelques auteurs, et particulièrement Jæger, ont désigné cet état sous le nom spécial de *plésiopie*. Malheureusement pour la vérité des faits énoncés par ces auteurs, si l'on rencontre d'une façon exceptionnelle des modifications dans la convexité cristallinienne, c'est assurément dans l'hypermétropie latente. (Voy. observ. 16 et 17, etc.) Aussi, Ed. de Jæger avait-il d'un autre côté raison en soutenant que, parmi les individus dont le travail habituel nécessite un état de tension constant de l'accommodation, on ne rencontre pas moins d'yeux avec un axe de longueur normale que dans les conditions opposées. Donders lui-même, en 1848, commettait une erreur semblable en raisonnant de la sorte : M est le résultat de l'accommodation pour les objets rapprochés : examinez ce que M est d'une manière permanente, et vous saurez le changement que l'accommodation produit à chaque instant. (*Nederl. Lancet*). Depuis cette époque, à la suite de ses découvertes personnelles et les progrès de l'ophthalmologie aidant, l'éminent professeur d'Utrech a complétement changé d'avis. Aujourd'hui il admet que, pas plus que la cornée, le cristallin n'est la cause ordinaire de l'accroissement de réfringence de l'œil myope. Les déterminations faites avec l'ophthalmomètre durant la vie, les mesures prises *post mortem*, les extractions de cataractes permettent plutôt de croire que son foyer est dans la myopie plus distant que chez l'emmétrope.

Percy et Reveillé Parise (*Hygiène oculaire*, p. 32) affirment que le cristallin des myopes n'est pas plus convexe. Knapp et Helmholtz, par leurs mensurations des distances focales, sont arrivés au même résultat. Il y a plus, on a été amené à penser que le pouvoir réfringent cristallinien est moins considérable.

Je suis donc autorisé à dire que des mesures très-nombreuses portant sur des cas d'emmétropie, de myopie et d'hypermétropie, ont irrésistiblement établi que, dans la totalité des cas, à peu près, l'œil myope présente un diamètre trop long en présence d'une réfraction régulière, tandis que l'œil hypermétrope présente la disposition inverse. Sans doute le défaut de réfraction myopique peut être le résultat d'une modification de l'appareil dioptrique; mais alors, on a ordinairement sous les yeux une lésion de tissus, ou *un trouble de l'accommodation*. La myopie est le symptôme, non la maladie.

Képler, le premier, a pensé que la myopie était le résultat d'un état particulier d'accommodation, devenu permanent, fixe : *oculus adsuefactus et quasi senilis*. Cette thèse a été ensuite reprise par Stellwag de Carion et E. Jæger, avec un savoir plus parfait de l'ophthalmologie proprement dite. Pour eux, c'est encore l'accommodation qui est coupable; mais, ce que Képler considérait comme un état acquis et passif, ils en font une expression de l'activité accommodatrice. A leurs yeux, le défaut de réfringence est le résultat de l'excès de réfraction par le fait du dynamisme accommodateur, qui permet seulement l'adaptation aux distances pour les objets rapprochés. Cette opinion est une sorte de transition aux idées attribuées à Von Graefe sur la myopie apparente, dans laquelle le staphylôme reconnaît pour cause une crampe de l'accommodateur, alliée souvent à une perturbation dans l'état dynamique des muscles extrinsèques (Voy. p. 34 et 39).

A un certain âge, le fonctionnement de l'accommodation peut expliquer en partie les dispositions relatives que présentent le cristallin et la cornée dans la myopie et l'hypéropie. — Il reste de tout ceci, sans conteste, un fait intéressant, à la vérité, qui prouve que l'organe ciliaire a comme tous les muscles de l'économie sa tonicité propre; la paralysie, dans un très-léger degré de myopie, donne l'emmétropie dans l'enfance; mais cela existe dans des limites infimes, presque inappréciables. Je ne crois pas que cet état soit exagéré chez le myope, et je suis convaincu que, de même que la tonicité morbide, si je puis m'exprimer ainsi, le spasme est plus rare chez lui que chez les autres. Chez l'hypermétrope, au contraire, rien n'est plus commun, à mon avis, que l'un et l'autre de ces faits. (Obs. 16 et 17, etc.).(Voy. Wecker, t. II, p. 912 et *Archiv. für Ophthalmologie*, t. VIII). En outre, rien de si variable que cette tonicité, qui d'ailleurs est secondaire en elle-même. Je vais m'expliquer immédiatement à cet égard, et dire comment je comprends le rôle qu'elle joue dans l'œil myope à l'égard des positions réciproques des organes réfringents.

On peut se demander si les positions relatives de la cornée, de l'iris et de la lentille cristallinienne sont un fait congénital ou acquis. Qu'elles soient partiellement le résultat de l'innéité, je ne le conteste pas, quoique rien ne le prouve d'une façon péremptoire; mais, si j'en crois mes impressions personnelles, je suis conduit à penser que les observations des yeux d'enfants myopes m'ont montré ces dispositions moins franchement accusées que ceux d'un certain âge. Et cependant, l'œil atteint de myopie devient plus ou moins tendu à mesure qu'il vieillit et en proportion du degré d'hypersécrétion qui se développe ordinairement en lui, sous l'influence des états morbides auxquels il est sujet. Évidemment, cette condition habituelle de l'œil myope a pour conséquence rationnelle le refoulement en avant du cristallin. Comment se fait-il donc que la chambre antérieure reste grande, ainsi que l'a démontré pour la première fois Arlt, et que l'iris et le cristallin soient refoulés en arrière?

Pour comprendre ce fait, il faut se reporter aux lésions cadavériques observées sur les régions antérieures du globe, et voir comment la fonction accommodative s'exerce chez l'emmétrope et chez le myope.

1º La nécropsie d'un œil atteint de myopie constate non-seulement les déplacements précités, mais encore d'autres modifications relatives surtout au système accommodateur. Les procès ciliaires sont, comme le voile irien et la lentille, refoulés en arrière; et l'on trouve souvent (Wecker, t. II, 1867, p. 730) «de muscle ciliaire avec prolongation et atténuation des fibres vitrées qui viennent de la membrane de Descemet, donner naissance au muscle en question et commencer à une distance de la cornée plus grande que dans l'œil normal,» plus distendu, plus plat, atteint, en un mot, d'un certain degré d'atrophie. D'ailleurs on constate que la membrane choroïdienne la plus antérieure est normale.

2" Quant à la fonction accommodatrice, son travail est évidemment restreint, un œil myope ayant toujours plus d'accommodation qu'il n'en peut dépenser.

Or, les conséquences les plus naturelles d'un pareil état de choses, ce sont les résultats nécropsiques que je viens de signaler et que démontre péremptoirement l'autopsie dans les hauts degrés du défaut de réfraction : c'est la distension, l'atrophie par défaut d'exercice fonctionnel du système accommodateur. Objectera-t-on que c'est l'allongement acquis du globe oculaire qui a produit un pareil résultat ? Evidemment on ne le peut : car, du consentement de tous, l'élongation acquise l'est par l'amincissement progressif, plus ou moins rapide, des parties polaires postérieures du globe et leur relâchement consécutif, qui produit une distension progressive. Quant aux parties en question, elles appartiennent à la région antérieure et s'étendent en arrière à peine jusqu'à l'équateur oculaire. Il faut donc chercher dans les relations des organes eux-mêmes la solution du problème; et j'incline à penser qu'elle se trouve dans le défaut d'action accommodatrice.

L'accommodation est causée en entier par le muscle ciliaire. Celui-ci a des attaches cornéennes fixes, situées en avant du canal de Schlemm. Par son action, la zonule est soulevée en avant et permet au cristallin d'affecter une convexité plus considérable. Le muscle, grossissant par la contraction, attire avec elle les procès ciliaires, qui lui sont intimement liés, et appuie la racine de ceux-ci contre le corps vitré. Les procès, gonflés par ce mécanisme, pressent la lentille sur ses bords latéraux conjointement avec le muscle épaissi et la tension du corps vitré et du canal de Petit. Cette pression augmente surtout la courbure antérieure du cristallin, parce qu'en arrière, la substance hyaline comprimée s'oppose au soulèvement de sa face postérieure. (Voy. 2ᵉ partie, chap. I, art. ɪ, et *« der Mecanismus der Accommodation des menschlichen Auges nach Beobachtungen im Leben,* » Leipzig, 1868).

La conclusion de cet exposé succinct du mécanisme accommodateur, tel qu'il a été établi par les travaux ophthalmométriques directs, sur le vivant, par le docteur Coccius, de l'Université de Leipzig, a pour conséquence que la dépense musculaire accommodatrice peut s'évaluer par le mouvement en avant des procès ciliaires. Or, plus l'axe optique est court, plus il y a de dépense pour arriver au même *punctum proximum* et *vice versa.* Plus l'activité musculaire est grande, et plus on est autorisé à admettre une tonicité considérable et inversement.

Qu'arrivera-t-il quand ce système deviendra en partie « ou com-«plétement inutile » par le fait de l'allongement du globe? Le muscle diminuera d'énergie, sa tonicité y perdra. De même que le besoin chez l'hypermétrope exagère sa puissance et lui permet (observ. 16 et 17, etc.) de corriger continuellement certains astigmatismes, de même aussi son inertie habituelle diminuera sa force de tonicité et forcera la zone de Zinn de revenir complétement sur elle-même d'une façon à peu près permanente. Celle-ci ne permettra plus à la face antérieure du cristallin et au voile irien qui la recouvre de se porter en avant par le fait accommodateur plus ou moins insigniliant qui persiste. M. Giraud-Teulon, dans une communication à l'Académie des sciences (mars 1861), dit que le cristallin n'est rien moins que soudé, que fixé. Il est suspendu dans un anneau que l'on sait aujourd'hui être de nature musculaire. N'est-il pas rationnel de penser, en présence de ces faits, que la lentille cristallinienne, étant dans les conditions dont parle M. Giraud-Teulon, ne soit disposée à diminuer d'épaisseur et, par conséquent, de convexité, sous l'influence de toute inertie relative de l'appareil accommodatif.

Sans ajouter à cette assertion une autorité plus grande qu'il ne convient, je crois que l'on doit trouver dans ces phénomènes, autant et plus que dans la disposition congéniale, la raison de la position de l'iris et du cristallin dans M et H. Je dirai plus, c'est la seule explication plausible de l'exagération probable de la distance focale de la lentille cristallinienne de l'œil myope. En effet, dans les faits de lacérations partielles de la zone de Zinn (Wecker, p. 727), on a pu constater un certain degré d'excès de réfraction. Nagel assure qu'à la suite de traumatisme, l'accommodation ne peut plus se faire, et que l'œil devient myope. Coccius déclare avoir plusieurs fois observé dans la myopie une perforation de la zonule. C'est que, sous l'influence de la tension qu'engendre la zone, la lentille est maintenue dans un état d'aplatissement léger que l'accommodation fait disparaître en entrant en action. Quoi donc de plus naturel que de penser que l'inertie du système accommodateur entraîne pour conséquence l'éloignement du foyer de la lentille ?

Est-ce là l'origine de l'hypermétropie sénile acquise qu'a signalée Donders, et que l'on a évaluée à environ 1/30? Je ne serais pas éloigné de le croire et de considérer ce phénomène comme le signe de l'atrophie complète d'un muscle qui, même chez l'emmétrope, commence à faiblir dès quarante à cinquante ans. Dans cette manière de voir, la zone de Zinn est l'antagoniste passif élastique de l'organe actif et contractile qui produit la réfraction dynamique. Au repos, elle est tendue, elle aplatit la lentille en appuyant sur ses bords. Lorsque le système ciliaire a, dans un âge avancé, perdu non-seulement sa force de contraction mais encore sa tonicité propre, la zonule laissée à elle-même doit engendrer un aplatissement relatif du cristallin.

En admettant ces idées, on sera amené à conclure que leur cause doit être primitive, congéniale, c'est-à-dire que « la myopie existe en « fait mathématique » dans l'œil de l'enfant, et la myopie c'est l'*allongement* relatif ou absolu du globe oculaire. Celui-ci sera la cause originaire habituelle, et les états sus-mentionnés se caractériseront d'autant plus que leur cause agira avec plus d'intensité, autrement dit, que l'élongation antéro-postérieure sera plus marquée.

D'autres influences peut-être agissent-elles encore. Je dirai plus loin que j'accepte difficilement le refoulement des tissus orbitaires pour expliquer le recul de la rétine; mais, dans le fait d'asthénopie myopique, où les muscles extrinsèques sont distendus, n'y aurait-il pas une interprétation sérieuse portant sur la diminution des forces qui soutiennent la partie latérale antérieure du globe? Je ne m'arrête point à cette considération.

Une autre interprétation plausible, qui se lie intimement à la première, se base sur des faits qui, à mon point de vue, sont la conséquence des phénomènes que je viens de décrire. La choroïde, lors de son extension dans le cas de *staphyloma posticum*, se déplace graduellement sur la surface de la sclérotique, et cette traction, dont l'effet se fait sentir dans le sens antéro-postérieur, expliquerait, lorsque le segment antérieur de la coque n'est pas modifié dans sa structure, cette sorte de retrait en arrière que semblent avoir subi la choroïde, les procès ciliaires, le muscle accommodateur et l'iris.

La myopie ne devient pas ordinairement manifeste avant neuf ans, et souvent ce n'est que bien plus tard que le vice de réfraction est réellement apparent, « s'étant plus accentué, » pour le dire immédiatement « par la croissance naturelle de l'organe, » et ayant alors, par suite de l'atrophie choroïdienne et des phénomènes consécutifs, acquis une intensité révélatrice. Jusque-là, et souvent même bien plus tard, l'accommodation est restée intacte comme puissance, non que son parcours ne soit toujours notablement diminué, mais son amplitude est demeurée la même. Par des mesures exactes ophthalmométriques prises aux divers âges, on pourrait donc exactement déterminer ce que les conditions ci-dessus doivent au défaut d'accomodation active.

La largeur de la pupille est le résultat logique de l'inertie accommodatrice. — « On a attribué je ne sais trop comment M à la largeur de la pupille. » Ce fait vrai est un des signes les plus fréquents de la myopie. Il est la conséquence naturelle du vice de réfraction, loin d'en être l'origine, et il se joint aux faits précédents pour appuyer mes dernières conclusions. Quelle que soit la théorie que l'on accepte pour interpréter les phénomènes de l'accommodation, que l'on considère le résultat de la contraction pupillaire comme un acte simultané d'association, ou consécutif à une érection, comme Rouget, le fait est certain : on ne peut nier une relation directe entre ces deux sortes de motilité. Ceci est tellement vrai, que les troubles du système accommodateur se révèlent principalement par les mouvements iriens. Les expériences faites sur l'influence de la convergence (H. Weber) et des efforts accommodatifs (Cramer) ont prouvé, il est vrai, une double origine de ces rétrécissements pupillaires dans le regard pour la vision rapprochée; mais ce qui est constant, c'est que l'acte de l'accommodation est accompagné du rétrécissement de la pupille au moment même où la volonté entre en action (Listing), ainsi que cela existe pour les autres muscles de l'organisme.

Si donc, par un fait quelconque, le système accommodateur ne remplit pas ses fonctions, si, de plus, il se distend, l'iris cessera de se resserrer aussi fréquemment et présentera comme conséquence naturelle une pupille plus large que la normale. Qu'on ajoute à cela le volume plus considérable de l'œil myope, que la plupart des auteurs admettent, et l'on aura, je crois, le pourquoi de la largeur pupillaire dans la myopie (Voy. 2ᵉ partie, chap. I, art. II).

Je ne m'arrêterai pas à envisager le fait de *turgor vitalis* invoqué par quelques-uns. C'est une manière abstraite et mystique d'envisager l'excès des forces accommodatives. Cette explication n'est donc que l'idée fondamentale de Stellwag et de Jaeger, exprimée sans commentaire.

Je ne puis non plus discuter l'opinion de ceux qui ont pensé que « l'augmentation du coefficient de réfringence du corps vitré était « une des causes de M. » Ce fait est en contradiction avec les lois des sciences physiques, d'après lesquelles il ne pourrait engendrer que l'hypermétropie.

Art. II.

La myopie n'est pas une forme d'amblyopie, mais celle-ci en est souvent la conséquence.

On a pensé que la myopie était innée, et qu'elle était le résultat d'une *altération rétinienne*. Les physiologistes, les physiciens anciens et Jean Janin lui-même, en 1772, appelaient l'emmétropie et la myopie des vues naturelles. Chose singulière et intéressante à la fois, à cette époque, ne faisant que constater des faits, on faisait de la myopie une maladie congéniale. Réveillé-Parise (1), Furnari (*Annales d'ocul.*, t. X, 1843, p. 149), et quelques autres, se sont faits les défenseurs de cette manière de voir. Ainsi, le nom de myopie correspondait exactement alors à l'idée qu'on peut se faire de la maladie par une des étymologies du nom : c'était réellement une vue moindre, une vue basse, résultat d'une rétine relativement insensible, et non pas une vue courte, une *brachymétropie*.

Aujourd'hui, la doctrine soutenue par Réveillé-Parise et autres n'a plus de partisans sérieux, et il est jusqu'à un certain point difficile de comprendre que dans des livres récents (Fano, p. 568, et Meyer, p. 130), on ait pu écrire que la *myopie essentielle est rare*, qu'il existe chez les myopes d'autres conditions anatomiques qu'un trouble de réfraction, ou que du moins celui-ci accompagne une « altération de la membrane» sentante de l'œil. C'est ignorer le lien qui existe entre le trouble primordial et les conséquences morbides qui transforment un œil myope, «sain *à l'origine*,» en un œil malade, sujet aux accidents les plus divers, et ce qui est plus grave, cette vérité banale depuis long-

(1) Réveillé-Parise *Hygiène oculaire*, 3e édition, Paris, 1845.

temps, que l'acuité des myopes est beaucoup plus grande que celle des emmétropes pour les objets rapprochés. C'est que l'œil atteint de myopie, ainsi que j'aurai l'occasion de le répéter, n'a rien d'altéré au début. Ses milieux, je l'ai déjà dit, ne sont d'ordinaire ni plus ni moins réfringents; mais ce qui est chez lui caractéristique, c'est son état d'élongation.

Que l'œil myope soit exposé, à un moment donné, par le fait des actes morbides nombreux qui se développent en lui quand il est atteint des maladies myopiques, à perdre ses propriétés visuelles, c'est indubitable. Les hémorrhagies, les modifications mécaniques qu'entraînent l'atrophie sous-jacente choroïdienne, les congestions, les inflammations et les exsudations, etc., qui en sont la suite, nuisent à la structure rétinienne et entraînent comme conséquence chez le myope tous les signes fonctionnels que l'on rencontre dans les yeux emmétropes ou hypermétropes quand ils sont atteints des mêmes phénomènes pathologiques; mais de là à penser que M est le résultat d'une anesthésie, il y a loin. En tout cas, elle serait ici symptomatique.

Toute exagération dans un sens a pour conséquence presque fatale l'exagération diamétralement opposée. C'est ainsi que des hommes distingués (Brewster, etc.) ont soutenu et professé que la pression exercée sur la rétine par le corps vitré, sa distension mécanique, suite de l'ectasie staphylomateuse, etc., n'altèrent pas ses facultés, mais expliquent la finesse exquise de ses perceptions. Sa sensibilité, loin d'en être atténuée, en serait, au contraire, exaltée. Desmoulins, en 1824 (*Journal de Magendie*, p. 107), affirmait que la formation d'une surface réfléchissante, au lieu d'une surface absorbante, devient un moyen compensateur de l'affaiblissement de l'acuité visuelle dans le cas de sénilité. Ce sont là évidemment des exagérations théoriques, en même temps que des explications erronées. Mais, pour la myopie, le fait de la délicatesse des perceptions est incontestable, et l'on peut affirmer que celle-ci existe non en vertu, mais malgré les circonstances ci-dessus que l'on a invoquées pour son interprétation. Qu'un œil atteint de M ait une acuité visuelle plus puissante pour la vision de près, il n'y a pas de doute. C'est là l'origine, en partie du moins, du préjugé vulgaire qui, considérant d'autre part que la myopie diminuait avec l'âge, pensait qu'un œil myope était particulièrement bon. Je ne dis pas

que la largeur pupillaire, que le rapprochement de l'objet, en gran-
dissant l'image, et en permettant au pinceau de lumière qui l'apporte une puissance plus considérable, ne soit point la cause de cette
perception plus accentuée ; mais cela prouve, dans tous les cas, que
si la rétine n'est pas plus sensible, elle est au moins normale.
Aussi, puis-je dire, sans m'avancer trop, que quand un œil est
atteint de myopie simple sans astygmatisme, sa perception rétinienne est physiologique. (Voy. p. 15 et 21.)

Art. III.

La civilisation ne crée pas la myopie.

Donders, Hermann Cohn, Wecker, Meyer, Giraud-Teulon, etc.,
ont diversement apprécié l'influence de la civilisation sur la production de la myopie. Certains d'entre eux ont pensé qu'un étalon
très-sûr du degré de la civilisation des peuples se trouve dans le
nombre d'individus atteints de ce vice de réfraction.

Je ferai immédiatement remarquer que la civilisation étant le
résultat d'un ensemble d'influences variant selon les races, les
mœurs des nations, leurs institutions politiques, etc., la présence
de la myopie pourrait tout au plus être l'indice de certains de ses
éléments, et que cette affirmation que se plaisent à répéter les
ophthalmologistes d'outre-Rhin n'a *en grande partie* pour origine
que la pente fatale sur laquelle glissent les esprits les plus droits
quand ils sont aveuglés par l'orgueil national. (Voy. p. 22.)

Quelques auteurs (Wecker, p. 712, Hermann Cohn, etc.), en
précisant les causes, ont pensé, avec de bonnes raisons, que la
myopie dont la Germanie s'honore pourrait bien avoir pour point
de départ le mauvais éclairage artificiel usité dans le pays, ses
jours brumeux, etc.

Je ne dis pas que le besoin de travailler à la lumière ne soit pas
un fait de civilisation relative, mais un mauvais éclairage, une
lumière solaire douteuse, la mauvaise impression des livres d'é-
tudes, ne peuvent être, je suppose, rangés dans la catégorie des
faits dont on se glorifie. (Voy. p. 92.)

Képler est le premier qui soit entré dans cette voie, considérant que M consistait dans un état particulier d'accommodation devenu *immuable* par suite d'un exercice portant pendant longtemps sur des objets rapprochés. C'était pour lui la suite d'occupations délicates, permanentes, exigeant un travail de près ; et l'habitude qu'on en prend rendait, à son avis, de plus en plus avec l'âge la vision des objets éloignés impossible.

On induit de ce que la myopie est fréquente chez les peuples civilisés et spécialement en Allemagne (Donders), que c'est un signe de savoir et de développement intellectuel. Pour établir ceci il faudrait évidemment expliquer pourquoi les hypermétropies sont aussi et même plus nombreuses (Donders), chez les mêmes peuples. L'hypermétropie est héréditaire (Mackenzie, LXXVII) et congéniale, pourquoi la myopie ne le serait-elle pas dans les mêmes proportions? car, tant que le travail de près n'est pas considérable, elle ne se révèle pas quand elle n'est pas très-prononcée ; et, tant que la plupart des myopes n'exagèrent pas leur myopie mathématique, par M symptomatique, leur vue est d'habitude relativement bonne. (Voir p. 62 et suiv.) D'ailleurs, rien n'est plus fréquent que de voir des sujets ne sachant ni lire ni écrire, avoir des staphylômes au troisième degré. (Voy. p. 61.)

Le défaut d'acuité, l'astigmatisme et le mauvais éclairage ne peuvent être que des circonstances aggravantes de l'état myopique. — Il ne me répugnerait pas d'admettre, comme Hermann Cohn et E. Javal, que l'astygmatisme myopique soit plus fréquent que l'hypermétropique ; mais, je n'en vois pas la raison et d'ailleurs le fait certain, irréfutable, c'est qu'en tout cas il est beaucoup moins gênant pour la vision. Or, dit Cohn, la mauvaise acuité de l'œil a la même influence que le mauvais éclairage, l'astygmatisme étant le plus fréquent des défauts congénitaux de l'œil, doit donc se trouver souvent chez le myope.

Je dirai, avant d'aller plus loin, que ce fait n'entraîne avec lui rien de significatif, car il n'y a presque pas d'yeux exempts d'assymétrie.

Si l'astygmatisme donne M en produisant la mauvaise acuité, c'est chez les hypéropes, où l'oculiste a le plus fréquemment l'occasion de donner des verres cylindriques, que la myopie aura le plus de tendance à se produire; car, de toute évidence, après la remarque préalable que je viens de faire, il ne peut être question que des asymétries de réfraction entraînant avec elles un défaut visuel notable.

La mauvaise acuité de l'hypermétrope a, très-certainement en grande partie, pour origine : Premièrement, ce fait que le méridien vertical est d'ordinaire le plus convexe et que partant, l'image la plus prérétinienne est celle de la ligne horizontale de l'objet observé. La couche des bâtonnets et des cônes, se trouvant placée par le fait de l'asymétrie la plus minime dans un foyer de dispersion sans ligne nette qui l'impressione, réclame de la part du muscle ciliaire un surcroît d'activité qui, n'aboutissant pas toujours à un résultat parfait, habitue peut-être la membrane sentante à ce manque d'impressions distinctes. Deuxièmement, la longueur trop faible de l'axe optique. En pareil cas, la distance qui sépare le point nodal de la rétine étant plus petite, les surfaces impressionnées sont moins grandes que dans l'œil emmétrope, toutes choses étant égales d'ailleurs. La conséquence fatale de ce fait, c'est que l'hypérope, bien plus que l'emmétrope, et surtout que le myope, aura besoin de rapprocher les objets. (Voy. 2ᵉ partie, ch. III), et, par conséquent, sera mis en demeure d'accommoder fortement pour maintenir les foyers d'impressions sur l'écran rétinien. Quoi qu'il en soit, dans la pratique, l'opticien a tous les jours à constater cette vérité que j'exprime par un aphorisme : « Quand dans le choix des verres on rencontre un myope qui ne peut voir et lire le nᵒ 1 de l'échelle de Jæger, on doit insister sur la recherche d'un astygmatisme, » si l'ophthalmoscope ne révèle pas une lésion interne, tandis que dans l'hypermétropie ce fait étant ordinaire, on peut croire plus aisément à une impuissance naturelle quelconque ne pouvant être artificiellement corrigée.

Je prends maintenant le cas de deux individus travaillant à un mauvais éclairage : l'un a l'allongement du globe ; l'autre est emmétrope. Le premier, dans l'acte de la vision attentive, aura l'avantage d'une image grande et du rapprochement qui permet l'entrée de plus de vibrations lumineuses sans que son accommodation entre pour ainsi dire en jeu. (Voy. 2ᵉ partie, ch. III.) Chez le deuxième, au contraire, placé dans les mêmes conditions, le muscle ciliaire accommodera d'autant plus exactement que la *ligne d'accommodation* (Czermack) *est plus courte*, et que, par conséquent, l'objet est plus rapproché. Ce travail accommodateur rapetissera l'image et *l'absence de cercle de diffusion n'égalera pas comme résultats avantageux ceux d'une impression plus étendue*. Aussi l'œil atteint d'élongation verra, dans les endroits peu éclairés, beaucoup mieux qu'un autre, parce que son muscle accommodateur est moins sollicité au travail. On ne s'étonnera pas dès lors de la préférence que marque le myope pour le demi-jour. (Deval, etc.) C'est qu'à une trop grande lumière sa large pupille, le rapprochement de l'objet nécessaire à sa vision nette et l'absence d'accommodation qui laisse l'image dans toute la grandeur que lui donne la réfraction statique entraîne chez lui l'éblouissement qui suit l'entrée de trop de rayons dans le champ pupillaire et l'étendue considérable de la surface impressionnée. Ces faits, qui prouvent avec les raisons que j'ai déjà données (p. 11), l'état d'impressionnabilité de la rétine chez le myope, démontrent en même temps que sous le rapport de l'excès d'accommodation on n'a rien à craindre pour la création de la myopie.

Le rapprochement plus grand de l'objet permet à l'œil myope de distinguer les détails les plus délicats et de travailler à un moindre éclairage ; d'autant plus que les sujets peuvent, par un certain resserrement de la pupille, diminuer la quantité des cercles de diffusion, sans qu'il y ait dans ce fait une action de l'appareil accommodateur, ainsi que cela leur arrive quand ils jettent leur regard au loin. En outre, l'absence de fatigue de l'accommodation permet une application plus assidue à de faibles distances.

La conséquence de ces considérations est que l'œil emmétrope, et plus encore celui atteint d'hypéropie, placés dans des conditions identiques à celles de l'œil supposé congénitalement trop long, seront bien plus mal partagés et réduits par suite à des efforts accommodateurs beaucoup plus considérables. On devrait donc en conclure, si la théorie est juste, qui attribue à l'accommodation que nécessite le travail de près l'origine myopique, que la tendance à devenir myope est d'autant plus grande que le diamètre antéropostérieur est plus court ; c'est-à-dire que l'on est plus hypermétrope.

Voici deux fois que j'arrive à cette conclusion qui est inacceptable ; car, le fait de transformation d'emmétropie ou d'hyperopie en vice myopique n'est pas un fait clinique, sans causes pathologiques exceptionnelles, ce cas ne se présente pas (voy. p. **22**). Ces considérations, jointes à celles qui suivront, m'empêchent de conclure, comme E. Javal et Wecker (p. 713, t. II, 1867), que c'est à la mauvaise acuité visuelle (voir obs. 18) tenant au microcome ou au macrocome plutôt qu'à l'hérédité, que l'on doit attribuer la grande fréquence de M en Allemagne. Mais, j'ai laissé pendante la question de l'influence de l'excès de convergence sur lequel je reviendrai, et que je considère comme une cause déterminante des maladies myopiques, non de la myopie elle-même.

Quant à «l'attitude penchée,» elle n'a, et ne peut avoir, qu'une influence très-secondaire.

On a admis, un peu à la légère, que l'étude et la mauvaise acuité favorisaient la création et le développement de M. (Voy. **2e** partie, chap. VI, art. II).

Art. IV.

Des prédispositions invoquées pour expliquer l'origine de la myopie.

Cette influence de l'instruction par un mécanisme sur lequel je vais revenir (Meyer, p. **112**, *Réfraction et accommodation*, 1869) ne répondant pas favorablement aux observations cliniques exactes, on a été porté à admettre une prédisposition particulière, héréditaire ou congéniale (Meyer, p. 113). Cette disposition spéciale, on l'a placée dans les muscles (Arlt, Giraud-Teulon, etc.), ou dans les membranes oculaires du segment postérieur : Jæger, Stellwag de Carion, E. A. Coccius (Voy. **2e** partie, ch. IX, art. IV), Maurice Perrin (*Traité pratique d'ophthalmoscopie et d'optométrie*, 1870, p. 185).

Voilà le dernier mot des opinions exprimées jusqu'à ce jour : prédispositions congéniales ou héréditaires, favorisant le mécanisme créateur de la myopie; c'est-à-dire produisant l'allongement de l'œil, soit à la suite d'un trouble dynamique musculaire, soit par le fait d'un état pathologique spécial des enveloppes profondes.

M. Giraud-Teulon dit (p. **72**, *De l'œil*, 1867) : La myopie repose donc sur une prédisposition héréditaire ou congénitale, mais les circonstances qui la développent sont toutes un produit de la civili-

lation. Et plus loin (p. 73) : l'application de la vue à courte distance
développe infailliblement toute prédisposition à la myopie ; mais *il
semble* que, pour donner lieu à une myopie bien marquée, il faut, au
préalable, l'existence d'une *prédisposition à la choroïdite*. La conséquence naturelle de ceci est exprimée dans les lignes suivantes empruntées textuellement au même ouvrage (p. 71) : Mettez à la char-
rue, jetez dans les haubans d'un navire un jeune myope, sous les
yeux duquel un livre ne se trouvera jamais, entre les mains duquel
un instrument délicat n'aura jamais un rôle à remplir, la myopie,
selon toute apparence, ne progressera pas, et si elle est légère, ou
d'un degré moyen , éprouvera les amendements énoncés plus haut.

Dans l'esprit de l'auteur, la nature de cette prédisposition est telle
que, placé dans des circonstances favorables, le sujet ne deviendra
pas myope, qu'il échappera à ce vice de réfraction. De plus, il pro-
fitera des bénéfices physiologiques réels, quoique restreints, que
l'on attribuait autrefois si largement à la vieillesse, si M existe à un
degré léger. D'autre part, la prédisposition existante, toute application de la vue à courte distance la développera infailliblement.

Ces idées de dispositions innées ont été attribuées, même à la
constitution générale , tellement est grande la tendance de certains
esprits à croire *quand même* à l'influence des états généraux sur
les maladies locales (Voy. 2ᵉ partie : *Cas dans lesquels on rencontre le
staphylôme en dehors de la myopie*).

Je n'ai non plus aucune raison d'admettre que, dans un œil physiologique, « la solidité moindre de la coque oculaire, » explique la
naissance de M. Comment pourrait-il en être ainsi, quand les myopies
progressives sont relativement rares? Si l'origine de l'allongement
était le défaut de résistance, la progression serait constante, une
fois qu'elle aurait commencé ; car à mesure que l'axe antéro-postérieur augmenterait, la tendance à la progression se manifesterait
davantage, proportionnellement à la diminution de consistance que
subiraient les tissus altérés.

*Les cas d'allongement du diamètre antéro-postérieur du globe sous l'in-
fluence musculaire sont des faits isolés* (Voy. 2ᵉ partie, ch. VIII et IX).
On a pensé que l'hypéropie pouvait avoir pour origine l'affaiblissement, ou la paralysie des muscles de l'œil, d'où résultait l'aplatis-

sement du globe. Les uns furent amenés à cette conclusion par une simple idée préconçue. Les autres avaient pour argument le fait de la presbytie qu'ils attribuaient à un affaissement sénil des forces musculaires externes, et les cas de paralysie de la troisième paire qui, entraînant l'inertie accommodative, donnent des signes fonctionnels qu'ils interprétaient dans le sens de l'hypermétropie. Erreur bien naturelle avant la découverte des lois précises de l'accommodation. Ils avançaient, d'ailleurs, des observations de presbytie acquise brusquement à la suite d'affections diverses. Faits qui en ont imposé à Mackenzie, Hunter, Deval, etc., et qui n'étaient autre chose qu'une impuissance du muscle ciliaire survenant dans l'emmétropie, ou la véritable hypéropie, et créant, dès lors, l'impossibilité de voir nettement de loin et de près, si ce n'est avec des verres convexes appropriés. Ces faits fréquents de H révélées, mais non engendrées, dans le courant d'une maladie, sont aujourd'hui parfaitement connus et étudiés sous le nom d'asthénopie, ou fatigue de l'accommodation. A cette malheureuse époque, la source de la puissance accommodatrice n'était point découverte, et son mécanisme était encore complétement ignoré. On plaçait naturellement dans l'appareil musculaire externe le siége de la propriété d'adaptation aux distances. Voilà pourquoi on a sectionné les cordes motrices du globe pour arriver à la guérison de l'asthénopie accommodative. La confusion complète qui existait à l'égard de tous ces états morbides, si bien définis de nos jours, explique ces citations sincères de guérisons attribuées à la ténotomie. L'ignorance était telle qu'on était placé dans l'impossibilité radicale de distinguer la myopie de la presbytie et de *hebetudo visús*. Sans plus de détails, on comprendra facilement pourquoi les faits d'hypéropies dites acquises subitement trouvent leur explication naturelle dans la paralysie brusque du muscle ciliaire. Les faits signalés par Jacobson, dans la paralysie diphthéritique, sont sans contredit ceux qui pouvaient faire le plus d'illusion en cette matière ; mais, l'auteur lui-même les attribue à l'aplatissement du cristallin par le fait de la forte tension de la zone de Zinn, tension qui est surtout efficace chez les sujets jeunes dont lalentille n'est pas encore durcie. L'abaissement brusque de la puissance de réfraction oculaire, dont parle M. Laqueur (*Annales d'oculist*, p. 212, tome LXI), reconnait la même origine, ou le développement de tumeurs orbitaires créant l'exophthalmos. Même dans ces derniers cas, l'hypéropie n'est pas toujours le résultat du déplacement du globe quand la propulsion de l'œil a été lente. Si la coque oculaire est sujette à des modifications de formes qui se produisent aisément par des actions aiguës, brusques, de nature pathologique, il n'en est pas de même lorsque celles-ci s'effectuent avec lenteur. Le système bulbaire se déplace alors en entier plutôt que de modifier ses dimensions et son jeu physiologique. Ce résultat est la conséquence de l'élasticité et de l'incompressibilité des milieux dioptriques.

Étant admis que l'hypermétropie pouvait survenir instantanément, on s'est trouvé sur une pente fatale. Il n'y avait qu'à renverser l'argument pour l'appliquer à la myopie et trouver sa cause dans la contraction ou plutôt la *contracture permanente* des muscles de l'orbite. Cette théorie fit son chemin, et Bonnet, Philips, Cunier, Guérin, etc., se mirent à couper les muscles de l'œil, ou à préconiser ce moyen curatif. L'insuccès devait répondre à leurs essais. Quant aux belles observations rapportées, je me contenterai de rappeler ce mot connu de Scarpa : « Istorie Guarigioni sorprendenti, e poco dissimili dai prodigi. Histoire de guérison étonnante et tenant du merveilleux. » Malgré l'autorité considérable de ces auteurs, les uns ne les crurent qu'à demi, les autres tels que Furnari se sont élevés contre leurs doctrines. Cependant, M. Giraud-Teulon cite un cas de myopie diminuée d'un tiers par la ténotomie du droit externe (p. 215, tome LVI, des *Annales d'oculist.*). Mais ces faits isolés n'ont rien à faire avec les lois qui règlent la myopie ordinaire.

Certains strabiques ayant eu leur vision améliorée par l'opération, on a été conduit par une déduction fausse à pratiquer ces sections dans la myopie. Philips (*Annales d'ocul.*, tome V, p. 33, 1841) prétend qu'en sectionnant le grand oblique la myopie a été guérie. M. Guérin, p. 35, propose la section des droits internes et externes, et pense que M est le résultat d'une rétraction de ces muscles ; en sorte que, tandis que Philips attribue la production du vice de réfraction à une dépression latérale, c'est-à-dire à un allongement, il lui donne pour cause une dépression antéro-postérieure, c'est-à-dire une raccourcissement. M. Guérin, par conséquent, ne savait pas ce que c'était que la myopie ; car sa théorie l'aurait fatalement conduit à donner cette origine à l'hypermétropie. Cunier admettait la section des deux muscles droits; et tout le monde connaît l'appréciation de Bonnet (de Lyon), sur le petit oblique. (Voy. 2ᵉ partie, ch. IX, art. ı.)

Ainsi, dans ces théories, on supposait deux états pathologiques fonctionnels primitifs. Pour l'un la paralysie, pour l'autre la contraction. Celle-ci pour plusieurs de leurs partisans agissait en exagérant la convexité du miroir de l'œil, chose qui a déjà été reconnue fausse (p. 10). La conséquence naturelle de cette doctrine serait que des peuples entiers tels que les Berbers, les Arabes, les Morlagues, les Albanais, les Dalmates, les Monténégriens, etc., seraient atteints de contracture des muscles de l'œil; car, leur cornée, à l'état normal, est fortement bombée. Elle serait, en outre, en opposition avec ce fait existant, que chez ces peuples l'état normal est l'hypéropie. D'ailleurs pour que ce mécanisme de production de M soit rationnel, il faudrait que tous les muscles soient également *rétractés* pour que le strabisme ne soit pas la conséquence de leur action. Ces suppositions ne sont donc point évidemment en accord avec les lois générales de la physiologie pathologique et ne peuvent s'appliquer, à la rigueur, qu'à des cas exceptionnels fort rares.

Les différences ethnologiques des appareils chez les divers peuples sont, au contraire, des faits normaux qui différencient en anthropologie les races et les variétés entre elles.

Les Kabyles (Furnari, *Annales d'oculist.*, tome X), les Arabes, la plupart des nègres d'Afrique, les habitants du Tombouctou, de Bournou et d'Aoussa présentent des cornées petites dont la circonférence est d'une demi-ligne à une ligne moindre que chez les Européens; ils ont les yeux à fleur de tête, les cornées bombées, et cependant leur vue est très-aiguë et sa portée extraordinairement forte. L'état ordinaire de leurs milieux dioptriques est l'hypermétropie, aussi Furnari qui écrivait à l'époque où l'on songeait à corriger la myopie par des sections musculaires, pour détruire la saillie cornéenne, avait-il lieu de s'étonner et demandait-il comment on conciliait ce fait avec la nouvelle théorie de la guérison de M. D'ailleurs les faits de la portée normale de la vision, avec des yeux saillants et la proéminence de la cornée, se rencontrent souvent même en Europe. Il n'est personne qui n'ait vu fréquemment de ces cas; et, moi-même, j'ai présentes à la mémoire plusieurs observations dans lesquelles de prime abord je crus à un goître exophthalmique, tant ces signes étaient exagérés, et cependant l'état de la réfraction était sensible-ment l'emmétropie.

Furnari tout en reniant l'influence des muscles a cru la myopie acquise. Sur ce terrain, on s'est tout permis, témoin ce passage : « Je connais beaucoup de personnes qui, après s'être livrées à des travaux continus qui exigeaient une grande application des yeux sont devenues myopes pour toujours en une seule nuit ; et je dois dire ici que chez la plupart des myopes que j'ai connus, la myopie était acquise. » Cet auteur (*Annales d'oculist.*, tome XI) admettait que sur dix cas de M chez l'adulte, une fois elle était congénitale et neuf fois acquise, résultant de l'éducation, des mœurs et de l'exercice professionnel. La plupart de ceux qui ont écrit sur ce sujet à cette époque, disaient de même, nous prouvant par là qu'ils confondaient l'amblyopie avec les défauts de réfraction.

M. le Dr Laqueur, partisan des changements brusques de la réfrac-tion (*Annales d'oculistique*, tome LXI, p. 206), avoue lui-même que la myopie survenant brusquement après des maladies graves n'a jamais été constatée avec une certitude suffisante. Il affirme cepen-dant en avoir rencontré lui-même quelques cas dans la convalescence de la typhoïde, de la rougeole, de la pleurésie, ou à la suite d'épi-staxis et de névralgies ; mais, il ne cite pas d'observations, et regarde ces transformations comme inexplicables. (Pathologie und physiolo-gie der Augen und Ohren, p. 262.) Ruete a rapporté quelques faits regardés comme des cas de myopie soudaine, par les anciens auteurs. Mais, aucune de ces observations ne constate le déplacement du punctum remotissimum, en sorte que le besoin inopiné de rappro-cher l'objet pouvait naître aussi bien d'un défaut d'acuité subit que d'un excès de réfraction. Que ces faits reconnaissent pour cause une rupture ou une perforation spontanée de la zone des zinn, telles que E. A. Coccius prétend en avoir observées directement sur le vivant ; qu'ils soient le résultat de spasme ou d'états aigus quelconques, peu importe, car dans tous ces cas on n'a point affaire à ce qui con-stitue réellement la myopie type, c'est-à-dire la trop grande longueur de l'axe visuel.

La myopie type ne s'acquiert pas isolément et de toute pièce.

On cherche en vain dans la bibliographie ophthalmologique des observations sérieuses qui prouvent péremptoirement que l'acquisition subite de l'excès de réfraction pur et simple, du système statique, existe en réalité. Mais, ainsi que je viens de le dire, des troubles fonctionnels spasmodiques purement nerveux de l'appareil ciliaire, ou le traumatisme portant sur son antagoniste la zone de Zinn, qui perd alors ses propriétés élastiques, peuvent, dans certaines circonstances, faire illusion à cet égard. J'ai déjà dit que H ne se convertissait pas en M; or on peut affirmer, sans erreur sensible, que l'emmétropie mathématique n'existe pas. Par conséquent les myopies acquises sont des hypéropies plus ou moins légères qui doivent supporter les transformations qui engendrent le vice myopique. Des praticiens qui ont concentré leur attention sur plus de 2,500 cas de myopie (Wecker, p. 707, t. II, 1867) arrivent, p. 712, à cette conclusion que jamais un hypermétrope ne devient myope. On ne constate pas non plus la myopie après vingt ans; et, passé la quinzième année, c'est déjà relativement rare (voir le livre de M. Wecker, p. 710), et cependant combien de personnes ne commencent qu'à cet âge à travailler à certains métiers qui, pour la première fois de leur vie, exigent de leur part une vue nette et la vision binoculaire rapprochée. Des aits de ce genre me semblent péremptoires contre les diverses théories qui font naître la myopie d'un excès dans le travail accommodateur. D'où viendrait cette immunité inexplicable passé un certain âge? Comment des circonstances parfaitement semblables n'auraient-elles plus les mêmes conséquences? Pourquoi également, l'ascension du degré du vice serait-elle plus rapide de dix-huit à vingt-deux ans? etc.

Je le répète, si la myopie est dite acquise, c'est probablement parce que la nation qui occupe, sans contredit, depuis longtemps le premier rang dans l'oculistique en étant affligée, a cru pouvoir s'en faire un titre d'orgueil, tendance générale, naturelle surtout en Allemagne. Mais, c'est aussi parce qu'on a pris pour des origines des conditions qui la révèlent en l'exagérant; et, en faisant de l'œil myope sain un œil réellement malade. On a confondu ainsi les causes occasionnelles, déterminant les actes morbides que la myopie tient en sa puissance avec le point de départ réel des accidents, sans lequel les circonstances regardées comme pouvant produire l'excès de réfraction, restent impuissantes. Cet élément causal, primitif, éloigné des altérations pathologiques n'est autre, à mon avis, que le vice myopique lui-même : l'allongement antéro-postérieur.

Dans toutes les théories, où l'on a invoqué l'influence musculaire sur la production de la scléro-choroïdite postérieure, on a supposé implicitement le globe oculaire dépressible par l'action des muscles intrinsèques. Quand on a essayé de mesurer *post mortem* les dimensions du globe, on s'est aperçu que reposant sur un plan il se déprimait à son point d'appui. Ce fait qui a nécessité l'invention d'instruments spéciaux (Sappey, etc.) pour arriver à des mesures exactes semblait corroborer cette vue *a priori*. (V. 2ᵉ partie, ch. IX, art. 1. En outre en peut produire aisément l'assymétrie par la pression digitale; mais il ne faut pas oublier que ce sont là ces résultats artificiels ou cadavériques; que la structure de la capsule qui est *rigide* et qui enveloppe l'œil en le suspendant par ses prolongements orbitaires de façon qu'il ne puisse se porter ni à droite, ni à gauche, ni en haut, ni en bas, fait que les muscles tout en agissant sur la sphère oculaire ne la dépriment jamais (Voy. Helmholtz : *Mouvements de l'œil*, Optique physiologique). D'ailleurs, si l'on admet que l'œil myope est ordinairement plus dur que le normal et l'hypérope, on sera étonné que ce soit précisément le plus dépressible.

Physiologiquement construit l'œil ne peut se déprimer, se porter en avant ni en arrière, soit en masse, soit par ses parties antérieures ou postérieures, ou du moins les contractions musculaires ne peuvent amener un semblable résultat. Les mouvements volontaires ne peuvent engendrer de pareilles modifications. Certaines maladies seules en agissant lentement sur les vaisseaux, l'état cadavérique également, peuvent propulser en avant ou en arrière le globe oculaire. On ne doit pas oublier que la moindre pression brusque exercée à sa surface engendre des phénomènes subjectifs, des phosphènes. Quant aux déplacements latéraux, le remplissage de l'orbite, la structure de la capsule de Ténon, et les rebords osseux s'y opposent avec plus d'efficacité encore.

Art. V.

Des trois catégories de causes données à la production du caractère physique de la myopie.

L'augmentation de l'axe oculaire, condition anatomique du développement de la myopie, a été attribuée par les auteurs les plus sérieux à l'atrophie choroïdienne et au staphylôme postérieur, pour l'explication desquels diverses origines ont été invoquées. On peut les ranger sous trois chefs principaux : fonctionnelles, anatomo-pathologiques, et histo-génétiques. 1° J'ai déjà parlé de l'origine fonctionnelle quant à ce qui regarde les muscles intrinsèques, je n'y reviendrai pas; mais je dirai quelques mots de l'influence supposée à l'accommodation vraie dans le développement de l'élongation myopique. 2° L'état organique primitif qui présiderait à l'allongement du globe, en produisant la distension des membranes, serait, d'après Schweiger une exagération du volume du corps vitré! Von Graefe attribuerait le même effet à une inflammation du segment postérieur. 3° Les autres ont pensé que l'on devait chercher les causes du développement de M dans un état spécial des tissus que l'œil posséderait dès la naissance.

Antonio Scarpa a constaté le premier, en 1801, un renflement morbide des membranes profondes oculaires. Il appela cette élongation notable du globe, *staphyloma posticum*. (Trattato delle principali malattie digli occhi. Tome II, p. 146; 1816. Traduction : Léveillé, tome II, p. 190.)

En 1832, Ammon fit remarquer la fréquence de cette affection nouvelle dans le cadre nosologique, mais, ni l'un ni l'autre de ces auteurs ne connurent la relation existante entre cet état et la myopie. Ritterich la soupçonna en 1839. Artl en 1854, Sichel, etc., s'occupèrent de cette maladie sans avancer beaucoup son histoire. Il fut alors établi quels étaient les signes externes à l'aide desquels on pouvait parfois faire le diagnostic probable de l'ectasie; mais, il était réservé à l'ophthalmoscope de préciser rapidement ses caractères cliniques si tranchés et si pathognomoniques. A l'heure qu'il est les *desiderata* de la science sont restreints et se rapportent à peu près exclusivement à l'étiologie. Comme dans un traitement bien dirigé la

connaissance des causes est la clef de voûte, des recherches incessantes, mais peu fructueuses ont été dirigées de ce côté. Les auteurs
les plus récents se sont occupés du staphylôme en adoptant les idées
anciennes de ceux que je viens de nommer, de telle sorte que la
situation de la question est restée sensiblement la même. Aujour-
d'hui elle se résume surtout dans les opinions émises à cet égard
par Von Graefe qui fond sa théorie avec celle d'Arlt; et en celles
de M. Girault-Teulon, qui sont celles d'Arlt, localisées dans les
muscles obliques.

CHAPITRE II.

NI LA MYOPIE NI LE STAPHYLOME NE RECONNAISSENT POUR CAUSE
ORDINAIRE DES DISPOSITIONS ANATOMIQUES OU FONCTIONNELLES
DES OBLIQUES.

Art. I.

Théorie de M. Giraud-Teulon.

La myopie, dit M. Giraud-Teulon, reconnaît généralement pour
origine le staphylôme. Celui-ci a deux causes qui le produisent:
la vision de près, fait déterminant, et l'insuffisance des droits internes comme causes prédisposantes.

Cette proposition montre évidemment que sa théorie est mixte
entre celle qui place l'origine de la myopie dans le mauvais éclairage, la vision rapprochée, et celle qui la fait provenir de l'action
musculaire spontanée physiologique ou morbide. De plus elle fait
jouer, comme Arlt l'avait déjà fait, un rôle important au tissu cellulaire intersclérotical. Ce triple caractère devait, évidemment, être
une recommandation puissante aux yeux des partisans des opinions
auxquelles elle emprunte ses arguments.

Si, comme le veut Giraud-Teulon, la cause prochaine de la myopie était le glissement scléral, le défaut de réfraction serait toujours, au moins à un moment donné, *tout à fait local*, partiel et *limité*
au staphylôme lui-même qui d'après l'auteur est une vésicule, une
tumeur sensible. Le reste de l'œil conserverait sa structure normale,
serait emmétrope. Bien plus, si comme M. Giraud-Teulon le prétend,
la corde des obliques étreint fortement le globe dans certains points,
évidemment ses portions déprimées donneraient des phosphènes,

des photopsies au début du vice, dans les positions limites du regard myope en bas et en dedans. Si on n'admet pas ces accidents fonctionnels vu la lenteur de l'effet et la persistance périodique de l'action musculaire, on sera au moins contraint de constater que l'image qui se ferait sur ces différents points de l'œil pourrait être moins myope, emmétrope, et même hypermétrope; cela dépend du degré de pression supposée. Ceci est d'autant plus admissible que les modifications se passent dans la région de la *macula*. Follz, Deval, etc., ont établi que l'œil peut être corrigé de sa myopie par la pression sur les paupières. D'autre part on peut facilement se convaincre qu'il est aisé d'engendrer une assymétrie par pression latérale sur le globe oculaire. Evidemment pareille chose se passerait du côté des obliques quand ils viendraient à circonscrire le grand cercle du globe. Sinon il faudrait admettre leur distension (Voy. 2ᵉ part., ch. IV, art. v). Celle-ci restituant au droit interne sa puissance relative, l'équilibre musculaire serait rétabli et l'œil rentrerait dans les conditions normales. En restant dans l'opinion émise, en aurait le spectacle d'un œil myope dans un de ses points seulement, dans les cas en progression où l'étreinte serait considérable et efficace. Si l'on songe que les phénomènes morbides et mécaniques subiraient leur évolution au niveau du centre des impressions visuelles, on ne peut se soustraire à la pensée de la déformation consécutive des objets, qui en seraient le résultat. De la double action du tiraillement et de l'aplatissement du bulbe naîtraient des variations inévitables dans la distance des points rétiniens ou centre optique. Mais toute image un peu grande, et les images myopes le sont plus que les autres, réclamerait pour ses différents points une accommodation en rapport avec sa nouvelle situation relative. On aurait, en une mot, un astygmatisme intermittent plus ou moins irrégulier. Or soit dans l'état de travail, soit dans l'état de repos, du maintien *parfait* de la forme sphéroïdale du globe dépend l'exactitude des notions fournies au sensorium (Jules Guérin); et, pour que celles-ci existent comme chez la plupart des myopes jeunes, l'équilibre musculaire doit persister dans toutes les positions de l'œil.

Mais, que la pression des obliques soit un fait véritable, lors de la vision binoculaire de près : il faudra lui joindre une certaine tension accommodative, et leur conséquence sur la rétine ne serait-elle pas une anesthésie? un engourdissement plus ou moins considérable qui obligerait le myope à *éloigner* dans de certaines limites l'objet qu'il *aime* tant à examiner de près? Ce serait surtout dans les lieux mal éclairés que se ferait sentir cet effet, et la membrane sentante engourdie rechercherait instinctivement le bon éclairage qui serait la condition de la netteté de la vision : ce qui est contraire aux faits, dans les cas où le fond de l'œil n'a pas subi des modifications pathologiques spéciales.

Si c'est le glissement du feuillet externe de la sclérotique qui constitue le staphylôme, je ne comprends pas pourquoi il y a une ectasie, dans M constituée, telle qu'on peut comparer le globe à un œuf dont le gros bout serait postérieur. Au niveau du déplacement il y aura défaut de résistance des membranes, sans nul doute; mais, seulement là. Quand dans les parties antérieures de l'œil une ectasie survient, elle reste un certain temps localisée dans la majorité des cas, et n'envahit le segment antérieur en entier que lorsqu'il y a une hydrophthalmie réelle. Dans M à distance ou M moyenne, alors qu'il n'y a qu'un croissant staphylomateux léger, la myopie serait donc partielle, puisque M. Giraud-Teulon admet la rétropulsion de la rétine en arrière (p. LXXX, Supplém. de Mackenzie) (Voy. 2e partie, ch. VIII, art. ii).

Si je prends, au début, les faits tels que l'hypothèse les présente, alors que la pression des obliques et la convergence exagérée entraînent le feuillet externe sclérotical en dehors et en avant, j'aurai évidemment la tension la plus forte possible. Les insertions *n'étant pas encore déplacées*, chaque mouvement pour la vision binoculaire rapprochée donnera au *jeune sujet*, le droit interne n'étant point encore impuissant, un étranglement maximum du globe. Or, un défaut d'insertion musculaire n'entraîne pas dans ses conséquences logiques une diminution dans la solidité des membranes postérieures, surtout si l'on considère que, plus reporté en arrière, l'anneau que forme les obliques devrait plutôt soutenir le segment postérieur, qu'être cause d'un affaiblissement quelconque tant minime soit-il. Une chose donc peut étonner, c'est que, en pareille circonstance, il n'y ait pas quelquefois au moins excavation papillaire de la myopie dans le jeune âge (Voy. 2e partie, ch. VIII, art. ii).

Si maintenant dans cette théorie j'admets la rétropulsion dans l'orbite d'une façon notable ainsi qu'on l'expose ; le mécanisme de ce refoulement reposant sur le fait de la résistance amoindrie des membranes, je me demande pourquoi la papille qui, dans ce cas, n'est point atteinte dans sa structure et qui par conséquent présente une solidité relative, ne finit point par proéminer au moins dans les circonstances les plus favorables. Il n'y a rien, ce me semble, d'exagéré dans cette conclusion que contredit la nécropsie. Celle-ci démontre, en effet, que le nerf optique est pour ainsi dire le pédicule de l'ectasie. Je puis donc, me fondant sur ces réflexions, me refuser à croire : 1° à la prédominance congénitale des obliques ; 2° à la rétropulsion, au delà de limites fort restreintes, dans la cavité orbitaire.

En admettant le staphylôme comme cause prochaine de la myopie, c'est lui qui constituerait le premier signe objectif ; et, l'atrophie choroïdienne, en supposant qu'elle se justifie par le simple déplacement en arrière, ne serait que secondaire. Or, ce qu'il y a de primitif au début, c'est la résorption du pigment, la transparence commençante des parties les moins vascularisées, etc., en un mot, ce à quoi de Graefe a attribué le staphylôme, c'est-à-dire, la choroïdite atrophique. Aussi dans les forts degrés de myopie, par suite de l'amincissement des tissus et de leur extension, il y a autour du nerf optique un soulèvement du périnèvre attiré qui simule une tumeur ; mais, à l'intérieur la nappe rétinienne est d'habitude sensiblement uniforme comme dans des yeux atteints d'ectasie staphylomateuse au deuxième degré, que j'ai eu l'occasion d'examiner. C'est dans les cas les plus rares que l'on rencontre une projection rétinienne postérieure formant une vésicule nettement circonscrite.

De plus, si l'atrophie choroïdienne constituant l'arc nacré que révèle l'ophthalmoscope provient de ce que le tissu conjonctif interscléral a cédé, c'est dans la direction de sa distension que doit se trouver toujours le sommet du cône ou croissant atrophique qui en serait le résultat. Or Jæger, qui a donné les meilleures autopsies, ne croit pas à cette coïncidence ; il affirme qu'il n'y a pas de relation entre le côté où la gaîne celluleuse a été distendue, et la direction de l'atrophie de la choroïde.

Page 212, *Annales d'oculistique*, tome LVI, M. Giraud-Teulon considère que le staphylôme est plutôt le symptôme de l'in-

suffisance des droits internes que le signe de la myopie. Celle-ci serait la suite de l'ectasie à tous ses degrés; acquise, et non innée,
puisque les pages 205, 206, 207, 208, 209 et 210 sont consacrées à
en décrire le mécanisme de production. S'il y a donc quelque chose
d'héréditaire dans cette manière de voir, ce n'est pas la myopie qui
constitue l'élongation, mais des insertions vicieuses musculaires.
Ceci n'est qu'une pure hypothèse à laquelle l'auteur a recours pour ses
explications, page 208, trouvant que le travail de près ne peut être
à lui seul la loi des phénomènes. Comme toute supposition, cette
idée n'a pour garant que les faits qu'elle est chargée d'expliquer. On
ne peut nier, par conséquent, *à priori*, que tout se passe de la sorte.
Il s'agit de savoir si l'hypothèse satisfait au besoin de la question
entière. C'est ce que je ferai en m'occupant du mécanisme du staphylôme. Je verrai si la cause directe de M est dans la position anormale des insertions des obliques, si *cette prédisposition* crée primitivement le staphylôme qui, à son tour, serait le générateur de l'allongement du globe, autrement dit du vice de réfraction.

Si on se place exclusivement au point de vue du glissement scléral,
comment expliquer les croissants atrophiques qui débutent assez
souvent en bas, quelquefois en haut? De quelle manière interpréter
ceux qui se présentent sous la forme annulaire? Évidemment si
l'ectasie est cause d'élongation, si elle reconnaît pour origine le
transport en avant et en dehors des insertions des obliques, ce sera
toujours à la partie externe du disque optique qu'apparaîtra l'arc
staphylômateux. Aussi, M. Giraud-Teulon place-t-il sa plus grande
largeur dans le sens du méridien horizontal, en lui assignant pour
lieu d'élection la portion latérale de la pupille. C'est là, de toute évidence, une concession aux faits cliniques, car d'après le mouvement
des obliques, c'est en dehors et en haut qu'il devrait exister le plus
souvent. Si j'en crois mes propres observations, je dirai ce fait erroné, si on le formule d'une façon absolue, ou seulement générale;
car j'ai presque toujours rencontré les staphylômes au début en dehors, et tellement figurés que leur plus grande dimension atrophique se dirige vers la macula. Voici la règle, à mon sens, et c'est ce
qui m'explique sa fréquence dans la position que lui assigne M. Giraud-Teulon. On trouve dans le livre de M. Wecker, p. 737, t. XI,
1876, la relation de ce fait, que l'axe du croissant atrophique s'étend

ordinairement dans la direction de la tache jaune, c'est-à-dire de la partie externe, et un peu au-dessous de la pupille. Dans ses cours, M. Galezowski affirme que le résultat de ses observations l'a conduit à la même conclusion. Voici ce que dit Jæger (1856 ; *Wiener medicinische Zeitschrift*, n° 22, Beilage) :

« Le staphylôme se dirige par son sommet vers la macula lutea suivant une direction horizontale, et « plus souvent oblique en de- « hors et en bas. »

Dans son *Atlas d'ophthalmoscopie*, p. 5 et 6, M. Richard Liebreich déclare que l'image claire de la *sclerectasia posterior* touche presque toujours le côté extérieur du nerf optique ; et, même lorsqu'elle le circonscrit entièrement, elle a encore sa plus grande étendue vers le *pôle postérieur*. Jamais il ne l'a vue joindre le bord supérieur du nerf optique. En se plaçant au point de vue théorique de M. Giraud-Teulon, c'est cependant ce qui devrait être la règle en raison de l'emplacement des insertions du grand oblique.

Comment comprendre également les déchiquetures irrégulières fréquentes, quand le passage d'exsudations, ou de désordres quelconques, n'existe pas pour permettre une interprétation avantageuse à l'idée théorique du déplacement du feuillet scléral le plus excentrique. Celui-ci qui expliquerait admirablement les staphylômes en croissant, n'a pas la même valeur à l'égard de ceux dont je parle.

Pourquoi la choroïde ne céderait-elle pas *sans s'atrophier* comme la rétine ? Pourquoi la première période de progression arrive-t-elle dans l'adolescence ? Comment se fait-il qu'il y ait des progressions absolues, périodiques, temporaires, etc.? Le mécanisme, décrit par M. Giraud-Teulon, donnerait parfaitement la raison du développement progressif du jeune âge ; mais, on doit se demander pourquoi chez un écolier, par exemple, il ne survient pas plus tôt, et ne se présente d'ordinaire que de 16 à 18 ans? Et cette première progression opérée, c'est-à-dire la myopie établie, l'insertion des obliques par leur transport en avant, ayant créé l'ectasie, comment se fait-il que la cause supprimée : *sublata causa, tollitur effectus*, il y ait encore des myopies temporairement, ou absolument progressives ?

Enfin, par quels motifs expliquera-t-on ce deuxième croissant atrophique placé de l'autre côté de la pupille symétriquement au premier, débutant longtemps après, et s'avançant lentement à sa rencontre? ainsi que le décrit l'auteur (*Annales d'occul.*, tome LVI, page 103).

Si le staphylôme postérieur est l'origine de la myopie non la conséquence, comment se fait-il que le grand nombre d'hypermétropes que M. Giraud-Teulon a trouvés en quelques mois possédant des staphylômes ne soient pas devenus myopes? Si l'explication était plausible, on rencontrerait au moins quelquefois la transformation de l'hypéropie en myopie par ectasie de l'œil. Or, comme j'ai eu déjà l'occasion de le dire, les auteurs qui ont suivi les malades dans ce sens n'en citent pas de cas. (Donders, etc.).

On n'est pas certainement en mesure de prouver que le staphylôme n'engendre pas quelquefois la myopie; il ne peut y avoir de règle absolue en médecine, et je m'étonnerais s'il n'en était pas parfois ainsi dans les cas d'ectasie postérieure accidentelle. Toutefois ce que je viens de dire prouve au moins « qu'il n'y a pas entre le « staphylôme et la myopie une relation fatale de cause à effet. » Il est évident que tout allongement, acquis du globe, produit la myopie; mais, ce qui l'est non moins, c'est que cet allongement, qui constitue le défaut de réfraction, une fois créé, les troubles morbides des membranes profondes reconnaissent dans leur progression une cause de plus. En effet, voit-on chez les hypéropes des staphylômes au troisième degré? Voit-on des cas où l'atrophie, *sans choroïdite vraie*, s'étende au point d'envahir toute la région postérieure jusqu'à l'ora serrata? Rarement. Ce qui est pour moi un témoignage de cette vérité que la cause vraiment active, efficiente, c'est l'élongation du globe, quelle que soit son origine. Le staphylôme est la conséquence ordinaire de l'allongement antéro-postérieur, quand celui-ci est suffisant pour le produire; et, de divers états très-mal connus jusqu'à ce jour; mais, la réciproque ne peut être vraie que dans des cas exceptionnels.

Et toute cette catégorie de myopies au-dessus de 1/8, d'ordinaire sans staphylôme, reconnaît-elle une origine différente? Évidemment avec l'hypothèse du savant, il faudra l'admettre, car le premier effet produit, c'est le glissement scléral : M n'étant que consécutive. Or, la forme de l'œil, myope légèrement, est-elle différente de celle des hauts degrés du défaut, ou si elle n'en est qu'un diminutif? Si le globe oculaire atteint de la *myopia in distans,* ou d'un défaut moyen, est en petit ce que les hauts degrés du vice sont en grand, la conséqnence est que le staphylôme, *tant minime soit-il,* doit exister; **sinon,** on sera autorisé à nier l'origine ectasique primitive de l'élongation dans les myopies considérables, ou de considérer les formes légères comme relevant d'états différents, ce qui nécessiterait une nouvelle hypothèse pour soutenir la première. (Voy. page 62 et 2e partie, ch. VIII, art. II.)

ART. II.

La myopie partielle est presque toujours congénitale. Pourquoi la myopie totale du globe ne le serait-elle pas ?

Un fait considérable devrait éclairer sur l'origine de la myopie et faire penser qu'elle est congénitale, c'est l'astigmatisme. En effet, les mesures exactes de celui-ci dues au grand astronome anglais Airy, suivies des travaux plus complets de Donders et Knapp, sont venus établir irréfragablement cette vérité que l'astigmatisme existait d'ordinaire dans la cornée, et que ce vice de conformation était d'habitude congénital. M. Giraud-Teulon, dans une lettre à la *Gazette des hôpitaux* de l'époque, qui a été reproduite dans les *Annales d'oculistique* de 1862, tome 48, a soutenu lui-même les opinions de Donders contre M. Guérin, qui prétendait à la priorité de la découverte de ces malformations des méridiens et qui, conséquent avec sa théorie de la myopie, en plaçait la cause dans les lésions de fonctions des mouvements musculaires. Or, qu'est-ce autre chose l'astigmatisme qu'une myopie, ou hypéropie partielle, dans lesquelles un méridien est trop ou pas assez convexe pour la longueur de l'axe optique? *ou ce qui revient au même :* dans lesquelles l'élongation de l'œil est trop forte ou trop faible pour certains de ses méridiens.

L'amétropie tient à deux états opposés, l'excès ou le défaut de réfraction, c'est-à-dire à M ou à H. L'une reconnaît pour cause un aplatissement, l'autre à peu près exclusivement un allongement du globe, et si ces deux états n'existaient pas *souvent,* il y aurait lieu de s'en étonner quand on songe à la précision avec laquelle l'image doit venir se peindre sur la couche des bâtonnets et des cônes pour que l'œil soit exactement emmétrope. Qu'y aurait-il donc d'étonnant que les deux états principaux et contraires de la réfraction ne reconnaissent d'ordinaire pour cause que le défaut de mesure exacte que doit avoir l'axe antéro-postérieur pour n'être ni trop long ni trop court?

Pourquoi, quand on accepte son raccourcissement comme naturel, sentirait-on le besoin de placer dans une insertion musculaire trop reportée en arrière la cause de cet allongement? On pourra répondre à cet argument que dans ce cas le nombre des hypermétropes devrait alors être égal sensiblement à celui des myopes; et, que ceux-ci étant en plus grand nombre, il faut trouver une cause à la plus grande fréquence de la myopie. Cette cause existe; et, elle est dans les véritables états morbides auxquels les yeux myopes sont sujets dans certaines conditions. J'y reviendrai plus loin.

Avec un peu d'attention, on verra que l'on n'est point fondé de croire à la plus grande fréquence de M, parce qu'on est appelé dans la pratique à en soigner davantage. Emile Javal considère l'œil hypérope comme le meilleur. En effet, le sujet qui en est atteint supplée dans la majorité des cas, tant qu'il est jeune, à sa faiblesse de réfraction par le dynamisme accommodateur. Plus tard, il se sert de verre; et, souvent, il traverse son existence entière, convaincu seulement qu'il est devenu plus tôt presbyte qu'un autre. Cette évolution de l'hypermétropie n'engendre presque jamais des lésions organiques de l'œil. Inutile d'insister, au contraire, sur les inconvénients, les dangers immenses d'une myopie un peu forte. Ce qui explique la présence relativement grande de celle-ci dans les dispensaires.

CHAPITRE III

LA MYOPIE DANS SES RAPPORTS AVEC LE DYNAMISME DIVERGENT,
LE SPASME CILIAIRE ET L'EXCÈS D'ACCOMMODATION.

Art. I.

L'excès des efforts de convergence et d'accommodation sont des causes d'accroissement de l'ectasie staphylomateuse.

Malgré l'affirmation de Giraud-Teulon (p. 215, tome LVI, des *Annales d'ocul.*), je ne crois pas qu'il y ait des connexions intimes entre ses théories et les idées de Von Graefe sur les anomalies dynamiques des muscles latéraux de l'œil et de l'accommodation; au moins pour ce qui a égard à la question d'origine de M. Dans toute la leçon que de Graefe a faite au dispensaire de son éminent collègue de Paris, il n'a nulle part considéré les troubles musculaires dont il s'est occupé comme causes prochaines ou éloignées de la myopie; mais il a exprimé l'opinion que leur résultat était de favoriser la progression, c'est-à-dire d'occasionner l'augmentation du défaut de réfraction, non de le produire.

Von Graefe parle de sujets chez lesquels la fixation directe binoculaire s'accomplit avec effort.

Deux faits principaux, à son point de vue, en sont l'origine. Le strabisme dynamique divergent; l'excès de force accommodative.

Premièrement. Le malade de Von Graefe se trouve dans les conditions de l'individu qui munirait ses yeux de prismes à bases externes, chez lequel, par conséquent, l'équilibre latéral est détruit. Néanmoins, la vision binoculaire est possible pour toutes les distances; mais à condition d'exercer un effort musculaire qui entraînerait en apparence l'augmentation de la myopie par contraction synergique du muscle ciliaire, révélée dès que l'asthénopie en est la conséquence (p. 322, tome LVI, des *Annales d'ocul.*).

Secondement. Si un sujet fait à 8 pouces un effort d'accommodateur puissant, il créera, par ce fait, dans ses mouvements physiologiques une tendance à la convergence qui pourra, dans certains cas, être révélée par les moyens ordinaires, mais que la détermination plus exacte de la latitude relative de l'accommodation permettra d'apprécier à un degré plus approximatif.

L'effort du droit interne a pour résultat (V. 2ᵉ partie, ch. III), dans ce dernier cas, comme dans le premier, une exagération de réfraction dynamique par laquelle une hypermétropie ou une emmétropie peut simuler la myopie. Si celle-ci existe, elle exigera comme conséquence naturelle de cette modification accommodative un verre négatif plus fort.

C'est dans ces circonstances, qui ont pour effet commun de créer une myopie apparente, que la progression se présente, et, de Graefe tout en reconnaissant que la convergence est un effet causal de cet état progressif, vu les congestions choroïdiennes qu'elle occasionne, pense que ce n'est que dans *son exagération* seule qu'elle peut l'engendrer. De là à reconnaître pour origine de M des anomalies des muscles latéraux, ou *même* de l'accommodation, il y a loin. Ces faits en question se présentent *indistinctement* dans les différents états de réfringence, mais empruntent au vice myopique une partie de leur gravité. La conséquence naturelle de cet exposé est que, dans le cas de longs efforts d'accommodation nécessités par des occupations journalières, le muscle interne créera l'asthénopie par son insuffisance. Alors, le spasme accommodateur diminuant, la progression sera soulagée de deux causes déterminantes : la contraction ciliaire en excès et la forte convergence : c'est-à-dire que dans cette manière de voir, l'insuffisance acquise crée rationnellement un bénéfice relatif pour la myopie.

Il est vrai que si l'on considère le dynamisme divergent, le terrain sur lequel se trouvent les deux savants est à peu près le même. Dans l'hypothèse Giraud-Teulon, les insertions des obliques supposés transportés trop en arrière sont là pour expliquer le trouble et l'insuffisance des droits internes, mais, ici la chose n'a rien d'applicable à M d'une façon spéciale. En effet, étant donné que des yeux se trouvent placés dans les conditions de ceux qui sont munis de prismes à base en dehors d'une façon permanente, puisque cela tient à une structure particulière des muscles ; de deux choses l'une : ou naîtra un strabisme *manifeste* intermittent, puis permanent, s'il y a parésie ou lésions morbides quelconques ; ou l'action directrice du sensorium permettra la vision avec les deux yeux. Ce cas étant celui du dynamisme divergent, il est hors de doute que dans ces conditions la tendance au développement progressif des droits internes, résultat de leur travail plus considérable, se créera rapidement dans la plupart des cas vu les besoins de la vision binoculaire, que de Graefe admet se faire parfaitement ; car c'est la distribution symétrique et égale en intensité des impressions des membranes rétiniennes qui gouverne les mouvements des deux yeux.

On a attribué une grande valeur à cette assertion de Von Graefe, à savoir : qu'un effort d'accommodation pour une distance donnée en exagérant la convergence, peut engendrer un strabisme interne

Cependant, il est constant que ces cas sont infiniment moins fréquents chez le myope que chez les autres où déjà ils sont très-rares. (Voy. 2ᵉ partie, ch. III.)

J'ai répété bien des fois cette expérience et je n'ai jamais vu ce dont parle Von Graefe. J'ai augmenté les efforts accommodatifs résultat de la vision appliquée à de petits caractères, en plaçant devant mes yeux des verres concaves pour me rendre momentanément hypermétrope ; et je n'ai jamais pu, en me servant du prisme, saisir cette image homonyme qui révèle une contraction synergique exagérée dans le muscle interne.

Je dirai, en outre, que tout trouble dynamique réel est généralement d'une guérison facile, à moins qu'il ne se rattache à des lésions nerveuses considérables. Les asthénopies que l'on rencontre après les maladies graves, en sont des témoignages manifestes.

Ce simple fait par lequel Von Graefe n'admet qu'un élément dynamique dans le strabisme crée, entre sa théorie et celle de M. Giraud-Teulon, une différence radicale. Quant à ceux qui ont fait intervenir pour expliquer la naissance de M des observations de ce genre se basant sur l'opinion généralement reçue que l'impuissance des muscles porte à des pressions exagérées circumorbitaires et intra-orbitaires accommodatives, je leur dirai que dans des cas avancés de myopie, ces divers troubles sont des accidents aggravants, des éléments surajoutés qui donnent d'une façon rapide, si on n'y met ordre, un caractère de gravité particulière à la marche progressive de M.

Ordinairement, en effet, les muscles de l'orbite ont, dans la myopie, la même puissance que dans les cas d'emmétropie : le travail seul diffère vu la vision rapprochée (cours de M. Galezowski). Mais, il y a un fait bien plus important, c'est à mon sens l'allongement primordial de l'œil, qui gêne ses mouvements latéraux dans tous les cas de M un peu forts. « Le segment antérieur « du globe, en partie propulsé en avant, » ne peut permettre à la cornée de se cacher normalement dans l'angle interne. D'autre part, le bout de l'ovoïde butte contre la paroi orbitaire dans les mouvements en dedans, en raison de ce que la portion externe du globe s'est surtout dilatée par le fait de la distension staphylomateuse. Aussi, malgré l'exercice de convergence, supérieur dans ces cas, l'œil ne peut-il dépasser certaines limites, soit en dehors, soit en dedans.

Pourquoi donc ferait-on d'un résultat purement mécanique, en thèse générale, un strabisme dynamique quand rien ne l'établit péremptoirement, quand, au contraire, tout porte à penser que le myope n'est primitivement, pas plus qu'un autre, sujet à ces sortes d'anomalies; et, que si certaines personnes affectées de myopies de degrés minimes ont congénitalement le muscle interne faible; ces faits sont relativement rares? Mais il n'en serait pas ainsi, que l'on ne pourrait admettre pour cause un pareil état, quand tous les jours on voit des asthénopies, suite de maladies, se développer chez des emmétropes et des hypéropes sans que leur réfraction statique en soit modifiée; et, cependant, après des fièvres graves, par exemple, la dénutrition des membranes oculaires serait, ce me semble, bien propre à faciliter ce résultat. Dans le strabisme latent congénital où la déviation n'apparaît que dans l'état de rêverie et de repos de la vision, il y a évidemment dynamisme divergent et cependant ces personnes ne deviennent point myopes. Dans ces cas, où le muscle est sans lésion pathologique, sans *error loci*, il suffit de la part du droit interne d'un effort léger pour vaincre la prépondérance, car son antagoniste se relâchera, et sa tonicité seule peut créer la difficulté de la convergence. Chez les hypermétropes, n'y a-t-il pas quelque chose d'assimilable? N'y a-t-il pas le strabisme apparent à l'état normal qui, dans l'enfance, doit avoir pour résultat un champ d'action plus vaste pour les droits externes; et, par conséquent, une exagération de leur puissance.

L'équilibre des muscles comporte alors des contractions plus considérables des externes, et cependant c'est la convergence qui l'emporte, dès qu'elle entre en lutte, et l'hypéropie ne diminue pas pour cela, malgré les efforts que ce muscle a dû faire pour vaincre son antagoniste et produire un strabisme convergent. (Voy. 2e partie, chap. III, art. ii.)

Enfin, quant à M, considérée comme acquise de la sorte, je renverrai, pour plus de développement aux pages précédentes, 36 et suivantes; car, c'est alors une pression hypothétique morbide sur le globe qui donnerait ce résultat. Si, au contraire, on pense que l'effort a uniquement pour effet une convergence exagérée, il est hors de doute que la progression en sera la conséquence. Mais, c'est surtout parce que celui-ci présente une structure pathologique particulière; conséquence d'un allongement qui est la cause première du mal et qui, dans ces cas, justifie l'état progressif lié à une exagération des mouvements du droit interne. Qu'un emmétrope, un hypérope soit atteint de M apparente, et voie de près pour la vision binoculaire habituelle, nous ne rencontrons jamais la myopie véritable comme résultat. (Voy. observ. XI.) Quant au fait de l'excès d'accommodation, il est certain pour moi que ce n'est point chez les individus qui possèdent le vice myopique, mais bien dans les cas d'hypéropies, qu'il se rencontre le plus souvent. Ce n'est guère, en effet, que dans les conditions d'un état progressif rapide que l'on constate, non comme cause, mais comme complication, la crampe de l'appareil accommodateur. Il en résulte que sous ces rapports, quoique rationnelle *à priori*, la théorie n'est point en accord avec les faits. (Voy. 2ᵉ partie, chap. I, art. ii.)

Art. II.

La myopie apparente et l'excès réel de réfraction.

En soi la myopie apparente ne peut être considérée comme vice de réfraction réel. Il n'y a entre celui-ci et ce rapport vicié de l'appareil dioptrique rien qui puisse permettre de les confondre.

D'un côté, c'est la membrane sentante qui est trop éloignée d'une façon normale de la lentille, de l'autre c'est le foyer qui fuit l'écran rétinien par suite d'un effort musculaire en excès, qui ne peut être qu'un véritable spasme. Or, pour que ce dernier soit durable, il faudrait que le sensorium soit excité d'une façon normale, que ce soit lui qui l'engendre pour le besoin de la vision distincte, comme cela arrive parfois dans les asthénopies accommodatives liées à l'hypéropie; mais, du moment qu'on en place l'origine dans le muscle ciliaire lui-même, ce ne peut être qu'un fait rare, accidentel, et qui ne peut d'ordinaire durer longtemps; car, on aurait dans l'espèce, le spectacle unique dans l'économie d'un muscle de la vie de relation se contractant d'une façon continue sans se fatiguer.

Les constatations directes de Coccius ne laissent aucun doute à
cet égard. Cet éminent observateur a pu, en effet, se convaincre
qu'après une série d'expériences un peu longues, les yeux tout en
exécutant les mouvements de convergence nécessaires, ne présentaient plus les modifications accommodatives correspondantes.
(Voy. 2ᵉ partie, ch. III.) J'en conclus que si l'organe de l'accommodation peut être atteint de spasme tonique, comme tous les muscles
de l'organisme, ce n'est néanmoins que rarement et d'une façon
tout à fait passagère dans l'immense majorité des cas. Cet état de
crampe, comme l'appelle Donders, est toujours plus ou moins intermittent, quand il atteint un certain degré. Invoqué pour expliquer la convergence exagérée du muscle interne, il ne peut être
dans ces conditions qu'un fait exceptionnel qui intervient quelquefois comme élément de progression de la myopie, mais qui doit
être écarté de son histoire étiologique générale. A aucun titre, il
ne peut être considéré comme cause primitive de M. L'influence
énorme qu'on a fait jouer à l'accommodation explique seule le rôle
que certains esprits lui ont attribué dans le mécanisme de production de l'ectasie, qu'ils pensent être l'origine du vice myopique.
(Voy. obs. 4.)

En fait de myopie apparente, il en est une sorte qui est le résultat d'un effort réel d'accommodation. Le plus souvent elle est produite artificiellement par des conscrits qui la créent, par l'emploi
de verres concaves de plus en plus forts, pour arriver à tromper les conseils de révision. Il y a deux catégories de sujet qui
peuvent arriver à simuler M. La première est composée de jeunes
gens qui présentent un certain degré de myopie vraie, ceux-là font
appel à leur muscle ciliaire, en partie inactif, et parviennent à lire
aisément avec les verres les plus forts. La seconde se compose
des personnes qui arrivent par l'exercice à commander directement
leur contraction ciliaire. Ils lui communiquent par l'habitude la
possibilité d'efforts qui ont pour conséquence d'augmenter quelquefois rapidement sa puissance, au point que la lecture devient possible même avec des lentilles négatives d'un pouvoir dispersif considérable. On a prétendu que ces excès d'accommodation avaient
pour résultat de créer ou d'accroître le défaut myopique. Ici je dois
faire remarquer que ces espèces de vices apparents ne peuvent être

placés dans la même classe que ceux dont j'ai parlé précédemment
et qui étaient purement spasmodiques. Premièrement l'effort est
plus ou moins un résultat volontaire ; deuxièmement les verres
concaves ont pour conséquence d'éloigner l'entre-croisement des
axes visuels ; troisièmement la période d'élection de l'état progressif
est précisément l'âge de 18 à 20 ans durant lequel ces exercices se
pratiquent ; de sorte que l'assertion qui attribuerait la progression
à l'excès de l'accommodation serait bien téméraire.

*Faits négatifs de l'excès des efforts accommodateurs, dans le déveloP-
pement et la progression de M.* (Voy. 2ᵉ part., ch. IX, art. IV.) — M. Noizet (thèse de 1858) pense que, dans la myopie simulée de toute
pièce par les conscrits, si le staphylôme n'est pas la suite de cette
simulation, c'est que la *contracture* de l'appareil accommodateur,
qui se maintient assez longtemps pour le but intéressé qu'on poursuit, n'a pas persisté suffisamment pour provoquer une *myopie*
durable. Evidemment jamais les conditions d'étude, de mauvais
éclairage, de vision rapprochée pour un travail quelconque ne néces-
siteront une accommodation développée au point que le sujet ait à
dépenser une force égale à la normale *doublée*, et plus quelquefois,
puisque le jeune homme qui doit induire en erreur le chirurgien
militaire doit lire avec 5. La puissance accommodative peut dans
l'état d'emmétropie être entièrement employée pour atteindre le
but de la vision distincte, et parfois surexitée dans son action ;
mais, dans quel cas atteindra-t-elle un déplacement d'action semblable à celui dont je viens de parler ? Je suis donc autorisé à penser
que dans les conditions ordinaires de vision de près, ce que l'on
doit craindre de l'accommodation proprement dite est bien minime.

Et chez les personnes qui commandent à leur appareil accommodateur, et qui se rendent myopes à volonté, vu la force extraordinaire de leur muscle ciliaire, pourquoi l'ectasie staphylomateuse
ne survient-elle pas ?

Il est un fait connu de tous les ophthalmologistes, c'est que la
jeunesse se sert fréquemment de verres dispersifs d'un numéro plus
élevé que celui que comporte l'excès de leur réfraction. Cette tendance est générale chez tous les astigmates ; et cela, parce qu'ils

ont moins de cercles de diffusion qu'avec des verres suffisants. Plus tard, et j'ai observé moi-même de ces cas, ces sujets sont contraints à prendre des lunettes négatives moins fortes. En se plaçant dans l'hypothèse de M créée par ces sortes d'efforts accommodateurs (Desmarres, p. 629, t. III, etc.), ne serait-il pas logique d'être appelé à augmenter leurs verres, et non à les diminuer dans leur puissance de dispersion? D'autant plus que les adolescents dont je parle ont recours aux lentilles concaves à l'âge d'élection qui d'après Arlt et ses disciples favorise au maximum les effets mécaniques de l'accommodation sur la coque oculaire. Le résultat rationnel devrait donc être toujours l'accroissement de cette action qui a engendré le degré du vice que l'on a été appelé à corriger artificiellement. La personne qui se trouve dans ce cas a déjà prouvé qu'elle possédait les prédispositions invoquées pour expliquer la création de M; comment se fait-il dès lors que lorsque les membranes ont cédé, qu'elles sont amincies, et par conséquent moins résistantes, l'exagération de l'accommodation n'augmente pas le mal avec plus de rapidité encore qu'auparavant, à partir du moment où les efforts ont lieu.

J'eus l'année passée l'occasion de rencontrer un bureaucrate, de 18 ans, atteint de taches légères à la cornée. Pendant le traitement que son médecin ordinaire lui faisait subir, il alla trouver un opticien pour savoir si des lunettes ne lui seraient pas d'un certain bénéfice. Il en rapporta les n°s 30 concaves, dont il se servit à sa grande satisfaction. Depuis il a quitté les verres, et malgré l'excès d'accommodation qu'il s'était imposé, sa vue est restée identiquement la même. Le temps de l'emploi qui a été celui de la disparition des taies avait cependant duré environ six mois. Le seul inconvénient dont il se plaignait était une légère difficulté pour la vision nette le soir après son travail; ce qui est parfaitement en accord avec les propriétés optiques des lentilles concaves. L'ophthalmoscope n'a jamais rien décelé d'anormal dans le fond de l'œil.

Aujourd'hui on voit encore des nuages légers persistant, mais situés en dehors du champ pupillaire, ce qui explique la netteté actuelle de la vision. Cette observation est intéressante à un double point de vue : Premièrement elle appuie mes conclusions sur l'influence de l'excès d'accommodation sur la naissance de M; et, scoondement, parce qu'elle montre que lorsque la cornée ne change pas de convexité et n'entraîne pas, par ce fait, l'inertie accommodative, il ne survient pas de troubles internes.

Il est évident que ces efforts, plus ou moins physiologiques, dont je viens de parler, n'ont aucun rapport avec ceux cités dans les pages précédentes, et qui sont dus à des irrégularités dynamiques morbides.

— On a prétendu (Noizet, p. **88**, etc. Desmarres, p. **629**, t. III), qu'à la suite d'études prolongées au microscope ou à la loupe on devient myope, si l'on persiste trop longtemps dans cette tension continue de la vision. Cet effet se produirait surtout dans la jeunesse. Dans un âge plus avancé le résultat serait simplement la myopie apparente, ou une amblyopie rétinienne. Ces assertions sont-elles justifiées par les faits? c'est ce que je ne crois pas, car la clinique est bien loin de les corroborer. Chez les horlogers, par exemple, quoiqu'ils restent quotidiennement avec un verre grossissant appliqué d'ordinaire toujours sur le même œil, on ne voit pas le défaut myopique se produire. Et cependant on ne peut nier les circonstances favorables qui se joignent pour déterminer le développement de M dans cet organe surmené. Telles sont, leur station généralement assise qui dispose aux congestions viscérales et la position inclinée qu'affecte leur tête dans la plupart des cas, conditions éminemment propres d'après les auteurs de la théorie à favoriser la production ou l'augmentation de la myopie.

Aujourd'hui, la généralité des ophthalmologistes est contraire à cette opinion hasardée. J'affirmerai même que, personnellement à la suite d'un certain nombre de constatations, je suis resté persuadé que ces messieurs jouissent de parfaites impressions visuelles, et que parfois même ils ont une acuité plus grande dont ils ne font pas faute de se vanter. Quant au fait de M acquise par ces genres de travaux (Desmarres, p. **629**, t. III, etc.), je ne l'ai jamais rencontré.

La conclusion de tout ceci est que le jeu exagéré de l'accommodation, et l'attention visuelle, même continués et favorisés d'ailleurs par des causes adjuvantes, n'altèrent pas l'intégrité du globe oculaire « tant que les efforts de convergence ne sont point concomitants. » Et en effet, Donders affirme que l'observation attentive des faits l'a amené à conclure que les personnes qui, dès la constatation de leur vice de réfraction, se munissent de verres neutralisants n'ont pas à déplorer de myopie progressive. Leur vice reste stationnaire. Leurs lunettes dispersives augmentent cependant le déploiement de l'action accommodative, et ne font que diminuer l'excès des mouvements des droits internes.

Si la convexité cristallinienne était cause de l'excès de réfraction, toute cette théorie basée sur l'accommodation proprement dite pourrait avoir sa raison d'être, car dans la tension résultant de la vision rapprochée la lentille devient plus convexe, plus bombée en avant. On pourrait dès lors rationnellement considérer M comme le résultat stable d'un fait fréquemment reproduit, qui aurait modifié le cristallin dans le sens de son action. Malheureusement tout le monde est d'accord pour faire dépendre M d'un allongement du diamètre antéro-postérieur, et celui-ci n'est en aucune façon modifié dans sa longueur par l'action accommodative.

Mais non-seulement les faits, et les interprétations logiques manquent à ces vues de l'esprit, mais encore dans certains cas l'accommodation elle-même, si je puis m'exprimer ainsi ; et cependant c'est elle qui fait la base de leur argumentation théorique. Qu'on prenne un myope d'un certain âge dont la myopie est forte : avec les idées que je combats on doit s'attendre à rencontrer un appareil accommodateur puissant, puisqu'il a pu engendrer une élongation considérable. Or, qu'arrive-t-il ? dans nombre de circonstances, avant 47 ans, le verre neutralisant à distance ne permet pas la vision rapprochée, et révèle ainsi, je ne dirai pas une simple désharmonie entre la convergence et la contraction du muscle ciliaire, mais bien une paresse, une paralysie, et même une atrophie du système accommodateur. La preuve en est que la nécessité de verres négatifs plus faibles pour la vue de près s'impose à l'opticien, et que malgré le soin que l'on prend, en semblables circonstances, de ne corriger qu'une faible partie du défaut optique, en allant ensuite en augmentant dans la correction, on n'arrive pas toujours à rétablir tout à fait par cet exercice progressif la vitalité en partie perdue de l'appareil accommodateur. Et, c'est dans ces cas que fréquemment on est appelé à donner au myope des verres pour voir de loin, et d'autres moins forts pour la lecture.

Aussi, au lieu de me ranger du côté de ces théories, je dirai que le myope, loin d'employer trop d'efforts accommodatifs, néglige son appareil intrinsèque, dont il n'a souvent que faire, et c'est pour moi le motif pour lequel il dépérit; car, si l'accommodation possédait chez lui son activité normale, elle ne s'atrophierait pas. En un mot, cette assertion que le myope a toujours à sa disposition plus de force accommodatrice que les circonstances l'exigent, devrait être, à mon sens, une « vérité banale. » (Voy. 2e partie, chap. III.)

CHAPITRE IV.

THÉORIE D'ARLT. SA RÉFUTATION.

En 1856 (p. 237, t. III, *Die Krankheiten des Auges für praktische Aerzte, geschildert*), Arlt rapporta la dissection d'yeux myopes avec staphylôme postérieur. Il fut frappé, dit-il, de l'épaisseur des muscles, surtout du droit interne et de l'oblique inférieur. Partant de là, il conclut que la cause de M et du *staphyloma posticum* existait dans l'appareil musculaire interne et externe du globe. Le mécanisme du développement du vice de réfraction et de l'ectasie postérieure réside pour lui dans la tension exagérée des muscles droits et obliques, ainsi que du muscle ciliaire. Cette tension est le résultat d'une fixation continue d'objets délicats, rapprochés beaucoup trop par habitude ou pour répondre au besoin d'augmenter l'effet des vibrations lumineuses, ou l'angle visuel. La conséquence en est que la paroi postérieure du bulbe, située en arrière des obliques, est repoussée dans l'orbite, au milieu du tissu adipeux, dont on admet la compressibilité facile. L'étendue des surfaces refoulées a pour point central la macula sur laquelle se concentre la pression la plus intense, qui va en diminuant vers la périphérie. De la sorte, un mouvement de recul est produit. L'accommodation réitérée engendre un aller et retour du fond de l'œil, qui varie d'une demi-ligne à une ligne et une fraction. Si la sclérotique a une résistance suffisante, elle résiste à ces efforts intermittents, sinon, elle cède; dans ce cas, les vaisseaux lésés donnent naissance à des exhalations séreuses, à des épanchements qui sont le point de départ de tous les désordres consécutifs à la myopie : la chambre antérieure en est agrandie par

l'augmentation de son contenu, et cependant la cloison cristallinienne se maintient d'ordinaire dans sa position normale, car le
muscle ciliaire est fortement constitué. L'hémisphère postérieur est
alors comprimé d'une façon plus considérable pendant l'accommodation, ce qui aggrave les troubles circulatoires.

Je ne m'arrêterais pas à combattre en détail cette théorie surannée,
si elle n'était point encore enseignée avec des modifications qui l'altèrent sans en changer les caractères fondamentaux.

Elle porte avec elle sa réfutation, car elle blesse en plusieurs points
des vérités ophthalmologiques parfaitement établies aujourd'hui,
ainsi que des lois physiques inébranlables. En effet, qu'y a-t-il de
vrai dans cette exagération de la puissance musculaire appréciée à
l'autopsie par l'épaisseur anormale des muscles? Rien, si ce n'est
dans certains cas peu avancés de M, ou ceux dans lesquels, en raison
d'une configuration spéciale, le strabisme relatif de la myopie fait
défaut, une hypertrophie physiologique du droit interne, qui répond à une augmentation de convergence indispensable pour les
besoins de la vision binoculaire rapprochée. Et ce refoulement de la
paroi bulbaire dans le tissu orbitaire, sous l'influence accommodative? Peut-on aujourd'hui l'accepter, après les travaux si exacts
dont l'accommodation a été l'objet, et qui ont prouvé l'immobilité
parfaite de l'écran rétinien? Comment se produit ce va-et-vient accommodateur, dans les cas de paralysie complète des muscles externes du globe où l'accommodation reste parfaitement intacte? Que
puis-je dire de ce mouvement qu'on invoque, si ce n'est qu'il est purement théorique, puisqu'il est resté jusqu'à présent complétement
inappréciable?

J'admettrais volontiers qu'au delà des obliques, les membranes
sont moins résistantes, n'étant plus renforcées par les muscles et
leurs aponévroses; mais que penser de ce point d'élection pour la
pression maximum, qui s'exerce sur la macula lutea? N'est-il pas
en opposition évidente avec les lois élémentaires de l'hydrostatique,
avec ce principe de Blaise Pascal : « qu'une pression exercée sur un
point quelconque de la masse d'un liquide se transmet en tous sens
avec la même intensité sur toute surface égale à celle qui reçoit la
pression. » Et la théorie ne peut pas me contester l'application de ce
« principe » d'égalité de pression, car elle admet elle-même l'élas-

ticité parfaite du corps vitré et son incompressibilité en opposition
avec les propriétés dépressives du coussin orbitaire. Cette dépression,
jusqu'à un certain point problématique, je la conteste partiellement,
car je crois que rien ne prouve sérieusement son existence. Quant
au défaut de solidité de la sclérotique, qui est pour l'explication du
développement du staphylôme d'une nécessité absolue, comment se
fait-il qu'on ne la rencontre pas aux différents âges? Comment ex-
plique-t-on que l'ectasie l'ayant accrue, la myopie puisse néanmoins
rester stationnaire? Comment la différence de pression *ante* et *post-
cristallinienne*, résultat fatal d'hypersécrétions morbides, n'a-t-elle
pas toujours pour conséquence le déplacement du barrage intercalé
entre les deux humeurs? déplacement qui survient dans tous les
habitus glaucomateux. Enfin, je ne trouve dans ce mécanisme complexe rien de consacré à l'interprétation de l'agrandissement du
punctum cæcum de Mariotte, ni l'explication de l'espace nacré dis-
coïde, qui circonscrit le bord externe de la papille et qui constitue
l'arc staphylomateux. Cependant ce fait est de la plus grande importance, vu ses caractères nets et constants ainsi que sa valeur
symptomatologique. Et d'ailleurs, comment la nappe atrophique
ne correspond-elle pas au centre de dépression? Pour cette théorie,
en effet, et ses congénères, il y a ou une surface qui subit un maximum de projection en arrière, la pression étant la même partout
(voy. R. Noizet, Thèse de Paris, 1858), ou un centre de dépression
coïncidant avec le point sur lequel agit la pression la plus considérable, et qui se trouve être la tache jaune. On se demande dès lors
pourquoi les lésions si caractéristiques du staphylôme ne se développent pas de préférence, à leur origine, dans la région de la macula. (Voy. Maurice Perrin, *Traité d'ophthalmoscopie et d'optométrie*,
p. 183.)

Enfin, si on réfléchit que la lame criblée, par sa structure anatomique, constitue un « locus minoris resistentiæ, » il sera logique
d'admettre que toute maladie qui est capable d'engendrer la pression
intra-oculaire par hypersécrétion de l'humeur vitrée, ou compression
musculaire externe produira une excavation pathologique de la papille.
Dans les circonstances admises par les auteurs que je combats, celle-
ci devrait précéder, ou au moins accompagner, l'ectasie postérieure.

CHAPITRE V.

DES THÉORIES DU STAPHYLOME DIT INFLAMMATOIRE.

Art. I.

Opinions de Von Ammon et de Sichel sur le staphylôme postérieur.

Von Ammon, en 1832 (*Zeitschrift für die Ophthalmologie*, t. II, p. 248), publia une observation détaillée de « staphyloma scleroticæ «posticum Scarpæ, » et donna ensuite son opinion sur l'origine du mal. Pour lui, le début est une exsudation choroïdienne qui entraîne dans sa résorption les éléments, primitivement enflammés, de la choroïde. La conséquence de ce travail de régression est l'amincissement de la scléra et l'ectasie consécutive.

Les idées de Sichel participent des opinions d'Ammon; ses premières observations datent de cette époque (*Iconographie ophthalm.*, 21 décembre 1832). Mais, il fit intervenir l'effet musculaire dans le mécanisme producteur. Sa théorie se résume en ces quelques mots : inflammation de la choroïde, adhérences antérieures et postérieures, ramollissement des membranes ainsi unies, et atrophie en même temps que distension par pression interne, suite d'hypersécrétion variable et d'efforts de contraction des muscles.

Art. II.

Théories de Jæger.

Ed. Jæger (1), frappé de ce fait symptomatique que les membranes, avant leur résorption, ne présentent pas les signes que comporte une inflammation, pense que celle-ci, quoique existante, ne résidait point dans les tissus que l'observation ophthalmoscopique permet de découvrir. Il plaça le processus inflammatoire dans la sclérotique. Deux vaisseaux sclérotidiens surtout attirèrent son attention. L'un d'eux, l'externe, perce la scléra entre la macula et la

(1) Wiener medicinische Zeitschrift, n° 22, Beitrage, 1856.

papille ; son volume est plus considérable que celui de son analogue, qui est situé en face, de l'autre côté du nerf optique et qui lui est diamétralement opposé. Ce sont eux qui seraient le siége du molimen congestif, et leur disposition anatomique expliquerait la forme et les limites tranchées de l'atrophie, en même temps que la symétrie des croissants qui la révèlent.

Là ne s'arrêtent pas les opinions de Jæger. J'ai déjà parlé plus haut du rôle qu'il a fait jouer, ainsi que Stellwag de Carion, à l'appareil accommodateur. Lors des discussions qu'engendrèrent les opinions de Von Graefe, il se rangea contre lui, avec ce dernier auteur, et affirma que le staphylôme postérieur se rattachait à une lésion congénitale qui augmentait avec l'âge, proportionnellement à la croissance du globe. Ces assertions étaient un progrès sur celles de Von Graefe, car elles affirmaient l'innéité et impliquaient, par conséquent la prédisposition héréditaire. Aussi, de la réunion du respect porté aux idées du savant professeur de Berlin, et de la force des faits cliniques, est résultée une opinion mixte enseignée par les hommes les plus recommandables, Donders, etc. (Voy. Weker, t. II, p. 741, et Meyer : *Leçons sur la réfraction et l'accommodation,* p. 123 et 124.)

Art. III.

Théorie de Von Graefe.

Von Graefe, en 1854 (t. I de ses *Archives*), place dans un « processus inflammatoire lent » l'origine du staphylôme. Les lésions envahiraient non-seulement la choroïde, comme l'avaient dit Ammon et Sichel avant lui, mais aussi la sclérotique, ainsi que Jæger en a exprimé l'opinion. Il constitua ainsi sa « sclérotico-choroïditis-pos-« terior. »

Ces idées diverses se rapprochent toutes entre elles, en admettant comme cause commune le molimen inflammatoire ; elles se sont cependant combattues les unes les autres pour les détails ; mais, péchant toutes par la base, je dirai qu'elles sont toutes également inacceptables. Voit-on, en effet, dans une choroïdite ordinaire, tant localisée soit-elle, une marche analogue à celle qui engendrerait l'atrophie péripapillaire? Et une sclérotite, elle-même, est-elle admissible avec des délimitations si précises, si constantes et une si grande fréquence? Comment se fait-il que la lésion choroïdienne ait des bords si tranchés, si nettement dessinés, si c'est une inflammation qui la crée? Ceci ne se peut comprendre dans une membrane aussi richement vasculaire que l'est la choroïde. Que parfois il survienne des complications qui étendent les limites de l'atrophie et donnent à cette marche si retenue, si pleine de réserve, qui est le cachet ordinaire du développement de l'arc staphylomateux, un caractère inflammatoire surajouté, je n'en doute pas, je dirai même que c'est fréquent dans les hauts degrés du vice de réfraction; mais tous ces cas de croissants au premier degré, autour desquels rien de semblable n'apparaît, ne sont évidemment point dans ces conditions et ne permettent pas de confondre ce qu'il y a de primitif et de consécutif dans les altérations.

Comment admettre la symétrie qui se présente souvent dans les degrés moyens et qui porte sur le siége, les dimensions, la forme et les détails mêmes de l'atrophie staphylomateuse? Pourquoi ces proportions parfois exactes entre l'extension atrophique et l'excès de réfraction dans certains cas d'assymétropie? Evidemment ces faits sont inexplicables (voy. 2ᵉ partie, ch. XII) en affirmant leur nature inflammatoire. L'inflammation, en effet, est une affection capricieuse, capable de se propager par contiguité et continuité de tissu, et entraînant fatalement des troubles intimes s'étendant d'une façon toujours plus ou moins diffuse à la périphérie, quand elle a pour siége une membrane vasculaire. Je n'insisterai pas davantage ici, car telle est la faiblesse de cette théorie, que Von Graefe ne tarda pas à faire de grandes restrictions à ses premières vues (t. II des *Archives*, Berlin, 1855).

Il accorde volontiers que l'on puisse donner comme meilleures d'autres explications. Il pense alors qu'un facteur important dans le développement de l'ectasie est la pression des muscles, et que ce qui doit être rapporté à l'un et à l'autre de ces éléments reste fort difficile à établir.

M.

Art. IV.

Vues générales sur les théories les plus accréditées jusqu'à nos jours, surtout en Allemagne.

La tendance fatale que l'on a eue jusqu'à ce jour à placer tout ou partie de l'accommodation dans les muscles intrinsèques du globe oculaire, explique suffisamment cette persistance de l'élément mécanique *accommodateur* dans les différentes hypothèses créées pour l'interprétation plausible du développement staphylomateux. (Voy. 2ᵉ partie, ch. II, art. i.) Von Graefe a admis aussi, comme Weber et Henke, une accommodation négative, et l'a placée dans les muscles extérieurs (Voy. 2ᵉ partie, ch. II, art. 1). Dans cette supposition, l'œil est accommodé pour une distance moyenne ; l'accommodation active adapte pour la vision d'objets placés en deçà, la négative pour ceux plus éloignés, situés au delà du point correspondant à l'état de repos, où la netteté existe sans nul effort. L'aplatissement de la cornée (v. Von Graefe) qui causerait la diminution du pouvoir réfringent de la lentille, le raccourcissement antéro-postérieur, en dehors des modifications cristalliniennes, sont les explications naturelles auxquelles on a eu recours. Or chacune implique une modification de structure ou une dépression du bulbe.

Archives, t. II, p. 192, 1855, Von Graefe prétend que la tension des muscles est diminuée par l'atropine ; que si la mobilité du globe n'en souffre pas, c'est que ceux-ci possèdent beaucoup plus d'énergie que n'en réclament les mouvements du globe ; mais que l'accommodation s'en ressent : car elle emploie normalement ce qui est détruit de cette force par l'action belladonée. Il conclut ensuite à l'existence de deux facteurs accommodatifs : les muscles internes et externes.

Qu'y a-t-il d'étonnant que des auteurs qui ont admis ces théories aient expliqué ainsi que je l'ai rapporté ci-dessus la production ectasique du segment postérieur. Les idées premières étant fausses, les déductions qu'elles comportaient devaient l'être aussi. Mais d'ailleurs, en admettant les faits tels qu'ils les ont considérés, prouveraient-ils davantage ? Dans de certaines limites, je crois que non ; car, s'il entrait dans les lois physiologiques de l'organisme d'avoir une accommodation négative et positive, influencée par le système musculaire extrinsèque, son exercice régulier ne pourrait être qu'avantageux.

Il y a dans cette tendance à chercher des éléments étiologiques dans le jeu naturel des organes quelque chose de d'autant plus surprenant qu'il est plus général. Ce procédé illogique a été appliqué à tous les organes indistinctement. C'est ainsi que les maladies du cœur ont reconnu pour cause, aux yeux de certains auteurs, ses mouvements incessants, comme si on peut concevoir cet organe remplissant ses fonctions physiologiques à l'état de repos. J'en dirai autant pour les anévrysmes spontanés, etc. Ici la différence est grande, sans doute, car il s'agit d'un organe dont l'emploi est soumis plus ou moins directement à la volonté ; mais, c'est dans la loi naturelle qu'il en soit ainsi. Ce n'est que dans des écarts considérables, entraînant une fatigue par trop grande, que l'on devrait rechercher les origines de ses maladies ; ce qui, à mon sens, rend encore inexplicable cette quantité de myopes qui ne savent ni lire ni écrire, et dont les occupations ne sont jamais allées à l'encontre de la saine hygiène de leur œil. (Voy. p. 61.)

En somme, dans toutes ces hypothèses, qu'y a-t-il? Pour quelques-uns, des causes prédisposantes siégeant dans les tissus ; puis des lésions deutéropathiques du pôle postérieur ; pour les autres, pas de prédisposition, mais des conditions appropriées créant de toute pièce par un mécanisme spécial l'allongement du globe. Pour les uns comme pour les autres, il est impossible de séparer le développement de M de la création du staphylôme, au point de vue du mode de formation ; car celui-ci est la condition de celle-là (voy. Noizet, p. 88, et fig. 76). Voici comment l'origine staphylomateuse appartient de droit à l'étiologie de la myopie. Donc, *exagération* de la pression musculaire que supporte le globe dans l'accommodation, résultat fort naturel des idées qu'Arlt a soutenues encore au Congrès de Bruxelles (1857, 14 septembre), et qui ont été admises en partie par Von Graefe; compressibilité facile du coussin graisseux intra-orbitaire; idée préconçue d'inflammation qu'on a voulu, *quand même*, faire triompher contre les faits, voilà ce qui résume succinctement ce qui a été écrit de plus sérieux en Allemagne sur l'origine de la myopie.

Depuis, des efforts divers ont été faits pour allier entre elles, en les combinant, ces différentes théories. Ce que j'ai dit des opinions de M. Giraud-Teulon, p. 25 et suiv., en est la preuve; mais, bien avant lui M. Noizet, dans une bonne thèse intitulée: «Du staphylôme postérieur, » était entré dans cette voie. La base de sa théorie est formée des idées d'Arlt; mais elle se distingue de celle de ce grand maître par une explication ingénieuse de la tache optique que celui-ci avait négligée. Elle se caractérise par une plus grande précision dans l'exposé des faits. En outre, l'auteur admet l'inflammation chronique, circonscrivant l'entrée du nerf optique. Aussi, tous ses efforts tendent-ils à établir le terme moyen qui doit être l'explication de la saillie postérieure (Arlt), et du processus inflammatoire (Von Graefe). En un mot, il se met à la recherche d'un phénomène primordial pouvant expliquer à la fois l'un et l'autre des deux états morbides.

Il le trouve dans une distension mécanique des membranes, produite par le jeu normal et les efforts de l'accommodation.

Après ce que je viens d'en dire, je ne reviendrai pas sur cette manière de voir qui ne diffère que par les détails des idées mères qui l'ont inspirée.

Je puis en dire autant à ce dernier point de vue des opinions émises par M. Maurice Perrin dans son Traité d'opthalmoscopie et d'optométrie ; etc.

Art. V.

De quelques causes banales et non justifiées auxquelles certains auteurs ont attribué la myopie.

Quelques auteurs n'ont pas craint de donner pour origine à certaines myopies, soit une ophthalmie granuleuse, soit une autre affection oculaire complétement étrangère aux modifications amétropiques acquises (voir Deval, p. 780). M. Fano, dans son Traité des maladies des yeux, page 569, se basant sur des observations personnelles, et des faits relatés par d'autres, dans le même genre, pense (voy. *loc. cit.*, p. 570) que les myopies créées de la sorte sont développées sous l'influence de congestions choroïdiennes. Celles-ci communiqueraient aux milieux réfringents un indice de réfraction plus considérable que dans l'état normal.

Assurément, si pareille chose existait, ce ne serait point, je suppose, sur la lentille cristallinienne ou la cornée qu'on pourrait rationnellement faire porter la modification, mais bien sur les humeurs du globe. La fluidification du corps vitré, toutes choses restant égales d'ailleurs du côté de l'appareil réfringent, aurait sans doute pour conséquence un excès de réfraction.

Mais le corps vitré est le produit de la partie antérieure de la choroïde (cours de M. Galezowski. Voy. obs. 2), et non du segment postérieur (Cusco). L'humeur aqueuse tire également son origine, en partie au moins, des procès ciliaires. On peut donc penser que, par le fait de congestion, ces deux humeurs subiront l'une et l'autre un changement de densité simultané et semblable, qui annihilera l'effet produit dans le sens de l'origine de M du côté du corps hyalin. Je laisse de côté ces arguments rationnels auxquels j'ajoute peu d'importance. Les faits dont on parle sont, et mal observés, et mal diagnostiqués dans la plupart des cas. Les myopies acquises dans les granulations sont généralement une exagération dans la puissance de la réfraction dynamique. On a alors affaire à une crampe accommodative, quand on ne prend pas pour un état spécial de réfringence, un défaut d'acuité, résultat des troubles cornéens qu'engendre l'affection palpébrale. Celles attribuées à des congestions reconnaissent également ces deux origines, et, plus spécialement, la méprise qui consiste à regarder une myopie à distance, ou moyenne, avec une hyperémie normale, comme conséquence de cet état circulatoire, alors qu'elles en sont les causes. D'ailleurs, je ne veux pas insister sur ces états morbides. Ce sont là des cas pathologiques qui n'ont rien à faire avec le vice véritable de l'étiologie duquel je m'occupe. Le défaut myopique dans ces circonstances joue un rôle secondaire, ce n'est qu'un symptôme des lésions qui l'engendrent. Néanmoins de toutes les observations rapportées au point de vue que je viens de signaler, aucune n'est concluante. Il suffit de les lire pour se convaincre que, dans chacune d'elles, il y a des signes non contestables de défaut d'acuité survenu plus ou moins brusquement. Celle-ci est alors soulagée par l'usage des verres concaves qui diminuent les foyers de dispersion et permettent une vision relativement meilleure. Aussi, je reste persuadé que le nom de myopie ne convient pas à la plupart de ces cas, et que ce n'est qu'un diagnostic incomplet, ou erroné, qui peut laisser croire à ces vices de réfraction subitement acquis. Je ne citerai, en passant, qu'un cas à l'appui de mon affirmation.

Dans l'unique observation que M. Fano rapporte pour soutenir sa théorie d'altération des milieux réfringents par congestion choroïdienne, il relate, au milieu d'une foule de détails, au moins inutiles, que la malade a devant les yeux, dans certaines positions, comme des cheveux qui l'empêchent de voir. Elle les aperçoit, par exemple, quand elle travaille à la terre ; mais la couture ne produit pas le même effet et ne la fatigue point. Jamais dans cette occupation la patiente ne voit de mouches.

Qui ne soupçonnerait pas déjà, avec cet ensemble symptomatique, une cataracte géométrique débutant par les couches externes, cas dans lesquels les sujets peuvent apercevoir parfois les lignes fines qui sont les images endoptiques des opacités commençantes. L'accommodation dans le travail de près pour la couture les fait disparaître, en même temps qu'elle améliore la vue en diminuant les foyers de dispersion et ne permettant aux rayons de pénétrer que par le centre cristallinien encore indemne. Mais, pour qu'il ne reste plus rien à souhaiter, pour permettre de rejeter sans scrupule l'exemple relaté, à qui pourrait encore douter de sa valeur, l'auteur signale des stries corticales à la périphérie du cristallin gauche. Qui pourrait dès lors s'étonner que le verre concave ne rende de la netteté à la vue de cette malade jeune encore, puisqu'elle n'a que trente-huit ans? Son appareil accommodateur n'a pas à cet âge perdu beaucoup de son énergie, et son intervention, en resserrant la pupille et diminuant les foyers de diffusion, ne peut, de toute évidence, avoir qu'un résultat avantageux pour la vision distincte. Qu'on ajoute à cela le cas très-fréquent de M légère et latente existant préalablement, l'illusion sera complète pour celui qui ne craindra pas de se tromper et qui constatera les faits bruts sans les analyser.

J'en dirai autant des effets que l'on a attribués également à l'*onanisme*, aux *cachexies* diverses, et que l'on a essayé d'expliquer par un relâchement maladif des membranes fibreuses. Je les considère comme étant très-certainement des amblyopies nerveuses.

Quand on réfléchit à tous les efforts faits par les savants pour arriver à la découverte de la cause ordinaire du vice de réfraction myopique, à toutes les explications diverses qui ont été émises pour interpréter les faits, on reste étonné que jamais les hommes de valeur qui se sont occupés de cette question n'aient songé à considérer l'excès de réfringence qui constitue la myopie vraie, comme un fait congénial physiologique. C'est à cette conclusion, cependant, que l'observation clinique, portant spécialement sur le jeune âge, m'a amené. Je crois fermement que telle est l'origine habituelle de M type.

CHAPITRE VI.

HÉRÉDITÉ DE LA MYOPIE. — ÉLONGATION ANTÉRO-POSTÉRIEURE DU GLOBE.

Art. I.

La myopie a toujours été considérée par certains observateurs comme une maladie congénitale et héréditaire. Son caractère anatomique constituant est l'allongement antéro-postérieur.

Deux faits frappent dans l'analyse des travaux des auteurs à l'égard de la production du vice de réfraction myopique. C'est : 1° La persistance que d'excellents observateurs ont mise à admettre, malgré des théories séduisantes, un défaut de naissance accidentel ou résultat de l'hérédité. A cette manière de voir se rattachent les prédispositions individuelles ou de famille qu'ils ne savaient préciser, mais qui pour eux pouvaient seules expliquer l'évolution de la myopie : 2° L'admission à peu près générale de tous temps de cette vérité maintenant établie, que le fait constituant du vice est l'élongation de l'axe visuel ; par conséquent un caractère purement anatomique.

Stellwag de Carion pense que le staphylôme peut être le résultat d'un défaut congénital de conformation (*Die Accommodation felher des Auges;* Wien, 1855).

Ed. Jæger a vérifié directement ce fait sur les jeunes sujets. Il affirme qu'il a trouvé chez certains d'entre eux des signes d'atrophie (*Oesterreichische Zeitchschrift für praktische Heilkunde*); Hasner émet la même assertion relativement à des enfants de quatre à cinq ans (*Klinische Vorträge über Augenheilkunde.* Prag. 1860.).

Von Ammon décrivit d'abord sa « protuberantia scleralis » à laquelle fut, bien plus tard, rattachée l'origine de M. L'embryologie, en effet, montre au voisinage du nerf optique un espace scléral qui reste ouvert plus ou moins tard ; c'est l'hiatus sclérotical d'Ammon. Un arrêt de développement dans la membrane obturatrice créerait d'après les partisans de cette opinion une prédisposition à l'ectasie. Les conditions invoquées par les auteurs des théories musculaires jointes aux perforations nombreuses de l'enveloppe oculaire par les vaisseaux postérieurs qui détruisent l'homogénéité des tissus feraient le reste.

Mais, le plus généralement, le défaut congénial persisterait pendant la vie entière, ne se traduisant que par un léger degré de myopie, par suite de l'absence concomitante de lésions fonctionnelles (Voy. Maurice Perrin.).

Ainsi que j'ai déjà eu l'occasion de le dire, beaucoup d'ophthalmologistes ont accepté ces idées, au moins en partie.

Quant à l'hérédité, Bohm, en traitant du nystagmus, admet que la myopie est héréditaire dix-neuf fois sur vingt. Jungken, Beer, de Hasner et un grand nombre d'autres ont écrit dans le même sens. Ce sentiment est corroboré par l'observation quotidienne. Il est ordinaire de rencontrer des enfants myopes dans les familles où la myopie existe chez les deux ou un seulement des ascendants immédiats. On a traité de préjugé la croyance vulgaire de la transmission de l'excès de réfraction oculaire ; mais, pour se convaincre de son exactitude, il suffit d'interroger les malades qui nous répondent presque invariablement que l'un des membres au moins de leur famille est atteint du même mal. Si les renseignements manquent comme il arrive souvent par le fait de l'ignorance du sujet examiné, il est exceptionnel que de plus amples informations n'accusent pas la nature héréditaire de l'affection. Ceci est tellement vrai que l'on est allé jusqu'à chercher comment s'opérait la transmission, à savoir si les filles ou les garçons, les aînés ou les plus jeunes étaient les plus exposés (Voy. Artha.).

La trop grande dimension antéro-postérieure du globe a été, pour ainsi dire dès la connaissance positive du vice, regardée comme le *caractère pathognomonique de la myopie*. C'est en ces termes précis que Boerhaave, en 1746, exprimait déjà cette opinion exacte : « Nimia « longitudo oculi myopiam facit. »

Au commencement de ce siècle, Beer accusait l'allongement de
l'axe optique dans l'œil myope, et l'attribuait soit à une malformation congénitale, soit à l'effet de la pression des obliques.

Practical Treatise on the diseases of the Eye, edit. 1830, p. 718),
Mackenzie considère la saillie oculaire (Eyeball), qui fait que parfois
les paupières ne recouvrent le bulbe qu'avec difficulté, comme une
cause efficiente de myopie : « Efficient causes of Myopia and has
« been regarded by some as the only admisible cause. » Mais ce passage n'indique pas que l'auteur partage cette opinion, ni si cet allongement soupçonné était considéré comme cause originelle ou
acquise.

Plus tard les signes extérieurs qui constituaient l'habitus staphylomateux ou myopique d'Arlt, et des oculistes qui ont admis ses
idées, étaient en grande partie des caractères objectifs que communiquent à l'œil l'élongation antéro-postérieure. Depuis, ce fait a été
définitivement reconnu ; mais il a été interprété de différentes manières dans son mode de formation. Dans les hauts degrés de myopie,
ce n'est guère que dans les cas de buphthalmie vraie que l'on a
admis l'origine congénitale (Wecker, p. 709, tome II, 1867).

Ce court aperçu me permet d'affirmer, premièrement : que, dans
certains cas, l'innéité, comme cause primitive éloignée, mal définie
le plus souvent, mais imposée par les nécessités du sujet, a été forcément admise par certains observateurs et surtout les plus récents,
qu'il en est de même de l'hérédité ; secondement : que l'allongement
de l'œil est l'élément anatomique ordinaire qui constitue l'excès de
réfraction.

C'est à ces conclusions que je me suis arrêté également de prime
abord ; mais la recherche vétilleuse des conditions qui doivent amener, d'après les diverses théories, l'élongation de l'axe visuel, n'a
point répondu aux exigences de la physiologie et de la pathologie générales. Ces faits ne sont point venus appuyer pour moi de leur autorité les mécanismes différemment décrits. Dans ces conditions, je suis
arrivé à conclure (p. 55) que le fait primordial dans la myopie, c'est
la trop grande longueur de l'axe optique, et que l'accroissement
ectasique du globe reconnaît pour cause primitive, prédisposante,
cette exagération dans le sens antéro-postérieur qu'affecte congénitalement le bulbe oculaire.

C'est à prouver cette assertion que je consacre les quelques pages qui terminent ce que j'avais à dire sur l'étiologie du vice de réfraction myopique.

CHAPITRE VII

L'ŒIL ATTEINT DE MYOPIE TYPE ET SPONTANÉE EST PHYSIOLOGIQUE.

Art. I.

Le fait primordial dans la myopie est l'élongation antéro-postérieure. Des statistiques faites sur l'amétropie.

Pourquoi, je me le demande, M n'existerait-elle pas de naissance, comme l'hypéropie? Cherche-t-on à donner à celle-ci des causes occasionnelles? Non; car, à part les faits de sénilité et d'aphakie, rien n'est plus rare que H regardée comme acquise.

Pourquoi alors faire naître la myopie presque exclusivement de causes accidentelles? Comment comprendre que son origine ne soit fréquemment semblable à celle de l'hypermétropie? Ce qui plaide dans ce sens, c'est le sentiment universel qui fait H originelle. Si les différentes causes que l'on a données à la myopie dans son développement, en dehors de l'hérédité, étaient vraies, rationnellement on devrait aussi chercher une origine contraire à l'hypermétropie; mais, les hypothèses étant moins vraisemblables, on reconnaît généralement qu'elle est congénitale. Eh bien! pourquoi ces deux lésions de réfraction qui ne dépendent en somme habituellement que d'une longueur plus ou moins grande de l'axe optique ne seraient-elles pas également fréquentes? Pourquoi l'œil serait-il plutôt congénitalement hypermétrope que myope? En un mot, pourquoi la myopie n'existerait-elle pas au même titre que l'hypermétropie? Je n'en vois pas la raison.

Dans les statistiques faites, on a toujours trouvé que les myopies qu'on pouvait dire héréditaires étaient en grand nombre. Les chiffres qui ont fait la quantité des hypéropies inférieures en nombre au vice myopique méritent d'être interprétés. Ils prouvent, non la rareté de ce défaut de réfraction, mais que les accidents inhérents à cette lésion fonctionnelle sont moins graves dans leurs conséquences directes et leurs complications que ceux qu'engendre la myopie. (Voir Wecker, p. 597). Étant admis que la mesure exacte de l'œil n'existe pas mathématiquement, ce que n'auront pas de peine à me concéder les auteurs allemands, la pensée la plus naturelle du monde est que la moitié environ des yeux sont ou trop courts ou trop longs. Mais cette répartition qu'établirait rationnellement le hasard ne subsisterait pas longtemps; car elle serait bientôt rompue par le nombre immense des myopies acquises par le fait de la civilisation, etc., et qu'il faudrait ajouter à celles déjà existantes. Or, contrairement à cette prévision de raison, Émile Javal constate que l'hypermétropie est de beaucoup la plus fréquente et fait remarquer (Wecker, p. 653), avec vérité, que l'œil légèrement hypérope est le meilleur des yeux. C'est, en effet, ce qui explique cette attention forcée dont a toujours été l'objet l'œil myope, vu les désordres divers qui révèlent ou suivent son état de réfraction.

Donders qui, en raison des nombreuses et savantes recherches qu'il a faites sur la myopie, est des plus autorisés en cette matière, exprime (Wecker, p. 704) l'opinion que M prédomine chez ses malades privés qui sont les plus riches, alors que H est approximativement en quantité égale dans les différentes classes. Qu'est-ce que ce fait incontestable prouve, si ce n'est qu'en effet, les habitants lettrés des villes souffrent plus des maladies myopiques que ceux des campagnes ou des couches inférieures de la société des grandes agglomérations? Leurs conditions d'existence sont moins en rapport avec les nécessités de la bonne hygiène de leur vue. On serait, je crois, dans l'erreur en affirmant d'une façon absolue une fréquence plus notable de l'amétropie statique sans lésion de tissu, comme l'est toujours, à un moment donné, la myopie vraie qui, souvent même, reste inoffensive pour le globe oculaire, pendant l'existence entière.

Cependant, depuis plus d'un siècle, des observations plus ou moins exactes établissent que M est plus nombreuse dans les classes élevées et H à peu près également répandue parmi les pauvres et les riches. Ce dernier résultat aurait dû attirer l'attention des auteurs, guider leur statistique et leur faire désirer de savoir, par exemple, à un âge donné, alors que les jeunes sujets n'ont point encore pu abuser de leur vue, quelles sont les longueurs relatives des axes optiques, mesurés par l'état de leur réfraction. C'est là la chose indispensable. De huit à dix ans, je suppose, quelles sont les limites dans lesquelles restent les dimensions des diamètres antéro-postérieurs ? Ne rencontre-t-on à cet âge que des emmétropes ou des hypéropes ?

On devrait, en outre, recourir à l'observation ophthalmoscopique pour rechercher si, dans le premier âge, alors que l'enfant, en raison de sa vision vague, n'a pu faire encore des efforts de convergence ou d'accommodation, on rencontre chez lui des traces rudimentaires de la tache pathologique. Jusqu'à cette heure, la présence d'altérations de ce genre a été considérée comme tout à fait exceptionnelle., mais c'est à des examens nombreux qu'il appartient de résoudre directement la question. De cette façon, pouvant tenir exactement compte de ce qui est dû à la nature physiologique, on aurait pu faire exactement la part de ce qui est acquis dans les défauts de réfringence et les maladies qui les accompagnent. Jæger est de tous les observateurs le seul qui ait manifesté l'intention de suivre la marche du développement myopique à partir de l'enfance et pendant toute la vie chez les mêmes personnes. Ce travail ne pouvait qu'être fécond en résultats utiles ; mais ceux qui le reprendront devront y joindre l'observation en masse de sujets du même âge et dans des conditions semblables. De pareilles recherches nécessiteraient évidemment la constatation des vices manifestes, ainsi que des états différents de la réfraction statique masqués par le dynamisme accommodateur.

Quelques résultats importants ont déjà été obtenus dans ce sens par le professeur E. de Jæger jeune (*Ueber der Einst Ellung des dioptrischen Apparates im menschlichen Auge;* Vienne, 1861). Cet auteur a déterminé l'état de réfraction des yeux à différentes périodes de l'existence à l'aide de l'ophthalmoscope, en ayant eu soin préalablement de paralyser l'accommodation par l'atropine. C'est ainsi qu'il a obtenu sur cent yeux appartenant à des sujets de sexes et d'âges différents, les résultats qui suivent :

Enfants de 9 à 16 jours.	17 H	5 E	78 M
Enfants de 2 à 6 ans.	8	30	62
Jeunes paysans de 6 à 11 ans.	11	46	43

	H	E	M
Jeunes paysannes de 5 à 11 ans.	10 H	34 E	56 M
Garçons d'un orphelinat, âgés de 7 à 14 ans. .	12	33	55
Simples soldats italiens de 20 à 25 ans. . . .	1	57	42

Ce tableau, qui laisse sans doute beaucoup à désirer, montre néanmoins, d'une manière frappante, que tous les relevés faits jusqu'à présent pèchent, en effet, par la base : les uns sont le résultat approximatif de données recueillies dans les dispensaires; les autres ne tiennent compte que de la myopie, reléguant H dans les amauroses. Des défauts légers de réfringence, pas de mention. D'ailleurs, ces chiffres administratifs auxquels je fais allusion, malgré leur caractère précis, ne peuvent donner une idée *exacte* de la fréquence des hauts degrés du vice proprement dit. La révision ne fait mention que des myopies qui exemptent du service, et à 20 ans la plupart des yeux de ces conscrits sont ou ont été en progression; ce qui, dans ces cas, allonge ordinairement l'axe visuel, par le fait de l'ectasie staphylomateuse. Comment pourrait-on, avec des statistiques semblables, avoir la prétention de connaître les lois qui président à la *distribution anthropologique* des défauts de réfraction ?

La preuve que la myopie des classes inférieures ne se révèle à l'observateur ophthalmologiste que dans des cas exceptionnels, c'est ce qui se passe aux consultations de l'assistance publique. Depuis plusieurs années que je fréquente le Parvis, je puis affirmer que rien n'y est plus habituel que le staphylôme au troisième degré et les lésions myopiques graves, tandis que les défauts légers sont relativement rares, ou s'y rencontrent sans que les sujets s'en plaignent. Il en est d'ailleurs de même de toutes les autres affections oculaires qui n'empêchent pas les travaux grossiers. L'ouvrier de la capitale, venant de la province, a sous ce rapport la résistance du campagnard ; il ne vient demander du secours que lorsqu'il ne peut continuer ses occupations quotidiennes, supporter ses souffrances, ou que quelques signes objectifs l'effraient, ce qui n'existe pas dans les défauts non exagérés de réfraction. Or, je n'ai pas besoin d'insister sur cette vérité que ceux-ci sont de beaucoup les plus nombreux.

D'autre part, en interrogeant ces sujets, dont les désordres étaient considérables, il ne m'est presque jamais arrivé de rencontrer dans leur travail journalier, ancien ou actuel, les causes du développement de leur myopie. J'affirmerais même que, dans cette catégorie de malades, j'ai trouvé que la majorité ne savait ni lire ni écrire.

Ce que je viens de dire s'accorde parfaitement avec ce que l'on a pu observer en Autriche. Ed. de Jæger affirme, en effet, « que dans cette classe de la population qui, en général, n'est pas habituée à fatiguer ses yeux par une tension accommodative, il se trouve au moins autant d'individus et *même plus* qui, à la suite d'un allongement de l'axe du globe de l'œil (*staphyloma posticum*), sont myopes, que dans les autres rangs de la population. »

Il y a là certainement une exagération dont l'explication, à la fois la plus naturelle et la plus évidente, se trouve dans le rôle que cet auteur a fait jouer à la tension permanente de l'accommodation, ce qui lui faisait admettre que, parmi les sujets lettrés, il y avait beaucoup de myopes sans élongation antéro-postérieure. (Voy. p. 3 et 4.) Quoi qu'il en soit, l'assertion d'Ed. de Jæger est la constatation d'un fait que je ne saurais trop affirmer moi-même, en face des statistiques erronées que je combats.

Art. II.

La prédisposition aux maladies myopiques réside dans la trop grande longueur de l'axe visuel (V. p. 83).

Pendant longtemps, il fut considéré comme vrai que l'œil était toujours plus ou moins myope; qu'indépendamment des causes de transparence incomplète de l'air, les objets ne pouvaient être vus qu'à une distance variable, et inversement proportionnelle pour chaque individu à son angle visuel minimum. Évidemment c'était faux, car l'état hypéropique présente précisément l'inverse; mais, si tous les yeux ne sont point atteints de myopie, comme on l'a cru à cette époque, il est néanmoins constant qu'il existe un très-grand nombre de ces états de réfraction latents qui n'obligent pas à porter des lunettes. (Voy. p. 69.) Bien plus, ils permettent souvent de s'en passer à l'époque de la presbytie qui met normalement l'œil emmétrope dans la nécessité d'y avoir recours. Ce fait est incontestable et l'on rencontre tous les jours des personnes, *se flattant* de ne pas avoir du tout *la vue courte* et de *posséder une grande acuité de vision*, arriver à 55 ans et plus sans songer à faire usage de verres. Ceci prouve que l'on peut passer son existence entière sans que la privation de voir nettement au loin révèle au myope atteint d'un faible degré du vice le caractère myopique de sa vue. D'ailleurs, n'est-il pas largement compensé d'autre part, et n'est-ce pas un grand privilége, ainsi que le dit Donders, de pouvoir, jusque dans la vieillesse, voir distinctement tout ce qui tombe immédiatement sous les yeux.

C'est en effet ce qui arrive à 60 et 70 ans pour les myopies moyennes. Si les défauts latents ne donnent pas ces avantages à un âge aussi avancé, ceux qui les possèdent en jouissent en partie, sans avoir les inconvénients inhérents au vice d'un degré plus élevé. Ceci est tellement vrai que quand on leur prouve que les verres concaves améliorent considérablement leur vue à distance, ils le constatent avec désappointement. Ce sont ces considérations qui font dire à Donders que si on lui demandait si l'emmétropie est le plus désirable des états de l'organe oculaire, il répondrait que pour lui sa préférence est acquise à un léger excès de réfraction.

Voici pour la brachymétropie proprement dite. Quant à la rétine, j'ai déjà dit ce que j'en pensais (p. 10 et suivantes), ici je rappellerai seulement que l'on a donné pour cause au défaut d'acuité visuelle dans l'hypermétropie la petitesse de l'image. On a pensé que, pour que la sensation de l'ébranlement lumineux fût aussi efficace que dans l'emmétropie, il faudrait que le nerf optique quoique plus petit possédât le même nombre de fibres nerveuses, et que la surface rétinienne, quoique moins considérable, ait autant d'éléments sensibles impressionnés que dans le globe qui a sa juste mesure. Or, dit-on, rien n'autorise à croire qu'il en soit ainsi. Je demanderai à mon tour à ceux qui soutiennent l'amblyopie myopique, ce qui les autoriserait à rejeter pour la rétine du myope dont les éléments n'ont point été dissociés par un staphylôme, le rapport exact entre l'étendue et le nombre des éléments.

L'œil brachymétrope est peut-être souvent un œil d'un volume plus considérable dans ses différentes dimensions; mais il a certainement un axe antéro-postérieur d'ordinaire plus long relativement. Dans ce fait il n'y a rien de pathologique; les membranes conservent

leurs rapports; l'état physiologique des tissus est parfait. Beaucoup
de modifications semblables sont des caractères anthropologiques
fréquents dans les différents appareils de l'économie. Mais, dans
ce cas, il y a quelque chose de spécial dû à la position unique que
créent dans l'organisme les exigences d'exactitude et de grande
précision, que les milieux dioptriques et les enveloppes oculaires
sont obligés de satisfaire, pour arriver aux conditions d'une vision
nette et étendue. On peut donc affirmer qu'à l'origine l'œil myope
n'est point, comme on l'a dit, un œil malade : c'est un œil sain, son
état pathologique n'est que consécutif, et les causes auxquelles on
a attribué la création du vice de réfraction sont précisément celles
qui engendrent les accidents consécutifs qui le dévoilent. Malgré
les efforts de ceux qui trouvent que tout est logique et précis dans
la structure des êtres, que tout est parfait dans les dispositions
organiques, qui créent même de toute pièce une nature médicatrice
guérissant, par exemple, les cancers par la gangrène, etc., je ne
comprends rien à ces actions mystiques, et bien d'autres avec moi,
car il est dans l'esprit de la génération actuelle de n'en rien croire.
Eh bien, s'il est dans l'économie un organe qui, en raison des fonctions qu'il est appelé à remplir, doit s'écarter de la précision anatomique, qui lui serait nécessaire pour être sans reproche, c'est l'œil.
Tout complet qu'il est, on dirait que la nature n'a fait que l'ébau-
cher dans sa structure. Je suppose qu'il ne soit ni myope, ni hypérope en totalité, manquera-t-il de l'être dans l'un de ses méridiens
par l'astygmatisme? Ainsi que le dit Donders, on a commis une
erreur en affirmant que les deux yeux différaient ordinairement
beaucoup l'un de l'autre. Leur similitude existe habituellement, car
ils sont sous la dépendance de la loi physiologique de symétrie.
Cependant j'affirme que c'est la chose la plus *rare* que de les rencontrer absolument pareils. Il suffit pour s'en convaincre d'employer
l'optomètre binoculaire. Il est rare que les deux images superposées
s'obscurcissent exactement au même point.

Mais, si la réfraction statique manque de l'exactitude qu'on pourrait attendre d'elle mathématiqement, l'œil n'est point pour cela
malade, ni ne contient pas un *élément morbide* qui doit le prédisposer
à des variations de réfringence. Dans la myopie à distance, serait-ce
un quart ou seulement un cinquième de prédisposition qui existe-

rait? et par quoi se marque-t-elle? Dans ces cas l'application de la vue pendant toute la vie ne détermine pas de maladie myopique, pas même ordinairement un staphylôme, tant léger soit-il. Le vice ici ne serait donc pas le résultat d'une extension morbide. Cependant la confirmation anatomique se révèle par ses caractères habituels. L'œil est bien construit comme les autres yeux myopes, quoiqu'à un moindre degré : ce qui l'en différencie seulement c'est l'absence de toute altération. La prédisposition qu'est-elle donc ici? l'œil est sain, la myopie n'a pu se développer par des actes morbides saisissables, il n'y en a pas. Qu'est-ce qu'une disposition à la myopie qui créerait ce vice sans que le mécanisme soit appréciable? Dira-t-on que c'est une tendance à la choroïdite? (*De l'Œil*, Giraud-Teulon, p. 73) une tendance à ceci ou à cela? Mais ces faits invoqués doivent exister d'abord pour engendrer le vice. Admettra-t-on qu'ils sont latents? De quelle nature sont-ils, alors? Qu'est-ce *ici* qu'une lésion organique inappréciable que rien n'exprime durant la vie complète?

Evidemment, ces faits de myopies faibles sont congénitaux et physiologiques. La lésion de tissu manque, à quelque point de vue qu'on se place. L'œil est trop long, voilà tout. Cela ne saurait constituer une maladie, mais peut-être une condition anatomique telle qu'elle peut en engendrer placée dans des circonstances appropriées. Je dirai donc que dans ces cas ce qui existe primitivement c'est la myopie, et que ce vice est une prédisposition à une série d'altérations qui surviennent d'autant plus facilement que l'allongement bulbaire est plus considérable, et que l'hygiène qui convient est moins suivie. Mais l'œil de structure myopique, quand il ne s'écarte pas trop du terme idéal moyen, l'emmétropie, reste dans la majorité des cas parfaitement physiologique; et cela, au même titre que la plupart des organes qui de naissance ont une longueur plus grande que leurs semblables, quelle que soit la série animale à laquelle ils appartiennent. Pourrait-on dire sérieusement qu'il y ait deux êtres de la même race qui se ressemblent en tous points? qu'ils aient seulement deux appareils construits parfaitement de façon à présenter une similitude mathématique. Appellera-t-on le fait primitif d'allongement une anomalie? Mais elle serait dans la nature même de notre organisation! Une maladie? Mais où prendre les actes morbides qui la constituent? Ce qui n'a aucun inconvénient dans les autres organes en a ici, et malheureusement de trop sérieux. Mais « c'est que l'anatomie humaine n'est pas mathématique, et que l'œil doit l'être pour être parfait. » De ces deux faits contradictoires résulte un *trouble d'harmonie* fréquent. Je ne puis donner à cet état un autre nom, sans léser la vérité des choses. Tout au plus peut-on dire qu'il y a lésion de fonction, quand l'excès de réfraction est par trop considérable. Pour rester exact, je dois dire d'une façon générale : l'œil n'est « point *disposé*, mais *exposé* aux mala-« dies myopiques. »

Helmholtz (*Optique physiologique*) assure que « la position des foyers, des points principaux et des points nodaux de l'œil est assurément soumise à des variations individuelles assez importantes, puisque la plupart des mensurations de l'œil et de ses diverses surfaces réfringentes présentent chez différents sujets des différences plus grandes qu'on ne paraissait devoir les attendre pour un organe dont les fonctions semblent réclamer une si grande exactitude de construction. » Loin de partager l'étonnement ci-dessus exprimé, une seule chose pourrait me surprendre, c'est qu'il en fût autrement. D'ailleurs, pour un même œil la position de ces points varie, lorsque l'accommodation entre en jeu (Voy. 2ᵉ partie, ch. I, art. 1). Listing n'a-t-il pas été contraint, pour construire son œil schématique, de représenter un œil moyen en se rattachant le plus possible aux mensurations faites avant lui, et en lui donnant des nombres ronds pour ses différentes dimensions?

Ce qui ressort de l'examen philosophique des divers appareils est que, en anatomie statique, les règles qui président à leur structure, quoique définies, n'ont rien de commun avec les lois de construction mathématique. Dans chaque organe les dimensions, la consistance, etc., changent d'un individu à un autre, et malgré les influences si considérables de la race, de l'hérédité, de la sélection, etc., la ressemblance parfaite n'existe pas. Or c'est cependant ce dont l'œil aurait besoin. De tous les organes de l'économie, c'est le seul qui pour son fonctionnement régulier réclame un caractère de précision mathématique que n'exigent pas les autres appareils. Mais s'il fait exception sous ce point de vue, la loi physiologique ne fait point défaut à son égard, la précision n'existe dans sa structure qu'au même degré que dans les autres parties de l'organisme, et il en résulte la fréquence exagérée de l'amétropie. L'optique physiologique ne peut être de la physique mathématique, et cela d'autant plus que chacun de nos appareils est soumis à des actes vitaux. La première ne peut traiter que des règles et des propriétés diverses qui ont trait à la vision perçue; alors que la seconde s'occupe des lois qui existent indépendamment de l'œil humain.

Donc, *les grandes lois naturelles plaident en faveur d'une amétropie fréquente par élongation du globe, celui-ci restant d'ailleurs parfaitement sain.* Cet allongement primitif *seul*, quand il est considérable, m'explique les actes morbides qui sont le cortége fatal de la myopie et qui se produisent, alors même que les circonstances adjuvantes inhérentes aux professions n'existent pas. Donders qui est partisan de la création du vice par les effets de la civilisation est obligé de faire la remarque, qu'à la campagne et dans les classes les moins civilisées on trouve parfois l'excès de réfraction *dans certaines familles*. Il a rencontré des myopies *progressives*, même chez des matelots qui n'astreignaient jamais leurs yeux à regarder des objets rapprochés. C'est que, à mon avis, quand le diamètre antéro-postérieur dépasse certaines limites, le globe demeure soumis aux causes ordinaires les *plus efficaces* de la production ectasique, quel que soit le travail quotidien. Alors, trop souvent, l'atrophie des parties profondes des enveloppes oculaires gagne tous les jours du terrain, et place l'œil dans l'impossibilité de bénéficier de l'effet des années sur la limite la plus éloignée du champ visuel. Si l'hérédité myopique ne reconnaissait pas pour point de départ un fait physiologique, on rencontrerait dans l'enfance, au moins quelquefois, des vices très-prononcés, ou au moins apparents, ainsi que cela se présente dans les véritables anomalies, les défauts réels de l'organisme. Mais la preuve qu'il n'en est pas ainsi, c'est que les plus hauts degrés de myopie se rencontrent dans la vieillesse, et cela jusqu'à un certain point, proportionnellement à l'âge.

Quant aux arguments tirés des faits de macrobylie et autres, qu'on pourrait m'opposer en prétendant que l'on cède à sa progéniture ses prédispositions, je ferai remarquer qu'il y a là une qualité de l'organisme sur laquelle on peut faire toute sorte de suppositions et qui ne peut se mesurer en aucune manière; tandis que, dans la myopie, il y a une construction telle qu'on ne pourrait la comprendre se développant, dans cette hypothèse, à une période invariable de l'existence. D'ailleurs, j'admets que l'on appelle cela une prédisposition et qu'on fasse naître l'allongement de l'œil « constituant le vice de réfraction, » seulement à un certain âge. On sera néanmoins contraint, à moins de croire que tous les yeux de l'enfance soient construits mathématiquement, d'admettre deux catégories d'yeux : les myopes et les hypermétropes mathématiques. Comment croire raisonnablement que cet état infantil n'influerait pas sur la prédisposition supposée.

Dans les dispositions que laissent les ancêtres, les manifestations se révèlent d'habitude d'une façon très-irrégulière, à des âges divers et avec des actes morbides constituant des maladies différentes ayant des caractères communs, ainsi que cela se passe dans l'arthritisme, l'herpétisme, etc. ; mais évidemment il n'y a rien de semblable ici, puisque passé 15 à 20 ans, on n'a plus de myopie véritable à redouter. Je dirai donc que c'est dans la structure originelle de l'œil qu'existe la cause du défaut de réfraction. En effet, à part les faits où la myopie acquise n'est qu'un symptôme *secondaire*, tous les auteurs qui parlent de cas de *presbytie* primitive ou d'œil primitivement normal, de 15 à 20 ans, devenu myope, ne paraissent point s'être occupés sérieusement de prouver leur affirmation, et ne précisent pas le mécanisme du développement (Thèse de M. Noizet, p. 87, etc., etc.). Ceci est tellement juste qu'Arlt, dont l'autorité ne peut être suspectée en pareil cas, puisqu'il fait venir le staphylôme de l'accommodation, la myopie du staphylôme, et qui partant a intérêt, pour prouver la vérité de ses maximes, à voir l'ectasie suivre à tout âge les excès de l'appareil accommodateur, Arlt est obligé d'avouer que, passé l'adolescence, ceux-ci n'occasionnent plus par leurs efforts musculaires qu'une amblyopie rétinienne ou une myopie apparente par spasme du muscle ciliaire. Si ce fait ne corrobore pas la doctrine du savant Allemand, elle indique au moins que, s'il a mal interprété, il a cependant bien observé. Et, si l'on me demande alors pourquoi ceux qui ont un allongement même minime ne portent pas de lunettes, je répondrai que, dans des degrés légers de défaut de réfraction, on n'a pas ordinairement l'occasion de corriger le vice, les malades étant satisfaits de leur vue (voy. p. 62 et 63). Dans la presbytie, par exemple, il est rare que l'on ait recours à l'opticien avant que le numéro + 30 ou + 36 sphérique soit devenu nécessaire. De même dans la myopie à distance faible, le sujet peut se passer de secours artificiel dans la majorité des cas. Ce que prouve d'ailleurs ce fait, que les lentilles — 24 sont les moindres parmi celles que l'on porte, et encore souvent, dans ces cas, il y a un astygmatisme concomitant, qui est la cause du recours aux verres négatifs dans ces faibles degrés.

Eh bien ! ce qui se passe à l'état adulte se passe de même dans l'enfance : la myopie existante passe inaperçue.

Je prends l'exemple d'un individu atteint d'assymétrie de la réfraction, ou, pour mieux dire, d'une M partielle. Qu'on l'interroge, il vous apprendra que le défaut de netteté de la vision date du plus loin qu'il se souvienne. Ce n'est donc pas un défaut acquis, mais un vice qui se lie à la forme primitive du globe, c'est un fait congénital. Chez lui, l'image ne peut se peindre entière sur la rétine, comme si cet écran était anfractueux. Le caractère de cette anomalie est de toute évidence d'être telle qu'elle gênera l'impression visuelle dès l'origine. Le développement de l'organe ne changera pas l'essence de la défectuosité, car la croissance se fera d'une façon proportionnelle dans ses différentes dimensions. Sans doute, les foyers, s'écartant de la membrane percipiente, dans le jeune âge, s'en écarteront davantage dans l'adolescence, l'astygmatisme s'accentuant ; mais, dès la plus tendre enfance, l'image, ne pouvant jamais s'étaler sur une nappe uniforme, a été confuse.

Dans la myopie totale seule, rien de semblable. Si je la suppose faible chez un enfant, la vision se fera imparfaitement, il est vrai, de loin, mais dans les meilleures conditions pour les objets rapprochés. On se félicitera de sa vue, en un mot, la myopie sera latente et ignorée. Qu'il grandisse maintenant, que son globe oculaire se développe dans ses dimensions, l'axe antéro-postérieur, primitivement trop long, conservera ses rapports exacts, au moins, avec les autres diamètres ; c'est-à-dire que les rayons qui viennent de l'infini feront leur foyer en un point qui s'éloignera d'autant plus de la rétine que le bulbe oculaire grossira davantage. C'est seulement alors, si l'élongation première originelle a été suffisante, que se manifestera, en raison de son degré et des occupations du sujet, le vice latent, que le développement naturel aura rendu *manifeste*. L'allongement, insignifiant d'abord, s'est accru physiologiquement et a apporté avec lui les inconvénients mathématiques d'un excès relatif de réfraction.

« De toute évidence, le maximum de longueur physiologique qu'atteindra l'axe optique coïncidera, à peu près, avec la fin de la croissance, et ses inconvénients s'accentueront d'autant plus que l'on se rapprochera davantage du terme de son développement physique. »

Cette prévision logique n'est-elle pas corroborée amplement et par l'époque de l'apparition du vice manifeste, qui ne survient guère avant 10 à 12 ans, et par l'âge d'élection de la progression, c'est-à-dire de l'ensemble des lésions pathologiques auxquelles prédispose le défaut de réfraction qui nous occupe.

CHAPITRE VIII.

LA MYOPIE, L'ANTHROPOLOGIE ET LA FAMILLE.

Art. I.

La forme de l'œil est fréquemment liée, d'une façon évidente, à une disposition du squelette.

Je ne veux point entrer dans des considérations que ne comporterait pas le caractère d'observation clinique de ce travail. Cependant, je crois utile d'établir que l'étude à laquelle je me suis livré me porte à croire que les phénomènes morbides de la myopie, quoiqu'étant, *comme tous les états pathologiques, modifiables par l'influence des milieux,* tirent leur origine principale des caractères de race.

Cette opinion, à laquelle je suis arrivé sans idée préconçue, est-elle soutenable en présence des faits normaux et des lois ethnologiques? Je le crois, car les preuves les plus fortes et les plus nombreuses plaident en sa faveur.

Dans les diverses races, les différences de configuration portent sur la forme des paupières, le degré de leur ouverture, la structure du miroir de l'œil, de l'iris, la quantité du pigment, etc., la disposition des cils, des sourcils, etc., l'épaisseur des tuniques du globe, les dimensions des cavités orbitaires, l'écartement des orbites, ce qui influe naturellement sur leur construction, etc.

Comment se pourrait-il que les races dont la face varie, la structure osseuse, les dispositions des membranes, l'acuité et la portée de la vue, n'aient pas aussi, relativement à la *forme de l'orbite* et du globe, des proportions spéciales.

Furnari et Cuvelier rapportent que les Kabyles n'ont pas de graisse dans l'orbite, et cependant leur œil est saillant, la cornée bombée, etc. Ceci tend à prouver que la conformation externe de l'œil, quoique devant être prise en considération, est moins importante que la structure du squelette, c'est-à-dire que les véritables caractères anthropologiques, puisque les Kabyles sont hypéropes.

J'ai rencontré moi-même plusieurs Chinois dont l'œil était sain, et qui se faisaient soigner pour d'autres maladies que celle de la réfraction. Leur globe présentait les mêmes signes extérieurs dont parle Furnari. Leur orbite évasée paraissait peu profonde. Les rebords en étaient arrondis, et le bulbe oculaire, poussant les paupières en avant, les dépassait d'une façon sensible. La portée de leur vue était grande, mais ils ne pouvaient lire, ni les uns ni les autres, à 5 ou 6".

Chez certains animaux, les chevaux, par exemple, la vue habituellement hypermétropique correspond à une construction du globe, spéciale au défaut de réfraction, qui est l'aplatissement d'avant en arrière. Le bulbe oculaire est lui-même situé dans une cavité orbitaire peu profonde, c'est-à-dire en harmonie avec son contenu. Et le singe est-il quelquefois myope? Je crois ce fait au moins des plus rares. Cependant pourquoi n'aurait-il pas, par exemple, lui qui possède aussi la vision binoculaire, des glissements scléraux semblables à ceux que décrit M. Giraud-Teulon? Pourquoi, en un mot, ne rencontrerait-on pas chez lui des myopies comme on en rencontre, du consentement de Donders, même chez les matelots dont la vue n'a

jamais été employée que pour la vision au loin ? Si tout est accidentel
et fonctionnel dans l'origine du vice de réfraction, je ne vois pas pourquoi on ne le trouverait point aussi chez les quadrumanes. Mais, si on
ne le rencontre pas, si, comme semble l'indiquer le silence des naturalistes à cet égard, la vue du singe est hypéropique, n'est-ce pas parce
que la structure physiologique de leur espèce le comporte ainsi ?

L'œil hypérope est un œil petit, offrant à l'inspection une « cornée
bombée, » fait remarquable, car il est en contradiction avec la plupart des théories qui établissent l'origine de la myopie dans l'influence musculaire qui ferait saillir le miroir de l'œil. La sclérotique
est aplatie dans le sens antéro-postérieur et renflée latéralement,
c'est-à-dire à l'équateur. La conséquence en est une diminution notable dans la longueur de l'axe optique qui peut en être rapetissé de
2 à 3 millimètres. Comment se ferait-il que cet œil spécial soit
placé toujours dans une orbite semblable à celle qui contiendra
un globe plus gros et plus long, différent de celui-ci précisément
par les caractères opposés? Aussi les meilleurs observateurs ont-ils
affirmé que dans la face se trouvait souvent exprimé le vice de réfraction dont un sujet était porteur. Chez certains d'entre eux qui
sont myopes, on rencontre le type dolichocéphale exagéré, c'est-à-
dire que la tête, avant la naissance, a subi un allongement dans le
sens antéro-postérieur (Emile Javal).

Dans l'immense majorité des cas, la figure chez l'hypermétrope se
présente aplatie avec reliefs moins accentués, des joues peu arron-
dies, vu l'absence de ligne de démarcation prononcée entre la partie
la plus antérieure et les portions latérales. La racine du nez à peine
proéminente ne donne que rarement un appui facile aux lunettes
ordinaires. Les yeux sont plus écartés l'un de l'autre, et leurs paupières larges et plates. Donders, qui a signalé ces caractères morphologiques, pense que la particularité qui l'emporte est le peu de profondeur des orbites. Celles-ci, en effet, ont des traits spéciaux les plus
remarquables et en rapport avec les dispositions externes de l'habitus hypéropique que je viens de décrire. Elles sont plus éloignées
l'une de l'autre, leurs angles externes sont plus déjetés sur les côtés de la
face, leurs bords moins courbes et plus mousses sont comme aplanis.
Mais ce qui prouve d'une façon péremptoire que la cavité orbitaire

dépend dans sa forme et ses dimensions de la configuration du squelette et que de ces modifications dépend le plus ordinairement la
conformation du globe, ce sont les rapports existant entre l'asymétrie du crâne et l'asymétropie.

En effet, le manque de symétrie du frontal, par exemple, est
presque toujours suivi de différence de réfraction notable. On trouve
alors, du côté seulement où existe le défaut, les caractères que je
viens de signaler ci-dessus.

M. Giraud-Teulon (Mackenzie, LXXX), en parlant des hypéropes,
dit que les os qui bordent leur orbite sont émoussés ; leur front
aplati, déprimé dans toute sa surface si le vice de réfraction est
double ; et, d'un seul côté s'il y a asymétropie (v. Meyer, p. 83 et
86, etc., etc.). On peut y ajouter que l'on constate alors que l'œil
hypermétropique est plus éloigné de la racine du nez que son congénère ; et, que les os de tout le côté de la face sont en général moins
développés. L'orbite est moins profonde ; l'œil qu'elle contient est
plus petit. L'axe optique, moins long, est lié par sa dimension à la
profondeur de la cavité orbitaire (Donders). Les lois qui régissent
ces diverses relations sont mal connues à la vérité, vu le peu d'efforts
sérieux qui ont été dirigés dans ce sens ; mais, quelques faits bien
constatés sont acquis ; et l'on peut citer entre autres celui-ci : là où
existe la myopie, c'est-à-dire l'allongement du globe, ce dernier,
ainsi que l'orbite où il est logé sont plus rapprochés de la ligne
médiane. De plus, les bords de la cavité proéminent davantage, ce
qui augmente sa profondeur. Sans doute on peut rencontrer parfois
les deux moitiés de la tête inégales avec un état de la réfraction qui
se rapproche sensiblement de l'emmétropie ; mais ces cas exceptionnels n'infirment en rien la règle générale que je viens d'exposer,
et qui montre que, de même que deux états opposés de structure du
bulbe constituent l'excès et le manque de réfraction, de même aussi
les signes anthropologiques qui accompagnent ces états affectent
des caractères contraires.

Cette idée que la forme de l'œil est liée souvent à une disposition
du crâne est fort ancienne, et les auteurs ne se sont pas fait faute
d'émettre les hypothèses les plus diverses à son égard. On a dit,
par exemple, que la mémoire coexistait avec les yeux saillants, et
que cette observation servit de point de départ au système phréno-

logique de Gall. Sans nier le fait observé, on a cherché à l'interpréter différemment. De toute évidence, ce fait, s'il est vrai, plaiderait plutôt en faveur des liens anthropologiques qui relient la forme extérieure des yeux à des dispositions spéciales de la tête, que de porter à croire à un exercice assidu comme cause (Système de Gall) : plus l'œil s'exerce, plus est développée l'arcade qui le recouvre), ou au besoin de ce souvenir qu'aurait le myope à un plus haut degré qu'un autre! Dans la première hypothèse, il faudrait croire que la mémoire, l'œil saillant et le développement des rebords orbitaires suivent le travail, tandis que dans l'observation de Gall lui-même, chez les écoliers en question, ces deux états préexistent aux dispositions d'assiduité qui peuvent manquer. Dans le deuxième cas, il faudrait admettre que, sans facilité intellectuelle spéciale, le besoin de retenir crée la mémoire à un haut degré, ce qui est en contradiction avec les faits journaliers.

Dans le Tombouctou, où le nègre n'a pas la notion des arts, où il ne se doute pas de l'existence de l'écriture (v. thèse de Quintin, 1869, *Voyage dans le Soudan*), est-ce l'accommodation qui produit la myopie? Les myopes qui se plaignent de leur vue sont en petit nombre, c'est facile à comprendre : dans leurs conditions d'existence paresseuse ou pastorale, rien ne peut augmenter le mal et le rendre nuisible. Mais quoique rare, ce vice existe et ce ne sont pas, de toute évidence, les efforts pratiqués pour voir de près qui l'ont engendré. D'ailleurs, si c'étaient des causes *non inhérentes à l'organisme* lui-même qui créent de toute pièce la myopie, pourquoi serait-ce toujours à peu près la même quantité de M qui résulterait de leur effet, soit dans les pensionnats, soit dans les provinces où la révision le constate. Ce ne sont donc que des circonstances aggravantes qui, d'ordinaire, révèlent le défaut latent. S'il en était autrement, si ce n'étaient pas des causes appartenant en propre à la race et faisant partie des qualités ou des défauts qu'elle possède, si l'origine des vices de réfraction n'avait pas pour base fondamentale la nature elle-même dans ses expressions organiques, elle serait variable, accidentelle, comme tout ce qui se relie par des liens intimes aux relations avec le monde extérieur, et on trouverait fatalement, correspondant à tel groupe de causes, un nombre de myopes directement proportionnel, ce qui est contraire aux résultats d'observations sérieuses.

Il est impossible que cette question spéciale d'hérédité myopique puisse être parfaitement résolue sans mettre à contribution la science anthropologique. L'anthropologie et la médecine ne peuvent être séparées ; l'une et l'autre étudient l'homme sain et l'homme malade. Les grandes données seules qui résultent de l'étude des espèces peuvent éclairer certains points particuliers d'anatomie et de physiologie appartenant aux différents groupes de l'espèce humaine. S'occupant trop de l'individu dans la recherche des causes de la myopie, on a toujours voulu les trouver dans ses occupations, dans ses habitudes. On n'a jamais songé à mettre les groupes en suspicion et à rechercher si les sujets isolés n'avaient pas, par le fait même de leur constitution anthropologique, des tendances premières qu'ils ne faisaient que développer.

Voici, au moins, ce qui s'est passé pour tous les ophthalmologistes qui ont écrit sur l'origine de la myopie. Ils ont tenu compte de deux éléments : l'anatomie proprement dite et l'influence des milieux ; mais ils ont oublié les lois de l'arrangement des êtres en groupes naturels d'après la conformité de leur organisation, se traduisant par des modifications correspondantes des organes extérieurs. Cette question d'hérédité ou d'innéité myopique est donc, comme toutes les questions biologiques, tributaire de l'anatomie, la biotaxie, la physiologie, les milieux physiques et intellectuels. Comme toutes les hérédités, elle peut exister sous forme de fait *in potentiâ* ou de *fait constitué*. Celui-ci, c'est l'élongation qui, elle-même, tient sous sa dépendance les faits secondaires à l'égard desquels elle joue soit le rôle de prédisposition quand elle est minime, soit de cause fatale quand elle est plus considérable. Le fait *in potentiâ*, c'est le pouvoir qu'a reçu de ses ancêtres un descendant de transmettre une de leurs qualités ou de leurs défauts sans la posséder lui-même physiquement.

Dans un mémoire présenté à l'Académie de médecine, intitulé : *Remarques ethnologiques sur la répartition de certaines infirmités en France*, G. Lagneau établit, en s'appuyant sur les séries statistiques relatives à l'exemption du service militaire, que le nombre des myopes varie selon les différentes races. C'est ainsi que les départements des régions habitées anciennement par les Gallo-Celtes se distinguent des autres départements par la rareté de diverses infirmités parmi lesquelles l'auteur range la myopie. Au contraire, les départements du midi, descendants des Aquitains, des Ligures, présentent beaucoup de myopes. Il en est de même de la population de l'ancienne Gaule Belgique. Quant aux Normands, ils présentent une immunité relative pour la myopie, et cependant, sous d'autres rapports, ils s'écartent des conditions pathologiques des Bretons, présentant, beaucoup plus que ces derniers, certaines infirmités, telles que hernies, varices, varicocèles, mauvaise denture, etc. En 1863, J. C. M. Boudin, puis Sistach, avaient déjà étudié la distribution ethnique de la myopie en France. Leurs données furent corroborées par les travaux de G. Lagneau. Ces différentes statistiques prouvent d'une façon évidente que l'influence anthropologique a une grande part dans la répartition des vices de réfraction, car, sous le rapport des habitudes, des mœurs, des usages, comment trouver une nation aussi homogène que la nôtre, différant dans les points les plus extrêmes de son sol par des nuances plus minimes dans le degré de la civilisation? Les variations dans les chiffres tiennent donc à autre chose qu'au milieu dynamique, et doivent être rangées dans la catégorie des faits qui relèvent de la cause générale anthropologique. Aussi chaque province, malgré les diversités départementales, conserve-t-elle avec une fixité remarquable le genre et les proportions des infirmités qui se font remarquer chez elles. C'est que la cause la plus permanente et la plus efficace dans leur production, c'est l'hérédité. Celle-ci ne fait point seulement sentir son influence sur la constitution, la transmission des diathèses, des penchants moraux et intellectuels, les caractères externes morphologiques, tels que les traits du visage, mais aussi et surtout sur les prédispositions organiques. (A ce point de vue, les races sont de grandes familles). (Broca.)

Je ferai remarquer ici qu'une lacune immense existe dans ces mémoires. Il n'y est fait aucune mention de l'hypermétropie, lésion peut-être plus fréquente que la myopie, et qui, dans son état exagéré, doit entraîner, comme l'excès de réfraction, l'exemption du service militaire. C'est que les moyens d'investigation des chirurgiens chargés du service des conseils de révision, se restreignaient d'ordinaire à l'examen avec les lentilles négatives. Les résultats étant négatifs dans les cas d'exploration avec le verre concave, l'hypérope était souvent pris. Aussi ai-je pu voir au Val-de-Grâce une hypermé-

tropie très-forte prise pour un cas de simulation. C'est ainsi que
la trop grande faiblesse de réfraction a été mise hors de cause ou
dans les cas de cécité. Il serait à désirer que, sous ce rapport,
l'examen fût plus complet et que l'on pût faire pour l'hypéropie,
passée sous silence, ce qui a été à peu près fait pour la myopie.
L'enseignement pratique en serait très-considérable et jetterait un
jour nouveau sur l'étiologie des vices de réfraction, nécessaire à
connaître parfaitement pour établir un traitement rationnel palliatif
ou prophylactique, si c'est possible, de ces états organiques. La voie
dans laquelle on pousse depuis quelque temps les chirurgiens militaires permettra, il faut l'espérer, d'ici à peu d'années, de faire des
relevés plus précis à cet égard.

Art. II.

De l'hérédité myopique.

Quoi qu'il en soit, si l'on joint aux faits anthropologiques établis,
l'hérédité (statistique de Pagenstecker et autres) et les faits d'atavisme qui échappent forcément au contrôle du médecin, on arrive à
cette conclusion : que la myopie n'est point fréquemment acquise
et qu'elle a son origine dans la structure trop ellipsoïdale de l'œil.
De là, doivent découler la plupart de ses dangers et de ses complications.

Quelquefois (Burdach, t. II, p. 268) l'hérédité transmet seulement
la prédisposition à une qualité qui n'apparaît elle-même que dans la
génération suivante. Cette qualité manque donc pendant une génération, durant laquelle la prédisposition reste latente, et se montre de
nouveau à la génération qui suit, de manière que les enfants ressemblent non à leurs parents, mais à leurs grands-parents.

Ainsi un individu parfaitement physiologique, mais né d'ascendants directs mal conformés peut voir ses enfants atteints
des anomalies de ses pères. A côté de cette *hérédité de retour* proprement dite, s'en trouve une non moins importante, quoique négligée jusqu'à présent en médecine, c'est l'*hérédité de race*. Toutes les
deux influencent les générations et donnent lieu aux phénomènes

d'atavisme. Par conséquent, outre l'hérédité prochaine, existe une hérédité éloignée, médiate, celle de la race qui tend à maintenir dans le type primitif les individus qui s'en écarteraient par l'hérédité de famille. Aussi, les groupes se maintiennent et se perpétuent, malgré les variations continuelles résultant des autres influences. Voilà pourquoi, dans les pays où de nombreuses races se sont mélangées, la plus assimilatrice, ordinairement la plus nombreuse, exerce sur les autres une influence majeure, absorbante, qui fait que l'on retrouve, dans la population croisée, les principaux caractères par lesquels on la reconnaissait. C'est ce qui ressort des relevés de MM. Boudin, Sistach et Lagneau. La conséquence de ces faits est que, dans notre pays, où les races primitives, Ligures, Aquitains, Celtes, Cimmériens, etc., se sont mélangées des divers conquérants, Romains, Franks, Burgundes, Normands, etc., possédant des types différents, les vices de réfraction doivent être très-partagés, et ils le sont. Pourrait-on dire, en effet, sérieusement si, dans la France actuelle, il y a plus d'hypermétropie que de myopie? ou réciproquement? Je ne le crois pas.

Art. III.

La myopie et l'hérédité morbide.

On a pensé que la myopie était un vice transmis par hérédité, mais les ascendants auraient acquis le mal par une série de générations chez lesquelles se seraient perpétuées les occupations qui exigent la vision rapprochée. M. Giraud-Teulon (XCIII, *Suppl. de Mackenzie*) dit que M serait une maladie *créée* au moyen des générations successives dans les classes civilisées, par les causes qui la développent chez chaque individu.

Je ne puis accepter cette opinion *sans la plus grande réserve et avec des restrictions*, quoique je pense que, de tout ce qui a été dit sur l'origine de la myopie, c'est peut-être ce qu'il y a de plus judicieux, parce que c'est ce qui est en apparence le plus vraisemblable. Mais, si l'on réfléchit avec quelle rapidité l'influence de l'hérédité de race ramène au type primitif, même dans les sociétés mélangées, les familles qui s'en étaient écartées, on ajoutera moins

de valeur à cette assertion, toute sérieuse qu'elle puisse paraître.
Qu'on admette un instant, je suppose, que le défaut myopique soit
créé ainsi, que l'on considère ensuite ce fait incontesté aujourd'hui,
que le vice de réfraction ne s'amende jamais, que son caractère
fondamental, c'est de progresser ou de rester stationnaire, sans jamais rétrograder ; si, d'autre part, on sait que, d'une façon générale,
l'hypermétropie vraie ne se crée pas, une conséquence fatale serait
que dans l'avenir l'état général de la race humaine serait l'hypéropie.

Ce qui seulement peut atténuer cette conclusion, c'est cette considération de l'atavisme qui ramène si rapidement les races à leur
état premier quand la *sélection humaine consciente ou inconsciente* ne
s'y oppose pas par le choix des reproducteurs ; mais ce choix n'existe
pas ici, et cette loi héréditaire ne peut rationnellement, aux yeux
d'un appréciateur impartial, qu'atténuer la portée de l'influence de ce
cumul supposé de vices acquis du même genre parmi les ascendants,
dans une même lignée.

L'assertion de M. Giraud-Teulon a évidemment pour conséquence
l'hérédité morbide. L'état *acquis* myopique se transmettrait du père
à l'enfant. Or, dans l'opinion de cet auteur, le défaut de réfraction
est le résultat du glissement des insertions musculaires des obliques qui se portent plus en avant en entraînant la scléra avec eux.
Si l'on admet que les modifications acquises se transmettent, peu
importe par quel mode, l'enfant devrait recevoir de ses parents une
myopie à la période d'état, avec le glissement scléral qu'ont possédé
ses ancêtres. Sans pousser le principe de la transmission héréditaire morbide jusqu'à penser que l'état maladif soit transmis en
nature, on est en droit de conclure que les descendants présente-
ront des muscles obliques ayant leurs insertions transportées en
avant et en dehors. Fait survenu chez les aïeux pendant leur vie, et
qui, dans la théorie émise, est l'origine du vice. Par ce fait de l'hérédité des modifications acquises, les muscles dans la suite des
générations se trouveront reportés peu à peu à la naissance vers
leurs insertions physiologiques, et même trop en avant. Comment
alors expliquer la création de M par le mécanisme attribué à l'effet de
la prépondérance des obliques ? et, le développement du staphylôme
regardé comme étant la conséquence de la même cause, et fait con-

stituant de la myopie? Dans cet ordre d'idées les seules hérédités possibles seraient celles de l'allongement et celle de la faiblesse du segment postérieur. Quant à la première, je ne la repousse point, quoique je n'y croie que médiocrement. Quelle que soit l'origine de l'allongement de l'œil myope, je pense que c'est là son trait caractéristique et congénital. Quant à la deuxième, il faudrait pouvoir la constater chez les enfants, car les observations de Jæger sont loin d'être concluantes. Il n'y a rien de commun entre les arrêts de développement et les sclérotites fœtales dont parle cet auteur, et les états que devrait dans cette hypothèse présenter le fond de l'œil. D'ailleurs, d'après les règles attribuées à l'hérédité morbide, ces lésions ne pourraient se transmettre qu'en *germe*, ou en *aptitude*. Est-on véritablement dans les lois de la nature quand on considère l'hérédité de maladies *accidentelles* locales consistant en inflammations, vices de nutrition, atrophie, distension de membranes, etc., etc.? L'hérédité peut-elle réellement transmettre des altérations de ce genre? Je ne le crois pas; et je répète, que ce ne pourrait être à la rigueur qu'une disposition, ou une modification anatomique, de siége encore inconnu. Mais, ce qui se transmet certainement dans la procréation, ce sont les dispositions anatomiques et physiologiques tenant au type spécifique par hérédité ou à l'état individuel par l'innéité; ce sont encore les prédispositions générales *acquises* ou de naissance, à quelque ordre de modifications qu'elles appartiennent. Aussi, dans l'espèce, ce n'est point ce qui est *consécutif* qui doit passer *sûrement* dans la génération, mais ce qui est primitif dans l'organisme : la construction, origine des maladies deutéropathiques, non ces maladies elles-mêmes. S'il en était autrement, si les générations successives par une sélection exceptionnelle établissaient des modifications de tissus chez les descendants, on devrait en constater dans le jeune âge, parmi les enfants des familles où le vice est héréditaire. Dans cette hypothèse, en effet, de la transmission de ces maladies myopiques acquises, on ne peut pas dire, comme dans la syphilis, par exemple, qu'il y a un germe, un virus qui infecte le spermatozoïde et qui peut transmettre le mal à l'état latent, ainsi d'ailleurs qu'on l'observe chez l'ascendant. Ici le mal est local et accidentel, sans liaison aucune avec le reste de l'économie. Le sujet ne transmet pas à sa progéniture, d'une façon gé-

nérale, l'acte morbide local qu'il subit au moment de la procréation.
A plus forte raison ne le transmettra-t-il pas quand il n'en portera
que le résultat pathologique depuis longtemps. Mais, aux yeux des
partisans de l'hérédité morbide, il serait possible que les traces du
mal, traces chroniques et indélébiles, qui deviendraient de véritables modificateurs organiques, soient transmissibles par l'hérédité.
Eh bien, ces cas admis, rien n'a encore apparu dans le jeune âge,
qui ait pu être considéré comme un signe d'une semblable influence.
Au moins on n'en a pas fait mention, car les imperfections congénitales qu'ont constatées Von Ammon, Stellwag de Carion et Jæger
sont le résultat de développements incomplets de la *protuberantia
scleralis,* des anomalies simples, de véritables hémitéries accidentelles, qui à la vérité peuvent être héréditaires, et favoriser quand
elles existent l'accroissement de la myopie, dans des conditions
données. Mais il n'y a pas, même dans les altérations si bien décrites par les auteurs allemands que j'ai cités, un affaissement local
des membranes, une diminution du calibre des vaisseaux, une faiblesse de résistance quelconque, qui puisse être considérée, sinon
comme un état pathologique, au moins comme une trace anatomique
héréditaire, résultat des modifications d'un point de l'organisme diminué dans sa vitalité par la répétition persistante, parmi les ancêtres, d'actes morbides semblables qui l'ont modifié dans sa structure
congénitale, à la suite des générations. En un mot, des altérations
de l'état anatomique primitif, analogues à celles qu'ont invoquées
Lamark, Gœthe, Geoffroy Saint-Hilaire, etc., pour établir la
théorie de la variabilité des espèces.

D'ailleurs, on rencontre assez fréquemment des cas où il est impossible, même dans les familles de campagne, de trouver les traces de sélections qui auraient présidé à la naissance de certaines
myopies fortes, progressant d'une façon continue, malgré l'absence
complète des circonstances adjuvantes admises comme créatrices
du vice. L'absence complète d'aïeux paternels ou maternels, ayant
la vue courte, est parfaitement avérée. Ces observations, évidemment, ne trouvent leur explication naturelle que dans l'innéité, ou
l'hérédité en retour.

Quoi qu'il en soit, il est évident que, *pour que l'influence des générations successives se fasse sentir dans la descendance,* il est néces-

Miard.   6

saire que pendant plusieurs générations la cause primordiale ait agi, et se soit répétée successivement pour produire un effet qui n'a qu'une action consécutive à la première, et qui ne peut continuer d'exister qu'à la condition d'une sélection qui, dans la société humaine, ne peut être que le fait du hasard. C'est ce qui me fait penser que le rôle de cette influence est fatalement accidentel et éphémère, loin d'avoir une participation considérable dans la propagation des vices dioptriques. Aussi, me permettrai-je d'insister encore ici sur cette vérité, que la myopie n'est pas un acte ou un ensemble d'actes morbides; ce n'est qu'un défaut de réfraction, mais une prédisposition à des maladies nombreuses quand son caractère congénital est exagéré, c'est-à-dire quand l'allongement du globe est trop considérable pour permettre aux fonctions oculaires de s'accomplir toutes dans des limites assez larges, pour satisfaire aux lois physiologiques qui sont la condition d'existence de l'œil à l'état de santé parfaite.

Mais, enfin, j'admets que les actes morbides successifs développés en un même point de l'organisme malgré les efforts de l'hérédité en retour, malgré la tendance fatale à la structure physiologique qui domine la génération, puissent agir par transmission morbide de maladies locales accidentelles, mais existant exceptionnellement chez plusieurs ascendants consécutifs. L'atrophie de la choroïde, membrane vasculaire, est le phénomène primordial qui se révèle à l'observateur, c'est là le point de départ du mal, ce sont les vaisseaux qui disparaissent et les parties fibreuses ensuite qui diminuent progressivement, mais qui persistent néanmoins. De toute évidence, si quelque chose doit se transmettre dans l'espèce, ce sera des enveloppes moins vasculaires, un système moins riche en capillaires et voilà tout, car des maladies en nature on n'en constate pas. Eh bien, je me demande si un pareil état de choses peut être une prédisposition à la choroïdite (Giraud-Teulon, Sichel, etc.), à la sclérotite (Jæger) ou à la scléro-choroïdite (Von Graefe); je ne le pense pas, le siége principal de l'inflammation, le vaisseau disparaissant en partie, ce n'est point, ce me semble, le molimen inflammatoire qui devrait être multiplié. Comme conséquence, surviendrait la faiblesse du segment postérieur. Son épaisseur et sa consistance diminueraient; sa vitalité serait moins grande et en rapport avec l'atténuation du système capillaire, qui à la rigueur pourrait parfaitement faire défaut au pourtour de la papille. Quoi qu'il en soit de ces prévisions de raison, on serait en présence de conditions exceptionnelles impuissantes à créer isolément la myopie, mais très-propres à favoriser les effets consécutifs, ectasiques et atrophiques, produits par l'allongement qui est la cause capitale des désordres de la myopie.

Les partisans de la prédisposition m'opposeront l'influence de conditions congénitales particulières innées sur les métamorphoses immédiates ou graduelles d'origine externe. Si c'est cette innéité mystique, qui n'est en réalité qu'une hypothèse, et qui est chargée, à elle seule, d'expliquer les modifications morphologiques ou autres que subissent seulement certains individus appartenant à un même groupe tandis que leurs semblables soumis aux mêmes influences ne se trouvent pas atteints de la même manière, je la repousse persuadé que dans cet ordre d'idées tout est à acquérir, et que l'invocation de l'innéité n'est là que pour remplacer des causes réelles inconnues. Mais, si par innéité on entend des dispositions spéciales premières innées et individuelles pouvant dans chaque cas être définies, j'accepte la chose et je dirai que dans ces cas, c'est l'allongement du globe. Ceci n'est que la loi du divers. C'est en réalité l'innéité spontanée ou médiate, et c'est ainsi que je comprends ce qu'ont affirmé certains auteurs à d'autres points de vue, qu'il n'est point de développement acquis qui, sous l'empire des mêmes conditions, ne soit transmissible, et encore, que les déviations ou anomalies du type spécifique atteignent généralement leur développement avant la naissance du produit, tandis que dans les déviations ou anomalies individuelles, très-peu de maladies sont manifestées à l'heure de la naissance de l'être. (Voy. Prosper Lucas, *Traité de l'hérédité naturelle dans les états de santé et de maladie.* Paris, 1847-1850.)

Quant à la prédisposition héréditaire proprement dite, son caractère n'est pas de se développer *invariablement* à des époques fixes et de se trouver dans l'impossibilité de se révéler ensuite, en supposant que les conditions favorables à l'épanouissement des affections qu'elle comporte aient marqué à l'âge d'élection. Si l'on m'objecte qu'il y a des familles qui ont des âges prévus pour leur développement, dans la croissance de la taille par exemple, qui se fait par secousses à la deuxième dentition, à la puberté, etc., que la myopie pourrait bien avoir ce caractère de ne naître que sous l'influence de la jeunesse (voy. Desmarres, p. 630, t. III, etc.), je répondrai que ce ne sera point alors une prédisposition morbide liée à l'organisme, puisqu'elle ne peut se produire que dans l'adolescence, mais bien un fait lié au mode de développement de croissance et par cela même un fait héréditaire physiologique. (Voy. p. 65 et précédentes.) Et, d'ailleurs, est-il dans les lois de la pathologie générale que deux maladies symétriques *locales*, ne relevant pas d'une diathèse comme l'herpétisme, soient sensiblement égales? Non. Or l'excès de réfraction est sensiblement le même dans les deux yeux dans le plus grand nombre des cas, l'inégalité est l'exception, et cette considération fait incliner vers l'origine anthropologique. Je suppose, en effet, M liée à la constitution, comme le pense M. Émile Javal; à la consistance du tissu fibreux général comme le dit M. Romain Noizet; acquise par les habitudes transmises, les goûts, les milieux, sorte d'hérédité de M. Bouchardat; favorisée même par cette innéité non précisée à laquelle on donne le nom de dispositions personnelles, etc.: la myopie se développera-t-elle également? Est-il dans l'essence des maladies locales de suivre une marche symétrique égale quand elles ne sont point l'expression d'une maladie générale? Elles ont des signes communs et distincts, mais qui ne leur sont pas proportionnels, et à plus forte raison ne produisent pas des lésions d'intensités semblables. Mais, si tout est caprice et imprévu dans les conséquences morbides, au contraire la physiologie héréditaire établit irréfragablement la loi de symétrie ou de correspondance. Entrevue par Newton, dans la parité des deux moitiés du corps, par Winslow dans les os pairs, etc., par Bichat qui la considérait comme le trait caractéristique de la forme qu'il nomma *animale de la vie* (*Recherches sur la vie et la mort*, art. 2, § 1 et 11.) dans un remarquable travail (Études sur les lois de la symétrie dans le règne animal et sur les théories du dédoublement organique: *Mémoires d'anatomie et de physiologie comparée*, 1844), Flourens l'a démontrée, et conclut que l'individu normal est double dans toutes ses parties, et résulte de la jonction de deux organismes semblables.

Art. IV.

De la fixité du type humain dépend la fixité relative du type myopique.

Donders admet aussi que le principe héréditaire accumule sur la postérité l'effet acquis des causes répétées à chaque génération. Il va plus loin et prétend que l'hérédité est d'autant plus à craindre que la modification transmise a pris davantage un caractère *type*. Il y aurait donc pour ce savant auteur une sorte de sélection qui aurait pour résultat de faire passer une disposition individuelle à l'état de caractère anthropologique. Si l'on admet ces idées émises sur le développement acquis des vices de réfraction, on sera contraint pour rester logique avec les faits de considérer l'ensemble des faciès sus-décrits (p. 72 et 73) comme le résultat de modifications du squelette liées aux mêmes causes. Or la conséquence inévitable d'un pareil ordre d'idées est d'engendrer comme conclusion fatale l'opinion de la variabilité certaine et facile de l'espèce. Ce qui est inacceptable après les travaux modernes. En vain m'opposerait-on les produits de la zootechnie. Il est évident que l'on ne pourra trouver dans les diverses espèces humaines rien qui puisse ressembler aux sélections dont sont l'objet les différentes sortes d'animaux capables d'engendrer une postérité eugénésique. Et d'ailleurs, il ne s'agit pas de dispositions physiologiques acquises, mais bien plutôt de maladies locales soumises à diverses influences originelles. Que l'enfant hérite des causes qui les ont produites chez le père, c'est la loi immuable de l'hérédité; mais, pour que des états morbides acquis laissent des traces considérables, ou même sensiblement appréciables dans les descendants, il faudrait au moins une sélection sévère que l'on ne peut rencontrer dans la société humaine. Dans le système de Darwin (1), ce sont les races vigoureuses qui restent, les faibles qui disparaissent, et, d'une façon générale la loi, étant une loi de création, est aussi une loi de progrès fatale qui a pour résultat d'en-

---

(1) Darwin, *De l'origine des espèces par sélection naturelle,* ou *Des lois de transformation des êtres organisés.* Paris, 1869.

gendrer des types nouveaux ayant nécessairement des caractères plus *vivaces* que les anciens. Les qualités remplacent les défauts et non ceux-ci les qualités, ce qui mènerait juste au résultat contraire. En admettant donc l'influence des générations successives dans la répartition de la myopie, il faudra admettre qu'elle n'est point dans l'essence de cette loi du développement nécessaire des êtres, et que son action ne pourrait être que très-limitée, malgré les effets de la civilisation qui tend à exagérer les résultats de cette sélection supposée. Darwin lui-même est obligé d'admettre que les transformations *dans le genre humain* ne sont vraiment sensibles et appréciables qu'après un grand nombre de siècles. Dans sa *struggle for life*, ce ne sont que des priviléges acquis ou des propriétés avantageuses qui font triompher les populations persistantes qui n'arrivent à former des espèces que sur les débris moins vigoureux des variétés leurs rivales. Donc, en supposant vraies et efficaces la *natural selection*, on doit reconnaître d'une façon générale que si des causes locales tendent à modifier pathologiquement ou à atrophier les caractères des races, néanmoins, la règle qui domine, c'est la loi de progrès, la force organisatrice des perfections, le triomphe des qualités sur les défauts. Tout écart à cette loi doit logiquement, dans l'esprit de cette théorie, porter avec lui le germe de sa destruction. La sélection ne produira qu'accidentellement le vice qui ne peut être viable dans la suite des générations parce qu'il porte en soi des causes d'infériorité absolues et relatives; il n'y a dans cette manière de voir que les *qualités* extrêmes et accentuées qui persistent, tout ce qui est intermédiaire et morbide à plus forte raison, marche à une extinction inévitable. Ainsi, même dans ces théories audacieuses quoique profondément philosophiques de MM. Darwin et Wallace, une variété myopique ne pourrait se créer logiquement qu'autant qu'elle n'engendrerait pas des accidents maladifs, et précisément c'est l'hérédité morbide qui, dans l'esprit des partisans de l'influence des générations successives, devrait assurer la création du type myopique. Ces conclusions doivent être repoussées avec d'autant plus d'énergie que l'on connaît davantage les altérations si graves qu'entraîne avec lui l'excès de réfraction.

Mais je n'étais point obligé de me placer sur le terrain le plus favorable que puissent occuper mes adversaires pour arriver à réfuter les idées de création de type myopique; car aujourd'hui l'immutabilité de l'espèce et la fixité des races humaines est un fait parfaitement établi aux yeux de la plupart des naturalistes. Chez les animaux et les végétaux on peut, en procédant systématiquement, en écartant pendant un grand nombre de générations le produit qui revient au type spécifique, faire triompher l'hérédité directe de l'état individuel sur l'hérédité de race; mais, ce n'est point ce qui se passe sous nos yeux, dans les nations les plus anciennes qui, laissées aux conditions naturelles, montrent le triomphe de l'hérédité du type qui se maintient et se perpétue malgré les plus grandes diversités apparentes. La fixité et la permanence sont des caractères ethnologiques essentiels; et, malgré les causes accidentelles les plus puissantes qui devraient rationnellement modifier leur effet, ce sont eux qui sortent toujours victorieux de la lutte. On sait, par exemple, que la taille après les guerres de la République et de l'Empire avait brusquement baissé en France; or, les statistiques de MM. Boudin (1) et Broca de 1831 à 1859, prouvent qu'elle s'est relevée d'une façon continue et rapide à partir de 1830. C'est que les caractères anthropologiques sont des faits permanents; et l'on peut dire qu'aujourd'hui encore, après bien des siècles, malgré les péripéties les plus nombreuses et les plus variées, les populations françaises tiennent respectivement leurs caractères distinctifs des *races gauloises* dont elles descendent.

Lamarck (*Philosophie zoologique*, tome I, p. 55), Étienne-Geoffroy Saint-Hilaire, Gœthe, etc., et Burdach lui-même (*Traité de physiologie*, t. IV, p. 405), se fondant sur la théorie et l'apparence, plus que sur la vérité des faits, ont pensé qu'il pouvait naître des espèces nouvelles; mais les contemporains n'ont point ratifié leurs croyances et aujourd'hui, on peut affirmer qu'ils considèrent généralement l'immutabilité de l'espèce comme un dogme scientifique. De nos jours, M. Broca pense que les modifications que l'homme peut subir par la suite des siècles sont relativement *très-légères* et n'ont aucun rapport *avec les différences typiques*. L'homme qui change de manière de

---

(1) Boudin, *Études sur le recrutement de l'armée.* (Annales d'hygiène publique, t. XLI, p. 263.) — *Traité de géographie et de statistique médicales*, Paris, 1857, t. II, p. 238-239.

vivre, de climat et de sol est victime des influences nouvelles qu'il en reçoit, si elles lui sont nuisibles ; et dans le cas contraire, se trouvant en harmonie avec les conditions ambiantes, il se perpétue sans altérations notables : « Cœlum, non corpus mutant qui transmare « currunt. » Ces opinions déjà exprimées énergiquement par Cuvier, Wiseman, etc., ont pour garants et l'histoire et l'observation anthropologique actuelle qui constatent l'antiquité des types humains. Eh bien, les liaisons existantes entre les vices de réfraction et la structure de la face et du crâne étant admises, que ce soit simple corrélation, ou le résultat de l'influence de la forme du squelette sur les parties molles, il faudrait pour asseoir sur des bases solides la création d'un type myopique, résultat de générations successives, rejeter la fixité des types humains et admettre leur flexibilité facile.

La loi générale dans le genre humain est donc la permanence du type spécifique, la loi du semblable qui perpétue *quand même* les *différentes espèces*, et même les différentes races, avec leurs traits caractéristiques. De ces diverses structures résultent pour les peuples des aptitudes spéciales qui déterminent le genre des vices de réfraction auxquels ils sont sujets. Ils ne s'en écartent, quand ils sont sans mélange et dans le même climat que leurs ancêtres, que par l'innéité spontanée, principe du divers, accessoire il est vrai, mais aussi physiologique et universel que celui du semblable dont je viens de parler. C'est à lui qu'est due cette infinité innombrable de traits particuliers qui caractérisent l'individualité. On a voulu, exagérant la portée des lois d'unité réelle, confondre plus ou moins l'innéité et l'hérédité naturelle. De même que l'avaient fait autrefois Brown et Louis (Comment se fait la transmission des maladies héréditaires, 1759, p. 23), pour l'hérédité morbide, de même que le fait Hurtrel d'Arboval (*Dict. de médecine et d'hygiène vétérin.*, tome III, p. 57), niant jusqu'à la transmission des maladies générales, il y eut des hommes considérables dans la science qui répudièrent même l'innéité physiologique (Bonnet, Wollaston, etc.), se fondant sur ce que tous les caractères du type individuel, comme propre à l'espèce, peuvent ordinairement se réduire en elle. Cette doctrine ne soumettant la procréation qu'à la loi du semblable, qui se montre d'une façon si manifeste dans la suite des siècles, n'a reconnu dans la reproduction que l'action de l'hérédité. Ces opinions exclusives sont justifiées par les monuments des Égyptiens qui représentent exactement les types actuels; par ces tribus (Broca) de Kabyles blonds, que deux mille ans de séjour en Afrique n'ont pu faire changer de couleur, etc., la puissance extraordinaire que montre l'influence héréditaire dans l'hybridité, sous la *forme du retour au type* primitif.

Cette théorie exagérée du semblable a soutenu et soutient encore, que la diversité n'existe pas et que, lorsqu'elle n'est pas le fruit d'union clandestine, elle n'est que le retour à l'image et à l'esprit des ancêtres. En un mot, elle reste l'effigie physique ou morale des auteurs immédiats ou médiats de la génération, c'est-à-dire l'hérédité elle-même. Mais malgré ces efforts et ce qu'il y a de profondément vrai dans ces opinions, il est, à n'en pas douter, une loi du divers secondaire sans nul doute, que l'on peut et que l'on doit restreindre beaucoup dans le rôle qu'on lui a fait jouer, mais dont l'existence est incontestable. Toutes les objections faites contre son indépendance sont venues se briser devant les faits, obstacles invincibles que n'ont pu éluder tous ceux qui ont rejeté dogmatiquement son existence. Non capable de modifier le type spécifique, n'étant qu'un caractère de la procréation elle-même, elle peut exister sans rappel de types éloignés des ancêtres. Elle est l'expression régulière, normale, ordinaire du type individuel et cela sans qu'aucune perturbation morbide en soit l'origine. Ce n'est point la loi principale, mais elle règle aussi la procréation dans ses formes, offrant dans la race la permanence, et dans l'individu la spontanéité. L'innéité est la loi d'invention, l'origine des diversités; c'est la liberté de la vie, l'imagination, l'originalité dans la succession des êtres émanant du même type spécifique. Au-dessus d'elle est l'hérédité, la loi d'imitation, le principe du semblable, qui est la répétition, la mémoire de la vie dans la génération. Cette loi a paru tellement puissante à certains naturalistes éminents qu'ils n'ont voulu voir que la reproduction du type spécifique, regardant comme erronée la transmission du type individuel presque toujours réductible à l'espèce. Mais, quoi qu'on fasse, un type individuel donné ne peut pas toujours se fondre, se résoudre au type spécifique général de l'espèce, tels sont ceux qui présentent ce que nos aïeux appelaient les prodiges, et que Geoffroy de Saint-Hilaire a divisés en monstruosités proprement dites non héréditaires et anomalies simples ou hémitéries transmissibles dans la génération. Quoi qu'il en soit, malgré leur incompatibilité apparente, à côté de la loi immuable d'imitation dans la race, marche de pair le principe du divers, et c'est de l'harmonie de leur concours que résultent les caractères des individus dans l'espèce.

Ces considérations anthropologiques diverses trouvent leur application directe dans l'interprétation des vices de réfraction. J'ai dit déjà ce que je pensais de leur symétrie, fait qui concorde si bien avec les lois de correspondance ; mais toutes ces asymétries oculaires des méridiens, ces asymétropies, comment les considérera-t-on? Affirmera-t-on aussi qu'elles sont le résultat de la sélection ? Une telle opinion serait inacceptable; car, cet état est trop rare et les liens matrimoniaux successifs entre asymétriques ou asymétropes de même genre ne peuvent être qu'une hypothèse. Dira-t-on qu'elles sont acquises ? Mais alors on ira à l'encontre de la vérité des faits ; car l'observation la plus superficielle apprend que ces vices sont congéniaux que dans la plus tendre enfance le jeune sujet en a été gêné dans son acuité. D'ailleurs, dans la différence de foyers des deux yeux le strabisme confirmé ou latent est un symptôme habituel. Quand par extrême exception les signes auxquels je viens de faire allusion manquent, et que cet état est révélé d'une façon brusque à celui qui en est porteur à son insu, une bonne analyse des faits montre que l'un des deux yeux, quoique servant à élargir le champ visuel, depuis longtemps ne prend point part aux occupations nécessitant la vision nette binoculaire de près; il y a asthénopie et déviations secondaires ; car l'une des deux rétines est anesthésiée et ce n'est qu'un exercice plus ou moins prolongé qui peut lui rendre sa sensibilité physiologique. Il y avait donc, et depuis des années, un œil condamné à l'indifférence. Cette opinion d'assymétropie acquise étant inacceptable quand il n'y a pas de lésions pathologiques concomitantes, l'innéité spontanée si fréquente en produits divers et qui est le propre des oscillations physiologiques de la procréation peut seule l'expliquer (Voy. p. 78 et suiv.), jointe à l'hérédité directe immédiate, dont les modes incontestables sont l'élection, le mélange et la combinaison.

Quant à connaître, ainsi qu'ont cherché à le découvrir certains observateurs, comment se fait, d'une façon générale, la transmission des différents vices de réfraction, à savoir si l'aîné y est plus sujet que le cadet, si la fille y est plus exposée que le garçon; ne sont-ce point là des questions puériles? Ici, comme toujours, l'influence est soumise aux règles générales que l'on ne peut déterminer dans les cas donnés : c'est la proportion relative des représentations du père et de la mère, ou la prépondérance en quantité ou en qualité de l'un des deux facteurs sur la nature de la constitution oculaire du produit.

CHAPITRE IX

CONCLUSIONS GÉNÉRALES SUR L'ORIGINE DE LA MYOPIE ET DES AUTRES DÉFAUTS DE RÉFRACTION NATURE ; DE LA MYOPIE ; ÉTAT DE L'ŒIL MYOPE.

En résumé, la transmission de caractères normaux, particulièrement du squelette, faisant partie essentielle de la constitution de la race, *et celle de modifications légères*, insignifiantes, qui ont pu survenir (peut-être?) dans ces dispositions organiques à la faveur des influences diverses des milieux, forment à mon avis l'essence héréditaire des vices de réfraction. Et ce qui en règle la persistance, c'est la loi d'imitation, du semblable, la loi d'hérédité qui reste triomphante au milieu de tous les caprices, les variations infinies que comporte la loi du divers qui préside à l'innéité.

Deux sortes de caractères principaux sont pour moi la *condition d'existence* de la myopie dans les *différentes nations*, ce sont :

1º « Les caractères de race qui perpétuent le type spécifique; »

2" « Ses écarts qui constituent avec lui le type individuel. »

Je place bien loin après eux comme rang d'importance certaines dispositions accidentelles ou acquises, de famille ou d'individu, qui relèvent elles-mêmes en grande partie au moins de leur influence primordiale. C'est ainsi que je considère :

3º L'hérédité immédiate, ou l'action des générations successives, *incapables* de former un type myopique, mais pouvant accidentellement, dans certaines familles fort rares, influencer la naissance des vices de réfraction les plus considérables.

4º Les circonstances que l'on a admises comme causes habituelles, que je regarde comme étant d'ordinaire simplement aggravantes, et qui cependant, dans quelques cas exceptionnels, peuvent engendrer véritablement la myopie; mais cette catégorie de défauts dioptriques forme pour moi une classe à part qui appartient à la symptomatologie de maladies diverses.

En un mot, la persistance du type tient sous sa domination le genre, la qualité, la nature de la généralité des vices de réfraction symétriques, tandis que l'innéité explique les irrégularités et les anomalies. Aussi suis-je persuadé que les Chinois, les Egyptiens, les Kabyles, etc., et tous les peuples que leurs structures anthropologiques vouent à l'hypéropie naturelle, pourraient arriver à dépasser la civilisation de l'Europe occidentale sans souffrir à un degré aussi élevé que les Allemands, les Français, etc., les inconvénients de l'excès de réfraction.

Le *transformisme* entrevu avant Lamarck et affirmé par cet auteur fut singulièrement exagéré dès son apparition. Ce fut au point que la plupart des preuves invoquées pour témoigner de son existence tournèrent contre lui, en donnant amplement prise à la critique la moins sévère, et de tous les exemples, les plus facilement réfutés furent ceux qui invoquaient des *habitudes* et en général l'empire des circonstances. Il fut aisé aux ennemis du principe de Lamarck de démontrer que les modifications qu'un animal peut apporter à son type spécifique par l'influence des habitudes sont inappréciables. Du reste, il est douteux, pour beaucoup d'esprits sérieux, que des altérations qui ont surgi durant l'existence soient héréditaires, alors même qu'elles se grefferaient sur un caractère du type individuel qu'elles ne feraient qu'exagérer.

Ce qu'on peut affirmer par l'observation des faits, c'est que les limites d'une pareille hérédité sont très-restreintes, en supposant qu'elle existe. Aussi est-ce en invoquant uniquement l'influence du *milieu*, qu'Etienne Geoffroy de Saint-Hilaire chercha à justifier sa théorie des transformations successives. Mais les périodes actuelles tendent à prouver à tous les égards la fixité des espèces; et, les observations scientifiques, qui remontent à quelques milliers d'années, ne déposent aucun fait matériel péremptoire qui puisse l'infirmer complétement. Dans ces conditions, Etienne Geoffroy de Saint-

Hilaire, malgré les nombreuses raisons qui plaidaient en faveur de son système, ne put le faire triompher du génie de Cuvier. C'est que le transformisme tel que l'ont conçu Lamarck, Geoffroy Saint-Hilaire et Darwin lui-même, est le fruit des exagérations nées de nombreux faits contradictoires au principe de la permanence des espèces.

Le transformisme polygénique ou oligogénique tel que M. Broca le comprend, trouve dans la flore, la faune, la paléontologie et la logique des faits, des motifs trop puissants pour que je m'élève contre cette théorie; mais je le répète, il n'existe pas de preuves directes; ce qui par conséquent tend à établir la fixité des types, rejetée philosophiquement par induction, c'est que les modifications des caractères des races ne sont évidemment que très-légères, insaisissables même pendant la période de temps que peuvent investir des recherches positives.

Si donc la permanence apparaît peu probable, elle reste apparente assez pour prouver l'extrême lenteur des changements engendrés par le transformisme. A ce point que les lois générales, aussi bien que l'examen direct des faits s'accordent pour condamner la création, de toute pièce, d'un type myopique, transmissible ensuite par hérédité de famille.

Il en est de même pour les autres vices de réfraction : l'hypéropie et l'astygmatisme.

Les considérations dont je ferai suivre ces vues étiologiques, corroboreront les quelques conclusions que je peux déjà tirer de ce qui précède.

Je considère la myopie comme un vice de construction mathématique, c'est le caractère qu'offre un œil de ne pouvoir, alors qu'il reçoit des rayons parallèles, recueillir sur sa rétine l'image de l'objet dont ils émanent. Cet état est ordinairement primitif, et non le résultat d'une distension morbide qui le créerait de toute pièce; celle-ci ne fait, lorsqu'elle survient, qu'aggraver l'état optique et engendrer de nombreux actes pathologiques consécutifs. *La véritable myopie, celle qui existe ordinairement, est due à un allongement absolu du globe. Cette élongation est d'habitude congénitale et physiologique.* Dans les cas où on peut la croire acquise ou accidentelle, on doit la considérer comme le résultat d'affections diverses nombreuses : staphylômes pellucides, hydrophthalmies, kérato-globus, cornéites, scléro-choroïdites avec ectasie atrophique consécutive, tumeurs de l'orbite, congestion choroïdienne, etc. La myopie peut aussi être la conséquence d'un autre ordre de faits, tels que la luxation du cristallin en avant, la déchirure de la zone de Zinn, etc.; mais, ce ne sont pas ces cas rares et exceptionnels sur lesquels j'ai désiré attirer l'attention. Ils m'ont seulement servi à m'éclairer sur le mécanisme des désordres acquis dans le vice de réfraction ordinaire.

Il est encore une catégorie d'élongation du globe fort rare et mal étudiée jusqu'ici : c'est celle qui est le résultat d'une *atrophie simple* (voir 2ᵉ partie, chap. XII, art. 2) que l'on rencontre ordinairement *chez le vieillard.*

Lorsque l'allongement congénital existe, c'est la choroïde qui est presque toujours la première affectée. Elle ouvre la marche des lésions successives qui amènent la distension des enveloppes et la progression du vice. Il y a alors, dans ces cas ordinaires, surajoutée à l'état primitif, une *choroïdite ectasique* créant une augmentation de diamètre antéro-postérieur. Elle est *l'origine de l'exagération de la myopie.* Ici, dans quelques cas tout à fait exceptionnels, le vice est complétement acquis. Le phénomène initial est l'altération choroïdienne. Celle-ci est le résultat de la sénilité, c'est une atrophie par défaut de nutrition active, engendrant l'ectasie postérieure et partant l'excès de réfraction. Mais, je le répète de nouveau, la rareté de ces faits est extrême ; le plus souvent, l'atrophie est simple et n'amène pas la myopie. L'intérêt le plus grand que je trouve dans ces observations, c'est le jour éclatant qu'elles jettent sur l'origine du staphylôme (voir 2ᵉ partie, chap. XIII, art. 2).

La myopie est mathématiquement constituée par le fait d'un axe optique, tel que le foyer des rayons qui viennent de l'infini tombe en avant de la rétine, *quelque minime que soit la distance qui le sépare de la membrane sentante,* l'appareil accommodateur étant en repos.

La trop grande longueur de l'axe visuel se mesure alors par la lentille dispersive qu'exige l'excès de réfraction. Aussi, dans le langage, *exagération* de *réfraction et allongement de l'œil peuvent être synonymes;* car ces deux états se commandent l'un l'autre, et sont ordinairement proportionnels. Dans le *vice type*, cette condition d'élongation existe d'une façon congénitale, et s'accroît avec le développement de l'organe, jusqu'à la terminaison de la croissance, à moins que l'on n'admette hypothétiquement qu'après la naissance il se développe en entier, en raison de certaines dispositions physiologiques. Quoi qu'il en soit de l'interprétation du fait, cette marche de la myopie expliquera l'état latent, jusqu'à un certain âge, et sa progression rapide de 15 à 20 ans.

J'appelle *myopie mathématique, simple,* ou proprement dite, celle qui ne se manifeste pas par des symptômes appréciables, et qui ne nuit pas à la vue comme celle qui exige le secours des verres ; *c'est un vice léger*, un défaut minime de juste mesure, très-bien appelé *myopie latente.*

On a prétendu que le myope voyait les objets plus petits. La position du point nodal répond péremptoirement à cette assertion, non en rapport avec les faits. Quant à la rareté relative des éléments rétiniens que l'on a invoquée à cette occasion, elle est purement théorique, et ne peut se justifier sérieusement que dans l'œil atteint de distension de ses enveloppes, par suite de phénomènes morbides. Aussi, quand on rencontre exceptionnellement une amblyopie sensible dans les cas d'excès de réfraction, sans que des signes objectifs évidents les expliquent, doit-on toujours soupçonner les congestions passives qui sont très-fréquentes chez les jeunes sujets, et dont, contrairement à l'assertion des classiques, le symptôme le plus constant est l'anesthésie relative de l'écran rétinien.

Quant aux *maladies myopiques*, ce sont les différents groupes d'actes morbides qui sont le résultat du vice, qui ne le constituent pas primitivement à l'état de prédisposition, mais l'aggravent en augmentant la profondeur du globe oculaire par des circonstances accessoires, suites mécaniques ou morbides de l'état primitif.

Je repousse comme douteuses et non justifiées par les faits toutes *les dispositions à la choroïdite*, c'est-à-dire des qualités inconnues de tissu qui pourraient, se localisant dans l'œil seulement, engendrer des accidents qui produisent la myopie. En fait de prédisposition, je reconnais le fait d'allongement qui est le caractère primitif anatomique du vice ; et, si cet état était lui-même *in potentiam*, il ne produirait rien de fâcheux chez celui qui le posséderait de la sorte, mais il le mettrait dans le cas de le transmettre effectivement, par hérédité en retour, à sa postérité.

Jæger et quelques autres ont rattaché le staphylôme à une lésion de naissance qui augmente avec l'âge. Considérée d'une façon générale, il y a une vérité et une erreur dans cette manière de voir. Il est faux que l'état primordial, invoqué par ces auteurs, et qui peut en réalité servir quelquefois de point de départ au développement staphylomateux, se présente aussi fréquemment qu'ils l'affirment. L'œil myope est ordinairement sain à l'état congénital, et, de toute évidence, une altération nulle ne peut augmenter avec l'âge. L'assertion que je viens de rapporter répond cependant à une vérité d'observation. En effet, il y a réellement, d'une façon générale, un *élément originel* dans le globe atteint de myopie et dans lequel se révèlent les accidents qui l'accompagnent : c'est l'*élongation antéro-postérieure ou l'exagération uniforme de tous les diamètres*, et ces dispositions congénitales engendrent le staphyôlme, qui, en effet, se développe en augmentant avec l'âge.

Cependant, si l'on considère ces arrêts de développement de la *protuberantia scleralis* d'Ammon, ou encore ce simple *fait d'hémitérie, par lequel le foramen choroïdien ne coïncide point exactement avec l'ouverture sclérale*, on est autorisé à affirmer que le staphylôme n'est point une maladie. Dans ce cas, en effet, la tache nacrée congénitale que forme la partie de la sclérotique qui n'est point doublée par la membrane vasculaire, s'étend en surface d'une façon physiologique par l'accroissement naturel de l'individu. Mais dans ces cas on n'a point affaire au staphylôme ordinaire de la myopie, et si la structure allongée du globe n'existe point dans ce fait particulier, l'œil demeure sain et l'état de la réfraction paraît généralement rester stationnaire. Les observations de E. Jæger et de Horner, sur les enfants en bas âge, prouvent péremptoirement l'existence de cette sorte d'altération primitive ; mais sa rareté démontre également que là n'est point l'origine de la généralité des croissants staphylomateux.

La *myopie apparente, ou dynamique*, est un fait dont on a exagéré considérablement la fréquence et qui se rencontre plutôt chez l'hypérope ou l'emmétrope que chez le myope. D'ailleurs, chez celui-ci les faits démontrent qu'on a peu à redouter ses effets à l'égard des modifications qu'elle pourrait entraîner dans l'état statique par les efforts accommodateurs (V. p. 114, 115, 117 et suiv.). L'excès de convergence seul reste en cause.

Quant aux dénominations de *myopie stationnaire, périodiquement ou temporairement progressive*, et *absolument progressive* que quelques auteurs emploient avec un certain mysticisme, comme autant de myopies différentes, je les répudie, et je pense qu'il n'y a qu'une sorte de myopie type, qu'elle existe comme telle dès que l'allongement de l'œil est appréciable ; mais cette élongation étant plus ou moins grande, les accidents qu'elle entraîne empruntent à ces dimensions leurs caractères différents.

M sera *stationnaire* lorsque la longueur de l'axe optique permettra à l'œil l'état de santé, et par cela même de profiter des amendements que comporte l'âge par le fait d'hypéropie acquise au trentième, et du rétrécissement pupillaire physiologique qui diminue le nombre des points caustiques.

M sera *périodiquement progressive*, lorsque l'élongation entraînera la progression à la puberté, et que les circonstances postérieures venant de l'action de convergence, ou d'une maladie du tissu, favorisera une progression nouvelle ; et je considère comme étant dans ce cas la paralysie accommodative qui accompagne le développement de la presbytie chez le myope.

M sera *constamment* ou *absolument progressive* quand le diamètre antéro-postérieur primitif sera considérable, ou que la progression de l'adolescence l'aura par trop augmenté.

Si *de 18 à 22 ans* le degré de la myopie présente une *progression rapide*, c'est qu'à cet âge correspond la dernière phase de la période de croissance, par conséquent le maximum physiologique de l'élon

Miard. 7

gation naturelle; et, si le défaut de réfraction est assez considérable, il est logique qu'à cette époque, l'atrophie des membranes s'ajoute au vice primitif et l'augmente par l'ectasie consécutive. L'observation démontre en outre que dans les cas où il y a à peine une trace de *M* dans l'enfance, elle se développe fatalement avec les années, et que les plus grands soins ne peuvent jamais en arrêter la marche. Cette opinion est aussi celle de Donders, et je m'étonne que cet auteur ait invoqué l'ascension rapide du vice à partir de 12 ans, comme un argument plaidant contre l'état congénital, dans les cas où il considérait la myopie comme héréditaire. Aussi sans décider la question a-t-il de la tendance à croire que, dans les premières années M peut manquer complétement. En admettant, au contraire, que la longueur antéro-postérieure du globe est primitive, les difficultés de l'interprétation de la marche du vice s'évanouissent, et laissent la place à des explications naturelles physiologiques jusqu'à la première progression morbide qui rationnellement doit correspondre avec le maximum d'élongation de croissance. Aussi, loin de penser comme l'illustre Hollandais que les hauts degrés de myopie semblent ne jamais être congénitaux, je crois précisément que c'est dans cette catégorie de vice que l'on pourrait le moins contester le défaut de naissance.

Quoique les auteurs n'aient jamais essayé d'établir de délimitation entre les divers degrés de myopie, quelques-uns d'entre eux semblent néanmoins croire que les myopies élevées sont celles qui sont le moins souvent congénitales, soit parce que la nature ne pourrait faire si fréquemment des écarts considérables qui éloignent l'œil de sa juste mesure, soit encore et surtout parce que les lésions des membranes profondes paraissent donner de ces cas une explication rationnelle et complète. Dans les myopies à distance ou moyennes, au contraire, le faible degré d'élongation d'une part, et l'absence totale d'altérations ectatiques de l'autre, portent naturellement à croire à l'état congénital. Mais cette différence, que l'on peut soupçonner, existe-t-elle? Je ne le crois pas, car la fréquence des myopies, avec ou sans strabisme interne (*loc. cit.*, chap. IV, art. 5), etc., dépourvues de staphylôme, démontre que ce défaut peut exister sans être consécutif à des lésions du segment postérieur.

Il se passe, à l'égard de la classe intéressante des jeunes myopes, exactement ce que j'ai signalé relativement aux couches inférieures de la société, p. 61 et 62. On n'est prévenu de leur état que le jour où leurs myopies ont cessé d'être mathématiques simples ou physiologiques. Ce qui explique suffisamment le manque de renseignements exacts sur les débuts de leur vice de réfraction.

Aux conclusions précédentes j'ajouterai que *la myopie véritable est indépendante de l'usage des yeux* et qu'elle doit être *aussi fréquente dans les basses que dans les hautes régions de la société;* résultat auquel, d'ailleurs, Stellwag de Carion et Jæger étaient arrivés, dans leurs études sur le défaut myopique congénital.

Ce qui précède m'autorise à appeler *normale* ou *ordinaire* la myopie congénitale sans lésion de tissu. C'est aussi à cet état que l'on devrait réserver le nom de *myopie type*. On pourrait plus logiquement encore, à mon sens, la désigner sous le nom de *myopie anatomique simple ou régulière*, lui conservant la dénomination de *physiologique*, tant que des actes morbides consécutifs ne sont point intervenus pour aggraver les inconvénients de l'excès de réfraction. *Cette myopie est primitive essentielle;* les mots hypométropie et brachymétropie lui sont strictement applicables. *Ce n'est point une maladie, mais l'occasion fréquente de maladies multiples.*

Quant aux excès de réfringence, qui sont la suite de lésions congénitales ou d'actes morbides, ils ne peuvent recevoir une dénomination plus exacte que celle qui indique leur provenance, c'est-à-dire celle de *myopie symptomatique, deutéropathique ou anomale. Dans la plupart des cas acquis, la myopie n'est en effet qu'un symptôme, et je dirai plus, un symptôme secondaire.*

Relativement aux *myopies* véritablement *acquises*, je dirai que *c'est la chose la plus rare que de les rencontrer symétriques* exactement. Elles sont presque toujours ou *monolatérales*, ou de degrés différents dans les deux yeux (V. 2me partie, chap. XII, art. 1 et 2). Il en est de même des hypermyopies (*loc. cit.*) qui ont subi la progression. Voilà pourquoi certains auteurs ont cru devoir rapporter presque exclusivement les asthénopies, si fréquentes chez myope à l'*état asymétropique* de leurs yeux.

Cette règle générale d'asymétropie dans les cas acquis est également vrai pour les états de faiblesse de réfraction congénitaux; mais les écarts entre les deux yeux sont alors, généralement, infiniment moindres.

La *plésiopie* congénitale ou accidentelle de Jæger et autres est un mot qui ne répond que très-rarement aux conditions statiques.

Enfin, d'après ce que je dis sur les positions réciproques du cristallin et de la cornée dans le globe myope, il résulte pour moi qu'une des causes de cet état est moins l'innéité que l'inertie accommodative à laquelle vient se joindre plus tard une tension plus considérable, conséquence inévitable des troubles vasculaires qui favorisent peut-être encore l'augmentation de la largeur pupillaire. Par ces considérations diverses, je suis porté à penser que si l'on doit un jour constater l'*existence de la chambre postérieure*, au moins exceptionnellement, comme je le crois encore possible, malgré les assertions d'Helmholtz et les beaux travaux de M. Von Recken, c'est dans l'œil atteint de myopie qu'il faudra la chercher, car c'est là qu'elle doit être la plus considérable possible, si elle existe. L'examen à l'aide de la lumière bleue ou violette pourra renseigner directement à cet égard, vu la fluorescence cristallinienne.

Cette question, en effet, est loin d'être vidée, et depuis Petit, qui le premier a soutenu son existence, la chambre postérieure a trouvé de nombreux défenseurs. Budge et Coccius, le plus récemment, ont cherché à établir sa réalité et ont affirmé en même temps qu'elle présentait des dimensions diverses chez les différents sujets, et que les procès ciliaires ne touchent ni l'iris, ni la sclérotique, ni le cristallin, même au maximum de contraction accommodative. Dans ces conditions, ils proémineraient librement dans l'humeur aqueuse anté-cristallinienne.

Je ne puis avoir la prétention de tirer de cet exposé des déductions absolues. Il n'y en a pas en pathologie, et même en physiologie, vu ses nombreuses insuffisances.

Aussi je considère que par certains faits musculaires réellement morbides, les sclérotites fœtales et autres, les arrêts de développement, les ruptures de la zone de Zinn, etc., etc., la myopie peut parfois être acquise (V. p. 52 et suiv.). Mon but a été de chercher la loi de son existence ordinaire type et de ses maladies habituelles.

Si je me suis étendu beaucoup sur l'étiologie de la myopie, c'est que j'ai pensé que, outre ce qu'en réclamait le développement des idées fondamentales de ce travail, mes efforts dans ce sens pourraient être utiles; car je n'ai trouvé nulle part l'exposé complet de l'historique de la myopie, ni surtout la critique rationnelle et clinique des opinions émises. Tout à cet égard ayant été également admis sans discussion et repoussé de même, jamais on n'a considéré l'étiologie de M au point de vue de l'hérédité, en général, et des lois de l'innéité. Les savants oculistes qui se sont surtout occupés de ces questions n'y ont pas apporté les considérations encyclopédiques sans lesquelles les esprits les plus sûrs d'eux-mêmes ne peuvent conserver ni leur symétrie ni leur équilibre. Je considère tout ce qui a été dit jusqu'à présent sur l'origine myopique comme erroné ou incomplet. Quant aux différentes hypothèses émises, c'est toujours seulement par les faits myopiques les plus prochains que l'on a cherché à les étayer, négligeant ainsi une grande partie des éléments de la question.

Les conditions du problème n'ayant jamais été toutes prises en considération, il est resté jusqu'à ce jour indéterminé et passible de diverses solutions : bonnes, abstraction faite de tels ou tels faits; mauvaises, quand une conquête nouvelle venait à surgir ou que l'attention se portait vers certaines conditions connues dans la science, mais négligées par l'auteur.

DEUXIÈME PARTIE

L'ACCOMMODATION DANS LES DIVERS ÉTATS AMÉTROPIQUES, LEURS MALADIES ORGANIQUES ET FONCTIONNELLES.

CHAPITRE PREMIER

L'ŒIL EST UNE LENTILLE VIVANTE. — FONCTIONS DU SAC IRIO-CHOROIDIEN

Art. I.

L'enveloppe la plus vasculaire du globe, destinée à nourrir ses milieux dioptriques, est aussi la plus active dans la production de la réfraction dynamique.

Les fonctions principales de l'œil ont pour but la vision binoculaire. Celle ci, à l'état de veille, par les contractions qu'elle engendre dans les muscles extrinsèques et intérieurs au bulbe oculaire, entretient dans cet organe, d'une façon incessante, des mouvements internes et externes associés ou combinés. Le fonctionnement du globe et la vie de ses tissus doivent y être intimement liés.

C'est surtout sur les mouvements accommodateurs que je désire ici attirer l'attention.

Déjà, pages 6 et 7, j'ai résumé brièvement le mécanisme accommodateur, tel que l'observation ophthalmométrique directe l'a révélé récemment à M. Coccius, de Leipzig, et j'ai pu tirer de cet exposé la conclusion que *l'intensité accommodatrice pourrait être mesurée par le degré de traction de la choroïde*, c'est-à-dire par le déplacement en avant des procès ciliaires. Cette théorie récente, qui a bien des chances pour être la vraie, élimine toute action irienne et fait jouer à la choroïde, membrane dont les signes objectifs révèlent en premier lieu la myopie, un rôle à peu près exclusif dans l'accommodation.

En outre le gonflement des procès paraît être la confirmation partielle des observations de M. Rouget, de Montpellier, sur l'influence vasculaire dans l'acte accommodatif. (V. p. 108.)

En procédant à ses recherches sur des sujets qui avaient été soumis à l'iridectomie, Coccius est arrivé aux résultats suivants :

1° Pour l'accommodation de près : *les procès ciliaires s'avancent et se gonflent.* L'espace zonulaire, intercalé entre le cristallin et les procès ciliaires, s'*élargit* en même temps que le bord de la lentille cristallinienne s'épaissit et s'écarte de la périphérie vers le centre.

2° Lors de l'adaptation pour une distance éloignée : *les procès ciliaires reculent,* l'espace zonulaire se rapetisse, et le bord du cristallin s'amincit.

Quoi qu'il en soit, toutes les opinions se réunissent pour attribuer au sac irio-choroïdien l'action principale dans l'adaptation de l'œil aux distances.

Brucke, qui a découvert avec Bowman la partie radiaire du muscle accommodateur, a admis qu'elle tend autour du corps vitré la triple enveloppe composée de la choroïde, de la rétine et de la membrane hyaloïde, qui sont intimement unies au niveau de l'ora serrata.

Helmholtz pense qu'au repos, et dans l'accommodation des objets éloignés, le cristallin est maintenu dans un état d'aplatissement relatif par la tension de la zone de Zinn, conséquence de la pression de l'humeur vitrée. L'intervention de l'action ciliaire a pour but de diminuer cette tension, et par suite de permettre aux bords de la lentille de se rapprocher de l'axe, de manière que son épaisseur augmente et que les faces deviennent plus convexes. Helmholtz admet en outre que l'*appareil accommodateur* est, par ses fibres les plus longues, un véritable *tenseur de la choroïde,* et que ses contractions rapprochent la terminaison de cette membrane *élastique* des couches fibreuses de Descemet.

Ainsi portés en avant, les procès ciliaires, en raison de leurs rapports avec la zonule, la déplacent dans le même sens, et relâchent, par conséquent, les fibres du ligament suspenseur. En même temps l'action irienne se produit, ainsi que l'a décrite Cramer.

Le professeur Donders a accepté successivement les opinions de Cramer, considérant alors le muscle ciliaire comme simple auxiliaire de l'iris ; puis celles d'Helmholtz.

Quant à Henri Müller, ses recherches anatomiques, qui s'accordent avec celles de Rouget, datant de la même époque, l'ont porté à attribuer au muscle ciliaire et à la membrane choroïdienne un rôle plus compliqué. Outre le relâchement de la zonule, cet auteur admet une première action directe sur les bords du cristallin et une par l'intermédiaire de l'iris attiré en arrière par ses parties périphériques. Enfin, il voit dans l'action des fibres musculaires longitudinales les plus externes, un moyen de *compression du corps vitré par l'enveloppe choroïdienne*, destiné à empêcher le recul de la face postérieure cristallinienne, et à lui conserver sa forme.

Ainsi, dans la théorie d'Henri Müller, la choroïde se trouve revêtue d'un rôle *actif* qu'elle doit remplir nécessairement dans tous les points de son étendue. D'autre part, que l'on considère l'union intime de la lame élastique aux procès ciliaires, au niveau de l'ora serrata, ainsi que MM. Henri Müller et Bruch l'ont démontrée, la façon dont la choroïde se trouve attachée au voisinage du nerf optique, où elle est solidement fixée par un anneau, décrit par H. Müller et composé essentiellement de cette même membrane vitrée et de la chorio-capillaire; on pourra alors comparer exactement *l'enveloppe choroïdienne* à un *muscle dont le ventre correspond aux procès ciliaires, la tête au canal de Fontana et la queue à l'anneau péripapillaire intimement lié à la lame criblée par des émanations fibrillaires fines.*

Cette façon de considérer l'action de la membrane choroïdienne, d'une manière générale, est d'autant plus sérieuse et philosophique, à mon sens, qu'Henri Müller a découvert, outre les cellules ganglionnaires de la choroïde, des fibres musculaires éparses dont Kœlliker a confirmé l'existence par ses préparations anatomiques. De plus, si à la nécropsie on fait une coupe des membranes de l'œil dans leur ensemble, on voit la choroïde se rétracter, laissant à nu les bords de la section. Ce fait prouve, de toute évidence, que cette membrane vasculaire peut se déplacer, et que de plus elle subissait auparavant une certaine tension. Quoi de plus naturel, dès lors, de penser que pendant la vie le *tonus vascularis* et l'action des fibrilles musculaires maintiennent, de concert avec le tissu cellulo-élastique, une tension permanente dans la trame choroïdienne. Elle s'accroîtra d'une façon intermittente à chaque contraction ciliaire pour s'opposer à la pression de répercussion engendrée par la contraction du *tensor choroïdæ* et du *musculus cramptonius* qui agissent en comprimant la partie antérieure du corps vitré.

Coccius, en effet, a constaté objectivement le gonflement des procès ciliaires pendant l'adaptation de près, phénomène qui ne peut se produire sans compression directe de l'humeur hyaline la plus antérieurement placée. A cette action sur ce liquide incompressible correspond, lors du retour de l'œil au repos, à la suite d'une accommodation forte, un mouvement relativement lent du cristallin qui récupère sa forme première. Si la lentille cristallinienne était, comme le veut Helmholtz, tendue dans l'état statique, ce changement se ferait d'une manière brusque. On voit au contraire, pendant quelques instants, les bords du cristallin s'étendre vers la périphérie, de sorte que le mouvement actif d'adaptation de près se fait plus vite que celui que nécessite l'adaptation à distance. De plus, l'éclairage latéral révèle l'expansion de la zonule. On aperçoit alors les surfaces noires, situées entre ses différents plis et représentant les parties déprimées, s'élargir sous l'influence d'une pression latérale. En présence de ces faits qui se sont imposés à l'auteur, par leur évidence, Coccius cherche à éviter l'argument qu'on pourrait lui opposer en indiquant l'incompressibilité du corps hyalin.

Il a recours alors à ce fait établi par les expériences de Donders : que l'humeur vitrée renferme des cellules qui, par la pression, laissent échapper un liquide absorbable par les vaisseaux de la rétine au moment de la pression exercée sur l'œil.

L'action du muscle ciliaire a pour résultat une tension plus ou moins considérable de la choroïde, laquelle a pour effet l'augmentation de pression de l'humeur vitrée. En présence de pareils faits, n'est-il pas raisonnable d'admettre que la répartition en tous points égale, sur la surface limitante intra-oculaire de la pression accommodatrice, a pour résultat une réaction des membranes d'enveloppe, parfaitement construites pour un tel usage (V. chap. V, art. 1 et suiv.); réaction associée à une influence circulatoire dont le siége serait la choroïde et dont le résultat serait la régularisation parfaite des phénomènes qu'a constatés l'excellent observateur de Leipzig.

Ces résultats paraissent d'autant plus certains qu'ils sont en grande partie corroborés par les travaux récents, entre autres par ceux de MM. Plicque et Blatin. (Voy. *Étude sur le méca- nisme des mouvements intra-oculaires* et *Théorie de l'accommodation,* 1868.)

Le muscle ciliaire, disent ces auteurs, a ses points d'insertion fixes à la paroi postéro-interne du canal de Schlemm, et ses inser- tions mobiles à l'ora serrata. Quant aux fibres circulaires, elles ne le seraient qu'en partie, elles deviendraient rectilignes et se con- fondraient par conséquent avec les fibres méridiennes à leur in- sertion mobile. Ainsi disposé, le muscle ciliaire est le seul organe qui préside à l'action accommodatrice. Il est tenseur de la mem- brane choroïdienne par ses fibres postérieures radiées, les anté- rieures ayant pour but de fixer, en les durcissant, les parties libres des procès ciliaires. La conséquence de cette tension choroïdienne est l'augmentation de pression du corps vitré qui agit sur le cris- tallin par l'intermédiaire de la fossette hyaloïdienne. M. Plicque admet en outre que « la choroïde *est* fixée en arrière *et qu'elle* peut et doit glisser latéralement sur la sclérotique, puisqu'il y a entre les deux membranes une véritable séreuse. » Sans être parfaitement édifié sur l'existence de la séreuse préscléroticale et des détails se- condaires, je crois que les conclusions précédemment émises sont en accord avec la vérité des faits, d'autant plus que quelle que soit la théorie invoquée, la choroïde est toujours, quoi qu'on fasse, revêtue d'un rôle actif.

M. Giraud-Teulon, dans un mémoire récemment présenté à la Société de chirurgie, a exposé la théorie d'Helmholtz mitigée par la découverte de Rouget et Müller. Pour lui, lors de l'état indolent de l'œil, la zonule, la capsule cristallinienne sont en état maximum de distension ainsi que les fibres annulaires ciliaires.

Les fibres méridiennes, au contraire, composant le *tensor cho- roïdæ*, atteignent leur summum de tonicité possible. Il ressort de là que les deux sortes de fibres circulaires et radiées sont antagonistes dans leur action. Dans l'état de repos, le *tonus* des fibres méri- diennes distend à la fois et la zonule avec la cristalloïde antérieure, et les fibres annulaires. Si le besoin d'adaptation survient, le plus léger effort de la part du muscle de Müller suffit pour rompre l'équilibre et la zonule revient sur elle-même, ainsi que la capsule antérieure du cristallin. Le mécanisme inverse a pour résultat le retour à l'état initial de repos.

M. Rouget compare l'appareil accommodateur à un *sac* revêtu à l'extérieur par les membranes protectrices sclérotique et cornée, et qui contient dans sa cavité les milieux réfringents et l'appareil de sensation visuelle. *Le quart postérieur de cette enveloppe, au pourtour du nerf optique*, est formé surtout par les divisions et enroulements multiples des veines de la choroïde. Celles-ci remplies augmentent du double l'épaisseur de la membrane en ce point que l'auteur nomme *réseau admirable*.

L'action du muscle ciliaire a pour résultat l'augmentation de la tension des procès qui trouve sa compensation naturelle dans la compression de ce plexus veineux signalé à la partie postérieure de la choroïde. De la sorte la circulation, en retour, est empêchée dans les troncs des vasa vorticosa, et par suite exagère encore la tension des veines des procès. Les changements subis par la poche iriochoroïdienne *sont analogues à ceux d'un muscle qui se contracte ;* il n'y a ni augmentation ni diminution de masse. (Rouget, *Comptes-rendus des séances de l'Académie des sciences*, 1856.)

Cet auteur insiste beaucoup sur le rôle du sang dans l'accommodation, et regarde l'érection de l'iris et des procès comme un de ses éléments principaux. (V. *Thèse de M. Polaillon*, 1866.)

Enfin, dans ces derniers temps (1864), M. O. Becker a pu examiner les changements de l'accommodation chez certains albinos dont l'iris était très-pauvre en pigment. Il a pu, dans ces conditions, voir l'intérieur de l'œil et constater qu'il existe d'une façon simultanée, lors de l'adaptation aux distances, des changements dans la forme du cristallin et des mouvements des procès ciliaires qui sont l'inverse de ceux de l'iris. Ces modifications, d'après cet observateur, seraient le résultat d'une action circulatoire de la part du muscle radié irien, qui rétrécit les vaisseaux de ce diaphragme, et de la contraction de l'appareil accommodateur qui comprime les artères des procès ciliaires et de l'iris. (V. *Sur la situation et la fonction des procès ciliaires dans l'œil humain pendant la vie ;* Wiener medizin. Jahrbücher, 1863 und 1864.)

Cet exposé rapide démontre que c'est la choroïde qui, dans toutes les théories, joue le plus grand rôle par ses déplacements.

Ceux-ci ont en général un caractère plus ou moins accentué de totalité. Ils sont au moins partiels, et toujours sous l'influence de mouvements concomitants ou communiqués par le muscle accommodateur.

Sans croire à une contractilité propre, il est néanmoins certain que ces ébranlements divers influent sur la circulation de ses capillaires. Rouget va plus loin et soutient le phénomène d'érection. D'ailleurs que l'enveloppe choroïdienne soit contractile ou non, il est un fait non contesté, c'est qu'elle est élastique et que les fibres méridiennes les plus longues du muscle ciliaire, s'insérant d'une part à l'ora-serrata et d'autre part au ligament pectiné, attirent cette membrane en avant et déplacent dans le même sens la zone de Zinn en détruisant sa tension. Quelle que soit donc l'opinion que l'on adopte, il est évident que l'action accommodatrice comprime le corps vitré qui, incompressible, transmet l'action ciliaire sur tous les points de la coque oculaire. Or, comme la face antérieure du cristallin cède seule, c'est qu'il y a résistance parfaite en arrière, c'est-à-dire une réaction égale (V. chap. V, art. 3). M. Müller incline à penser que le tissu choroïdien est doué de la propriété de contraction ; mais, si cette opinion est contestable, ce qui ne l'est pas, c'est que *le muscle ciliaire fait mouvoir la choroïde, l'iris, la zonule, le cristallin, le corps vitré et l'humeur aqueuse.*

En un mot, *l'œil est une lentille vivante* dont la réfraction est *modifiée* d'une quantité variable *à chaque instant du jour* par un appareil musculaire intérieur. L'état statique influence nécessairement le fonctionnement dynamique de telle sorte qu'aux causes intrinsèques des anomalies d'accommodation, dues aux altérations des muscles internes, il faut joindre les états dioptriques qui s'écartent de la juste mesure. Ces troubles fonctionnels si fréquents, vu le grand nombre d'amétropies, n'auront-ils aucune conséquence morbide fâcheuse sur le globe lui-même, et feraient-ils exception à cette grande loi générale de la pathologie que les désordres ou l'absence des fonctions, quelle qu'en soit l'origine organique, retentissent fatalement sur la vie des tissus? Chez le myope, n'y a-t-il rien dans les conséquences de l'allongement de l'axe optique qui puisse justifier ou expliquer les atrophies dont le segment postérieur est le. siége? J'ai déjà insisté dans l'étiologie du vice myopique sur l'inertie relative de l'accommodation chez le myope, et j'ai pensé (V. p. 7 et 8) que divers états inexpliqués de réfraction statique reconnaissaient pour origine des modifications de l'appareil accommodateur. Les lignes qui vont suivre compléteront ce que j'ai à dire pour justifier la paresse de la réfraction dynamique dans l'œil atteint de myopie et m'aider dans mes conclusions sur le mécanisme du staphylôme et de la progression.

Art. II.

Rôle de l'appareil accommodateur dans l'excès et la faiblesse de la réfraction.

Tandis que dans l'hypéropie l'accommodation comble un déficit statistique, chez le myope l'excès de réfraction annihile en partie le dynamisme accommodateur. — Les premiers efforts qui ont eu pour but de découvrir les relations entre la myopie et l'accommodation sont dus à Képler (V. The history and present state of discoveries relating to vision, light and colours, 1772). Cet auteur a méconnu le dynamisme accommodateur chez le myope (V. p. 12 et 13); et cette erreur a subsisté pendant longtemps, faisant ainsi en réalité, dans l'esprit des oculistes, du défaut myopique le contraire de la presbyopie.

Chez tous les myopes jeunes, le pouvoir accommodatif est conservé à peu près intact; mais je dois ajouter *jamais augmenté*, ce dont il est facile de s'assurer en calculant l'amplitude d'accommodation $\frac{1}{A}$ en fonction de P et R; ou en donnant au myope un verre dispersif supérieur à celui qui lui permet de voir au loin. Cependant, depuis la découverte de Scarpa, toutes les fois que l'on a fait jouer un rôle à l'accommodation dans les maladies myopiques, ça a été pour invoquer son action exagérée (Arlt, etc.), ou intempestive et spasmodique (voir Græfe), prédisposante ou déterminante des phénomènes morbides.

La puissance de la réfraction oculaire dépend 1° de l'état stalique ; 2° de la contraction des muscles intérieurs qui produit des changements physiologiques dans la disposition des milieux : ces deux éléments s'ajoutent pour l'adaptation aux distances, entre le *punctum remotissimum* et le *punctum proximum*. N'est-il pas évident que les fonctions vitales de la réfraction dynamique seront modifiées par l'état anatomique de la réfraction statique (V. p. 109) ; et plus celle-ci sera considérable, moins il sera urgent que celle-là vienne à son secours.

Quand on corrige une myopie à un certain âge, le point de vision binoculaire reste plus éloigné que celui de l'emmétrope, *malgré la propension à la convergence habituelle*. Je suis porté à croire que c'est autant parce que le muscle ciliaire s'est amoindri dans son énergie, que parce qu'il a perdu l'habitude de se contracter proportionnelle-ment à la convergence. Chez le jeune myope le rapport $\dfrac{1}{A}$ est approximativement égal à l'amplitude absolue emmétropique, et cependant $\dfrac{1}{A_2}$ de l'œil neutralisé a déjà diminué sensiblement. Mais, chez le sujet plus âgé qui n'a pas corrigé son vice de réfraction, $\dfrac{1}{A_2}$ est d'autant moindre que son âge est plus avancé. Cette diminution du rapport est alors due uniquement à la parésie atrophique progressive du muscle ciliaire au point de nécessiter, à un moment donné, deux verres pour la vision nette de loin et de près.

Ce que j'ai dit p. 5, 6, 7 et 8 sur la nécropsie et la tonicité du système accommodateur me dispense de m'étendre ici plus longuement sur ces états acquis du muscle ciliaire.

A la naissance, la sclérotique est mince, translucide, bleuâtre. Le pigment et le *tenseur de la choroïde* ne se développent qu'après (*Histoire des développements de l'œil humain*, par Von Ammon) ; mais, bientôt celui-ci acquiert son développement complet, de telle sorte, que c'est dans l'enfance que la force accommodative est maximum. (V. Liebreich : Acc., *Dict. de médecine et de chirurgie pratiques.*) A partir du jeune âge elle diminue lentement il est vrai, mais continuellement, quoique d'une façon insensible jusqu'à la presbytie. Chez l'hypérope, celle-ci se révèle plus vite, parce qu'avant l'âge d'élection, la vision binoculaire a des exigences que l'appareil accommodateur ne peut plus satisfaire. Chez le myope, cet état de presbyopie reste quelquefois toujours latent ou ne se révèle que bien plus tard que chez l'emmétrope. Les éléments de cette modification organique doivent exister plus tôt que chez celui-ci, vu l'atonie du muscle (V. p. 123, et observation 2); mais les effets fonctionnels sont d'autant moins évidents que M est plus considérable, car alors la presbytie ne produit pas une diminution très-grande dans le parcours de l'accommodation. Qu'un myope dont le punctum remotum est de 8 à 12 pouces soit frappé de paralysie du muscle ciliaire, il s'apercevra difficilement que la faculté d'adaptation lui fait défaut. Il pourra lire comme avant à la distance du point le plus éloigné de sa vision distincte. Au delà, l'état de la vue n'aura pas changé notablement; avant comme après la largeur pupillaire est cause de diffusion. Quant à l'espace situé en deçà, la difficulté de la convergence lui fait éviter instinctement d'y porter le regard, (V. p. 123) aussi, il se plaindra peu du défaut de netteté des objets qu'il est obligé de regarder de si près.

Il y a par conséquent des myopes chez lesquels l'accommodation devient à peu près complétement inutile (V. p. 43 et 44.). Dans ces cas, alors même que $\frac{1}{A}$ serait égal à l'amplitude absolue de l'œil emmétrope, tout se passe néanmo ns comme si l'appareil accommodateur n'existait pas, ou, pour être plus exact, comme s'il était en état de paralysie. De ces myopies fortes à l'emmétropie il y a évidemment tous les degrés intermédiaires auxquels correspondent des états différents de la réfraction dynamique, qui dans les défauts faibles conserve la plus grande partie de sa force et de son action.

Quand on examine un myope qui regarde au loin, on voit sa pupille se resserrer légèrement. Est-ce là un acte accommodatif? ou une simple contraction de l'iris destinée à diminuer les cercles de diffusion? Je le crois, la largeur pupillaire engendre de plus grandes dimensions de l'image, ce qui nuit à sa perfection. Ce fait vrai a été constaté depuis bien longtemps ; Descartes, *Renati philosophiæ; Dioptrices*, caput V, p. 98; *Quomodo pupillæ magnitudo istarum imaginum perfectioni inferiet* (1).

(1) Descartes est le premier, à mon avis, qui ait parlé intelligiblement de l'accommodation : *Principiæ philosophiæ. Dioptrices*, caput tertium

La mydriase myopique est, relativement aux fonctions du muscle ciliaire, un indice de grande valeur (V. p. 9 et 10). Etant admis que ce phénomène nuit à la netteté des images, il résulte de ce fait que c'est surtout le myope qui a besoin du resserrement pupillaire, l'iris fournira donc dans ces cas son maximum d'action. La grandeur anormale de la pupille correspondra, par conséquent, précisément au défaut de l'accommodation proprement dite. Car, sans rien préjuger sur l'action de l'iris dans l'accommodation (Cramer, etc.), considérant ses mouvements comme simplement associés, il est certain néanmoins que la contraction du muscle ciliaire occasionne physiologiquement le resserrement de la pupille ; et, dans ce cas, on ne pourra pas dire que l'inertie accommodative est le résultat du manque de convergence !

De tout ceci je conclus que l'accommodation languit chez le myope. Quant au spasme (V. p. 110 et suiv.), je crois que c'est un fait rare en lui-même, et qui se rencontre beaucoup plus souvent dans l'hypéropie que dans la myopie (V. p. 37, 38 et 113).

Chez l'hypermétrope, le muscle ciliaire agit toujours dans les limites de ses forces. Si, souvent, l'hypermétropie se complique d'asthénopie, c'est par excès de travail continu de la part de l'appareil accommodateur. Celui-ci, forcé de se maintenir d'une façon constante à l'état de raccourcissement, se laisse progressivement distendre. Pour se maintenir en équilibre avec l'extension, résultat de la résistance des organes de l'accommodation, la contraction doit toujours augmenter en raison de l'extensibilité croissante produite par l'action contractile (V. Donders), et les efforts qui deviennent nécessaires pour les besoins de la vue de près avortent ou *n'aboutissent qu'à un spasme musculaire*, qui se termine bientôt par le relâchement. C'est alors la kopiopie et l'ophthalmocopie de Bonnet et Pétrequin ; c'est véritablement la fatigue de l'accommodation. Voici

page 88 : « Humorem cristallinum esse musculi instar, qui totius oculi « figuram mutare potest, et filamenta processus ciliares dicta, illius esse « tendines, etc. » C'est donc lui, et non Young (*Miscellaneous Works*), à qui on l'attribue ordinairement (Follin, *Leçons sur l'exploration de l'œil*, page 224), etc., qui a comparé pour la première fois le cristallin à un muscle.

Depuis que ces lignes sont écrites, M. Galezowski a fait de cette question historique le sujet d'un article (*Gazette hebdomadaire*, 1871).

ce qui se passe quand les efforts ciliaires sont isolés pour amener la correction par les moyens accommodatifs. Dans les cas habituels où l'on fait emploi des verres convexes, ceux-ci doivent être considérés simplement comme des auxiliaires de l'accommodation, et sont choisis seulement pour la vision éloignée. On peut donc dire, d'une façon générale, sauf les quelques exceptions où la paralysie fait surgir la nécessité d'un double verre, que, dans la faiblesse de réfraction, il incombe au muscle ciliaire un rôle exagéré. L'hypermétropie étant un déficit statique, l'hypérope se sert d'une portion de sa réfraction dynamique pour la combler.

Chez le myope, le contraire existe; celle-ci est rendue en partie inutile par l'état anatomique du globe. Lorsque la fatigue d'accommodation naît dans ces conditions d'hypéropie, l'œil possède encore un dynamisme accommodateur notable, quoique cependant impuissant, en raison des efforts correctifs à développer. Son pouvoir absolu accommodatif est encore considérable ; mais sa valeur relative insuffisante. Il y a donc entre cette asthénopie et la parésie qui survient habituellement pendant la convalescence des fièvres graves, de la diphthérie, etc., une différence marquée. Celle-ci est caractérisée par un affaiblissement réel, absolu, des fibres musculaires, survenant souvent, il est vrai, chez l'hypermétrope parce qu'il y est disposé et que la moindre atténuation de force s'y fait sentir, mais se montrant également chez les emmétropes, dont la réfraction dynamique était primitivement physiologique. La même différence *organique radicale* existe entre la parésie relative hypermétropique qui engendre l'hebetudo visus et le spasme, et la parésie réelle, absolue, de la myopie, qui passe inaperçue dans la grande majorité des cas, à moins que, dans ces conditions, le sujet n'ait recours aux verres neutralisants.

L'admission à peu près générale de la théorie d'Arlt, sur la production staphylomateuse, a fait admettre un peu à la légère la fréquence du spasme et de la myopie apparente, surajoutés chez le myope à l'excès statique de réfringence. Une autre circonstance est peut-être aussi cause de cette erreur, c'est la croyance à la proportionnalité exacte de la convergence et de l'effort accommodatif.

Une preuve que l'action du muscle ciliaire n'est point la cause des tensions oculaires dans beaucoup de cas indiqués et que l'on a exagéré ses conséquences, c'est que l'opération d'Hankock, malgré l'innocuité relative des sections perpendiculaires à la cornée, n'a point résisté à l'expérience et n'a fait qu'aggraver, dans la plupart des cas, la situation d'un traumatisme inutile. Le spasme accommodateur comme cause d'exagération d'excès de réfraction est une rareté, et certains auteurs des moins suspects de sévérité à l'égard de Von Graefe, le considère comme tel. Je l'ai cherché dans la plupart des cas où j'ai pu observer des myopes dont la pupille était relativement resserrée, et chez lesquels, en exagérant le rapprochement de l'objet, je ne voyais pas loucher par asthénopie. En donnant des verres dispersifs à ces personnes, et en tenant compte au moyen des verres cylindriques ou de la lunette sthénopéique de l'astygmatisme, «afin de me mettre à l'abri d'une erreur prétendue fréquente d'accommodation par les différents méridiens» (V. p. 116), j'avoue que je n'ai jamais vu le punctum remotissum s'éloigner après l'atropine. L'instillation belladonée ne plaçait pas non plus les sujets dans l'incapacité de voir au loin, s'ils conservaient leurs lentilles neutralisantes.

Dans le cas où l'on place devant un œil, que je suppose emmétrope, un verre convexe, et qu'on cherche à distinguer plus nettement, il se fait un brouillard sur l'objet, ce qui indique une diffusion, résultat de l'exagération de la myopie artificielle par l'accommodation. On pourrait penser que cette diffusion légère explique le spasme de Von Graefe. Qu'on réfléchisse un moment, et l'on verra qu'il n'y a rien de semblable dans le parallélisme de ces phénomènes. Par les verres convexes, on place un œil dans un état où il ne s'est jamais trouvé : on le fait tout d'un coup myope. Au contraire, les individus atteints d'excès de réfraction l'ont toujours été; et ceux qui pourraient avoir une myopie acquise y sont arrivés d'habitude, d'une façon tout à fait insensible. L'œil a subi des modifications lentes dans sa structure, qui ont permis aux fonctions convergentes et accommodatives de s'harmoniser en conséquence.

De cet aperçu sur les fonctions du muscle ciliaire chez le myope, je tire cette double affirmation que leur exagération invoquée par Arlt et ses élèves, pour expliquer la création du défaut de réfraction, et ses maladies est une fiction purement théorique, et que la myopie apparente de Von Graefe, intervenant en exagérant la convergence, est la chose la plus rare dans l'œil atteint d'élongation antéro-postérieure.

CHAPITRE II.

THÉORIES ERRONÉES DE L'ACCOMMODATION.

Art. I.

De l'accommodation positive par les muscles extrinsèques.

Une des anciennes hypothèses sur l'accommodation est celle qui place celle-ci sous l'influence des muscles qui enlacent le globe oculaire. Bonnet a soutenu très-habilement cette thèse adoptée encore par plusieurs ophthalmologistes.

Les recherches de Von Graefe lui ont fait constater que peu de temps après l'opération de cataracte, les malades perdaient la faculté d'adaptation, ou n'en conservaient que des traces. Ses idées ont été combattues, au sein du Congrès de Bruxelles, par Arlt (1857, 14 septembre). L'accommodation pour cet auteur peut avoir lieu sur des yeux privés de cristallin, et, si on ne la rencontre pas chez ceux qui ont subi l'extraction, c'est que l'on n'observe pas des sujets jeunes. D'autre part, Jæger prétend avoir vu le pouvoir accommodateur se maintenir passé l'âge de 50 ans chez des opérés.

Beer, Maunoir, Holke, Stellwag, Coccius, etc., croient également avoir vu des cas d'accommodation en partie conservée dans l'aphakie.

Sans douter de la véracité de ces auteurs, il est néanmoins impossible d'admettre aujourd'hui scientifiquement l'accommodation extrinsèque de l'œil. Les cas exceptionnels sont expliqués, soit par la régénération de la lentille, soit encore par l'astygmatisme de la cornée, disposée de manière à former des foyers multiples sur la même ligne antéro-postérieure, qui peuvent produire des impressions suffisamment nettes.

Aussi peut-on dire avec certitude que l'action des muscles droits et obliques a pour but principal les mouvements du globe, et qu'ils ont pour effet, à l'égard de la coque oculaire, de la doubler et par conséquent de la solidifier par leur tonicité. Loin de la déprimer en modifiant sa longueur par une action intempestive, ils la revêtent latéralement par une couche musculo-aponévrotique qui la consolide.

Art. II.

Henke a cru à une accommodation négative par des fibres longitudinales, parce que l'atropine fait reculer les procès ciliaires au delà de la position qu'ils occupent pour la vue des objets éloignés, en sorte que l'instillation belladonée produit sur le muscle une action analogue à celle qu'elle engendre sur l'iris. (V. p. 50.)

Huschke, dans sa Splanchnologie, se prononce pour l'accommodation négative. Il considère qu'aux muscles obliques incombent l'adaptation aux distances les plus éloignées, tandis que les muscles droits maintiennent l'image sur l'écran rétinien dans la vision d'objets rapprochés.

Qu'elle soit le résultat de la destruction de la tonicité normale de l'appareil accommodateur ou une contraction réelle, peu importe. (V. obs. 16 et 17, etc.) L'accommodation négative antagoniste n'a pu être prouvée directement ; d'ailleurs, on ne rencontre pas de cas morbides de paralysie où le punctum remotum se rapproche. En tout cas, si un système musculaire existait pour la vision éloignée, son efficacité serait bien insignifiante chez le myope, puisque celui-ci ne peut voir de loin.

CHAPITRE III.

LA RÉFRACTION DYNAMIQUE N'EST PAS DIRECTEMENT PROPORTIONNELLE

A LA CONVERGENCE.

En 1759, Porterfield (*A Treatise on the eye*) et Jean Müller, en 1826, attirèrent l'attention sur le rapport intime existant entre la convergence des lignes visuelles et la quantité d'accommodation. Tous les deux ont avancé que ce rapport est causal et absolu, de telle sorte qu'à un degré donné de convergence, correspond nécessairement un degré fixe d'accommodation. Malgré les recherches de Volkmann, en 1836, et celles de Donders, dix ans après, on est encore accoutumé à regarder les efforts d'accommodation comme étant directement sous la dépendance de la convergence dans des limites assez restreintes. Et je n'hésite pas à penser que c'est là que se trouve l'explication vraie de la croyance presque générale en l'exagération du dynamisme accommodateur dans la myopie. (V. p. 33 et 34.)

J. Müller a avancé que l'action commune de l'oculo-moteur était la cause de cette liaison des *fonctions* du *muscle* ciliaire et de celles du droit interne. Mais il a admis encore des mouvements parallèles par association, sympathiques ou synergiques, inhérents à la même cause. Ce sont les mouvements du petit oblique, entraînant, par sa contraction, l'œil en dehors et en haut, en même temps que la pupille se contracte, dans le sommeil, l'ivresse et certaines maladies nerveuses. S'il y a synergie entre les mouvements de l'iris, ceux du droit interne et du petit oblique, parce que l'origine d'innervation est la même, pourquoi n'y aurait-il pas également synergie entre le droit interne et le petit oblique ? Est-il logique d'admettre l'association de ces mouvements, alors qu'ils sont opposés ; car, on ne doit point oublier que le petit oblique est divergent. Il résulterait de là que l'action de la troisième paire entraînerait simultanément la convergence, l'accommodation, le resserrement de l'iris, et la divergence en haut et en dehors, chose assez inacceptable en elle-même. On aurait, en effet, ce singulier spectacle d'un nerf sollicitant au même moment les contractions des deux muscles antagonistes, surtout dans le regard myope.

D'ailleurs, qui n'a pu observer des cas (v. obs. 4) dans lesquels des yeux amétropes sains, complétement privés de la vision binoculaire et de convergence, déployaient cependant pour la lecture une puissance accommodative énorme.

Coccius a établi, par l'observation directe, que, après une fatigue de l'accommodation, les mouvements de convergence pouvaient encore être réguliers, mais que ceux des mouvements accommodateurs cessaient. Dans ces conditions, un repos suffisant des yeux était indispensable pour que la réfraction dynamique reprît sa vivacité et redevînt proportionnelle à la convergence.

Et les sujets atteints d'insuffisance des droits internes qui font des efforts continuels infructueux de convergence, pourquoi ont-ils un strabisme asthénopique externe, simplement en dehors ?

A quelle explication aura-t-on recours dans la myose, où artificiellement la partie positive de l'amplitude relative est diminuée comme chez l'hypérope, de sorte qu'à une accommodation exagérée correspond momentanément un degré relativement minime de convergence? Quelle sera l'interprétation donnée au phénomène contraire qu'engendrent les mydriatiques?

De quelle manière expliquera-t-on l'absence d'accommodation de l'œil tourné en dedans, dans le regard de côté?

Dans l'adaptation de près, chez le borgne, où est cette proportionnalité entre la fonction ciliaire et l'effort convergent?

Comment se fait-il qu'on ait pu observer des cas (Von Graefe) où, les six muscles de l'œil étant paralysés, le pouvoir accommodateur restait indemne ?

Comment, en sens inverse, la paralysie belladonée laisse-t-elle à la convergence sa puissance, s'il est vrai qu'il y a entre l'action ciliaire et la contraction du muscle interne un parallélisme si complet? Celui-ci, en effet, dans cette circonstance, ne paraît perdre de son activité que la portion inhérente à l'indifférence créée par la mydriase quand on approche trop l'objet.

D'ailleurs, je n'ai pas besoin de dire que de nombreux observateurs pensent, contrairement à l'affirmation de Müller, que l'œil tourne, en dedans et en haut, dans le sommeil (M. Galezowski, etc.) et, en dedans, dans la sensibilité du globe au grand jour. C'est sur ce fait que M. Cuignet a cherché récemment à baser sa théorie sur les différents strabismes convergents, suite de photophobie.

W. Henke prétend qu'au lever et au coucher, la partie supérieure des yeux converge, tandis que les yeux eux-mêmes divergent. Il attribue cet état à une action du droit externe et de l'oblique supérieur, commandée par une distribution anormale d'influx nerveux, etc. (V. p. 137.)

Quand on donne à un sujet atteint d'hypéropie facultative une lentille positive neutralisante, il voit au moins aussi bien avec le verre que sans verre, ce qui prouve évidemment qu'il relâche son accommodation.

Dans le compte-rendu de la clinique de MM. Pagenstecher et

Sämich, on trouve relaté ce cas d'une personne ayant acquis l'hypermétropie en se servant pendant assez longtemps de verres convexes n° 12, qu'on lui avait donnés au lieu de conserves bleues, « Le malade, qui fit usage de ces verres, avait une vue normale et se trouva bientôt obligé de s'en servir pour voir distinctement de loin. » Ces faits, que l'on rencontre fréquemment dans la pratique, démontrent d'une façon péremptoire qu'il n'y a rien de nécessairement physiologique entre la contraction ciliaire et la contraction convergente de l'œil, comme l'a affirmé Müller et l'école allemande après lui. Si ce que Von Graefe dit relativement aux spasmes accommodateurs augmentant la myopie (v. p. 34 et suiv.) était vrai d'une façon fréquente, comment les expliquer en présence de ces faits? car une élongation du globe a des résultats identiques, pour le transport du foyer, à ceux qu'engendre la lentille convexe. Si dans un cas donné il suffit de quelque temps pour mettre l'accommodation en harmonie avec la convergence quand celle-ci a été brusquement augmentée et celle-là brusquement diminuée, alors que le muscle ciliaire développé avait l'habitude d'agir énergiquement ; comment comprendre que dans la myopie où l'image des rayons parallèles s'éloigne par transitions insensibles de l'écran rétinien, l'appareil accommodateur ne ralentisse pas progressivement son action ?

Je ne m'étendrai point longuement sur les résultats que donnent les expériences avec les verres prismatiques et sphériques, après les relations de Von Graefe et surtout de Donders (*Hollandische Beitrage zu den Anat. und Physiol. Wissenschaften herausgegeben von van Deen, Donders und Moleschott*, p. 379).

Ces expérimentations prouvent que rien n'est plus faux que cette hypothèse : que l'œil *ne peut* s'accommoder que pour la distance où les lignes visuelles s'entre-croisent. Et cependant, dans ces cas, on a à éviter inopinément l'effet de l'habitude de la vie entière pendant laquelle la contraction a été proportionnelle à l'angle visuel dans les limites au moins des besoins de la vision binoculaire distincte. S'il y avait une synergie vraie entre ces mouvements musculaires, les essais avec les différents verres ne donneraient pas ce qu'ils donnent. Dans le cas de myopie laissée à elle-même, les conditions sont bien autrement favorables au défaut de proportionnalité exacte. Le droit interne fait, à la vérité, des efforts plus grands que chez l'emmétrope, en raison de la nécessité d'une image nette et simple. Mais pourquoi voudrait-on que le système accommodateur se contracte quand ses efforts ne peuvent être que nuisibles ou au moins inutiles. Les deux muscles ne doivent-ils pas obéir au sensorium qui est leur directeur? ne doivent-ils pas répondre à ses besoins et à ses exigences?

Il y a donc, en effet, des relations réelles entre l'angle des axes optiques et le degré de l'accommodation. Dans un cas donné, ce sont celles que nécessitent la vision nette, et il est évident qu'elles seront modifiées soit par l'état de l'appareil accommodateur, soit par celui des millieux dioptriques de l'œil. De plus, la convergence et l'adaptation aux distances, travaillant toujours dans le même sens, celle-ci, par exemple, ne pourra jamais, étant donné un angle visuel dans le champ de la vision binoculaire, développer un effort identique à celui du point de vision le plus rapproché, ou se relâcher comme pour le point de la vision le plus éloigné.

Donders a exprimé ces rapports d'une façon admirable par des diagrammes obtenus à l'aide d'expériences faites avec un optomètre spécial et des verres tantôt convexes, tantôt concaves, de force connue.

Chez un emmétrope, le point le plus rapproché, absolument pour la vision distincte, est d'environ à 3",69. Il nécessite une convergence de 70' et qui correspond elle-même à une distance de 2".

Ceci démontre que, dans l'emmétropie, l'amplitude absolue $\frac{1}{A}$ peut être entièrement employée et que le parcours de l'accommodation est complet.

L'accommodation régulière binoculaire ne peut avoir lieu que pour une distance, où de l'amplitude relative $\frac{1}{A_1}$, la partie positive l'emporte notablement sur la négative. Dans l'œil normal, les lignes visuelles étant parallèles, $\frac{1}{A_1}$ est entièrement positif. Mais à partir de l'infini, à mesure que la convergence augmente, la portion négative du rapport s'accroît aux dépens de la positive, de telle sorte qu'à 36°, $\frac{1}{A_1}$ est devenu négatif.

Chez les amétropes, ces conditions sont changées. Dans une myopie, par exemple, de $\dfrac{1}{5,33}$, jusqu'à 28° environ de convergence, correspondant au point r_2 de la vision binoculaire, c'est-à-dire à 5'', $\dfrac{1}{A_1}$ est essentiellement positif. Dès ce point la partie négative s'accroît, mais ce n'est qu'à 34° qu'elle atteint la moitié de la portion positive; elle ne lui devient supérieure qu'à 50°. *A la convergence maximum de* 58° *la tension accommodative possible est encore considérable.* Il découle évidemment de ces faits que, dans une myopie forte, même dans le cas de convergence maximum, une partie de l'amplitude d'accommodation n'est pas employée, et qu'elle l'est d'autant moins que la convergence est plus restreinte.

Il ressort également de ces diagrammes que dans le champ de la vision binoculaire myopique, la portion négative de $\dfrac{1}{A_1}$ est minime. Or, comme d'autre part, dans ces cas, la difficulté de converger est souvent grande, on doit conclure que chez le myope ce qui gêne la vision binoculaire ce sont les efforts de convergence, non ceux de l'accommodation qu'il possède toujours en excès. De telle sorte que, dans ces cas de défaut de réfraction, p se trouve plus près du centre optique que le point le plus rapproché de l'entre-croisement des lignes visuelles. Par conséquent, *pour une faible convergence* le sujet atteint de myopie *accommodera beaucoup moins que l'emmétrope*, à plus forte raison que l'hypérope; et, pour une convergence exagérée, tiendra en réserve davantage de tension accommodative.

Aussi ne doit-on pas s'étonner quand on neutralise le vice myopique, si le rapport $\dfrac{1}{A_2}$ est considérablement inférieur à l'amplitude absolue, et que la portion négative de $\dfrac{1}{A_1}$ soit exagérée pour une convergence relativement faible. Ce qui prouve que les fonctions physiologiques ciliaires ne sont plus en rapport avec les besoins de la vision binoculaire régulière.

Dans les trois états principaux de réfraction des milieux dioptriques, les rapports représentant les diverses amplitudes sont tous différents pour un même degré de convergence donné, et ces différences persistent après la correction de l'état statique de réfringence. D'ailleurs, on peut créer le contraire des faits que nous présentent les défauts de réfraction naturels. En agissant sur l'appareil accommodateur par les lentilles positives ou négatives, on produit artificiellement chez l'emmétrope les phénomènes amétropiques relatés ci - dessus. Donders avance que ces exercices ont une influence notable, même au bout de quelques heures, et M. Emile Javal affirme qu'après plusieurs essais sur ses propres yeux, il est resté convaincu que quelques jours d'exercice suffiraient pour dissocier complètement la convergence et l'accommodation. (V. Helmholtz, p. 617.)

De ces considérations multiples je déduis cette double assertion :

1° Que la proportionnalité entre les efforts accommodateurs et convergents n'a rien ni de nécessaire, ni de causal. Le rapport entre ces mouvements n'est pas commandé par un mécanisme anatomique. Il a pour origine, en grande partie, la simultanéité de leur action, l'habitude fatale qui est le résultat inévitable de ce fait que nous ne savons pas appliquer notre volonté à la production de mouvements, autres que ceux qui ont pour but de voir simple et distinctement.

2° Que le myope, contrairement à ce que l'on a pu croire, à l'inverse de l'hypérope, peut ne déployer qu'une quantité comparativement petite de son accommodation pour un degré de convergence donné. Ses efforts ont pour but de maintenir le punctum remotissimum aussi loin que possible, parce que, dans ces conditions, à une faible convergence s'ajoute l'absence de tension accommodative.

C'est à ces états fonctionnels que correspondent dans les hauts degrés du vice, l'atrophie du muscle et des nerfs ciliaires. Primitivement annihilée dans son action, la puissance accommodatrice se trouve diminuée et même détruite dans son substratum organique, bien avant qu'arrive l'âge de la presbytie.

CHAPITRE IV

STRABISME CONVERGENT ET DIVERGENT DANS L'AMÉTROPIE.

Art. I.

D'une façon générale, le strabisme convergent est dynamique et fonctionnel. La déviation divergente, au contraire, est ordinairement la conséquence d'un état passif du sensorium, d'une condition anatomique congénitale ou pathologique acquise.

La cause du strabisme divergent de la myopie est l'élongation du globe et non l'insuffisance absolue ou relative du droit interne. Ce muscle, au contraire, tend à surmonter l'obstacle à mesure qu'il s'accroît, ce qui, sans la distension, ne pourrait qu'augmenter sa puissance. Les yeux emmétropes, adaptés pour la vision binoculaire d'un point fixe situé à 5 mètres sur la ligne médiane, compensent l'action déviatrice d'un prisme de 25 à 30°, par leur force d'adduction. Leur pouvoir d'abduction est considérablement moindre, car c'est avec peine qu'il neutralise un prisme de 4 à 5°. Il résulte de là que, pour la vision à distance, la puissance musculaire effective du droit interne et de l'externe se trouve dans le rapport de $\frac{8}{1}$. Malgré cette prépondérance énorme, le muscle adducteur peut cependant, dans certains cas, se trouver au-dessous de sa tâche. Qu'un individu dont l'œil est normal examine un objet de trop près, la vision binoculaire se trouvera dans l'impossibilité de s'effectuer ou de se maintenir nette et distincte. Il y a impuissance de la part de l'adduction et de l'accommodation, c'est-à-dire une sorte d'asthénopie physiologique. Ce fait, qui ne se présente qu'accidentellement dans l'emmétropie, est plus fréquent dans les cas d'excès de réfraction, vu les difficultés anatomiques que la structure de l'œil engendre pour la convergence. Mais, y a-t-il là faiblesse congénitale ou acquise du droit interne? Non, il n'existe qu'un phénomène physiologique plus fréquent chez le myope, parce qu'il a besoin de voir de plus près et que son œil se prête moins aux mouvements en dedans, par le fait de son allongement simple de naissance. C'est là l'origine du strabisme divergent relatif de Donders, dans lequel la conformation du globe met le sujet dans l'impossibilité de la vision binoculaire, pour l'adaptation à courtes distances, en le forçant à exclure un de ses yeux.

Dans ces cas, en supposant que l'on approche les caractères de l'échelle de Jæger, la convergence paraît se faire normalement ; mais, dès qu'on est arrivé à la distance de la vue distincte ou qu'on l'a légèrement dépassée, la déviation de l'un des deux globes oculaires survient. Si alors on donne des verres concaves, on voit la vision binoculaire survenir de nouveau. Les prismes produisent les mêmes effets et démontrent ainsi que ce n'est point à une fatigue de l'accommodation proprement dite que l'on avait affaire.

Ce n'est que dans le cas où la myopie aura été progressive, par le fait d'une ectasie qui aura ajouté une élongation morbide à la longueur physiologique primitive de l'axe visuel, que cette insuffisance prendra le caractère de symptôme pathologique : la progression des forces convergentes ne marchant pas aussi vite que le développement de l'allongement antéro-postérieur. Mais dans les circonstances normales, alors qu'il n'y a pas eu encore progression, l'axe optique n'étant point démesurément allongé d'une part, et les muscles n'ayant point d'autre part supporté de distension, le droit interne ne peut que se développer pour se mettre en harmonie avec les besoins de la vision rapprochée. Pour qu'un muscle conserve sa force, sa puissance, et remplisse ses usages fonctionnels, il est nécessaire qu'il soit soumis à un exercice régulier, avec alternative de repos et d'action. C'est là la loi générale, et d'ordinaire, toute chose étant égale d'ailleurs, quand on reste dans des limites raisonnables, le muscle s'accroît en vigueur à mesure que son travail augmente. Si l'on en croit M. W. Wundt, de Heidelberg, les forces motrices des deux yeux agissent toutes dans un sens favorable à la convergence de ces organes. Plus les regards sont dirigés en bas, et plus la convergence des axes devient facile. Or, ces deux conditions constituent précisément le regard de la myopie, et les yeux, dans ces cas, étant surtout destinés à tourner en bas et en dedans, le muscle adducteur sera celui qui travaillera le plus et qui aura le plus de tendance à se développer par l'exercice. Chez le myope à distance ou moyen, par exemple, la largeur du globe ne dépassant point certaines limites indispensables aux fonctionnements physiologiques oculaires, les mouvements en dedans combinés peuvent se faire d'autant mieux que par le fait de l'habitude le droit interne se développe et produit facilement, sans fatigue, ainsi qu'on peut le constater chez la plupart de ces sujets, une convergence au-dessus de la normale. Ils louchent facilement en dedans par efforts volontaires; et, l'adduction étant prédominante, ils accommodent souvent à moins de 2 pouces, pourvu que l'on prenne la précaution de ne pas élever l'objet plus haut que la ligne horizontale de niveau avec leurs yeux. C'est là le secret de l'absence de déviation divergente dans les myopies les plus faibles et même moyennes sans asymétropie (voir p. 214 : *Statistique de la clinique de Pagenstecher*), ou dans celles très-rares qui, quoique fortes, ne doivent point leur origine à l'allongement antéro-postérieur, mais à l'augmentation absolue de l'excès de réfraction des milieux dioptriques. Dans ces cas, au contraire, lorsque les personnes n'ont pas recours à des verres neutralisants ou capables de reculer leur *punctum remotum* en diminuant leur degré de convergence dans leur travail habituel sur des objets rapprochés, c'est le strabisme convergent qui survient. Dans ces circonstances, en effet, c'est au droit interne qu'incombent les contractions les plus actives et les plus efficaces pour la vision binoculaire de près. Il en résulte de sa part un travail excessif et permanent. Dans ces conditions, sa force s'augmente ainsi que sa tonicité. On dirait, si je puis m'exprimer ainsi, que l'hypertrophie du muscle et son exagération dynamique le saisissent sur place, dans son état d'intimité et de travail habituel, et le rendent inepte à l'adaptation à distance. Phénomène essentiellement favorisé par ce fait de la confusion des images des objets éloignés, résultat fatal des dispositions statiques. Aussi, lorsque le myope veut regarder au loin, l'adducteur ne se relâche point aisément. Le sujet voit alors avec confusion ou accuse la diplopie homonyme. Mais ce n'est pas seulement le pouvoir d'adduction qui s'est fortifié : tandis que celui-ci a pris du développement, la force abductrice s'est amoindrie au point de ne pas pouvoir, même au *punctum proximum*, vaincre le prisme le plus faible.

La raison de ce second phénomène, je la trouve dans le défaut d'action du muscle externe, non-seulement due à l'excès du travail du droit interne, mais encore à la grandeur et à la situation de l'angle α, fait par la direction des axes optiques et cornéens. De ce dernier résulte, en effet, que le degré de divergence, que doit produire l'abducteur pour amener au parallélisme les lignes visuelles, est moindre que chez l'emmétrope et surtout l'hypermétrope. Il peut même être nul dans les degrés élevés du vice, car, étant situé du côté de la tempe, la vision à distance peut s'effectuer sans que les axes cornéens soient parallèles. De ces dispositions résultent pour le droit externe une supériorité relative, vu l'efficacité grande de la moindre divergence pour la vision des objets éloignés. Mais ces conditions constituaient aussi son inutilité qui a amené sa parésie par la diminution de sa force absolue.

Ainsi naît le strabisme *convergent périodique de la myopie* dans le regard au loin. Si celui-ci devient alors habituel pour une raison quelconque, la déviation ne tardera pas à être permanente, car il appartiendra à l'adducteur hypertrophié de faire disparaître la diffusion ou la duplicité de l'image, en condamnant l'œil strabique à l'inaction par le fait d'une convergence exagérée et permanente contre laquelle le droit externe affaibli ne peut réagir.

Ces vues diverses sont corroborées par l'observation de Von Graefe. Ainsi que je l'ai dit plus haut (p. 34), cet auteur considère qu'une prédominance des droits internes surgit assez souvent, lorsque les contractions ciliaires se maintiennent dans un état de tension continue. A ce point de vue, la synergie serait l'origine de l'augmentation de la puissance contractile des muscles adducteur de l'œil (Archiv für Ophthalmologie, Bd. III, 1, p. 309). Cet auteur considère que, en même temps que la progression myopique, existe une action simultanée des internes qui tendent à maintenir la vision binoculaire de près. Il va plus loin et prétend qu'on doit considérer comme un fait pathologique l'état dans lequel l'augmentation des forces musculaires extrinsèques de l'adduction ne subissent pas un développement en harmonie avec la progression du vice. Il affirme que, même dans les hauts degrés de la myopie, une prédominance originelle ou acquise des droits internes peut communiquer aux axes optiques, même dans l'adaptation de près, une direction en rapport avec la vision binoculaire nette qui peut ainsi être maintenue sans effort. Dans ces conditions, la mobilité en dehors se restreint d'ordinaire. Les lignes visuelles ne peuvent être amenées au parallélisme, et l'on a ainsi un strabisme convergent relatif.

Il est clair que les phénomènes que je viens de décrire peuvent être aussi le résultat de faiblesse absolue de l'adduction, car il n'y a pas de raison pour que celle-ci ne se rencontre pas chez le myope comme dans les autres états de réfraction.

(*Ueber die von Myopie abhängige Form convergirenden Schielius u deren Heilung*. Arch. f. Ophthalm., Bd. X, p. 156.) De Graefe cherche à prouver que certains strabismes convergents sont liés originellement à la myopie. Aucuns troubles de tissu ou de réfringence ne peuvent expliquer la déviation : on constate uniquement dans ces cas un excès de réfraction de $\frac{1}{6}$ à $\frac{1}{14}$. L'examen des forces de convergence et de la divergence révèle une prédominance marquée en faveur des droits internes. Il résulte de cet état anormal que le sujet fixe très-bien entre 6 et 2 pouces; mais, si l'on recule l'objet progressivement, l'état de raccourcissement relatif dans lequel paraît placé l'adducteur, qui semble avoir perdu son extensibilité, s'oppose à la vision simple. Passé une certaine distance survient d'abord la *diploplie masquée*, c'est-à-dire un trouble visuel qui naît de la confusion des deux images; lesquelles, dans la majorité des cas, peuvent ensuite se séparer et nettement se percevoir.

Ainsi Von Graefe attribue ces déviations à une prédominance dynamique congénitale des muscles droits internes. D'autre part, dans les explications que l'on a données de ces cas, on a généralement recours à l'hypothèse de l'insuffisance des externes (Wecker, etc., p. 960, tome II); en sorte que l'on se trouve en présence de cette situation curieuse d'admettre la prépondérance du système divergent pour comprendre le staphylôme dans les myopies fortes, et d'affirmer son insuffisance pour expliquer la déviation de l'œil en dedans dans les moyennes ou à distance. Aussi puis-je dire que dans ces cas on s'est arrêté surtout aux explications les plus commodes.

Art. II.

**La force musculaire, d'une façon générale, se met physiologiquement en
harmonie avec les besoins du sensorium.**

La déviation périodique ou permanente en dedans, dans les degrés faibles du vice de réfraction, démontre donc, à mon sens, la
tendance à l'hypertrophie des droits internes, quand leur rôle est
exagéré. Cette manière de voir correspond au fait nécropsique signalé d'abord par Arlt (voy. p. 45) et que l'on trouve souvent dans
la myopie : l'hypertrophie du muscle adducteur.

C'est une loi générale que la force musculaire se met physiologiquement en harmonie avec les besoins du sensorium. Quand, à la
suite d'un trouble quelconque, se crée un strabisme concomitant,
l'effort pour modifier la situation de l'organe oculaire, sans cesse
renouvelé, en est l'origine. En rendant constantes et égales les déviations primitives et secondaires, il faut nécessairement que le
muscle qui a déplacé l'œil se fortifie en raison de son nouveau
travail.

Il obéit à cette *loi primordiale* qu'un examen minutieux des faits
révèle : *la force et l'action musculaire ont toujours une tendance
marquée à s'harmoniser aux besoins du sensorium, et à corriger ainsi
les anomalies de naissance ou les actes morbides dont elles peuvent être le
siége.* Cette tendance a pour caractères d'être fatale, physiologique
et réparatrice. (voy. p. 35, 180 et obs. 16 et 17.)

Dans les cas d'hypermétropie, le strabisme ne se déclare pas
d'emblée, à moins de circonstances exceptionnelles qui créent d'une
manière anticipée ses conditions d'existence. Ce n'est habituellement que vers six ou sept ans, alors que les enfants se servent de
leurs yeux pour voir nettement, que la déviation se déclare. Jusqu'à
cette époque, il est rationnel de penser que le droit externe n'est
point insuffisant, mais normal. Je dirai plus, le strabisme apparent
divergent, constitué par l'effort supérieur qu'il est contraint de déployer pour amener les axes des cornées à faire un angle de 15° au
lieu de 10, comme chez l'emmétrope, n'a pu que le développer, en
le fortifiant. Mais, qu'avant l'âge que j'ai mentionné ou après, les

sujets aient besoin de la vision distincte exacte de loin, ou qu'ils se trouvent surtout dans la nécessité d'accommoder pour de courtes distances, l'adaptation nécessite une forte tension accommodatrice que le sujet cherche à favoriser par une convergence en excès; d'où il suit que les droits internes, en raison de leur impuissance, tendent à pointer binoculairement en avant de l'objet, tandis que l'externe, dans l'intérêt de la vision simple et nette, fait des efforts pour maintenir l'action convergente dans les conditions les plus favorables. Il y a entre les deux muscles une *lutte* dans laquelle l'abducteur emploie toute sa puissance, à ce point qu'il ne peut plus neutraliser les prismes les plus faibles.

En effet, la nécessité de voir net engendre chez l'hypérope, autant en raison de sa mauvaise acuité ordinaire que par le fait de la distance considérable du point d'entre-croisement des axes visuels, le besoin impérieux de rapprocher l'objet. Il en résulte un effort accommodatif *maximum efficace*. Il existe alors, pour le maintenir, une tendance à la production de l'état qui donne l'amplitude absolue de l'accommodation, ou qui rend relative, par la convergence, une hypermétropie complète.

Ce phénomène ne peut se produire qu'au détriment de la vision binoculaire, aussi le droit externe réagit contre. Celui-ci distendu dans cette position des yeux est par conséquent placé défavorablement. Les muscles se trouvent alors tous les deux en état d'extension et de contraction simultanée. Or la fatigue, dans ces cas, engendre une plus grande extensibilité du tissu musculaire qui appelle une contraction graduelle. Dans ce *duel*, où l'un des deux doit céder, évidemment c'est le droit interne qui l'emportera, vu son volume et sa force considérable en présence de son antagoniste dont la ténuité physiologique amènera un épuisement rapide (v. p. 169).

Ce mécanisme est, à mon avis, celui qui détermine le strabisme convergent périodique, puis permanent, de l'hypermétropie. Il a l'avantage d'être logique et parfaitement en accord avec les lois de la physiologie. Aussi je répudie l'hypothèse gratuite, à la vérité fort simple, qu'a émise M. Giraud-Teulon dans ses leçons sur le strabisme, et que M. Wecker a adoptée. Rien, matériellement, dans la nécropsie, rien physiologiquement, ne justifie cette supposition d'insuffisance des droits externes qui fait le pendant de celle des internes dans la myopie. Dans ce cas au moins, l'hypothèse répondant en même temps au besoin d'expliquer le staphylôme postérieur devient ingénieuse; mais, dans l'hypéropie, elle reste stérile, car elle ne fait que trancher la question sans la résoudre.

Après ces lignes, il est aisé de comprendre pourquoi l'œil dévié est toujours celui qui possède un léger astygmatisme ou la plus faible réfraction, ces deux états étant l'un et l'autre cause d'excès d'accommodation et de convergence.

Quant à la déviation chez les enfants au berceau, c'est encore la prédominance physiologique de l'adduction qui l'explique, ainsi que son développement par l'exercice. Couché sur le dos, par exemple, toujours dans la même situation, l'enfant prend l'habitude de fixer des objets rapprochés placés entre lui et la croisée. L'œil qui diverge fait des efforts, et le droit interne, par association, converge activement sans cependant prendre part à la vision binoculaire, vu l'élévation du nez, ce qui place le muscle externe à l'état de relâchement simple. L'action du sensorium, n'intervenant pas pour la rectification de la convergence, il y a absence de contraction dans le système divergent. Cette inégale répartition du travail ne tarde pas à faire triompher, par un surcroît de force acquise, le muscle adducteur, déjà le plus puissant congénitalement. La rupture d'équilibre, qui constitue la périodicité dans la déviation une fois établie, la rétraction peut ensuite survenir et engendrer sa permanence.

Les cas ordinaires du strabisme hypéropique sont favorisés par une double circonstance. Quand l'œil est dévié en dedans, la fausse image se trouve plus facilement masquée, la vision naturelle de l'hypérope étant la vision à distance. L'éminence nasale contribue simultanément à en dérober l'impression à la membrane rétinienne. Mais ce ne sont là que des conditions favorables secondaires, lesquelles expliquent en partie l'état constant, qui est plus fréquent dans l'hypermétropie que dans la myopie, mais non la périodicité qui est la première étape de la déviation. Ainsi donc, le strabisme périodique de la myopie pour la vision de loin, et celui de l'hypermétropie, résultat d'effort d'adaptation pour des distances relativement rapprochées sont l'un et l'autre l'expression de la force naturelle et acquise du droit interne. Chez le myope, le muscle a accusé sa supériorité à la suite de contractions répétées énergiques que ne contrariait point l'abducteur. Ces conditions se sont reproduites identiquement dans les déviations de l'enfance dont j'ai parlé. Chez l'hypermétrope, la convergence favorisée par l'aplatissement du globe et les besoins binoculaires de la vision nette de près, s'exprimait par un excès que le système divergent tâchait d'annihiler. En un mot, il y avait lutte. Dans l'un et l'autre cas, le triomphe a été pour le système convergent.

Je suis donc en droit de dire que si dans ces circonstances le myope et l'hypérope louchent, c'est à la suite de phénomènes dans lesquels le droit interne révèle sa puissance et son développement physiologique par l'exercice.

J'ai dit que M. Giraud-Teulon a admis, pour l'explication de la convergence strabique dans l'hypéropie, l'insuffisance des externes.

Oui sans doute, non-seulement dans ces cas, mais encore dans ceux des déviations myopiques relatées ci-dessus, il y a faiblesse du système abducteur, mais ce n'est point celle-ci qui cause le strabisme; elle est concomitante, et comme lui n'est qu'un accident consécutif dû à la force naturelle du droit interne et à sa prépondérance acquise par le travail.

Art. III.

Strabisme convergent consécutif au cas de taches de la cornée.

Une intéressante publication de M. Pagenstecher montre que dans de nombreux cas de strabismes observés, ce sont les taches de la cornée qui ont causé le plus fréquemment la forme convergente. (Klinische Beobachtungen aus der Augenheilanstalt zu Wiesbaden, 1861.) Cet auteur considère que le mécanisme qui a engendré le strabisme convergent est l'expression du *développement myopique de l'œil consécutif à la maladie de la cornée.*

Les proportions des déviations internes strabiques sont ainsi réparties d'après les différentes causes :

Taches de la cornée. 24
Hypermétropie. 23
Les deux affections. 6
Myopie. 5
Paralysie musculaire. 4

Dans un livre beaucoup lu (Wecker, p. 958), on a invoqué, pour expliquer la coïncidence des taies avec le strabisme, la présence constante d'un certain degré d'hypermétropie. Non-seulement dans quelques cas j'ai pu moi-même constater dans l'œil sain l'état emmétrope ; mais, lorsque la tache a disparu en grande partie, on peut s'assurer directement, par la paralysie atropique, de l'amélioration de la vue, à l'aide du verre négatif. On ne peut plus la mettre alors sur le compte de la diminution du nombre des cercles de diffusion. J'accorde que dans ces circonstances, les lentilles concaves soulagent davantage en diminuant les foyers caustiques par les efforts accommodateurs qu'elles créent, qu'en corrigeant le vice de réfraction; mais, il est d'observation vulgaire que la myopie, dans les lésions morbides cornéennes, peut se créer par modification du segment antérieur (v. Donders, Desmarres, p. 413, t. II, et 630, t. III).

Les faits de convergence strabique qui surviennent dans ces cas s'expliquent par le besoin de voir de près, résultat de M acquise et de l'effort accommodateur qui tend à rendre les impressions plus nettes. Vient ensuite la nécessité de cacher l'image soit en dedans de la *macula*, soit même sur le *punctum cæcum*, c'est-à-dire par un mécanisme analogue à celui qui a produit la déviation interne dans la myopie moyenne ou à distance (p. 125 et suiv.). Aussi, dans ces vices de réfraction acquis, la convergence morbide ne manque pas plus habituellement que l'atrophie staphylomateuse postérieure. (Donders.)

MM. Ruete et Donders ont attribué ces strabismes convergents à une migration du processus inflammatoire du côté du droit interne ou à sa rétraction spasmodique. Dans la plupart des cas, cette explication n'est point admissible. En effet, si elle était vraie d'une façon générale, tous les muscles extrinsèques pourraient être *fréquemment* le siége d'affections semblables, reconnaissant une cause analogue ; ils engendreraient alors une déviation correspondante, ce qui n'est point, car, il est même rare de constater un strabisme suite de syndesmite ou de sclérotite. D'autre part, la nécropsie ne montre rien qui se rapporte à ces altérations prévues rationnellement. Cavarra, qui a disséqué de nombreux yeux dans le but de rechercher les lésions musculaires strabiques, n'a jamais rien trouvé et s'exprime ainsi relativement à un cas identique à ceux qui m'occupent : « Je disséquai avec grande attention l'appareil musculaire des yeux, les nerfs qui s'y répandent et les vaisseaux qui s'y distribuent ; mais, je ne trouvai rien qui pût me faire croire à une altération quelconque. » Évidemment l'interprétation ingénieuse et simple du professeur d'Utrech n'est applicable qu'à des cas restreints, et ne peut être acceptée comme règle générale. Aussi je puis dire que la relation entre l'excès de réfraction et le strabisme divergent est loin d'être constante, et, outre les cas dont j'ai parlé précédemment, toute cette classe de myopie acquise par une modification antérieure du globe donne, comme les statistiques le montrent, le plus grand nombre de strabismes convergents observés. C'est qu'au besoin de voir de près se lie la tendance à l'exagération du droit interne et par conséquent la déviation en dedans.

Quant aux observations de M. Pagenstecher, qui ne pourraient s'expliquer par le mécanisme décrit, elles rentrent en majorité dans la catégorie des strabismes photophobiques.

Art. IV.

Strabismes photophobiques.

Dans la *Gazette médicale de l'Algérie* (1868, n°° 9, 10, etc.), M. Cuignet a attiré l'attention sur une sorte de déviation fréquente et convergente qui n'avait été avant lui signalée qu'en passant. (Mackenzie, *Strab.*, p. 532). J'extrais de ce travail quelques-unes des nombreuses conclusions de l'auteur :

1. La position affectée par la tache n'influe pas sur la direction de la déviation.

2. Quelles que soient la place, l'étendue, l'opacité des taches, la déviation oculaire est presque toujours la même.

3. Chez tel malade il n'y a plus de tache, si minime qu'elle soit, et cependant il s'est formé un strabisme persistant.

4. Le strabisme paraît souvent au début de la maladie, alors qu'il n'y a que de la photophobie.

5. Si les deux cornées offrent des taches à leur centre, on ne voit jamais les deux yeux loucher en même temps. Cela devrait être ce-

pendant dans la théorie qui fait naître le strabisme du besoin de mieux distinguer.

6. Si l'opacité était pour quoi que ce fût dans la détermination du strabisme, la déviation serait constante pour l'œil affecté; elle ne passerait jamais à l'alternance, car l'autre œil n'aurait que faire de loucher.

7. Quand un des yeux est perdu, l'autre ne louche jamais.

Les propositions 1, 2, 5, 6 sont entachées d'erreur, car elles sont formulées d'une façon trop absolue. Par la cinquième, M. Cuignet est en contradiction flagrante avec lui-même, car au point de vue où il est placé, une tache aux angles des deux cornées doit évidemment entraîner une photophobie double; et, par conséquent, un strabisme des deux yeux qui doivent avoir besoin autant l'un que l'autre de se dérober aux impressions lumineuses. Cet exemple qu'il oppose à la théorie qu'il rejette est au contraire favorable à cette dernière. N'est-t-il pas plus facile de comprendre, en effet, que le sensorium, dans un cas où tout ne peut être que vague et confusion dans la perception des images rétiniennes, ne pouvant les rendre nettes, vu la disposition des taies, par aucune modification avantageuse possible, laissera par conséquent les conditions normales exister. N'ayant aucun bénéfice à les modifier, la convergence strabique sera beaucoup plus rare que dans les myopies monoculaires avec taches. Il n'y aura pas d'œil condamné vu son incapacité relative, mais deux yeux affaiblis, continuant à accommoder binoculairement ou alternativement avec plus ou moins de succès.

De même, la proposition 7, loin d'être un argument pour, ne peut être qu'un argument contre; car, comment se pourrait-il qu'un œil soit soustrait aux inconvénients de la photophobie parce que son congénère est perdu? On s'explique, au contraire, parfaitement que le sensorium conserve malgré tout le jeu d'un organe qui est son unique ressource. D'ailleurs, dans les cas d'yeux indifférents, il n'y a rien de plus normal que l'absence de strabisme interne, car alors l'œil amblyopique n'étant plus capable que de mouvements associés se maintient dans le parallélisme, s'il ne se dévie en dehors.

Quant à la conclusion 6, elle tranche une question complexe; car, pourquoi dans ces cas de strabisme résultat de modifications actives, si par hasard l'œil indemne de maladies externes est atteint de défaut relatif d'acuité, le sujet ne préférerait-il pas employer alternativement l'un ou l'autre de ses yeux? Dans ces conditions possibles, il se trouve alors disposé au strabisme alternant qui survient chez lui par son mécanisme le plus ordinaire. D'autre part, dans ces circonstances, j'ai dit que la myopie se déclare et avec elle son cortége d'accidents. Qu'y aura-t-il donc d'étonnant qu'on ait parfois affaire, quand l'œil se sera, au moins en partie, débarrassé de sa tache, à l'alternance par différence de foyers?

D'ailleurs ne sait-on pas que l'œil sain, presque toujours, éprouve une déviation plus ou moins marquée dans le même sens que l'œil franchement strabique? (Giraud-Teulon, *Leçons sur le strabisme*, p. 48, 1863.)

Il est également inexact d'avancer qu'il y a toujours déviation interne dans les cas de kératite avec photophobie. Toutes les statistiques s'inscrivent en faux contre cette assertion, et il est constant, au contraire, que dans les cas de leucomes suffisants pour amener la cécité, souvent l'œil indifférent ne louche que dans la vision binoculaire, ou se dévie en dehors pour obéir à la forme de l'orbite et à cette tendance au regard de côté qui existe effectivement jusqu'aux singes dans toute la série animale; et que l'homme, ainsi que dans les quadrumanes, ne rompt que par les efforts qu'engendre le besoin de la vision nette binoculaire. En outre, comment se ferait-il que les *photophobies intenses de la sclérotite et de l'épisclérilis ne produisent presque jamais le strabisme*, si l'influence considérable photophobique affirmée par l'auteur n'était anihilée par une intervention plus efficace encore, celle du sensorium?

Enfin, j'objecterai à MM. Wecker (tome II, p. 958) et Cuignet que j'ai observé plusieurs fois dans des cas d'asymétropie (v. observation 3) des taies sur l'œil le plus faible en réfraction, et que celui-ci, qui avait résisté à la tendance déviatrice, semblait avoir été soustrait au strabisme par l'usage plus ou moins avantageux qu'en faisaient les sujets pour voir au loin.

Je ne veux pas m'attacher à réfuter les idées si hasardées de M. Cuignet. Je dirai seulement que sa théorie des strabismes photophobiques, qui a la prétention d'englober sous une même loi les faits les plus disparates, a pour premier défaut de confondre la photophobie avec les inconvénients d'un tout autre genre que créent l'hypermétropie, l'astygmatisme, etc.

J'ai d'abord pensé poursuivre dans leurs détails ces assertions qui ne sont sous des formes un peu fantaisistes que l'expression de ce fait incontestable de la supériorité actuelle et potentielle de l'adduction dans l'immense majorité des cas. Mais je me suis arrêté; car, lorsque M. Cuignet parlant de strabisme dont les conditions sont les mieux établies, affirme qu'ils n'ont jamais existé que dans l'imagination des médecins, son travail cesse d'être scienfique. Cependant l'auteur, quoique n'ayant pas dans ses conclusions tenu compte des différents travaux faits sur ce sujet, a le mérite incontestable de s'être appesanti sur un ordre d'idées justes et sur le mécanisme d'un strabisme peu connu; car je considère les propositions 3 et 4 comme parfaitement en accord avec la vérité, quoique ne s'appliquant qu'à des faits relativement rares.

Il existe donc, sans conteste, des strabismes qui trouvent leur raison d'être dans la force naturelle du droit interne et le besoin que ressent l'organe oculaire, par une *activité* que j'appellerai *photophobique*, de chercher l'obscurité qui soulage ses souffrances en se cachant sous les voiles palpébraux en dedans, ou en dedans et en haut. Néanmoins, l'acte normal de la vision binoculaire est seul la cause déterminante de la plupart des déviations convergentes. Et cela par suite du développement acquis, fonctionnel et anatomique que celle-ci favorise physiologiquement dans le muscle adducteur auquel incombe, dans les défauts de réfraction, la tâche pénible de rendre la perception rétinienne nette et simple binoculairement d'abord, puis par la suppression des fonctions de l'un des deux yeux.

Je conclus que le droit interne est prédominant en général, autant par sa force naturelle, que par les conditions favorables à son développement actif physiologique dans lesquelles le place le sensorium pour les besoins de la vision simple et nette, binoculaire ou monoculaire.

Dans les cas que j'ai cités précédemment de strabisme interne lié à des kératites, cette déviation se comprend parfaitement; car, les modifications étant surtout antérieures, l'axe antéro-postérieur ne s'est point allongé considérablement en arrière et en dehors, ce qui porterait à la divergence vu la difficulté des mouvements latéraux externes postérieurs du globe qu'engendre la conformation de la cavité orbitaire.

Chez les mammifères, l'œil est déjeté de côté et la vision binoculaire est l'exception. L'homme conserve plus ou moins de cette disposition à la divergence, et il faut une action musculaire pour la vaincre et permettre l'entre-croisement des axes visuels sur l'objet examiné. Il en résulte que le muscle interne est le plus fort, ayant une fonction plus importante à remplir. Aussi, après ce que j'ai déjà dit, je puis poser en thèse générale que chaque fois qu'il n'y aura rien de morbide du côté des muscles et que l'œil ne sera point indifférent, quel que soit l'état de la réfraction symétrique, la tendance est au strabisme convergent. Il y a un œil qui gêne l'autre, il est condamné au bénéfice de la vision distincte. C'est par le strabisme que ce résultat peut être acquis, et il est naturel que ce soit au droit interne, qui est le plus puissant et qui travaille le plus, auquel incombe cette fonction. Mais il est une considération, c'est que si par hasard l'entre-croisement des axes optiques donne un angle visuel trop grand pour les besoins de la vision binoculaire, ce muscle arrivant sur la limite de son action, et le globe sur la limite de sa convergence possible, en raison de son élongation organique, il ne pourra se faire qu'une sorte de déviation qui soulage, ce sera la divergente. Dans les cas où la myopie est suite des maladies du globe et en particulier de la cornée, on la rencontre quelquefois; mais d'autres éléments importants de strabisme divergent interviennent, tels que les lésions inflammatoires musculaires par contiguïté, les actions réflexes nerveuses, etc., et surtout l'indifférence, résultat d'une amblyopie excessive. A ce point que dans le rapport que j'ai cité de la clinique de M. Pagenstecher, les cinq strabismes externes observés dans les lésions cornéennes ont été rapportés à cette dernière cause par M. Saemisch.

Art. V.

Causes de la divergence habituelle des yeux myopes.

La rareté relative du strabisme divergent dans les défauts légers d'excès de réfraction où la partie postérieure du globe peut se mouvoir sans trop de difficulté dans l'orbite et où l'action binoculaire a sa raison d'être, prouve que l'explication d'insuffisance acquise par excès de travail du droit interne est futile dans les cas de myopies types. On doit donc chercher ailleurs la cause de la divergence habituelle des yeux myopes.

J'ai dit plus haut (p. 131) que chez l'hypérope l'œil dévié prenait une position favorable à la suppression matérielle et psychique de la fausse image. Ici la déviation externe produira un résultat analogue, la vision nette étant chez le myope la vision à courtes distances. Mais ces conditions ne constituent qu'une possibilité plus grande, des circonstances adjuvantes, et non une cause première.

Celle-ci devrait être évidente pour tous, c'est la difficulté qu'éprouve le myope à accommoder binoculairement, non par l'action de l'accommodation proprement dite ou par la faiblesse intrinsèque primitive de la convergence, mais par l'impossibilité matérielle qui survient en lui à un moment donné, d'entretenir l'entre-croisement des axes optiques à la distance que réclame la vision nette.

On a affirmé que cette cause se trouvait dans l'inégale répartition du dynamisme.

On a supposé gratuitement des insertions anormales des obliques.

Pourquoi ces hypothèses de la force amoindrie des internes, ou exagérée des obliques par le fait d'une anomalie inexplicable ? Quand il est des états anatomiques certains, incontestables, qui existent dans l'immense majorité des cas. C'est, d'une part, l'allongement du globe, et, d'autre part, la disposition orbitaire spéciale, plus dirigée en avant, qui gêne le mouvement latéral postérieur externe dans la convergence. Pourquoi ne pas chercher en eux les conditions d'existence du strabisme ? Pourquoi cette élongation du globe, quand elle a dépassé certaines limites, ne serait-elle pas la cause de cette impuissance dans laquelle se trouve le myope ? Dans ces conditions, en effet, le muscle droit interne, en dehors des résistances physiologiques qu'il a à vaincre dans ses mouvements actifs, supporte à l'état normal une distension permanente, une action passive qui l'allonge.

Tandis que les contractions répétées ne peuvent habituellement que le faire progresser en force, il est dans ces cas distendu par une action persistante, qui a une marche insensible et graduelle comme la progression qui lui donne naissance lors de son développement. Et voilà pourquoi, le strabisme divergent et l'asthénopie ont d'autant plus de tendance à se montrer que la myopie est plus progressive; c'est-à-dire que l'allongement de l'œil rend la distension musculaire plus apparente? (2ᵉ partie, chap. XIII, art. ɪɪ.)

Si l'on met en parallèle les mouvements des yeux myopes et hypermétropes, on voit que l'angle α exagère pour les premiers l'arc d'excursion nécessaire pour la vision binoculaire convergente. De plus, il résulte de leur allongement une résistance passive plus considérable, vu la plus grande étendue des espaces décrits par les points antérieurs et postérieurs de l'axe visuel. Mais les faits rapportés dans les pages précédentes ne nous permettent pas de conclure, comme on s'est plu à le faire, que ce seront ces conditions seules qui entraîneront l'épuisement contractile du muscle adducteur. Pour moi il n'en résulterait, dans la majorité des cas, qu'un accroissement de puissance, résultat d'efforts incessamment répétés pour satisfaire le besoin de la vision binoculaire, ainsi que cela survient chez les myopes à distance, où l'élongation est minime et permet le strabisme périodique convergent. Mais, si l'on pousse plus loin la comparaison, on voit que, tandis que le globe hypérope est sphérique, et a son axe optique court, le myope possède un globe à forme ellipsoïdale, d'un diamètre antéro-postérieur allongé. Son centre d'évolution est, d'une manière absolue, plus distant de la face sclérolicale postérieure, même que chez l'emmétrope. Cette distance anormale exagère les arcs excursifs, les angles de rotation restant égaux. Il en résultera dès lors, pour le bulbe oculaire resserré dans l'orbite, une gêne plus ou moins accentuée dans ses déplacements extrêmes. En outre, l'insertion du nerf optique, sollicitée dans ces conditions pour un déplacement considérable, aura, en agissant par sa résistance, une efficacité en raison directe de son éloignement du centre de mouvement. Ces difficultés matérielles, opposées à l'abduction, et surtout à l'adduction, s'accroîtront brusquement à l'époque de la progression, par le fait de la distension des parties externes postérieures, et deviendront un obstacle invincible à surmonter par le dynamisme adducteur, surtout si l'on pense comme le Dʳ J. Bloemert Schuerman (Vergelijkind onde-zoek der beweginger van het aog bij immetropie en emmetropie.

Utrecht, 1864), que l'allongement des muscles par la distension de l'œil, et le déplacement de la tache jaune peuvent communiquer aux droits externes une prédominance relative. De là les diverses formes de strabisme *relatif* d'abord, périodique et divergent fixe ensuite. Dans ces cas où la progression est rapide, le myope est obligé inopinément de rapprocher considérablement les objets. La convergence extrême des axes visuels étant indispensable pour la vue simple, les efforts des internes ne peuvent acquérir assez promptement une intensité proportionnelle, ce qui engendre une insuffisance relative qui les met dans l'incapacité de pointer les yeux binoculairement de près. L'un des deux restera en dehors, et le besoin qui surgit alors d'écarter les images exagérera la déviation : la divergence strabique de la myopie sera créée.

Devant ces faits, la théorie de M. Giraud-Teulon devient au moins inutile. Mais, je suppose avec lui l'insertion des obliques portée en arrière par hétérotopie musculaire : lorsque le sujet, sorti de l'enfance, usera fréquemment de la vision binoculaire de près, une convergence active distendra incessamment, quoique d'une façon intermittente, les faisceaux striés des muscles obliques. Ce que M. Giraud-Teulon appelle insuffisance des droits internes n'est point exact absolument : dans son hypothèse même, la force de l'adduction est normale et égale à celle de l'emmétrope. Mais les muscles obliques n'engendreront pas la distension des muscles adducteurs. En effet, la résistance à l'action convergente qu'opposeront les obliques ne sera nuisible que lorsque le muscle interne se contractera, ce qui nécessitera de sa part un effort plus considérable.

Ces circonstances sont surtout favorables à l'affaiblissement des obliques, car ceux-si se trouvent alors d'ordinaire à l'état de complet relâchement. D'un côté, contraction active augmentée, de l'autre, distension exagérée de muscles relâchés, tels sont les résultats inévitables qu'amènera la convergence dans l'hypothèse de l'auteur. Dans ce cas, le muscle augmenterait en force d'une façon absolue et relativement au système divergent distendu et affaibli d'une façon progressive. Le strabisme convergent serait la règle, et la théorie ne pourrait expliquer que les faits de déviations internes, cas dans esquels M. Giraud-Teulon n'admet pas la formation staphylomateuse.

Il consigne en effet, comme étant d'accord avec ces conclusions :

1° le cas d'une dame atteinte d'une myopie symétrique de $\frac{1}{7}$, sans trace de staphylôme, mais ayant un double strabisme convergent de 4 à 5 lignes ; **2°** une autre observation semblable, où les verres correcteurs étaient de 4 pouces, et de même ne présentant aucun croissant staphylomateux.

D'ailleurs, la nécropsie ne confirme pas l'existence de cette sorte d'hémitérie musculaire. Dans des cas où j'ai pu, chez des myopes atteints d'ectasies postérieures, examiner les insertions des obliques, je n'ai rien vu qui ressemblât à un déplacement. Et voici l'opinion de Cavarra, qui, depuis longtemps, avait fait des recherches à ce sujet (*Essai sur le strabisme ;* Journal universel et hebdomadaire des sciences médicales, p. 309 ; 1836). Dans toutes les dissections que j'ai faites des muscles des yeux d'un sujet louche, jamais je n'ai rien trouvé qui pût me faire croire *à une altération quelconque de ces muscles et de leurs attaches.*

Art. VI.

Le strabisme actif convergent est le strabisme selon la règle.

De ces dernières pages il ressort que le strabisme convergent est de beaucoup le plus fréquent de tous, hors les cas de cécité ; que la loi générale, quand il ne se trouve pas d'obstacle matériel ou de paralysie musculaire, commande la déviation interne, et qu'*il ne faut rien moins qu'une structure anatomique spéciale pour expliquer la divergence dans la myopie.* D'autant plus, je le répète, que, dans les excès les plus faibles de réfraction, le strabisme suit la règle.

Je ne parle pas ici de ces déviations exceptionnelles qui peuvent survenir dans l'enfance, et qui sont aussi fréquentes chez l'emmétrope que chez le myope ; elles peuvent être attribuées à l'insuffisance congénitale des internes, comme à d'autres causes. Je n'insiste que sur le strabisme qui survient dans l'adolescence, ou plus tard, et qui est véritablement le strabisme de la myopie.

Si, dans l'excès de réfraction, la déviation est périodique avant d'être permanente, c'est que, tant que l'allongement n'est pas considérable, la distension restreinte musculaire permet momentanément, pour la vision binoculaire, des efforts qui surpassent efficacement la résistance passive du globe.

Si le strabisme divergent permanent est beaucoup plus rare que
le convergent, c'est que :

1° Le sensorium est dans ces conditions, sollicité davantage, vu
la difficulté de cacher suffisamment la pupille déviée dans l'angle
externe ;

2° Le muscle n'a point amené lui-même activement la déviation,
comme dans le cas de convergence ;

3° On a affaire au droit interne, c'est-à-dire à une puissance musculaire relativement considérable, en dépit de laquelle le strabisme
s'est produit, et qui ne cède point aisément à la rétraction lente
consécutive de l'abducteur ;

4° Tandis que chez l'emmétrope on constate que la convergence
amène l'entre-croisement des axes optiques à **2** ou 3 pouces, chez le
sujet atteint d'excès de réfraction, cette distance est plus considérable. Le bulbe oculaire est gêné dans ses déplacements latéraux
par l'exagération de volume de son pôle postérieur. Si on examine
alors l'étendue de l'excursion horizontale de la cornée, on vérifie ce
fait que le bord externe du miroir de l'œil atteint avec peine la
commissure correspondante, et que la moitié interne ne peut, dans
les efforts les plus énergiques, glisser dans le grand angle. La restriction des mouvements de latéralité révèle la présence d'un staphylôme. Dans ces cas, l'œil myope, en divergeant, prend pour
ainsi dire une position en accord avec la forme de l'orbite. Les dimensions s'étant accrues en longueur et en largeur, il se comporte
ainsi qu'on pourrait le prévoir rationnellement en raison de la disposition générale orbitaire. Dans ces conditions, la conformation
myopique du globe détermine une réduction de la puissance abductrice et adductrice, de sorte que l'on a alors à la fois un strabisme
convergent et un strabisme divergent. C'est ce qui explique le
motif pour lequel les indications de la ténotomie sont rarement
très-nettes (v. **2ᵉ** partie, Traitement de M.), et aussi pourquoi
Donders a trouvé, par l'expérience, que ses effets étaient d'autant
moins marqués que les yeux étaient plus fortement myopes.

Comment, en présence de ces observations quotidiennes, peut-on affirmer, comme M. Giraud-Teulon (*De l'Œil,* p. 62), qu'il ne faut voir dans le strabisme divergent symptomatique de la myopie autre chose qu'un acte spontané et instinctif de la part de l'individu, qui se dérobe aux conséquences de l'insuffisance des muscles de la convergence binoculaire, ainsi qu'à l'asthénopie consécutive, par une déviation dans le sens de la divergence.

Ces faits, au contraire, démontrent d'une façon péremptoire l'influence de l'état organique du bulbe oculaire sur la forme strabique. Ils expliquent, en même temps, pourquoi, dans les hauts degrés du vice, la rétraction des externes amène difficilement le strabisme persistant fixe.

Il est en outre un certain nombre de déviations externes survenant à l'âge d'élection ou après, et qui sont dues à des amblyopies, ou que celles-ci favorisent. Dans un état de réfraction, où les désordres sont si graves dans les défauts élevés, cette sorte de strabisme est plus fréquente que dans les autres ; mais ce n'est point là le strabisme de la myopie, c'est la déviation indifférente d'un œil qui a perdu tout ou partie de ses sensations, lors de l'ébranlement lumineux.

J'ai développé un peu longuement cette question épineuse du strabisme myopique convergent et divergent, parce que pour moi il se lie intimement, de même que l'ectasie postérieure, au caractère primitif et caractéristique de la myopie. Il prouve une fois de plus que, dans cet état de réfraction, le rôle principal est joué par l'élongation antéro-postérieure, et que toutes les explications basées sur les états musculaires et autres ne lui conviennent qu'accidentellement. Quant aux déviations hypermétropique et photophobique, elles m'ont servi à établir cette puissance normale du droit interne qui est physiologique, que le moindre exercice soutenu exalte au point de le rendre capable de rompre l'équilibre musculaire, et que le sensorium invoque quand il s'agit de supprimer les fonctions de l'un des deux yeux. D'autre part, je serai obligé d'avoir recours à ces développements pour expliquer le mécanisme du staphylôme chez l'hypermétrope (v. p. 168 et suivantes).

CHAPITRE V.

DE LA CIRCULATION LOCALE OCULAIRE.

Art. 1.

Influence de l'accommodation sur la circulation normale.
Preuves objectives et rationnelles.

En lisant attentivement les pages 103, 104 et suivantes, on peut se convaincre *à priori* du rôle considérable que l'accommodation active proprement dite peut jouer à l'égard de la circulation intérieure du globe. Mais à ces premières présomptions rationnelles s'en joignent d'autres de même nature, ainsi que des preuves directes, résultats objectifs de l'examen ophthalmoscopique ou de la nécropsie.

Pour en faire bien saisir l'importance, je vais décrire succinctement les éléments anatomiques qui se rattachent de la manière la plus directe à la solution du problème.

Le sac irio-choroïdien qui est ici en cause, est (V. p. 105) fermement uni à la sclera à ses deux extrémités ouvertes : en arrière au pourtour du nerf optique par une attache de la membrane vitrée et de la chorio-capillaire, et en avant le long de la paroi interne du canal de Schlemm, où prend naissance le muscle ciliaire. La surface externe intermédiaire est faiblement réunie à la sclérotique par les fibres longues, fines, à mailles larges, du tissu cellulaire choroïdien le plus excentrique que les anciens auteurs ont décoré gratuitement du nom de lamina fusca. (V. p. 107.)

Sans aller plus loin, ces circonstances semblent indiquer que la choroïde est destinée à se mouvoir et que les mouvements qui lui sont inhérents sont intermédiaires aux deux points extrêmes seuls complétement fixes.

Sa face la plus interne perd les caractères du tissu choroïdien. Elle est rigide et homogène. Les capillaires qui lui sont contigus sont pour ainsi dire creusés dans son épaisseur. En avant se trouve le muscle tenseur, externe à la choroïde par sa portion radiée la

Miard.   10

plus considérable qui l'enlace, mais envoyant dans l'intérieur du corps ciliaire des ramifications au milieu des procès, outre les parties circulaires qu'ont décrites Müller et Rouget. Cet organe contractile agit par certaines de ses fibres directement sur les vaisseaux des procès, et, sur toute la membrane choroïdienne, indirectement par l'intermédiaire du corps vitré élastique incompressible, que ses contractions ont pour résultat de faire entrer en mouvement. La lame vitrée *élastique* que je viens de signaler, les fibres musculaires éparses constatées par Müller et Kölliker jointes au tissu interne vasculaire choroïdien, semblent destinées à régulariser l'influence de ces déplacements sur la circulation sanguine intra-capillaire. La choroïde, en effet, a pour stroma un tissu composé de cellules rayonnantes entrelacées et formant des ramifications de la plus grande ténuité. *Cette gangue élastique* et cellulaire (Kölliker et Krause) maintient réunis des nerfs, des muscles en petite quantité, mais aussi des artères et des veines en si grand nombre qu'on a appelé cette partie de l'enveloppe tunica vasculosa. Au-dessus d'elle se trouve la nappe qui constitue la couche nommée membrane chorio-capillaire ou ruychienne (membrana ruychiana) qui est rattachée à la trame sus-jacente par un tissu peu dense. Ses vaisseaux sont tellement nombreux que l'espace intercapillaire est infiniment moindre que l'étendue qu'ils occupent.

Les procès ciliaires forment la partie la plus antérieure de la choroïde et sont composés d'un grand nombre de capillaires liés entre eux par un stroma analogue à celui que je viens de décrire pour le reste du sac choroïdien. Cependant il est généralement plus cellulaire, la présence des fibres contractiles ciliaires rendant en partie inutile le tissu élastique.

La plus grande portion du système choroïdien est constituée par des vaisseaux. Ceux-ci présentent des particularités notables.

Les artères ciliaires antérieures, postérieures, courtes et longues communiquent avec les veines *par des vaisseaux larges* qui émanent des artères choroïdiennes et se disposent en éventail avant de se réunir et former par leur union les *venæ vorticosæ*. Les artères choroïdiennes proprement dites, composées de dix-huit à vingt troncs appelés ciliaires courtes, traversent la sclérotique d'avant en arrière, se bifurquent dichotomiquement et déversent leur contenu sanguin par les voies de dérivations directes dont je viens de parler, par les *vortex*, ou encore dans la couche sous-jacente constituée exclusivement par des capillaires proprement dits. Ces veines, *en communication immédiate avec les artères*, forment : les vasa vorticosa qui émergent de la coque oculaire près de son équateur : les troncs veineux postérieurs qui sortent par la partie la plus en arrière du globe : et en avant, un plexus vasculaire composant une partie du corps ciliaire, dont les ramifications récurrentes se replient jusqu'aux vortex les plus antérieurs. La membrane chorio-capillaire manque comme couche distincte dans cette région *où dominent les capillaires de premier ordre*, d'un calibre relativement considérable.

Ainsi donc le sac irio-choroïdien est composé à peu près exclusivement d'une quantité prodigieuse de vaisseaux : artérioles, veinules, capillaires de second ordre, capillaires de premier ordre ou d'inosculation, tous noyés dans un stroma actif, musculaire et élastique. Ce tissu produit les mouvements les plus fréquents dans l'état normal par sa partie antérieure, et régularise dans toute son étendue la répercussion en retour des milieux dioptriques incompressibles qu'il fait mouvoir. Les propriétés à la fois rigides et élastiques de sa face interne et des cellules qui la composent se prêtent merveilleusement à cet effet.

On peut dès lors se demander comment se comportera en présence de ces phénomènes la circulation interne du globe oculaire.

Ces circonstances répondent-elles à ses besoins, à ses nécessités locales? C'est ce que je vais examiner.

(Cl. Bernard, Tissus vivants, page 412). Dans l'état normal le sang arrive aux capillaires sans aucune impulsion propre, parce que l'impulsion cardiaque primitive a été complétement détruite par les frottements considérables que le sang a rencontrés tout le long des artères.

Cette affirmation, d'une application générale, l'est surtout à la circulation oculaire. En effet :

L'onde sanguine s'affaiblit *à mesure qu'elle s'éloigne* du centre d'impulsion cardiaque, et cesse dès les fines artères. A ce niveau la circulation devient uniformément continue ou à peu près.

A égale longueur les conduits opposent aux liquides en circulation une résistance en raison directe de l'étroitesse de leurs diamètres.

Les courbures, les divisions dichotomiques à angle ouvert, les ramifications de toutes sortes gênent la rapidité du mouvement des fluides; et, en pareille circonstance, il y a en fait un ralentissement notable dans la marche du sang.

Étant donné deux conduits à élasticité inégale, le plus élastique (Marey) réalisera les meilleures conditions pour une circulation facile de son contenu. Les artères présentent sous ce rapport, à l'égard des veines, une supériorité marquée, et le nombre considérable de ces derniers vaisseaux que contient la choroïde constitue une circonstance défavorable pour la circulation oculaire.

En outre, la position périphérique de l'organe de la vue, sa circulation intermédiaire aux veines et aux artères qui se fait dans une sorte de tissu spongieux, la disposition en tourbillon des capillaires de premier ordre, en lacis inextricables des capillaires de seconde catégorie, montrent assez que, pour l'œil en particulier, les conditions ci-dessus exposées sont pleinement réalisées. Le sang cheminerait donc péniblement au milieu de tous les obstacles que lui opposent les conditions normales de cette structure anatomique, si sa progression ne dépendait que des règles générales que je viens d'invoquer. Mais les mouvements du liquide sanguin dans chaque appareil isolé, sans cesser d'obéir aux grandes lois fondamentales de la circulation, subissent de nombreuses variations qui dépendent des fonctions dévolues aux organes et de leurs alternatives d'activité et de repos.

En un mot, outre l'impulsion centrale et la tonicité artérielle, existent des dispositions diverses créant ce que l'on a appelé des circulations locales; et l'œil, après ce que je viens de dire, est placé dans des conditions telles qu'il doit rationnellement réclamer de leur secours d'importants bénéfices pour ses mouvements circulatoires internes.

En outre, la complexité, la perfection, la délicatesse des tissus, qui la plupart vivent d'échange réciproque de proche en proche, nécessitent pour leur maintien physiologique un état de nutrition parfait, et font prévoir la gravité des altérations fonctionnelles et morbides qui seront consécutives, quand les conditions de cet entretien feront défaut.

Ainsi donc ces exigences d'une part, d'autre part la longueur des artérioles, leur étroitesse, leur distance du centre d'impulsion qui rendent leur circulation continue, les ramifications infinies et les nombreuses courbures des veines, les conditions que présentent les confluents communs où viennent aboutir, la plupart à angles presque droits, les innombrables capillaires veineux de la choroïde, les anastomoses multipliées, serrées, chevauchant les unes sur les autres, et constituant des réseaux qui forment de véritables plexus, sont autant de circonstances qui logiquement *montrent l'urgence de l'intervention d'une circulation locale active et choroïdienne.*

Art. 2.

La pression artificielle ou pathologique, ainsi que celle de l'accommodation, sont suivies de phénomènes objectifs parfaitement appréciables.

Il existe à l'état normal un phénomène physiologique très-intéressant, et qui est un des caractères de la circulation locale oculaire : c'est la *pulsation des veines.* Immédiatement après le battement radial, les vaisseaux veineux s'enflent de la périphérie à la papille, et après un court espace de temps se vident brusquement par leur bout central. Ces mouvements alternatifs d'ampliation des veinules et d'expulsion du liquide qu'elles renferment, se perçoivent avec leur plus grande netteté dans l'une ou l'autre des veines principales, et en deçà des limites papillaires.

MM. Ed. Jæger, Coccius et de Graefe ont étudié les premiers ces manifestations curieuses de la circulation intra-oculaire. Donders a attribué ce phénomène circulatoire local à l'augmentation périodique de la pression latérale des artères à chaque mouvement systolique du cœur. La tension veineuse étant d'autant plus considérable qu'on se place davantage vers les extrémités capillaires, les veines les plus larges ressentiront le plus les effets de la compression. Il en résulterait, dans cette manière d'envisager la chose, une sorte d'achoppement dont le début coïnciderait avec l'arrivée de l'ondée sanguine artérielle qui engendre la pression ; et la fin, avec ter me de la systole du cœur.

C'est M. Ed. Jæger qui a le premier observé la *pulsation des artères centrale* de la papille ou de ses voisines. Ce phénomène coïncide avec la systole et se manifeste par le passage saccadé, brusque, de la colonne sanguine dans l'artère qui est l'objet de l'examen. Durant la diastole, au contraire, le vaisseau s'affaisse sensiblement. C'est à M. de Graefe que l'on a dû plus tard l'explication physiologique de ce fait qui démontre d'une façon certaine que la pression latérale des artères est inférieure à celle du corps vitré.

Donders a établi, à l'aide de l'ophthalmoscope, qu'une pression exercée sur le globe oculaire amène incontestablement des modifications diverses dans le calibre des vaisseaux rétiniens. Si d'une façon brusque et intermittente on comprime le bulbe, les veines se rétrécissent aussitôt que la pression a lieu, et se dilatent inopinément dès sa cessation. Une action douce et continue, pratiquée avec la pulpe digitale, engendre des pulsations évidentes. On constate alors, par l'examen ophthalmoscopique, que les veinules rétiniennes, distendues par leur contenu sanguin, perdent leur coloration rouge et s'effacent, pour se dilater de nouveau, recouvrer leur turgescence et leur coloration brune. Elles présentent, par conséquent, des alternatives de plénitude et de vacuité, durant lesquelles elles sont réduites à un léger trait rosé. Mais, si l'on fait subir à l'œil une compression progressivement croissante, tout mouvement circulatoire cessera bientôt dans les vaisseaux veineux.

Ces phénomènes, précieux dans certains cas de diagnostic différentiel difficile, peuvent se produire à volonté et se présentent, soit dans l'état physiologique, soit dans les différents états morbides.

C'est ainsi que l'on aperçoit des pulsations dans l'œil des individus dont le mouvement circulatoire est influencé par la marche, la course, la fatigue musculaire, etc.; que l'ampliation veineuse survient, lors d'une large expiration, et disparaît par l'effet d'une inspiration profonde.

Dans le glaucome aigu, les battements artériels spontanés reconnaissent pour cause, non l'oblitération de l'artère centrale par un caillot, comme on l'a cru longtemps, mais une pression intra-oculaire exagérée.

Le Dr E. A. Coccius (*loc. cit.*) a pu se convaincre, par des observations directes sur des sujets opérés d'iridectomie, que des changements surviennent dans la coloration et le calibre des vaisseaux, à la suite de l'action de l'appareil accommodateur. Il a constaté que sous cette influence physiologique *les artérioles deviennent plus minces* et les veines plus étroites.

Les vaisseaux radiés les plus déliés de la papille pâlissent, ainsi que la surface papillaire elle-même. Il en est de même à peu près pour les petites artères de la rétine, qui diminuent de calibre et deviennent transparentes. Enfin, ce qu'il y a de plus frappant dans cette série de constatations, c'est qu'après le relâchement de l'appareil ciliaire pour la vision de près, les veines rétiniennes s'emplissent outre mesure, se gonflent chez beaucoup de personnes, en un mot présentent un état de turgescence nettement caractérisé.

Les mêmes faits se présentent également dans les cas de spasme ou de crampe, dans n'importe quel état de réfraction. J'ai pu plusieurs fois moi-même dans ces circonstances me rendre compte de ces phénomènes. J'ai vu les vaisseaux rétiniens d'une ténuité telle qu'on ne pouvait l'attribuer complétement à la propriété factice accidentelle d'exagération de la réfraction, produisant une diminution seulement apparente dans les diamètres vasculaires (v. obs. 11).

Dans la mydriase, au contraire, Schneller a trouvé les vaisseaux rétiniens élargis, résultat en accord avec mes observations personnelles sur l'état de la circulation chez le *jeune myope*, dont le vice s'est promptement exagéré par la progression.

Je puis donc dire que, outre l'impulsion centrale, le *tonus vascularis* (Parry), l'action quelquefois si marquée du rhythme de la respiration, il existe dans l'œil des modifications circulatoires manifestes qui sont sous la dépendance de tensions de diverses natures, et des mouvements accommodateurs qui s'y produisent d'une façon incessante à l'état de veille.

L'accommodation, dans l'acte de la vision rapprochée et prolongée, détermine la déplétion des vaisseaux apparents du fond de l'œil, tandis que son relâchement favorise leur ampliation et leur turgescence.

Mais là ne se bornera pas l'action accommodative. Il ne faut pas oublier que le muscle ciliaire est intra-choroïdien, qu'il agit directement dans la partie antérieure sur les vaisseaux de cette membrane ; que les mouvements de transmission qu'il imprime au corps hyalin se font sentir à la surface interne de la lame vitrée élastique, de telle sorte que tout se réunit pour favoriser, à l'égard de la circulation choroïdienne, une action analogue à celle que l'on observe si aisément dans la rétine, avec cette différence que son effet sera infiniment plus considérable et plus important, en raison de la forte épaisseur du coussin vasculaire.

Art. 3.

Pour que la choroïde se conserve intacte, il est indispensable que ses fonctions se maintiennent indemnes, complètes et régulières.

Comme tous les autres organes, la choroïde ne peut se nourrir, se développer, se maintenir à l'état physiologique qu'à la condition de remplir régulièrement et *intégralement* les fonctions que la nature lui a dévolues.

Une paralysie d'origine centrale, en supposant qu'elle n'altère pas les conditions générales de santé, influe néanmoins sur la nutrition locale d'un membre, par exemple, que je suppose dans ce cas consécutivement atteint. Ce fait incontestable est le résultat fatal de la suppression subite et continue d'une partie au moins de ses fonctions animales ou organiques. Bien plus, il n'est pas nécessaire qu'il y ait même parésie pour que les phénomènes de dénutrition se révèlent. Etant donnée la même partie du corps dont je viens de parler, un bras je suppose, la simulation permanente intéressée de la paralysie peut engendrer des modifications de la circulation sensible au sphygmographe et produire consécutivement l'atrophie, circonstances qui peuvent induire en erreur l'examen méticuleux du médecin légiste le plus expérimenté (cours de M. Tardieu).

De même, dans la lentille vivante oculaire, tout ce qui empêchera l'accomplissement entier et parfait des fonctions compromettra l'existence et la perfection physiologique des éléments divers qui la composent. Le manque d'accommodation suffisante, résultat de l'état statique anormal, est dans ce cas chez le myope; et logiquement les conséquences les plus notables en seront surtout supportées par le tissu choroïdien, qui est le siége principal de l'appareil accommodateur et qui en subit le plus directement l'influence. Quoi qu'il en soit de la théorie de l'accommodation, le fait est que l'œil atteint de myopie, par sa suppression totale ou partielle, se trouve placé dans des conditions anormales. La circulation est modifiée ; car physiologiquement il est nécessaire que *les contractions du muscle ciliaire interviennent.* Etant un des éléments indispensables au jeu normal de l'organe de la vision, le système fonctionnel de celui-ci *est harmonisé ad hoc*, les mouvements accommodateurs répondent à ses besoins, et leur existence ne peut faire défaut sans engendrer un trouble des fonctions et ses conséquences inévitables sur la nutrition des tissus. La choroïde, en particulier, ne travaillant pas, doit s'atrophier dans ses éléments.

Dans ces circonstances, ce n'est pas seulement l'existence de la choroïde qui est en jeu.

Lorsque, par l'action de l'appareil musculaire situé dans l'intérieur de l'organe, le cristallin et le corps vitré sont comprimés, l'élasticité du liquide hyalin transmet la pression avec la même intensité au segment postérieur. Si celui-ci ne se déprime pas, il le doit : 1° à la tension active qu'engendre, lors de sa contraction, le muscle accommodateur radié, *tension qui se transmet jusqu'au nerf optique* par l'intermédiaire du stroma choroïdien et de la lame vitrée élastique, qui sont intimement unies au corps ciliaire au niveau de l'ora serrata ; 2° à la résistance passive des enveloppes fibreuses constituant la coque oculaire ; 3° à l'action plus que problématique du coussin graisseux orbitaire, et à la présence dans son sein de la sphère creuse, constituant la capsule de Ténon, qui est fixée par des faisceaux tendineux et aponévrotiques tels qu'elle ne peut être déplacée.

L'absence ou la paresse de l'accommodation supprimera en entier ou en partie cette réaction physiologique du segment postérieur du globe ; et, je le répète, il n'y a pas de fonction, tant secondaire soit-elle, qui puisse disparaître de l'organisme sans porter atteinte, dans de certaines limites, à sa structure anatomique. Or, dans ce cas, quels que soient les éléments de la résistance de la part de la coque, la suppression de cette action périodique et intermittente effacera un de ses rôles vitaux, supprimera en un mot une de ses fonctions.

Quant aux muscles externes ou orbitaires, leur action rationnelle est évidemment une influence secondaire sur la circulation la plus intrinsèque des enveloppes du globe; leur suppression par la paralysie ou le strabisme passif de la myopie aura pour résultat logique d'aggraver les troubles de nutrition auxquels je viens de faire allusion.

Art. 4.

L'œil normal emmétrope jouit de tous les avantages locaux de l'influence physiologique circulatoire de l'accommodation.

Dans l'œil la circulation est sans doute, dans son ensemble, continue du centre à la périphérie. La marche du sang dans les artérioles n'est pas normalement saccadée, comme dans les artères. Les veines n'ont pas d'ondes régulières. Cependant l'écoulement général n'est pas complétement uniforme et ne peut l'être en face des déplacements incessants qui modifient à chaque minute les conditions circulatoires. Comme dans tous les organes susceptibles de mouvements, le cours sanguin sera, dans de certaines limites, oscillatoire et peut-être intermittent et alternatif, dans quelques-unes de ses parties, les veinules n'ayant pas de valvules pour régler la marche du fluide toujours dans le même sens, en présence des secousses incessantes imprimées par l'appareil accommodateur qui déterminent successivement l'effacement et la plénitude des vaisseaux rétiniens visibles. Ces mouvements, en effet, sont quelquefois brusques et considérables, si on en juge par les ébranlements qu'ils communiquent au sensorium et qui produisent les phénomènes lumineux nommés phosphènes de l'accommodation. L'agent provocateur de ces photopsies est le muscle ciliaire, qui agit alors par un choc au moment de ses contractions énergiques et subites (Nogel, etc.), ou de sa détente brusque, qui laisse la zonule revenir inopinément sur elle-même (Purkinje et Czermack).

Dans ces conditions, la périodicité et l'intermittence parfois incessante de l'action accommodative dans l'état de veille déterminent dans l'œil des mouvements circulatoires correspondants qui varieront plus ou moins, selon que l'effet de pression ou de relâchement sera plus ou moins prolongé.

Le rôle actif principal inhérent au muscle ciliaire est la contraction, qui engendre nécessairement la compression. Or toute action musculaire est fatalement passagère, malgré l'intervention la plus vigoureuse de la volonté.

Le sang chemine dans les veines par ce phénomène de *vis a tergo* qui est une force de propulsion telle que chaque tranche du cylindre sanguin mobile pousse celle qui est immédiatement antérieure.

Le caractère essentiel de pression alternative aura pour utilité incontestable de *favoriser la déplétion sanguine choroïdienne d'une façon intermittente.*

Les veines, en effet, ont des parois d'une minceur extrême, d'une grande souplesse, d'une élasticité et d'une résistance supérieure peut-être à celle des artères, ce qui leur permet de supporter des injections qui leur donnent des dimensions monstrueuses. Aussi elles sont très-dilatables. Elles possèdent l'aptitude de varier d'une façon excessive dans leurs proportions et de servir de réservoir au sang, sans pour cela cesser de revenir à un calibre minime lorsqu'elles ne sont plus soumises à une tension interne considérable, ou qu'une action compressive externe à leurs parois facilite la déplétion.

L'œil normal emmétrope jouira de tous ses avantages; car les spasmes et surtout l'asthénopie accommodative sont chez lui choses des plus rares, *quel que soit l'excès de son travail accommodateur*, à moins qu'intervienne l'influence de quelques maladies spéciales constitutionnelles ou inhérentes au globe lui-même.

CHAPITRE VI.

CONSÉQUENCES MORBIDES DE LA SUPPRESSION PARTIELLE OU TOTALE DE L'ACTIVITÉ ACCOMMODATIVE.

Art. 1.

L'application des lois générales de la circulation démontre que la parésie ciliaire engendre des congestions dans les capillaires de la choroïde.

(V. Cl. Bernard, Tissus vivants.) Il existe un double système capillaire, « une double voie: l'une directe, formée de vaisseaux contractiles, l'autre détournée, par les petits capillaires où s'*accomplissent l'endosmose, les sécrétions et les phénomènes analogues.* »

La structure des capillaires du premier ordre est la même que celle des artérioles dont ils ont le diamètre. Ils concourent surtout à assurer l'écoulement du sang dans les divers états fonctionnels. Leur rôle est de constituer des voies de dérivation entre les artères et les veines, lorsque la circulation des capillaires de la seconde catégorie est entravée. Les mouvements musculaires favorisent surtout la projection de l'ondée sanguine dans ces vaisseaux d'inosculation, véritables voies larges et contractiles de dérivation, destinées spécialement à la transmission rapide directe du sang des artères dans les veines. Lorsque ces influences mécaniques feront défaut momentanément, il y aura ralentissement de cette circulation locale et augmentation de la quantité des liquides sanguins traversant les véritables capillaires, c'est-à-dire ceux de la deuxième catégorie. Ce phénomène est une congestion de l'ordre de celles que l'on a dites par accommodation; car elle est la conséquence d'un genre particulier de circulation locale en rapport avec un besoin de l'organe.

Virchow considère que chaque artériole a sous sa dépendance un territoire vasculaire. Le relâchement de ses fibres y laisse affluer le sang en plus grande quantité qu'à l'état normal. Les vaisseaux capillaires se distendent alors et deviennent plus apparents.

La suspension du mouvement alternatif de compression de l'appareil accommodateur n'aura-t-il pas pour effet de permettre une distension relative des artérioles, laissées ainsi brusquement avec les seules ressources de leurs fibres contractiles et élastiques.

Il en résultera une congestion physiologique qui n'est véritablement qu'une des phases normales de la circulation oculaire.

Je n'ai pas besoin d'insister, si l'on admet ces données rationnelles, pour faire comprendre que la paresse de l'accommodation chez le myope rendra plus marqué et plus durable cet état congestif qui n'est que passager lorsqu'il coïncide avec des fonctions actives de l'appareil ciliaire.

Art. 2.

Le défaut d'activité suffisante dans les mouvements accommodateurs est une cause de turgescence des vaisseaux des membranes profondes.

La pression du sang dans les vaisseaux artériels est sujette à des variations qui dépendent des difficultés plus ou moins grandes que

ce liquide rencontre en traversant les réseaux capillaires. Si ceux-ci
se relâchent par l'effet d'une cause quelconque et permettent un
passage facile, la tension artérielle s'abaisse proportionnellement.
Cette loi de la circulation sanguine, constatée directement (Marcy),
correspond à ce principe d'hydrostatique, que, dans tout appareil
hydraulique, le liquide se dirige fatalement vers les points où la
pression est diminuée.

Il résulte de ce phénomène physique et physiologique qu'à une
diminution de pression dans les capillaires de l'œil correspondra
leur ampliation, et par suite leur engorgement, si une action compressive ne survient pas pour aider ou produire la déplétion. Ce fait
de turgescence par défaut de pression intermittente ou continue est
analogue à ce qui se passe dans les expériences sur les nerfs contractants et paralysants.

Dans les conditions normales, les vaisseaux artériels sont dans un
état de tonicité constante. Durant l'activité fonctionnelle, ils possèdent alternativement des mouvements de contraction et d'expansion : tandis que le premier est actif, le second est sous la dépendance de la cessation du premier, de la pression du sang : de
celle des tissus au milieu desquels ils se trouvent enveloppés, et,
d'une façon générale, de la compression périphérique qu'ils supportent. L'ampliation est en raison directe de l'expansion, et celle-ci en
raison inverse du *tonus vascularis* et des influences de compressions
ambiantes qui agissent dans le même sens, en augmentant son efficacité, ou en favorisant les mouvements de contraction.

L'action intermittente ou accidentellement continue de l'accommodation est un auxiliaire de ce genre, et la régularité dans l'exercice
de cette fonction sera, avec la persistance de l'état tonique artériel,
la condition *sine qua non* d'une circulation active physiologique. La
disparition simultanée ou isolée de ces agents par paresse accommodative ou simple inaction d'une part et action nerveuse d'autre
part, engendreront une stase plus ou moins notable, selon le degré
de leur suppression. La durée de ce phénomène dépendra évidemment de la persistance des conditions qui l'ont produit.

Or, chez le sujet atteint de myopie, l'inertie de l'accommodation
est toujours plus ou moins complète. Il existe donc dans l'œil myope
que cause permanente d'expansion et de turgescence vasculaire.

Circonstances secondaires engendrant des états passagers de congestion par accommodation ou rétention. Outre cette origine principale des congestions myopiques, il enexiste de secondaires qui ne sont pas sans avoir une réelle importance.

Quoique je ne sois pas disposé (V. p. 16), comme la plupart des auteurs, à faire jouer à la flexion du tronc et à la pression abdominale consécutive dans l'attitude de l'homme qui écrit, un rôle exagéré influençant la circulation au point de développer des congestions de l'organe oculaire, en même temps que de l'extrémité céphalique , néanmoins, il est évident que l'influence de toute gêne qui peut entraver l'écoulement circulatoire a pour résultat inévitable de congestionner les organes périphériques en produisant une stase relative. Celle-ci est la conséquence des phénomènes circulatoires dont la loi a été établie par Marey : le cœur bat d'autant plus fréquemment qu'il éprouve moins de peine à se vider de son contenu.

L'attitude de la tête a également une certaine influence, quoique restreinte. Elle a pour effet de rendre plus difficile le retour veineux en lui opposant l'action de la pesanteur et en comprimant peut-être aussi les vaisseaux afférents qui ramènent de l'extrémité céphalique le liquide sanguin au centre cardiaque. On considère généralement que la congestion choroïdienne trouve dans cette entrave à la circulation un *encouragement* considérable, en occasionnant des phénomènes congestifs passifs dits par déclivité.

Mais de tous les effets accessoires, secondaires, se réunissant en faisceau autour du défaut d'accommodation pour produire le même résultat congestif, celui qui joue à mon sens le plus grand rôle, après l'inertie accommodative, c'est l'excès de sensibilité rétinienne. L'impression vive, l'irritation douloureuse d'une partie quelconque de l'économie, en amènent rapidement la congestion : *ubi stimulus, ibi fluxus*.

On pourrait m'objecter l'asthénopie rétinienne de certains myopes ou même cette erreur qui fait de la myopie au moins en partie un défaut rétinien ; mais, j'en ai fait justice à plusieurs reprises dans ce qui a trait à l'origine du vice (V. p. 10, 13 et suiv.). Aussi je considère que la largeur de la pupille de l'œil myopique en permettant l'entrée d'une quantité de vibrations lumineuses plus considérables que dans l'état emmétrope explique en partie les congestions rétiniennes, en même temps que la photophobie ordinaire des sujets atteints d'excès de réfraction.

A cette action physiologique il faudra joindre dans nombre de cas la sensibilité morbide qui survient souvent dans les hauts degrés du vice et qui s'accompagne de chrupsies, de phantasmes lumineux, d'éblouissements, etc., etc., toutes circonstances qui engendrent des phénomènes congestifs par accommodation (V. art. *Congestion* par Alfred Luton, Nouveau Dict. de médecine et de chirurgie pratiques), auxquelles viennent se joindre lors de l'apparition des lésions organiques, une série de congestions par rétention locale.

Les considérations diverses dans lesquelles je suis entré, sauf celles qui se rapportent aux influences accessoires congestives que subit le système vasculaire de l'œil, portent spécialement sur le rôle de l'accommodation vis-à-vis les mouvements circulatoires postérieurs et équatoriaux du manchon choroïdien. Les phénomènes différeront dans la partie antérieure sous beaucoup de rapports. Etant donné le siége de l'appareil accommodateur, le corps ciliaire subira son influence immédiate tant qu'il en restera des vestiges. Aujourd'hui on peut considérer comme certain que la partie la plus en avant de la choroïde, formée par les procès, se gonfle par l'effet de la pression musculaire, et constitue une sorte de coussin interposé entre le cristallin et le muscle en contraction. (V. Rouget, Coccius, etc.). Quoi qu'il en soit des phénomènes intimes qui influenceront la circulation dans cette partie du sac vasculaire choroïdien, l'intégrité anatomique de celui-ci dépendra de son jeu physiologique régulier. Mais, sous le rapport congestif, son rôle ne peut être que minime, vu la rareté des véritables capillaires dans le corps ciliaire.

Art. 3.

La tension myopique habituelle a principalement pour cause l'inertie fonctionnelle accommodative, tandis que l'habitus glaucomateux dans la myopie reconnaît pour origine des lésions organiques morbides.

J'ai dit, page 155, que c'était par les capillaires de second ordre que s'accomplissaient les phénomènes de sécrétion, ou ceux qui leur sont analogues. Les expériences de M. Cl. Bernard ont démontré qu'une paralysie accidentelle du grand sympathique exagérait cette fonction en permettant la dilatation des vaisseaux. Or, j'ai insisté, page 157, sur l'analogie que présentaient avec ce phénomène les suites de l'inertie accommodative, et, en admettant que la pression alternative, résultat de l'action ciliaire dans l'adaptation aux distances, favorise, comme je l'ai exposé, l'action des nerfs contractants, il est évident que la paresse de l'accommodation produira une action analogue, quant à ses conséquences mécaniques, à celle d'une parésie des filets du sympathique. Je suis donc autorisé à penser qu'il y aura dans ces cas une hypersécrétion, *une exosmose exagérée* des vaisseaux choroïdiens qui nourrissent le corps vitré et l'humeur aqueuse ; ou, pour ne rien préjuger, un trouble de nutrition de ces milieux qui augmentera leur volume.

Acceptant ces déductions, si on se rappelle qu'à la suite du défaut d'accommodation survient une stase sanguine plus ou moins considérable aggravée par diverses causes de congestions secondaires, on comprendra parfaitement la tension habituelle que présente l'œil myope alors même qu'aucune lésion morbide apparente ne peut la justifier, c'est ce qui a fait dire (V. Maurice Perrin, Traité d'ophthalmoscopie, p. 177), que dans l'œil myope, la pression intra-oculaire est toujours au maximum physiologique.

Ainsi donc de l'application des lois générales de la circulation aux phénomènes locaux oculaires, il ressort cette conclusion que quelle que soit d'ailleurs la nature intime du trouble fonctionnel, la circulation locale est engouée à la suite de l'inertie de l'accommodation. Cet engouement est le résultat probable du défaut de pression intermittente, facilitant dans la choroïde comme dans la rétine, la déplétion des vaisseaux capillaires. La stase consécutive engendre une hypersécrétion ou plutôt une hypernutrition du corps vitré et de l'humeur aqueuse par exosmose : ces circonstances justifient amplement la *tension myopique.*

J'appelle ainsi cette dureté du globe qui peut se constater habituellement chez les jeunes myopes avant que des désordres sérieux puissent expliquer cette résistance au doigt. J'ai pu souvent l'apprécier, *alors même que les malades affirmaient n'avoir jamais eu à se plaindre que de la portée de leur vue, et dans les cas où l'ophthalmoscope ne révélait rien dans le fond de l'œil.*

Mais, outre cette tension inhérente à la myopie, il en existe une seconde qui, tout en reconnaissant celle ci comme point de départ, en a perdu les caractères anodins. A la suite des désordres nombreux qui font le cortége ordinaire des hauts degrés du vice de réfraction : atrophie, distension, apoplexie, etc., etc., naissent de véritables choroïdites séreuses; ou plutôt, pour être plus exact, car je ne reconnais pas à ces états le caractère inflammatoire, des troubles nerveux suivis d'hypersécrétion. Ceux-ci occasionnent cette maladie, véritablement hydrophthalmique, appelée *choroïdite staphylomateuse;* son caractère essentiel est en effet l'augmentation anormale, pathologique, de la sécrétion intra-occulaire à laquelle certains auteurs ont fait jouer le rôle initial dans le développement des altérations du segment postérieur. (V. Maurice Perrin, *loc. cit.*, p. 183, etc....) C'est cet état choroïdien qui, par des exacerbations quelquefois inopinées, donne naissance à ces sortes de poussées que l'on a désignées pittoresquement du nom de «phlegmasies bâtardes» qui occasionnent un sentiment de lourdeur orbitaire et de plénitude du globe, en un mot cette sensation qu'exprime exactement le malade en disant que l'œil lui semble trop gros pour son orbite.

Cette seconde forme de tension, très-fréquente chez le myope, est la conséquence des lésions organiques qu'il présente dans beaucoup de cas. Aussi ne doit-on pas, à mon avis, la confondre avec la précédente qui est primordiale, car elle est fatalement concomitante avec l'apparition du défaut myopique. L'une ne dépasse jamais certaines limites; l'autre, au contraire, communique parfois au bulbe l'habitus glaucomateux; le globe est relativement très-dur, et lorsque, par exception, la pression augmente plus spécialement en arrière, on constate les signes apparents et réels de la diminution de la chambre antérieure.

Ainsi, il existe chez le myope deux tensions différentes, et dans leur forme et dans leur origine. L'une qui mérite d'être dite *myopique*, vu sa cause. Elle naît avec l'accroissement de la myopie et peut être, par conséquent, considérée comme primitive.

La seconde est deutéropathique. Elle engendre l'habitus glaucomateux, si fréquent chez les hypermyopes, et les nombreux accidents qui lui sont consécutifs.

Miard.   11

Je dis dans ce travail que toute congestion véritable aiguë de la choroïde et de la rétine détermine non pas comme on l'a enseigné longtemps, une hyperesthésie rétinienne, mais ordinairement une sorte de torpeuret d'engourdissement qui émoussent les sensations et l'acuité visuelle (Galezowski). On pourrait donc s'étonner, à juste titre, de l'affirmation que j'ai plusieurs fois émise, que l'acuité du myope physiologique est au moins égale à celle de l'emmétrope. Il me suffira, pour dissiper toute objection à cet égard, de rappeler que, quand ces phénomènes congestifs existent, les dispositions anatomiques de la myopie sont compensatrices d'une part, et que d'autre part, dans ces circonstances, l'acuité se conserve malgré la congestion, en raison de l'accommodement qui est d'autant plus efficace ici que les phénomènes de stase ont mis plus de temps à se caractériser.

Art. IV.

Aux tensions de natures différentes correspondent, dans l'œil myope, diverses modifications vasculaires et organiques auxquelles échappent les degrés faibles de myopie.

On doit se demander maintenant si à ces tensions si différentes, fonctionnelles et morbides, dont je viens d'affirmer la nature, correspondent des états organiques qui les justifient. Je ne dirai ici que quelques mots de cette question, sur laquelle je reviendrai plus tard.

Tandis que chez l'emmétrope, dont les fonctions visuelles sont normales, l'aspect des vaisseaux rétiniens reste sensiblement le même durant toute l'existence jusqu'à la presbytie, chez le myope, au contraire, l'ophthalmoscope révèle des modifications notables dans leurs dimensions.

A la suite d'observations directes, fréquentes et minutieuses, E.-A. Coccius, de Leipsick, déclare que beaucoup de myopes ont des artères rétiniennes au-dessus du calibre normal. Il attribue cet état à une tension du corps vitré, ou le considère comme pouvant être constitutionnel.

La nécropsie donne à cet égard des résultats à peu près constants quand l'âge du sujet a passé certaines limites, c'est-à-dire que la myopie, ayant duré longtemps, a pu produire les lésions organiques que ses modifications fonctionnelles comportent. Une seconde condition, c'est que le degré du vice soit suffisant. Tel est pour moi le résultat de l'analyse des principales observations rapportées d'autopsie d'yeux myopiques, atteints d'ectasie postérieure.

Quoi qu'il en soit de ces cas où l'excès de réfraction considérable a amené des désordres nombreux, il est un fait incontestable qui appartient à la symptomatologie directe de la myopie, c'est la modification apparente à l'ophthalmoscope que subit le volume des vaisseaux rétiniens et papillaires. Chez les sujets jeunes, la papille paraît hypérémiée ; mais elle devient blanche de plus en plus avec l'âge, sans cependant qu'il soit nécessaire que le défaut myopique augmente.

L'examen ophthalmoscopique révèle alors l'exiguïté des vaisseaux du fond de l'œil ; et, pour ne rien laisser au doute, il suffit, pour s'en convaincre, de pratiquer cette investigation au travers des verres neutralisants.

Ce fait d'observation facile, consigné d'ailleurs par la plupart des auteurs classiques, renverse à la fois l'opinion de Coccius sur l'état constitutionnel probable de cette diminution dans le calibre des vaisseaux, et l'objection naturelle que l'on pourrait trouver dans l'action optique de l'excès de réfraction rapetissant en apparence toutes les parties du fond de l'œil.

En appliquant à ces phénomènes les données physiologiques que j'ai établies précédemment, leur explication logique se trouvera naturellement dans le fait des deux tensions différentes du globe myope, ainsi que dans celui du processus atrophique qui les accompagne, et sur lequel j'insisterai plus loin.

Chez le jeune myope atteint depuis peu, par suite de l'exagération du vice qu'ont amené les dernières années de la croissance, l'accommodation languit et les phénomènes de stase et de tension consécutives se montrent à l'observateur.

De Hasner a remarqué que dans la jeunesse l'ophthalmoscope montre une rougeur de la papille qui n'occupe parfois que la moitié de son étendue. Cette hypérémie capillaire de la surface nerveuse des jeunes myopes n'est accompagnée d'aucune altération visible ; cependant, on l'a attribuée à une irritation (Donders, etc.), ou à une compression mécanique. La première opinion n'est justifiée par rien, si ce n'est par le besoin d'explications rationnelles. Quant à la seconde, on a pensé que la blancheur relative de la demi-circonférence externe de la cupule optique indiquait une pression spéciale en ce point ; malheureusement pour sa véracité, la disposition vasculaire des vaisseaux centraux et d'origine périphérique explique normalement ce fait qui est physiologique dans les yeux, dont le segment postérieur n'a point encore subi d'ampliation staphylomateuse.

Chez l'homme adulte où cet état a existé longtemps, où la tension *réagissant* a pu produire ses conséquences ordinaires sur la nutrition des parties qui en sont le siége : l'extension, la compression permanente ont amené petit à petit cette atrophie et cette *diminution* de calibre signalée. Je considère celle-ci comme entièrement indépendante du redressement des vaisseaux rétiniens qui survient dans les hauts degrés de l'ectasie, action purement mécanique qui rectifie le trajet des vaisseaux en détruisant les sinuosités de leur parcours par une traction à ses deux extrémités.

Ces états organiques seront d'autant plus marqués que la tension morbide se sera élevée davantage.

Les personnes affectées de myopie à distance, et même moyenne, échappent d'une façon habituelle aux inconvénients de divers genres qu'engendrent les excès plus considérables de réfraction. Cette règle ne fait pas défaut ici, car les différences que présentent leurs yeux avec ceux possédant la juste mesure n'est pas appréciable dans beaucoup de cas.

J'ai déjà eu l'occasion de dire, en parlant du strabisme, que, chez beaucoup de ces sujets, j'avais observé une convergence facile, plus considérable que dans l'emmétropie normale. Ce fait diminue la portion positive de l'accommodation relative et, par conséquent , permet à l'œil atteint de myopie faible une activité accommodative aussi considérable à peu près que celle de l'emmétrope. Dans ces conditions, les phénomènes sur lesquels je viens d'insister cessent d'avoir leur raison d'être.

Il me reste à présent à faire justice d'un argument qu'on pourrait m'opposer.

Chez beaucoup d'hommes, jeunes encore, mais surtout dans la

vieillesse, on rencontre fréquemment des degrés élevés du vice myopique, sans que les phénomènes dont je parle, appartenant à la seconde catégorie, se présentent à l'observation. Bien au contraire, l'engorgement, l'ampliation, l'état variqueux même des vaisseaux apparents de l'œil font contraste avec les données que j'ai exposées. Ces conditions, néanmoins, sont d'une explication facile, car elles sont en accord avec les règles générales de la circulation du liquide dans l'âge avancé, d'une part; d'autre part, elles trouvent souvent leur origine dans une de ces lésions si fréquentes du centre d'impulsion cardiaque qu'un examen complet révèle presque toujours. Les cas dont les altérations organiques ne peuvent donner le secret trouvent dans les altérations séniles de la circulation une démonstration étiologique suffisante. En effet, l'élasticité, la souplesse, qui sont les propriétés normales des artères, leur permettent de varier de capacité pour recevoir l'ondée sanguine que le cœur leur envoie d'une façon intermittente, et ces qualités remarquables favorisent l'action du cœur. M. Marey a démontré que, dans le cas d'afflux par saccade d'un liquide dans deux tubes, l'un inerte, l'autre élastique, tout restant égal d'ailleurs, la dépense du tube élastique surpasse celle du tube inerte. Or, avec les progrès de l'âge, les vaisseaux artériels perdent une partie de leur élasticité et rentrent par suite plus ou moins dans le cas des conduits rigides et inextensibles. L'action cardiaque en est alors engouée, et les congestions périphériques en sont les conséquences.

Il existe en outre des états anatomiques morbides que révèle l'autopsie et qui peuvent accidentellement créer une hypérémie par rétention. Cette congestion passive est due à un degré variable de compression exercée par les faisceaux résistants de la *lamina cribrosa*. Celle-ci, distendue par le fait de l'extension ectasique staphylomateuse, presse sur les fibres nerveuses optiques et les divers vaisseaux papillaires. Ce phénomène mécanique rend compte à la fois de la turgescence passive vasculaire, des éblouissements, et des phantasmes lumineux concomitants. (V. 2ᵉ partie, chap. XV, art. v : *Déplacement du cercle artériel de Zinn*, etc.)

CHAPITRE VII.

LE STAPHYLÔME N'A RIEN DE SPÉCIFIQUE.

Art. I.

Le staphylôme peut exister dans tous les états de la réfraction.

Les pages qui précèdent ont eu pour but d'établir que, chez les individus myopes, la choroïde et le segment postérieur présentent des conditions éminemment favorables à l'atrophie de leur tissu, si on en juge par analogie et par la façon dont celle-ci se montre dans le reste de l'économie, quand elle n'est point précédée d'inflammation.

L'inertie d'un organe, ses congestions passives et sa compression amènent ordinairement ce résultat. Aussi, si d'autres circonstances principales ou adjuvantes viennent s'ajouter à ces lésions fonctionnelles, comme cela a lieu d'ailleurs, on n'aura pas de peine à s'expliquer comment le staphylôme est si constant dans l'excès de réfraction qu'il a pu être considéré comme synonyme de myopie (V. Donders, etc.).

Une observation plus complète a permis de constater que cette affection pouvait se rencontrer dans tous les états de réfringence. Mais il reste avéré que sa grande fréquence existe dans le vice myopique. Je dirai plus, elle y présente alors des caractères particuliers dont les principaux sont *d'une part inhérents à la progression*, d'autre part relatifs aux dimensions de l'arc staphylomateux dépourvu d'inflammation, et cette atrophie diffuse que révèle plus ou moins nettement l'opththalmoscope dans tout le reste du sac choroïdien.

L'emmétropie et l'hypermétropie peuvent présenter ces lésions, qui ont été primitivement considérées comme l'apanage exclusif de l'excès de réfraction; mais, si j'en crois mes observations nombreuses, jamais alors l'affection ne se présente avec les dimensions que l'on rencontre habituellement dans les hauts degrés myopiques. En outre, la plupart des phénomènes accessoires font défaut. Ces mêmes conditions, qui existent exceptionnellement chez l'hypérope et l'emmétrope, se montrent dans les cas de myopies faibles avec des signes d'habitude complétement analogues. Il est donc rationnel de penser que le staphylôme n'a rien de spécifique dans la myopie, mais que sa manière d'être y répond à des états fonctionnels et organiques qu'il s'agit de déterminer. (V. 2ᵉ partie, chap. IX, art. IV ; — chap. X, art. III ; — chap. XI et suiv.).

Art. II.

Dans la recherche des circonstances favorables au développement du staphylôme, dans les cas où on le prétend lié à l'insuffisance des internes, on doit analyser l'état de l'accommodation.

M. Giraud-Teulon, dans un tableau rapporté dans les Annales d'oculistique, tome LVI, donne trente-huit cas de staphylôme très-régulièrement observés. Huit appartiennent à des myopies légères, c'est-à-dire inférieures à 1/18, la plupart de 1/30 ou de 1/36 ; vingt à des yeux emmétropes, et dix à des hypéropes.

Chez tous, le bord externe de la papille porte des traces indubitables *plus ou moins marquées* d'atrophie choroïdienne ou de staphylôme postérieur *au début*.

Quelle que soit l'observation, on voit toujours que les mouvements oculaires sont gênés souvent par le spasme ou la parésie de l'accommodation. Toujours par l'insuffisance des muscles extrinsèques *particulièrement du droit interne*, il y a asthénopie spasmodique ou paralytique, mydriase, etc. Dans tous ces cas divers appartenant aux trois états différents de réfraction, l'éminent professeur a trouvé le staphylôme postérieur, et il signale en outre chez certains sujets la tension intra-oculaire, le battement des veines, la congestion choroïdienne, etc. En présence de ces faits, on est tenté d'attribuer, au moins en partie, au défaut de régularité parfaite dans les mouvements du globe *et de l'accommodation*, l'atrophie qui survient en pareilles circonstances, puisque dans tous les cas ces deux choses coexistent. Mon opinion est telle, en effet ; mais il faudrait se garder de croire que tous les croissants staphylomateux, spécialement ceux qui sont à la partie interne de la papille, comme le n° 31, doivent leur origine à l'atrophie. Ces cas n'ont souvent que l'apparence du staphylôme véritable caractérisé par la régression des éléments choroïdiens. Parfois ils peuvent être une production fibreuse hétérotopique à reflet tendineux. Mais, plus fréquemment ils ne sont que l'absence congénitale de la choroïde au pourtour papillaire. Jæger, Stellwag de Carion, Ammon, Horner, etc. (v. p. 96), citent de ces cas qui sont peut-être plus nombreux qu'on ne pense généralement.

Je crois que d'ordinaire, *quand l'arc atrophique n'est pas parfaitement tranché*, l'état de l'accommodation n'est point étranger aux lésions organiques que l'on observe.

Examinons d'abord ce qui se passe dans l'hypermétropie. La vérité de l'assertion que je viens d'énoncer ressort, à mon sens, de l'examen minutieux des phénomènes qui accompagnent le strabisme convergent, d'une part; et (v. p. 129 et suivantes) de ceux qui peuvent expliquer, d'autre part, l'insuffisance du droit interne. Insuffisance révélée dans les observations que rapporte M. Giraud-Teulon, par l'emploi des prismes à base inférieure ou supérieure. C'est à cette impuissance relative que l'auteur attribue l'arc staphylomateux. Il existerait ici un fait semblable à celui qu'engendre la prépondérance des obliques dans la myopie; mais, à l'inverse de sa remarque, je me hâte tout d'abord d'affirmer que le staphylôme est aussi fréquent chez l'hypermétrope avec déviation interne (v. observ. 5) que chez celui qui est atteint de strabisme dynamique externe. Je pense que cet état des muscles n'est pas plus dans l'hypéropie que dans l'excès de réfraction (v. obs. 1 et 2) une contre-indication du staphylôme. Ce qui m'a au contraire vivement frappé, c'est la coïncidence habituelle de l'arc atrophique avec une parésie accompagnée de mydriase. Ce fait correspond à ce qui a déjà été signalé sur la naissance du croissant staphylomateux dans les myopies moyennes à quarante ans (v. Donders), c'est-à-dire à l'époque où surgit la parésie ciliaire de la presbytie (v. p. 112 et 123) quoique le vice de réfraction dans ces cas reste parfaitement stationnaire. Mais ce qui lui a donné de la consistance à mes yeux, c'est la rencontre d'un certain nombre de sujets hypermétropes chez lesquels le staphylôme semblait lié à l'inaction de l'appareil accommodateur. Dans ces cas, en effet, l'adaptation aux distances nécessitait un double verre. Aussi je pense que, dans les cas où les lunettes pour la vision rapprochée sont indispensables, cette affection ne constitue pas une rarissime exception. Plusieurs fois même j'ai pu observer dans des yeux atteints de faiblesse de réfraction symétrique, un arc staphylomateux n'existant que dans l'œil où se présentait la mydriase symptomatique d'une paralysie ciliaire monolatérale (v. obs. 14).

La conséquence naturelle de ces faits est que je suis disposé à chercher dans l'état du système musculaire interne, à l'exclusion à peu près complète des muscles extrinsèques, *non une cause primitive d'ectasie*, mais une circonstance propice au développement d'une atrophie choroïdienne péripapillaire. Car je crois que ce serait faire une erreur considérable que de penser qu'il y ait distension du segment postérieur, même partiel, dans la grande majorité de ces cas.

J'ai, page 129 et suivantes, décrit avec détail le mécanisme du strabisme hypéropique. La condition *sine qua non* de sa production est la possibilité d'accommodation dans de larges limites, au moins dans le début. L'observation a avéré que les individus les plus exposés aux déviations selon la règle sont ceux qui, doués d'une forte aptitude accommodative, peuvent neutraliser la faiblesse de leur réfraction de façon à voiler tout ou partie de leur hypermétropie. Aussi ce sont les degrés variant de 1/15 à 1/30 qui s'accompagnent le plus fréquemment de strabisme périodique ou permanent interne. Dans ces états, en effet, l'accommodation peut habituellement produire, quoique avec effort, l'adaptation aux distances rapprochées. Mais, quelle que soit la faiblesse de l'hypéropie, si le pouvoir accommodateur est paralysé, la convergence ne se montrera dans aucun cas. Il est aisé de comprendre que les hauts degrés du vice placeront le muscle ciliaire dans des conditions analogues à celles qu'engendre pour lui sa parésie ; et que, dans ces circonstances encore, il existera moins de prédisposition au strabisme.

Quand le sujet atteint de faiblesse de réfraction pointe binoculairement (v. p. 130), les axes optiques ont de la tendance à s'entre-croiser en avant de l'objet. Les efforts accommodateurs déjà considérables, vu la correction du vice, qui s'ajoutent au travail d'adaptation au point d'entre-croissement, ne peuvent durer. Le muscle adducteur en contraction attire l'œil dont l'accommodation lâche d'autant plus aisément que le droit externe, dans la lutte préalable (v. p. 130), a épuisé une grande partie de son dynamisme. Le globe est donc ramené en dedans dans la position de déviation périodique, afin que la vision de l'autre œil reste nette. Petit à petit, le muscle droit interne acquérant, à l'aide de ce *mécanisme providentiel, pour ainsi dire physiologique,* une prédominance par exagération de travail et le sensorium une habitude, le strabisme devient constant, car la forme aplatie du globe hypérope et sa mobilité exceptionnelle lui permettent de suivre en liberté l'impulsion musculaire.

La preuve que l'élément indispensable de la plupart de ces déviations se trouve dans la présence d'une amplitude d'accommodation suffisante, c'est que l'instillation belladonée, en relâchant le muscle accommodateur, fait cesser le strabisme périodique au début. L'adaptation exacte et durable n'étant plus possible, l'œil ne peut plus que troubler par ses impressions imparfaites l'image distincte que perçoit son congénère mieux partagé. Il rentre par conséquent plus ou moins dans la catégorie des yeux indifférents, et se comporte comme eux, au delà de certaines limites, dans l'acte de la vision rapprochée.

On ne peut attribuer évidemment aux solanées (comme l'a fait de Graefe) une action quelconque sur les muscles extrinsèques, car on sait aujourd'hui que l'atropine n'agit pas sur les fibres striées. Mais, s'il restait un doute à cet égard, on trouverait des preuves péremptoires de cette vérité dans le rétablissement de la vision binoculaire qui succède quelquefois *ex abrupto* à une parésie ciliaire acquise brusquement ; dans le fait également de la disparition progressive de la disposition strabique chez les hypéropes qui avancent en âge et dont l'amplitude accommodative subit une réduction notable ; enfin, dans les cas où les sujets cessent de loucher par suite de la presbytie, comme ceux affectés de paralysie morbide que je viens de rappeler.

La conclusion de tout ceci, c'est que : *une des conditions de manifestation de la prépondérance interne dans les cas d'hypéropie est dans l'existence d'un appareil accommodateur suffisamment énergique.* Si donc il faut une amplitude considérable d'accommodation pour loucher en-dedans, serait-il illogique de penser que le phénomène inverse puisse être le résultat d'une parésie accommodative? ou tout au moins de cet état mixte où le muscle ciliaire ne peut accomplir qu'une partie de son rôle. La paralysie, en effet, placerait l'organe hypermétrope dans la position d'un œil indifférent. Sa faiblesse relative, en le sauvant de la convergence strabique, engendrera dans certains cas où la vision binoculaire de près ne pourra se produire, un temps suffisant, un résultat moyen. Dans ces conditions, l'œil peut présenter, à l'occasion de certaines circonstances naturelles ou artificielles, comme l'est l'essai du prisme à base en haut ou en bas, quelques-uns des signes inhérents à l'indifférence. Je suis donc en droit de penser que toute insuffisance diagnostiquée ainsi ne révèle pas nécessairement un état congénital d'impuissance absolue ou relative du muscle interne; chose *indispensable* pour l'intelligence du mécanisme décrit par M. Giraud-Teulon.

Dans les cas de staphylôme hypermétropique avec insuffisance du droit interne, il est sans nul doute impossible d'admettre que celle-ci soit due à certaines causes analogues à celles qui produisent ce résultat et consécutivement la déviation externe dans la myopie (v. p. 138, et suiv.). Il reste par conséquent trois hypothèses :

La première, c'est qu'il y a une parésie du muscle ciliaire qui rend la convergence inutile et même nuisible. Il n'y a pas là dynamisme externe, mais une certaine forme d'indifférence.

La seconde serait une cause d'insuffisance dans les muscles extrinsèques eux-mêmes; mais, après ce que j'ai dit, il est peu probable que ce soit une insertion des obliques reportée en arrière qui en soit l'origine. Néanmoins, les résultats seront les mêmes dans tous les cas où l'accommodation se fera d'une façon irrégulière à la suite d'efforts réitérés n'aboutissant qu'incomplétement. Ou l'entre-croisement des axes optiques ne pouvant se faire qu'à de grandes distances, il y aura inaction accommodative.

Enfin la troisième hypothèse, qui peut expliquer l'impuissance relative des muscles internes, c'est un obstacle mécanique intérieur ou extérieur au globe, gênant les mouvements de convergence en exigeant un déploiement de force trop considérable. Cette dernière cause produira relativement aux mouvements du globe et aux fonctions ciliaires un résultat semblable aux précédents.

Par conséquent, à une insuffisance absolue ou relative du droit interne correspond toujours un trouble fonctionnel de l'appareil accommodateur, qui sera dans la majorité des cas représenté par un défaut d'action suffisante. Ces phénomènes, qui se rencontrent exceptionnellement dans l'hypéropie, peuvent exister dans des conditions analogues dans l'emmétropie ou la myopie légère.

De l'existence incontestable de ces faits et des considérations générales qui précèdent sur l'action accommodative dans ses rapports avec la circulation et la nutrition du sac irio-choroïdien, je conclus que l'influence des troubles fonctionnels de l'accommodation n'est pas toujours étrangère à ces développements staphylomateux exceptionnels que l'on rencontre chez l'hypérope, l'emmétrope et le myope à un faible degré. Les cas où cette intervention ne fera rationnellement presque jamais défaut sont ceux où l'arc atrophique ne possède pas des limites bien tranchées. On peut, en effet, rapporter au mécanisme de décortication que je décris plus loin quelques-uns de ces croissants taillés comme à l'emporte-pièce (v. 2ᵉ partie, chap. XV, art. iv).

Quant aux autres, ils se rattachent sans doute au mode imparfait d'occlusion de l'hiatus sclérotical, sur lequel Ammon a insisté. Il s'agit alors d'une véritable hémitérie congénitale indépendante des états fonctionnels oculaires, et ne les influençant pas d'habitude d'une façon consécutive (v. p. 55). Il n'y a aucun rapport entre ces cas et ceux que l'on observe habituellement dans la marche du vice myopique type, où les membranes intra-oculaires paraissent parfaitement saines dans la jeunesse et ne deviennent malades qu'à la suite de lésions de fonctions survenant habituellement vers l'âge de la puberté.

CHAPITRE VIII

CHACUNE DES ORIGINES DIFFÉRENTES ATTRIBUÉES A LA PROGRESSION
STAPHYLOMATEUSE EST INACCEPTABLE D'UNE FAÇON GÉNÉRALE (1).

Art. I.

Disposition de l'aponévrose oculaire. — Évolution du globe dans l'orbite.

Je dois compléter maintenant ce qui a trait aux causes déterminantes de l'ectasie ; car elles ont, avec le mécanisme de création,
les connexions les plus intimes.

L'exposé rapide, l'aperçu général et philosophique que j'ai taché
de donner des diverses théories sur l'origine myopique, de leurs
causes, de leur raison d'être, de leurs erreurs et de leurs lacunes
immenses, des sentiments, des idées qui les ont inspirées aux auteurs et que le temps a condamnées, me dispensent de vue d'ensemble à propos de l'étiologie du staphylôme. Les particularités qui
vont suivre se placeront naturellement dans ce cadre largement
tracé. En outre, la critique quelquefois minutieuse dans laquelle
j'ai cru devoir entrer déjà pour justifier et appuyer mes opinions
personnelles me permet de passer légèrement ici sur certains points
de la question, déjà épuisés.

Avant d'entrer dans ces détails, que j'abrégerai le plus possible,
je me vois contraint d'exposer rapidement les dispositions anatomiques que revêt la capsule de Ténon à l'égard du globe oculaire,
ainsi que les faisceaux tendineux et musculaires qui servent de
points d'arrêts et de poulies de renvoi aux muscles de l'orbite. Ces
données, qui sont le résultat des travaux les plus récents, surtout
de M. Sappey (p. 14, t. II, 2e édit.), démontrent péremptoirement
l'inanité de certaines affirmations qui ont servi de base aux théo

(1) Cette portion de l'ouvrage est naturellement le complément de
l'analyse critique qui est entrée dans la première partie pour une part
dans les développements relatifs à l'origine de la myopie.

ries qui reconnaissent la création de la myopie comme la suite naturelle de l'action musculaire externe.

Manchon aponévrotique du globe oculaire, sa fixité. — L'aponévrose orbitaire offre à l'examen une partie oculaire centrale et des prolongements qui sont des gaines musculaires ou des faisceaux tendineux qui se prolongent jusqu'à l'orbite.

La portion oculaire s'étale sur le globe de l'œil, en recouvrant les neuf dixièmes de sa surface. Elle s'arrête postérieurement au pourtour du nerf optique, et en avant sur les limites de la cornée, de sorte que l'on peut exactement comparer sa forme générale à un manchon dont l'orifice postérieur serait fermé par le bouchon optique, et l'antérieur ouvert au niveau du miroir de l'œil. Ses attaches en arrière au névrilème du nerf dans le sillon qui unit celui-ci au bulbe oculaire, et en avant, par un fascia conjonctival, à la muqueuse précornéenne, permettent de comparer le globe et son enveloppe fibreuse au gland du chêne et à sa capsule. Les adhérences de cette sorte de tunique à la scléra sont très-lâches et celluleuses ; elles se font par un tissu humide qui a été qualifié de séreux. La surface interne qui lui est contiguë est lisse. Il en résulte pour l'œil une grande facilité de glissement identique à celui d'une sphère pleine dans une sphère creuse. Celle-ci est par conséquent presque entièrement indépendante de l'organe qu'elle contient : elle l'entoure sans lui adhérer, ou ne lui adhère que par un tissu cellulaire lamelleux très-lâche ; mais sa face externe est fixée par de nombreuses adhérences et des expansions fibreuses aux parties périphériques.

De ces relations anatomiques, il ressort que l'état normal de la portion centrale de l'aponévrose est l'immuabilité et la tension permanente. Dans ces conditions, il est aisé de comprendre que le globe est suspendu et fixe dans la cavité orbitaire, sans translation possible ; car les prolongements fibreux inextensibles internes et externes s'attachent à la paroi osseuse elle-même. Les déplacements verticaux et horizontaux sont empêchés, et les mêmes faisceaux latéraux rigides *s'opposent à tout mouvement de recul.*

L'œil est donc suspendu pour ainsi dire au milieu des graisses de la cavité orbitaire. La membrane aponévrotique partage celle-ci en deux compartiments : l'un, contenant le globe de l'œil, est le plus antérieur ; le second, comprenant la partie postérieure et latérale du premier, contient la graisse, les muscles, les vaisseaux et les nerfs de l'orbite. (V. 2ᵉ partie, chap. XIII, art. ii.)

Mais de cette description, la partie la plus intéressante, eu égard au sujet qui m'occupe, est celle des prolongements tendineux ou de deuxième ordre, et de leurs annexes musculaires à fibres lisses.

L'aponévrose orbitaire est unie à la sclérotique par un tissu sans consistance, mais les muscles du globe lui sont intimement liés par des attaches solides ; elle s'irradie à leur surface et leur est très-adhérente. Les gaînes qu'elles forment aux quatre droits et au petit oblique sont munies chacune de prolongements musculo-tendineux spéciaux affectant des dispositions différentes :

Le faisceau qui émane de l'enveloppe fibreuse de l'abducteur est le plus considérable. Son insertion est située en arrière et immédiatement au-dessus du ligament palpébral externe, de sorte que sa direction est d'arrière en avant et de dedans en dehors. Cet appendice musculo-fibreux porte le nom de *muscle orbitaire externe*.

La gaîne de l'adducteur présente un prolongement analogue qui se porte d'arrière en avant et obliquement en dedans, où il se fixe à la crête de l'os unguis. C'est l'*orbitaire interne*.

Le faisceau tendineux de l'élévateur part de sa partie antérieure et s'attache sur les limites supérieures du muscle palpébral, dans lequel il se perd.

L'expansion de l'abaisseur du globe est la plus courte de toutes.

Enfin, le petit oblique offre un appendice semblable aux précédents, en forme de cloison mince triangulaire s'insérant à la base de l'orbite.

La découverte de ces dispositions musculo-aponévrotiques est de la plus grande importance pour l'intelligence facile des influences réelles et possibles du système musculaire intrinsèque sur le bulbe de l'œil. Grâce, en effet, à leur action synergique, les mouvements de l'organe oculaire peuvent s'effectuer sans qu'intervienne une action autre que celle que nécessite la rotation physiologique. Le globe est ainsi préservé de toute pression intempestive qui pourrait nuire à sa conformation et à l'intégrité de ses fonctions visuelles. Ce rôle providentiel est rempli par ces prolongements à la fois musculaires et tendineux qui ont pour usage de soutenir les muscles orbitaires, soit au moment de leur contraction, soit au moment de leur distension, alors qu'ils s'enroulent autour de la sphère oculaire. Phénomènes opposés, mais qui, sans ce secours, amèneraient l'un et l'autre la compression de l'œil. L'un et l'autre, en effet, tendent à amener à la ligne droite les ventres des muscles qui s'appliqueraient, par conséquent, sur les parties latérales du bulbe oculaire ; celles-ci pourraient, dans ces conditions, se laisser déprimer. Le raccourcissement exagéré est également prévenu, et cette action efficace tourne encore au bénéfice de l'accomplissement régulier et inoffensif de la fonction.

En un mot, *les divers muscles orbitaires remplissent l'office de poulies de renvoi et de tendons d'arrêt* (Sappey).

On peut remarquer que dans cet exposé ne figure pas le grand oblique. Le pathétique, en effet, est dépourvu de faisceau ; mais il ne fait pas pour cela exception à cette *loi* que j'appellerai *de protection, et par le fait de laquelle tout converge dans l'orbite à ménager le maintien sphéroïdal parfait dans l'état statique ou dynamique de l'organe de la vue.* Ce muscle, en effet, possède comme on sait une poulie spéciale suffisamment connue pour que je n'en dise rien, et remplissant à son égard, d'une façon mécanique, un rôle analogue, sinon parfaitement semblable, à celui attribué aux prolongements musculo-tendineux que je viens de décrire.

On a pu penser, avant que ces détails si précis soient connus, que les mouvements de l'œil autour d'un de ses axes étaient l'effet d'une résultante de l'action des divers muscles qui, lorsque l'un d'eux se contractait pour attirer à lui le miroir cornéen, intervenaient pour obliger l'organe à suivre exactement la rotation que nécessite le regard combiné ou associé. (V. Giraud-Teulon, annales : *Théories sur le staphylôme*, etc., et *De l'Œil*, p. 60 et 61.)

Mais il résulte de ces diverses dispositions que les aponévroses orbitaires sont tellement disposées qu'elles forment des réceptacles fixes dans lesquels s'agitent les deux yeux, sous l'influence isolée des muscles, qui produisent les mouvements que réclame la vision binoculaire.

Ainsi, par l'absence complète de compression périphérique, se trouvent réalisées les conditions *sine qua non* desquelles dépendent l'exactitude des notions fournies au sensorium. (V. p. 26.)

Art. II.

La théorie de M. Giraud-Teulon ne satisfait pas aux exigences de l'anatomie pathologique et de la physiologie. Elle n'est acceptable que pour des cas exceptionnels. (V. p. 25, 78, 82, 130, 141, et 2e partie, chap. XV, art. ii.)

Une des erreurs de M. Giraud-Teulon, et celle d'ailleurs de la plupart de ceux qui ont parlé du staphylôme, a été de croire que les muscles agissaient sur le globe oculaire de façon à le *forcer* de tourner autour de son axe. Dans cette manière de voir, lorsqu'un muscle agit dans un sens, le muscle adducteur par exemple, ses antagonistes le droit externe et les obliques agiraient en sens inverse et retiendraient l'œil en le maintenant sur place. De là la théorie de ces efforts incessants, de ces luttes musculaires qui engendreraient des actions directes, que les développements dans lesquels je suis entré dans l'article précédent ne permettent d'accepter qu'avec réserve.

La théorie de l'auteur que je viens de citer invoque d'ailleurs des pressions intempestives, résultat d'une anomalie d'insertion. Mais, même en acceptant ce point de départ, les conditions du problème de la naissance de l'excès de réfraction, par l'ectasie staphylomateuse, ne sont point remplies d'une façon satisfaisante. (V.p. 25.)

Dans l'opinion de M. Giraud-Teulon, il y a nécessité pour la création du staphylôme, de l'existence de l'action prépondérante des obliques. Or, dans les cas d'yeux affaiblis dans leur acuité à la suite de taches cornéennes, ce serait naturellement, alors que les conditions normales antérieures d'équilibre étaient satisfaites, le strabisme divergent qui devrait survenir. En effet, du besoin d'une accommodation forte et de l'exagération de la convergence pour la vision nette résultent des efforts de la part des droits internes, et partant un parcours plus considérable en avant et en dehors de l'insertion des obliques.

Ce phénomène n'est-il pas analogue, sinon semblable, à celui décrit par M. Giraud-Teulon. Il n'en diffère dans ces cas que par ce fait qu'on a affaire à un œil vis-à-vis duquel on n'a point invoqué l'hypothèse d'un rejet en arrière du grand oblique. L'adduction, en effet, se trouvant primitivement, avec l'abduction et les obliques, dans un état d'équilibre exact, se trouverait insuffisante quand sa tache augmentera et que celle de ses antagonistes n'aura point changé ou même sera devenue d'une inutilité relative. En outre, dans beaucoup de ces observations que je rappelle, dans lesquelles les yeux restent emmétropes ou sont devenus myopes, des lésions staphylomateuses légères existent, ainsi que la déviation en dedans.

Ces circonstances, en se plaçant au point de vue de l'auteur, devraient être suivies d'insuffisance des internes. D'ailleurs, comment concilier avec cette théorie la présence de légers staphylômes et de strabismes convergents que j'ai souvent rencontrés sans qu'une lésion scléroticale ou une migration inflammatoire quelconque puissent faire penser à une de ces rétractions musculaires invoquées par Ruete et Donders.

Ceci, à mon avis, prouve en même temps l'action de prépondérance acquise par le droit interne à la suite d'efforts répétés pour voir de près : l'inutilité de l'hypothèse et son impuissance à expliquer la création du staphylôme dans ces cas.

En outre, le processus morbide habituel à la myopie est en opposition avec l'idée mère qui a dicté le mémoire de M. Giraud-Teulon. D'une part, l'œil ne deviendrait myope que parce qu'il est atteint d'ectasie; et d'autre part, l'origine staphylomateuse serait presque entièrement *mécanique*. Comment se fait-il, dès lors, que les yeux présentant des myopies faibles ne soient pas semblablement ectasiques, quoique dans des limites plus restreintes? Pour l'intelligence logique de ces faits, il faudrait admettre dans la série myopique autre chose que des degrés différents du même défaut et considérer les myopies fortes comme se séparant dans *leurs caractères essentiels* d'avec les deux états que je viens de citer. (V. p. 64 et suiv.) Cette conséquence est rationnelle et fatale; mais tellement invraisemblable, que personne que je sache n'a osé faire sérieusement cette scission. Ces faits prouvent que la théorie n'est point vraie d'une façon générale, car, si elle était exacte, il deviendrait nécessaire de séparer l'histoire de ces myopies : les unes reconnaissant des causes différentes et ne donnant lieu, à moins d'inégalité de distance focale ou d'astigmatisme, qu'à un léger excès de réfraction symétrique, sans trop d'inconvénient; les autres possédant une marche et une origine spéciales. En un mot, on devrait en faire deux états myopiques différents, dont l'un serait essentiel et l'autre symptomatique d'une insuffisance des muscles internes. Ces conclusions sont inacceptables ; car il suffit d'examiner attentivement les transitions existant entre les excès de réfraction, depuis les plus faibles jusqu'aux hypermyopies, pour se convaincre complétement qu'il n'y a entre eux qu'une différence de degré.

Si les muscles obliques créent le staphylôme par leur influence mécanique et locale à l'entrée du nerf optique, comment expliquer cette tendance *générale* à l'atrophie choroïdienne, si évidente dans les hauts degrés du vice? Comment comprendre chez l'enfant la nuance particulière et incertaine du fond de l'œil, qui est le commencement de cette atrophie, dont les limites devraient, dans l'espèce, être régulières?

Quel est le motif pour lequel l'asthénopie ne présente pas son maximum d'intensité au début des accidents myopiques? A cette époque, cependant, il n'y a pas eu encore de glissement qui ait pu corriger le vice congénital, de sorte que le défaut anatomique doit se présenter avec toutes ses conséquences pathologiques.

Comment se fait-il également que ce ne soit pas, ainsi que l'indique très-bien les observations, au début qu'existent le maximum de troubles internes? (V. p. 25.) On pourrait penser, en effet, avec raison, qu'alors que le jeune myope s'applique plus spécialement, dans les premières années de son existence, aux travaux rapprochés, il devrait ressentir, au maximum, les effets nerveux et physiques que ces glissements présumés doivent entraîner dans leur production.

Par quoi est-on autorisé à penser que le glissement sclérotical doit attendre l'époque de l'adolescence pour s'opérer; alors même que nombre de sujets ont eu besoin déjà depuis longtemps d'un regard net et précis? Il est cependant rationnel de penser que, dans la première jeunesse, les conditions de son développement seraient favorisés par l'état des tuniques oculaires, qui sont les plus délicates possibles, car l'âge ne leur a pas encore communiqué cette résistance considérable qu'elles acquièrent plus tard. On se verrait donc contraint de supposer que l'augmentation du globe, par le fait de la croissance, reporte brusquement, à la puberté, les obliques d'avant en arrière et de dehors en dedans! De plus, quand on observe chez l'enfant le croissant staphylomateux qui commence à paraître, on n'a pas sous les yeux un arc bien franc, dont les bords seraient des lignes nettement tracées. On aperçoit seulement une nappe moins rouge, mal délimitée, et donnant au fond de l'œil une nuance claire rosée. La choroïde se montre à peine pigmentée, et l'on voit la sclérotique à travers sa substance. C'est là, dit M. Giraud-Teulon lui-même, le début, le germe de la choroïdite atrophique.

Si dans la myopie le phénomène d'insuffisance des adducteurs tient sous sa dépendance la production du staphylôme, comment se fait-il que, dans les cas de défaut moyen où le croissant atrophique existe, on rencontre cependant la déviation interne? Celle-ci se montre, en effet, chez les myopes d'un degré peu élevé, lorsque, ayant négligé la correction de leur état statique, ils se sont livrés à des travaux minutieux. Dans ces conditions, l'œil habitué à voir de près n'a plus de regard binoculaire que dans le champ de la vision distincte : s'étant ainsi modifié en raison des occupations du sujet, il y a strabisme convergent, périodique pour la vision de loin.

Si le mécanisme indiqué par M. Giraud-Teulon était le véritable, le glissement opéré, pourquoi l'équilibre ne renaîtrait-il pas dans les forces réciproques des muscles? — Ce résultat obtenu, il n'y aurait plus de cause d'asthénopie; celle-ci disparaîtrait.

Cet état, au contraire, ne fait ordinairement que se confirmer avec les progrès de l'âge, car l'œil myope soumis à des causes persistantes de progression ne profite pas de l'effet des années. L'atrophie des enveloppes profondes gagne toujours du terrain et ne permet pas de bénéficier de la légère faiblesse de réfraction qu'amène la vieillesse.

Le chevauchement scléral achevé, il n'y aurait plus d'atrophie choroïdienne envahissant toute la membrane. La choroïde atteinte seulement en un point n'aurait pas de propension à s'atrophier; sous forme de choroïdite généralisée ou disséminée atrophique que l'on observe si fréquemment dans la myopie un peu forte. A cet arrêt de glissement correspondrait l'arrêt de l'atrophie et de la progression de la myopie. Or, si l'on n'a jamais vu une véritable myopie diminuer, il est, par contre, habituel de la voir s'accroître, non-seulement jusqu'à 25 et 35 ans, où elle présente la marche ascendante la plus rapide; mais jusque dans l'extrême vieillesse. La rémission sénile que l'on a cru remarquer vient de la légère modification statique de laquelle j'ai parlé, p. 2-8, et du myosis sénile qui améliore la vue myope en resserrant le sphincter iridien.

Dans les cas où l'œil est atteint de strabisme divergent, on ne verrait plus le staphylôme s'accroître. Il y aurait logiquement une amélioration correspondante à la cessation des efforts d'adduction. L'élément producteur étant ainsi écarté, l'œil aurait pour tendance de rentrer dans ses propriétés réfringentes normales. Or, c'est l'inverse que j'ai constaté ainsi que tous les observateurs, dans nombre de cas.

Ce mode de création de la myopie est impuissant à donner l'explication du vice avant la progression, c'est-à-dire la naissance du staphylôme. Cependant il est d'observation rigoureuse que si les plus grands inconvénients myopiques coïncident avec la distension ou la naissance de l'atrophie péripapillaire, néanmoins un excès de réfraction variable, selon les cas, préexiste à ces développements morbides.

D'autre part, si l'acte premier créateur de la myopie est le déplacement scléral, le second doit être l'ectasie, et l'examen ophthalmoscopique devrait révéler primitivement, au lieu d'une progression staphylomateuse qui n'est autre chose que l'atrophie de la choroïde commençante présentant encore des îlôts vasculaires rouges, un staphylôme sans atrophie choroïdienne avec dépression locale par projection en arrière. Or normalement ceci n'existe pas, la surface rétinienne reste sensiblement uniforme; et quand elle cède, c'est habituellement d'ensemble ou au moins dans toute l'étendue la plus postérieure de la partie polaire circonscrivant le croissant atrophique. En effet, l'excavation prépapillaire myopique que je décris (2ᵉ partie, chap. XV, art. II) ne se rencontre habituellement que dans des cas de staphylômes très-avancés.

En outre, comment comprendre, dans la plupart des cas, la direction du grand axe de la demi-lune staphylomateuse? Sa production, en effet, serait en partie le résultat de l'intervention du pathétique agissant en excès pour le maintien de la verticalité de l'axe de rotation de l'œil, au moment de la convergence mutuelle pour le regard myope. Sa plus grande largeur devrait donc correspondre à la direction du tiraillement de l'oblique supérieur. Or, celui-ci est situé beaucoup au-dessus du pourtour scléral de la papille.

En raison de la disposition du petit oblique, ce serait plutôt lui, à mon avis, qui devrait être accusé d'être la cause du staphylôme, car au moins seraient ainsi expliqués les faits les plus immédiats, tels que la situation externe du croissant atrophique et la direction de son plus grand diamètre du côté de la macula. L'insertion postérieure de ce muscle serait, en effet, à mon sens, mieux placée que celle de son antagoniste pour justifier les dispositions physiques que je viens d'indiquer.

Et ce transport *en dedans* du nerf optique si bien établi par les nombreuses autopsies de Jæger, trouvera-t-il son interprétation logique dans le tiraillement des enveloppes prépapillaires, résultat du transport des insertions des obliques qui se portent de dedans en dehors et de bas en haut?

Pourquoi, chez les hypéropes et les emmétropes, le staphylôme n'existe-t-il qu'à l'état de trace dans la majorité des cas? Où est la raison pour laquelle, soumis aux causes auxquelles on attribue la myopie, ils restent dans le même état de réfraction sans modification sensible? Cependant, en réfléchissant à cette théorie, on se demande si dans le cas d'hypermétropie où l'insertion serait trop reportée en arrière, l'effet du transport rapide de l'arc des obliques vers le diamètre équatorial, n'est pas mieux fait pour tendre l'œil et l'allonger que ce même passage dans un bulbe oculaire emmétrope ou myope congénitalement. Dans le premier cas, en effet, le globe étant plus aplati ce passage est sans transition ou au moins plus brusque, et se fait d'une façon plus rapide du pôle à l'équateur, car les diamètres successifs du globe offerts au périmètre des obliques croissent d'autant plus rapidement que cette disposition est plus accentuée. Ainsi donc, à convergence égale, il est probable que l'aplatissement de la coque serait une circonstance favorable au développement rapide de l'ectasie dans les cas physiologiques et à plus forte raison dans ceux d'hétérotopie invoqués par M. Giraud-Teulon. Dès lors, il est impossible de comprendre pourquoi il n'est point fréquent de voir un hypermétrope devenir myope, au moins dans la jeunesse (v. p. 22).

Et ces progressions ectasiques nombreuses, espèces de recrudescence du vice myopique, à l'âge de 40 à 50 ans? et ces atrophies choroïdiennes simples, lesquelles surviennent souvent, à cette époque, qui est celle de la presbytie, chez les myopes faibles et même les emmétropes, comment les expliquer? L'hémitérie congénitale a-t-elle pu atteindre cette période déjà avancée de l'existence pour se révéler et produire les accidents organiques qu'elle tient immédiatement sous sa dépendance? Mais si cette condition inacceptable était admise, comment se ferait-il encore que le dynamisme divergent puisse jusqu'à ce jour faire complétement défaut?

Si l'on suit attentivement la marche de l'absorption progressive atrophique de la membrane choroïdienne, on voit quelquefois se former un cercle concentrique blanchâtre, circonscrivant les parties nacrées éclatantes. C'est une étape nouvelle que parcourt l'atrophie. Cette disposition peut-elle être la conséquence de tiraillement local et de la pression intermittente des obliques? Ne révèle-t-elle pas une tendance plus ou moins générale atrophique de la choroïde? Et dans ces cas de tiraillements qu'on ne peut considérer que comme une sorte de traumatisme, pourquoi n'est-ce pas de l'inflammation qui survient?

J'admets que les obliques aient leurs insertions sclérales trop postérieures, que leurs contractions aient pour résultat une tension oculaire exagérée, que leur prépondérance soit constituée ainsi par la gêne congénitale qu'engendrent ces conditions pour les mouvements des muscles internes sains. Pourra-t-on croire cette prédominance stable si l'on considère les modifications considérables que peut subir le système musculaire pour s'harmoniser aux besoins des fonctions qu'il est appelé à remplir physiologiquement? Il est permis au moins d'en douter :

1° Parce que, dans ce cas, une insertion trop reportée en arrière est une cause intrinsèque de faiblesse par allongement du ventre contractile ;

2° Parce que le droit interne le plus puissant des muscles de l'œil résistera fortement à l'action du dynamisme externe, d'autant plus qu'il est sain, et que l'insuffisance originelle qu'on lui attribue n'est que relative.

3° Outre la distension primitive (v p. 141) que subira le système abducteur, lors de la convergence, et qui tend à effiler les obliques relâchés : ces dispositions hypothétiques ayant pour résultat de faire glisser le feuillet externe sclérotical sur le feuillet choroïdien, restitueront progressivement à l'adduction binoculaire la facilité de ses mouvements extrêmes. Celle-ci, à mesure que le glissement s'opérera, prendra une force relative que perdront les obliques dont l'action portera de plus en plus sur une longueur de levier moindre.

Les faits d'ensemble que présenterait ce mécanisme seraient donc d'une part, les muscles obliques cédant, leur insertion se portant de dedans en dehors et d'arrière en avant, tandis que les internes bénéficieraient de ce glissement qui leur rendrait leur champ d'action et au delà, certains staphylômes ayant pour caractère essentiel de progresser.

4° Ces vues sont d'autant plus acceptables que M. Giraud-Teulon admet que le globe lui-même tend, *par le fait de sa forme*, à distendre de plus en plus la somme des longueurs des obliques. Or, la poche oculaire inextensible, au contenu demi-fluide, opposera toujours une réaction égale à la pression que lui fera supporter leur périmètre trop restreint. Cette réaction s'ajoutera évidemment aux autres causes de distension du système musculaire divergent.

J'ai parlé (p. 142) de deux cas de myopie de 1/7 et 1/4 existant chez des personnes exemptes de staphylôme, mais ayant l'une et l'autre une déviation interne du globe. L'auteur de cette théorie du glissement scléral les relate à la suite de l'exposition de son mécanisme comme pour appuyer ses conclusions. Mais deux faits isolés ne peuvent rien prouver en cette sorte de chose. D'ailleurs il n'est pas fait mention de l'état des fonctions ciliaires.

A cette question : Pourquoi n'y a-t-il pas simplement excavation glaucomateuse? M. Giraud-Teulon répond par son glissement du feuillet sclérotical externe. C'est-à-dire que si la papille ne cède pas, si elle ne subit point d'excavation, c'est parce que la surface de la triple enveloppe qui lui est immédiatement contiguë à la partie externe se laisse facilement déprimer, se trouvant privée de soutiens fibreux postérieurs. Dans ces conditions, la projection en arrière de la rétine ne devrait jamais manquer (v. p. 28), et précéder même les symptômes d'atrophie que révèle l'ophthalmoscope.

D'autre part la pression ne fait jamais défaut, car elle précède l'ectasie, celle-ci étant le résultat du glissement qui survient à la suite de l'insertion anormale. La conséquence en est que lorsqu'il n'y aurait pas ectasie au début, il y aurait excavation (v. p. 28). L'observation répond-elle affirmativement à cette double déduction inévitable? Mes propres recherches me permettent de répondre d'une façon catégorique par la négative.

L'exemple du glaucome, et de l'hydrophthalmie même, nous apprend que la tension produit le refoulement du corps vitré dans la papille. Par conséquent celle-ci présente moins de résistance que les membranes. Or, au début, dans l'enfance, alors que le glissement n'existe pas encore, que les enveloppes oculaires sont saines, pourquoi ne se produit-il pas d'excavation? ou, pour faire toutes les concessions possibles, un demi, un quart même d'excavation? Pourquoi, enfin, la dépression qui survient dans les staphylômes au troisième degré ne présente-t-elle pas, quoique à un degré moindre, des signes objectifs identiques à ceux que produit l'état glaucomateux?

La pression intérieure du globe est dans cette manière de voir la réaction elle-même du corps vitré, lors de l'action d'étranglement que subit la coque oculaire de la part du système divergent. Cette tension serait alors intermittente, car rien n'est consacré à l'explication de la dureté permanente du globe.

Si les phénomènes myopiques étaient réellement sous la dépendance de la constriction du bulbe de l'œil par les obliques, la section de l'oblique inférieur, que Bonnet pratiquait de préférence, donnerait des succès constants. Quand elle ne diminuerait pas l'allongement antéro-postérieur, elle arrêterait au moins le développement staphylomateux, c'est-à-dire la progression.

Que M. Giraud-Teulon, qui cite dans son article les paroles de Bonnet, se soit ou non inspiré de ses idées, déjà anciennes d'ailleurs, le fait est qu'il y a entre sa théorie et la pratique du médecin de Lyon une relation évidente. Si donc ses hypothèses étaient confirmées par les faits, il ne resterait plus au praticien oculiste qu'à revenir à la ténotomie du petit oblique, et à la pratiquer surtout chez les enfants. Malheureusement ce que j'ai dit p. 19 ne permet pas de croire à la fréquence de ces guérisons partielles ou totales.

Les considérations qui suivent sur les différentes théories musculaires que l'on a invoquées pour donner l'explication de l'origine de la myopie compléteront cette réfutation déjà trop longue peut-être.

Je ne veux pas prolonger davantage ici cette série d'arguments ajoutés à ceux que j'ai déjà formulés p. 25 et 141, et qui pourraient s'accroître encore d'objections nombreuses et considérables. Je rappellerai seulement en terminant que dans ces vues théoriques une pression directe est opérée sur le globe qui prend alors une forme ovoïde. Cette action d'étreinte (v. p. 177) est favorisée dans ses résultats mécaniques, par le fait du transport, qui de toute évidence ne peut être qu'anormal, des insertions des obliques en arrière. Ces conditions, si on les suppose physiologiques, sont en contradiction flagrante avec les faits relatés p. 176 et suivantes. Dans le cas contraire, outre les considérations précédentes, qui me les font rejeter pour l'immense majorité des cas, elles sont, pour des hétérotopies, beaucoup trop fréquentes pour ne pas inspirer de méfiance. On doit se demander, en effet, pourquoi les obliques auraient eux seuls le triste privilége d'insertions irrégulières dans leurs rapports anatomiques (v. 2ᵉ partie, ch. XV, art. III).

Je ne me dissimule pas que des nombreuses critiques que j'ai dirigées contre la théorie de M. Giraud-Teulon, il en est qui ne sont que des appréciations personnelles, et qui par conséquent n'ont qu'une valeur toute relative. Dans un sujet aussi délicat, il est bien difficile que l'interprétation des faits possibles ou réels ne soit point basée sur le sentiment individuel. Cependant je crois fermement que parmi les arguments que j'ai avancés, il en est de péremptoires et que l'opinion de M. Giraud-Teulon conservera dans l'avenir le caractère hypothétique.

Je conclus donc que si l'on ne peut nier complétement l'action des obliques comme condition exceptionnelle de formation de staphylôme *au début*, on peut rejeter cette cause comme générale : elle ne peut s'accorder avec les exigences de l'anatomie pathologique et de la physiologie.

CHAPITRE IX.

THÉORIES QUI PLACENT LA CAUSE DU STAPHYLÔME POSTÉRIEUR SOIT DANS LE SYSTÉME MUSCULAIRE EXTERNE, SOIT DANS L'ACCOMMODATION NORMALE, INDIVIDUELLE, IDIOSYNCRASIQUE ET SPÉCIALE, SOIT DANS LES EFFORTS RÉPÉTÉS POUR VOIR DE PRÉS.

Art. I.

L'amétropie totale ou partielle n'est point modifiée dans un œil sain par l'influence musculaire externe.

J'ai déjà exprimé ma manière de voir à l'égard des théories qui placent dans l'action musculaire extérieure au globe l'origine de la myopie (p. 17 et suivantes). Philips, J. Guérin, Cunier, Bonnet (de Lyon), etc., ont pensé que l'élongation de l'axe antéro-postérieur était le résultat de la brièveté ou de la contraction exagérée des muscles qui entourent l'organe. Deval (*Traité des maladies des yeux*, p. 276), ainsi qu'Arlt, a attribué la myopie acquise à une accommodation forcée et continuée longtemps. L'œil s'allonge d'avant en arrière et à force de s'allonger ainsi constamment, il conserve cette forme. Bonnet subissant l'influence d'idées analogues, avait introduit dans sa pratique la section d'une des cordes motrices du globe. Son principe était que : *quel que soit le muscle sectionné, on amoindrit le soutien qu'il prête aux parois latérales de la coque oculaire. Ces parois acquièrent la faculté de s'écarter davantage. L'œil peut dès lors s'applatir plus ou moins, c'est-à-dire perdre l'excès de réfraction qui ne lui permet que de voir les objets rapprochés.* La section à laquelle il avait donné la préférence était celle du petit oblique. Des succès ont été publiés qui sont connus de tous les ophthalmologistes. Il est incontestable, en effet, que dans certains cas exceptionnels, le système musculaire contracturé peut amener un allongement morbide de l'œil, surtout si celui-ci est déjà ectasique ; mais l'oubli dans lequel est tombée cette méthode tant préconisée montre, en même temps que son degré d'impuissance, l'inanité de l'opinion qui, faisant de l'exception la règle, mettrait encore (Arlt, etc.) dans les muscles extrinsèques la cause ordinaire et primitive de l'augmentation de l'axe antéro-postérieur dans la myopie.

Il ne faudrait pas d'ailleurs ajouter trop d'importance aux observations des illustres et honorables chirurgiens dont je viens de parler. Il ressort, en effet, de ces documents, qu'ils ne savaient pas faire le diagnostic de la myopie. Bonnet, par exemple, qui est l'inventeur de ces ténotomies si téméraires (Philips, Guérin, etc.), admettait avec les autres l'excès de réfraction chaque fois qu'un sujet lisait mieux en deçà qu'au delà d'un pied. Puis ils concluaient que la myopie avait disparu ou diminué si les mêmes caractères étaient lus aisément à une plus grande distance après l'opération, et si dans ses nouvelles conditions l'individu pouvait se livrer à un travail plus assidu sans se fatiguer.

Il est aisé de comprendre que tout est chaos dans cette longue série de faits examinés et rapportés avec des imperfections sans nombre, inhérentes à l'état de faiblesse et d'insuffisance extrême où se trouvait la science ophthalmologique à cette époque.

Une pression artificielle sur le bulbe oculaire peut-elle produire un aplatissement permanent, et partant la guérison de la myopie? — M. Foltz a conseillé (*Gaz. méd. de Paris*, février 1859), pour faciliter la vision au loin chez le myope, de rapprocher le miroir de l'œil de l'écrou rétinien, en exerçant sur le globe une action de pression d'avant en arrière par l'intermédiaire des voiles palpébraux. On comprend aisément qu'admettant l'allongement du globe

par dépressions musculaires souvent répétées, Deval ait pu propo-
ser, pour corriger certaines myopies, l'aplatissement de la coque en
pressant directement sur le bulbe, car c'est l'effet inverse que l'on
produit artificiellement dans ce cas. L'auteur prétend s'être guéri
lui-même en usant de son procédé; mais, si je ne me trompe, c'est
la seule observation publiée qui constate un fait semblable. Le silence des auteurs à cet égard et l'invraisemblance de l'affirmation
me portent à croire sincèrement que l'auteur, d'ailleurs fort méritant,
a été victime d'une illusion paternelle à l'occasion d'un fait qui justifiait ses théories préconçues. Cependant on pourrait espérer rationnellement en plaçant l'œil dans un état qui lui restitue sa juste
mesure, rétablir ses fonctions normales et prévenir l'accroissement
de l'excès de réfraction; mais la condition *sine qua non* du succès
serait l'emploi permanent de ce mode de traitement qui est ainsi
rendu impraticable. Je repousse donc *à priori*, d'une façon complète, le moindre raccourcissement définitif possible par cette intervention plus ingénieuse qu'utile. D'ailleurs, relativement aux cas
de myopie élevée, dans lesquels existe l'habitus symptomatique de
la choroïdite ectasique, il est évident qu'une exagération de la pression intra-oculaire ne pourrait être que fort nuisible.

L'astygmatisme et l'action musculaire externe. — Quant à ceux qui
prétendent, se fondant sur les propriétés de dépressibilité de l'œil,
que la myopie et le staphylôme postérieur reconnaissent pour cause la
tonicité excessive et les contractions des muscles internes et externes
qui sont de beaucoup les plus forts et les plus fréquemment employés: je leur répondrai que la conséquence la plus directe de cette
action de pression bilatérale doit avoir pour résultat l'aplatissement
du globe déprimé aux deux points d'insertion. Si cet aplatissement
n'a point pour caractère de rester permanent, au moins son
existence est-elle indiscutable au moment de la vision binoculaire.
Ces auteurs pensent, en effet, que pendant la durée de celle-ci les
muscles internes se contractant violemment, les externes en sont
distendus, d'où compression latérale du globe et exagération de la
pression oculaire qui doit porter son action sur le pôle postérieur,
parce qu'il est le moins soutenu (v. 2e partie, chap. X, art. 1).
   Cette action, se généralisant dans l'intérieur de la coque par le

fait de l'incompressibilité des humeurs qui la remplissent, aurait pour effet inévitable de faire bomber en avant le méridien horizontal. Sous cette même influence se produirait l'augmentation progressive de la distance qui sépare les points d'attaches des releveurs et abaisseurs du globe, ce qui diminuerait la convexité du méridien vertical et le rendrait moins convergent. En un mot, l'hypéropie tendrait à se produire dans le plan vertical, alors que la myopie s'exagérerait dans le plan horizontal. L'œil deviendrait de la sorte fortement astygmatique, et tous les myopes ou au moins la plupart présenteraient cet état plus ou moins accusé. Il résulterait de là que les traits horizontaux se peindraient de préférence sur la rétine, car ce serait les premiers qui impressionneraient cette membrane dans l'acte du rapprochement de l'objet pour la vision distincte. Dans ces conditions, de deux choses l'une:

Ou le verre concave sphérique que préférerait le myope reporterait la verticale sur la membrane rétinienne, en raison des avantages que présente cette ligne entre toutes dans l'intérêt de la vision nette, et l'astygmatisme à corriger serait dès lors hypermétropique et réclamerait des *verres convexes cylindriques* pour ramener d'arrière en avant sur le plan des bâtonnets et des cônes les foyers post-rétiniens. La vue distincte ne serait qu'à ce prix.

Ou ce seraient les foyers de la ligne horizontale qui viendraient se peindre nettement sur l'écran rétinien, et le verre cylindrique serait concave à axe vertical.

Or, *l'astygmatisme myopique selon la règle*, c'est-à-dire celui qui se rencontre à peu près seul, à l'exclusion des autres, demande pour sa correction un numéro cylindrique concave à axe horizontal. Ce qui prouve que le méridien vertical est le plus convexe des méridiens de l'œil. Ceci est en désaccord formel avec les déductions logiques que comportent la théorie hypothétique d'une étreinte oculaire et la formation du staphylôme par pression bilatérale des muscles adducteurs et abducteurs. En revanche, ce fait explique fort bien que la correction de l'astygmatisme est en général moins nécessaire dans l'excès de la réfraction que dans son état de faiblesse, car l'important pour la vision claire c'est la perception nette de la ligne verticale.

Peu de gravité des astygmatismes myopiques. — Maintenant, on demandera peut-être pourquoi chez l'hypérope l'astygmatisme est plus commun que chez le myope ! Car on pourrait penser que c'est la tendance à l'aplatissement du globe qui empêche dans les cas ordinaires l'assymétrie myopique d'être considérable.

Je rappellerai, pour détruire cette objection, que dans le cas de myopie que l'on corrige avec les verres concaves, il suffit de reporter sur la rétine la ligne verticale pour que la vision atteigne une clarté suffisante, car l'œil s'habitue à faire abstraction de l'horizontale qui, ainsi qu'on sait, est loin d'avoir la même importance pour la vue distincte. Cette considération explique facilement à mon avis, avec les autres causes de défauts d'acuité, la différence notable qui existe entre les nombres des astygmatismes myopiques et hypermétropiques qui réclament nécessairement la correction. D'une façon générale, quand le *punctum proximum* et le *remotum* sont peu éloignés l'un de l'autre ; ce qui revient à dire : *quand la différence de foyer des méridiens perpendiculaires est peu considérable, la correction du vice de réfraction exige seulement, dans beaucoup de cas, la neutralisation exacte de la section horizontale du globe.*

Un fait qui démontre le peu de fondement véritable de cette action hypothétique des muscles compresseurs du bulbe oculaire, c'est que l'on observe souvent la persistance de l'astygmatisme vertical aux mêmes degrés chez les hypermétropes, après la ténotomie qu'a nécessitée leur déviation interne. Chez ces sujets, en effet, il m'est arrivé plusieurs fois de me convaincre par moi-même que le même verre astygmatique qui corrigeait leur assymétrie avant l'opération était celui qui convenait encore exactement après la guérison. Cependant, en adoptant cette théorie qui, invoquant la puissance incontestable des adducteurs et des abducteurs de l'œil, veut que celui-ci soit déprimé par leur action, c'est surtout dans l'hypéropie que ce phénomène devrait se produire. Dans le mécanisme du strabisme convergent, j'ai démontré, en effet, qu'il y avait entre les deux antagonistes une lutte dans laquelle chacun d'eux se trouvait à la fois à l'état d'extension et de contraction (v. p. 130). On déduirait donc encore ici logiquement et fatalement l'existence d'un astygmatisme musculaire, comme les a admis M. Jules Guérin (voir Annales d'oculistique, année 1862 : Lettres de M. G. Teulon et de M. Jules Guérin) qui, rationnel avec ses idées, cherchait à prévenir les accidents myopiques par la ténotomie double des droits internes et externes.

On peut facilement en endrer par la pression digitale une assymétrie artificielle et momentanée. Ce fait pourrait venir théoriquement en aide aux opinions que je combats. Mais, évidemment, pour que cet argument théorique soit acceptable, il est de toute nécessité : 1° de prouver l'action directe dépressive du système musculaire extrinsèque sur la coque de l'œil ; 2° que cette prévision rationnelle soit confirmée par les faits. L'absence radicale de ces deux conditions indispensables réduit à néant la portée de cette assimilation par analogie de deux faits réellement différents. D'ailleurs, ce qui, *à priori*, ne permettrait point la comparaison entre ces deux ordres de faits, ce sont les troubles lumineux d'abord, et le défaut d'acuité qui suivent fatalement la moindre compression du globe.

L'observation directe et les lois physiologiques ne justifient donc pas la naissance des assymétries par le fait des muscles extrinsèques au bulbe oculaire. Cependant il est naturel de penser que de toutes les modifications de l'œil entraînant des défauts de réfraction, celles-ci, étant les plus partielles, devraient être les plus fréquentes si, en réalité, l'action musculaire externe intervenait dans la production des vices amétropiques.

Aujourd'hui, on pense généralement que l'hypéropie est congénitale. Cependant il est intéressant de rappeler que tous les rôles possibles ayant été attribués aux muscles externes, on leur a fait également aplatir le globe d'avant en arrière, ce qui entraînerait la création de l'hypermétropie.

Je ferai d'ailleurs remarquer que quand les muscles droits se contractent simultanément, ils ont tous pour tendance d'entraîner directement l'œil dans le fond de la cavité orbitaire (Ludovic Hirschfeld et J.-B. Léveillé : Organes des sens de l'homme, p. 254). N'est-il point dès lors permis de croire que l'aplatissement du globe par action musculaire externe est un fait au moins aussi logique que celui de l'allongement? Telle a été la pensée de certains auteurs qui, croyant la myopie une conséquence du raccourcissement du diamètre antéro-postérieur, n'ont pas hésité à lui attribuer pour origine la dépression de l'œil d'avant en arrière ! (v. p. 19)

Les dispositions de l'aponévrose de Ténon, les doubles insertions antérieures des muscles droits, qui ont un faisceau orbitaire, expliquent assez anatomiquement cette absence de compression directe invoquée si souvent. Elles suffiraient pour nier, à mon avis, la pression modificatrice du globe, mais l'observation directe dans les cas normaux ou morbides prouve le peu de fondement de ces hypothèses diverses, dont les muscles extrinsèques font les frais pour expliquer l'origine des amétropies en général, du staphylôme et de la myopie en particulier.

Art. II.

L'action insensible musculaire engendrant l'ectasie myopique est une fiction que rien ne justifie.

Quelques professeurs spéciaux d'ophthalmologie enseignent que l'origine de la choroïdite staphylomateuse, et partant de la myopie qui lui est consécutive, se trouve dans une action pour ainsi dire latente, insensible actuellement, mais qui, agissant d'une façon continue, produit en fin de compte la dépression du globe.

Il est de toute évidence qu'il n'y a, dans cette manière de voir, qu'une assertion. Les anciennes théories musculaires, devenues insoutenables, ont fait place à une affirmation qui n'est qu'une hypothèse. Invoquant un mécanisme insaisissable, cette opinion supprime ingénieusement les *comment* et les *pourquoi* vulnérables des théories ses aînées; mais, en revanche, elle n'établit point sa raison d'être. Aussi peut-on dire avec vérité, je crois, quelle est l'expression de l'embarras dans lequel se trouvent les partisans d'Arlt, ou de ses imitateurs. D'ailleurs, les faits les plus vulgaires ne la justifient point. Plusieurs fois j'ai eu l'occasion d'observer des spasmes des muscles extrinsèques, produisant des strabismes variables, et dont la durée était considérable. Jamais, dans ces cas, je n'ai vu les sujets devenir myopes, ou atteints de staphylôme. Dans une observation où les images étaient homonymes, et dans laquelle les efforts puissants du droit interne se renouvelaient chaque fois que le sujet apportait la moindre attention dans la vision binoculaire, l'œil était parfaitement emmétrope, comme son congénère. Cependant le mal durait déjà depuis longtemps. Dans une autre circonstance, j'ai

Miard.   13

électrisé, pendant plusieurs mois de suite, les muscles obliques d'une jeune demoiselle Leurs spasmes étaient d'une fréquence extrême. L'examen des images montrait à chaque séance des variations révélant tantôt la prépondérance du pathétique, tantôt celle de son antagoniste. L'état de la réfraction est resté symétrique et légèrement faible. Enfin, parmi les nombreux nystagmus que j'ai rencontrés, j'ai constaté beaucoup d'amblyopes et peu de myopes. En revanche, j'ai plusieurs fois pu contrôler l'hypermétropie, ou au moins une acuité relative plus considérable de loin que de près. Si les convulsions, les spasmes, les contractures n'engendrent point l'allongement pathologique du globe, comment comprendre que celui-ci soit le résultat d'une action latente, ne s'exprimant par aucun symptôme fonctionnel? Si ce n'est le besoin d'une explication, qu'est-ce qui peut faire soupçonner son existence? Et, celle-ci admise hypothétiquement, quels sont les motifs qui pourront la faire croire réelle?

Art. III.

Valeur des opinions qui placent dans la direction de l'axe antéropostérieur, et dans les muscles extrinsèques au globe, les causes primitives ou secondaires des désordres staphylomateux et de la progression myopique.

Pour la plupart des auteurs (Arlt, Noizet, Desmarres, etc., Galezowski), la distension de la scléra est le résultat plus ou moins immédiat de la pression musculaire externe. Je ne crois pas qu'on puisse, sans léser au plus haut point les vérités d'observation, considérer les choses ainsi. Cette action des muscles extrinsèques a, dans le cas de staphylôme, une influence possible et véritable, dans l'immense majorité des cas, alors seulement que la progression et le développement myopique ont rendu les fonctions musculaires anormales et irrégulières. Si, en effet, la cause première de l'ectasie était due à l'action des muscles du globe, toutes les myopies avec un croissant atrophique seraient rapidement progressives.

Puisque l'intervention dont je parle a pu produire une lésion sur un tissu sain, n'est-il pas évident qu'elle continuera son action dans des conditions beaucoup plus favorables quand elle portera sur des membranes affaiblies. Dès lors, comment comprendre la marche lente, habituelle, à l'état progressif? Ne serait-il pas rationnel de penser, au contraire, que dans ces cas on rencontrerait une progression exagérée en rapport avec ces causes?

Mais cette théorie, évidemment fausse quand il s'agit d'expliquer le début du staphylôme, ou les progressions lentes, temporaires ou autres, prend de la consistance quand il s'agit de cas où, par suite de la distension du segment polaire, l'œil myope est devenu lourd et difficile dans ses mouvements. Alors, les efforts musculaires augmentent ainsi que l'amincissement scléro-choroïdal postérieur. A ce moment tout est désordre *intus* et *extra*, et on ne peut logiquement induire de ce qui se passe alors à ce qui a dû survenir au début du mal, quand l'œil ne pouvait encore être classé parmi les yeux malades.

Quant à la théorie (Arlt, Galezowski, etc.) qui admet que la distension prépapillaire est due à la présence de l'axe antéro-postérieur qui se trouve plus rapproché de la papille à la partie externe et inférieure, je renouvellerai cette assertion que, quelle que soit la position de l'axe mis en cause, le staphylôme se produira quand les conditions de son déterminisme existeront. Pourquoi voudrait-on, en effet, que la position physiologique et normale de l'axe optique produise une lésion morbide? voire même, par exagération de tension dans son voisinage, cette simple blancheur relative de la moitié externe de la cupule optique dont je parle page 164? La situation de cette ligne est-elle changée chez l'emmétrope? l'est-elle également chez l'hypérope? Non. Et cependant, dans les cas de strabismes, par exemple, ces états dioptriques supportent souvent, outre les contractions musculaires habituelles, des efforts violents, quelquefois durables, sans qu'il se produise d'ectasie postérieure (v. p. 193-194).

Cette opinion, qui tire son origine de ce que l'on a attribué (v. p. 45) une concentration de la force expansive du corps vitré au segment polaire, n'a pas de raisons sérieuses à mettre en avant en face du principe d'égalité de pression. Si l'on considère, en effet, les axes d'évolution du globe, le premier vertical est celui autour duquel s'opèrent les mouvements engendrés par le droit interne et le droit externe. Pourquoi ne serait-ce pas l'une des extrémités de cet axe qui serait exposée à l'ectasie? De même, pourquoi ne serait-ce pas également, d'après cette opinion, l'axe horizontal qui sert de centre aux évolutions produites par le droit supérieur et le droit inférieur? Je n'en vois pas les motifs; au moins cette théorie ne les dit pas. La seule raison plausible, c'est que la coque oculaire est aux points où aboutissent ces axes, doublée par la présence des muscles droits latéraux dans le second cas; et par les deux autres dans le premier. Mais on ne saurait trouver dans la situation absolue et relative de l'axe antéro-postérieur une raison sérieuse qui puisse expliquer une *concentration de force expansive* dans sa direction, à laquelle serait due la présence du staphylôme dans le voisinage de son insertion postérieure. Il est clair que s'il aboutissait n'importe ailleurs, et que les tissus qu'il traverse présentassent les mêmes dispositions organiques, les lésions morbides surviendraient, toutes choses étant égales d'ailleurs, souvent même au niveau d'une insertion musculaire. Par les mêmes raisons, si par hasard le trouble des membranes surgissait en un autre point, les mêmes accidents y trouvant les éléments d'un déterminisme fatal, s'y montreraient malgré l'éloignement de l'axe antéro-postérieur.

Ces conclusions s'imposent d'elles-mêmes par leur simplicité, et personne ne les contestera. L'embarras seul d'une explication nette a pu faire surgir ces théories, qui n'expliquent rien et qui admettent des coïncidences pour des causes, peu soucieuses de rechercher un mécanisme qui leur échappe. Cependant, s'il fallait des preuves à l'appui de ma discussion, je n'aurais qu'à rappeler les cas observés par M. Cusco. Sauf l'explication qui attribue tous les staphylômes à un état inflammatoire primitif suivi d'atrophie régressive, ces observations sont bien faites pour prouver d'une façon péremptoire la justesse des arguments que je viens d'émettre. On y rencontre, en effet, des staphylômes uniques ou multiples occupant les différents points du globe, qui offrent dans certains cas des diamètres *transverses* plus considérables que les autres. Aussi M. Cusco admet-il avec raison que le staphylôme peut occuper tout autre point que l'hémisphère postérieur par suite de choroïdite atrophique. On doit donc s'avouer qu'il n'y a rien et ne doit rien y avoir de mystérieux dans l'affection appelée staphylôme postérieur. S'il a une fixité et une constance extraordinaires dans sa position prépapillaire, dans sa marche, ses éléments morbides, etc., en un mot dans la plupart de ses caractères, il faut en rechercher la cause dans l'état des tissus et dans les fonctions dont ils sont le substratum habituel. Le problème est d'arriver à savoir pourquoi il est si fréquent autour de l'axe antéro-postérieur, en laissant de côté cette idée fausse que la pression intra-oculaire se localise au pôle postérieur par le fait de l'action musculaire bilatérale. Si celle-ci, en effet, avait une action postérieure spéciale, il existerait fatalement en avant une action semblable et sensiblement égale dont la conséquence mécanique serait analogue. Dès lors, pourquoi le kératoconus n'est-il pas un fait fréquent dans la myopie? Comment se fait-il, à l'inverse de cette prévision de raison, que les cornées soient relativement moins convexes chez les myopes? (V. p. 2). Quelle sera l'explication que l'on attribuera à cet aplatissement que Donders a trouvé proportionnel au degré de l'excès de réfraction? et qui l'est en effet surtout dans les cas de myopie en progression.

Les ophthalmologistes les moins enthousiastes des préjugés d'outre-Rhin ont de la peine à se dépouiller de cette idée que les efforts musculaires sont une cause primitive du staphylôme.

M. Galezowski, qui mérite au plus haut degré d'être classé parmi ces derniers, enseigne encore dans ses cliniques que le staphylôme, dans les cas de lésions antérieures des membranes oculaires, telles que sclérites, scléro-épiscléritis, etc., survient principalement à la suite des pressions des muscles droits qui agiraient à la façon des pulpes digitales projetant un noyau de cerise. A mes yeux, l'origine de cette erreur chez les esprits les plus éminents qui cultivent l'ophthalmologie a deux causes principales : c'est 1° la facilité de l'explication, qui est la simplicité même, mais qui, comme *action de début*, a le malheur de rester simple hypothèse; c'est 2° l'habitude prise dans les classiques de considérer les choses d'une façon plus ou moins semblable. Je me suis déjà élevé contre cette théorie surannée et ses annexes, qui ne peuvent être applicables tout au plus qu'aux cas où le staphylôme existant déjà, la tension et même le volume du globe étant considérablement accrus, le système musculaire n'agit plus que dans des conditions anormales et morbides. Ses rapports, ses fonctions étant modifiés, il peut alors, à la vérité, contribuer à augmenter une tension pathologique qui, à un moment donné, joue le principal rôle, c'est-à-dire qui est la cause de la propulsion des tissus.

Pour se faire une idée nette de ce phénomène, on doit songer surtout que quelle que soit la pression oculaire, normale ou exagérée, (v. 6°, observ. 2), le staphylôme se produira dès qu'il y aura rupture d'équilibre entre la force d'expansion interne et la résistance de la coque. Pour cela, il n'est point nécessaire d'invoquer l'intervention du système musculaire extrinsèque. N'est-il pas évident, en effet, qu'il suffit de l'altération locale de la scléra pour expliquer le phénomène de distension? Peu importe que la dureté du globe et la pression intra-oculaire soient plus ou moins grandes, ce phénomène peut se produire dès que les parois cessent d'être physiologiques et incapables de leurs fonctions régulières de résistance. Que es muscles ajoutent parfois leur action en augmentant la tension de organe visuel, cela se voit exceptionnellement, chez le myope par exemple, non au début, mais seulement quand l'organe, distendu déjà «poussé même avant» n'est plus un œil physiologique.

L'analogie et l'induction, non l'observation directe, avaient fait admettre par Von Graefe et ses élèves que le staphylôme myopique avait une origine et une nature semblables à ceux qui naissent sur la partie antérieure de la sclérotique, à la suite de l'inflammation de cette membrane. Je ne sais quel est le rapport exact entre le nombre des lésions staphylomateuses antérieures qui reconnaissent cette origine, et le nombre de celles qui sont, du consentement de tous aujourd'hui, dépourvus de l'élément inflammatoire. Mais ce qu'il y a de parfaitement acquis, c'est que ces derniers sont fréquents et composent l'immense majorité des atrophies ectasiques que l'on rencontre dans les excès de réfraction.

On ne doit donc pas s'appuyer sur les exemples relativement rares de staphylômes antérieurs scléroticaux pour en induire l'identité parfaite des actes morbides plus ou moins analogues qui siégent au segment postérieur du globe. Cependant on peut, je crois, en tirer un enseignement précieux : c'est-à-dire que la sclérotique attend ordinairement pour céder d'être profondément altérée dans sa consistance. Ce n'est que par l'amincissement considérable de son tissu, la dégénérescence, la dissociation plus ou moins accentuées de ses fibres, qu'elle permet à la tension oculaire qui s'accroît dans ces cas, souvent outre mesure, vu les congestions choroïdiennes par continuité ou voisinage, de déterminer une propulsion sensible des membranes antérieures. Montrant ainsi que les deux éléments les plus indispensables, ou mieux les plus ordinaires, sont, d'une part, l'amincissement, d'autre part, la pression intra-oculaire, qui, dans ces cas, ne manque jamais, quel que soit l'usage que le malade fasse de ses yeux. Qu'il emploie ou non ses muscles droits, si ce n'est pas une inflammation ou une congestion choroïdienne locale accentuée qui produit la tension dans ces sclérites, ce sont des douleurs violentes, des névralgies qui accompagnent fréquemment ces lésions morbides, etc. Toujours est-il que le globe est tendu, dur, semblable à l'œil myope, au point que quelquefois cet état mérite l'épithète de glaucomateux.

S'inspirant, plus ou moins à leur insu, de ces vérités d'observations d'une part, et d'autre part faisant appel à l'analogie, les auteurs qui n'ont point admis l'idée de Von Graefe relative à l'inflammation du segment polaire ont pensé (Galezowski, etc.) : premièrement, que les maladies antérieures de la sclérite, épiscléritis et autres, étaient dans les cas de staphylôme postérieur remplacées par une lésion primitive originelle enlevant à la sclérotique, par l'amincissement ou un arrêt de développement quelcónque, une partie de sa force de résistance ; secondement, que la tension oculaire était le résultat de la pression naturelle des droits internes et externes dans l'exercice de la vision binoculaire. Cette manière de voir est ingénieuse et rationnelle. Il est même probable que chez quelques sujets spéciaux les choses se passent exactement ainsi ; mais on ne pourrait l'admettre en thèse générale. En effet, les deux faits avancés pour servir de base à la théorie, et qui sont si habilement substitués à deux vérités incontestables d'observation ordinaire, ne sont eux-mêmes que très-rarement constatés, soit sur le vivant, soit sur le cadavre (voir 2ᵉ partie, chap. X, art. II).

Art. IV.

Le travail ou la contraction spasmodique exagérée du muscle ciliaire
ne crée pas ordinairement le staphylôme (v. 1re partie, chap. III, et
2e partie, chap. XVIII).

Il ne m'est pas plus possible d'admettre la création du staphylôme par le fait de l'excès d'accommodation proprement dite, agissant d'une façon isolée, que par le mécanisme créateur de la myopie
attribué aux cordes motrices extérieures au globe.

Cette hypothèse est loin d'expliquer, en effet, la plupart des staphylômes. Comment, par exemple, interpréter ces cas d'ectasies
postérieures, suite de cataracte nucléolaire ou de kératites, etc.
(2e partie, chap. XI), dans lesquels le muscle ciliaire ne peut accommoder, vu la disposition des opacités? Et tous ceux dont j'ai déjà
parlé, p. 61, de choroïdite staphylomateuse au troisième degré,
de Jæger, appartenant à des sujets dont l'accommodation n'a jamais été surmenée? etc., etc.

Je ne veux point insister sur cet ordre d'idées après les développements considérables que j'ai donnés à cette question, p. 40 et
suivantes, à propos de l'origine de la myopie. Je dirai seulement
que l'examen direct sur le vivant de l'état de l'accommodation, ne
révèle aucune influence, par excès de travail de celle-ci, sur la production mécanique des désordres appartenant à la choroïdite atrophique staphylomateuse. Les recherches du Dr E. A. Coccius sur
les sujets opérés d'iridectomie n'ont donné aucun résultat prouvant
que le staphylôme et la myopie dépendent d'une exagération de
l'appareil de l'accommodation. Il conclut de là et de l'insuffisance
des autres explications qu'il ne reste plus qu'à admettre l'inflammation du segment postérieur. Mais, pour expliquer celle-ci, il faut
avoir recours à l'hypothèse d'une disposition spéciale inconnue.

C'est le sort des suppositions gratuites ou des conclusions non
contenues dans les prémisses, d'exiger des hypothèses secondaires
logiques pour se soutenir.

*Le strabisme divergent dynamique et le spasme ciliaire consécutif ne
sont point causes premières du staphylôme et de M symptomatique. —*
On a fait jouer, relativement à la création du staphylôme, et je

me suis déjà expliqué à cet égard, un rôle exagéré à l'influence de la convergence, ou plutôt aux efforts convergents qui surgissent lors d'une crampe accommodative ou de l'insuffisance des internes, créant ce que l'on a désigné du nom de strabisme divergent dynamique.

Je dirai immédiatement qu'en présence de cette théorie, c'est surtout dans les cas d'hyperopie, où le strabisme interne finit par se montrer, que l'on devrait rencontrer le staphylôme et ses accidents concomitants; car, dans ces cas, les efforts de convergence sont énergiques et efficaces et précèdent toujours la déviation. Il est donc clair que l'adduction et ses efforts isolés sans circonstances spéciales adjuvantes, ne peuvent créer, à eux seuls, l'ectasie atrophique, et par suite les symptômes myopiques.

C'est à l'insuffisance des forces de la convergence qu'on a attribué la marche progressive de l'affection, qui serait due particulièrement à l'excès de l'accommodation consécutive par synergie.

En analysant ce qui se présente à l'examen, on constate que, lorsque la myopie existe, l'accommodation n'a point de liens si intimes que ceux qu'on lui a attribués avec l'action adductrice, et qu'en présence d'efforts convergents elle accomplit d'autant plus facilement son œuvre que la myopie est plus accentuée. Mais, dit-on, ce sont les contractions exaltées du droit interne, qui n'aboutissant pas, créent dans le muscle ciliaire une excitation aux spasmes. Pour que cet argument ait de la valeur, il faudrait que ces cas, que je suis loin de nier, se présentent fréquemment et que l'action qu'on leur attribue soit corroborée par des faits qui viendraient l'appuyer de leur autorité décisive. Or, que voit-on dans la majorité des cas? Ou les sujets quittent des occupations qui les fatiguent outre mesure, ce qui est, il est vrai, relativement rare, ou l'asthénopie ayant pour résultat de rendre pénible, douloureuse et nuisible pour l'acuité, la vision binoculaire, un des deux yeux est ordinairement supprimé par déviation. Ce qui, aux yeux de certains partisans de la théorie, qui ne craignent pas d'affirmer que la convergence déprime l'œil et l'allonge, constituera fréquemment un bénéfice de nature. Enfin, il restera des faits relativement rares où en réalité l'asthénopie persistera, troublant par ses lésions fonctionnelles à la fois et les mouvements du globe, l'accommodation, l'acuité et la nutrition de l'organe qui a cessé d'être dans des conditions physiologiques.

C'est dans ces conditions seulement que l'œil se trouvera exposé aux dangers qui peuvent surgir des troubles asthénopiques invoqués pour l'explication de la progression staphylomateuse. Mais je le rappelle en l'affirmant de nouveau, la cause ordinaire du prétendu dynamisme divergent n'est autre que l'élongation primitive du bulbe oculaire qui est antérieure à tous les accidents et qui communique à l'asthénopie myopique son caractère de permanence et d'incurabilité. Lorsqu'elle existe dans des myopies faibles, on en trouve presque toujours l'origine dans une assymétropie plus ou moins forte; en sorte que d'une façon générale on peut affirmer que le strabisme divergent dynamique n'est guère plus fréquent chez le myope que chez les sujets possédant un autre état de réfraction.

Quant au spasme que l'on a si souvent accusé théoriquement, il est très-rare dans l'état aigu, et, à l'état chronique si j'en crois mes observations, ce n'est point un accident myopique ordinaire; car, je ne l'ai presque jamais rencontré que chez des emmétropes ou des hypéropes. Bien plus, en lisant les observations citées par les auteurs, on trouve le plus souvent des cas de myopies apparentes greffées sur des états statiques de faiblesse de réfraction.

Tel est, par exemple, ce cas rapporté tant de fois, et publié par M. Liebreich, dans lequel la malade croyait être atteinte de myopie de l'œil gauche. La vision distincte correspondait à une distance de 6 pouces. L'examen démontra cependant que l'œil avait une hypermétropie de 1/24.

Enfin, on est toujours en droit de se demander, en face de cette assertion, attribuant au dynamisme divergent et à l'excès des contractions ciliaires qu'il est censé engendrer habituellement : pourquoi les efforts réels, fructueux de la convergence, entraînant avec eux une accommodation excessive destinée à établir la vision binoculaire chez l'hypérope, ne produiraient pas le même résultat, surtout dans les cas où le strabisme convergent en est la conséquence.

Art. V.

Le travail continu sur des objets rapprochés ou un mauvais éclairage
détermine ou exagère l'état staphylomateux, mais n'est point une
cause prédisposante à l'ectasie dans le cas d'un œil emmétrope, hypérope ou assymétrique, qu'il soit ou non doué d'une acuité parfaite.
(V. p. 13, et 2e partie, chap. XVIII.)

Si, comme Hermann Cohn, et beaucoup d'autres après lui l'ont
affirmé, le mauvais éclairage et le défaut d'acuité étaient capables
de donner la raison des staphylômes et des myopies qui leur seraient
consécutives, on trouverait toujours dans les cas de kératites, de
cataractes congénitales, etc., des croissants péripapillaires considérables. Or, précisément, mes observations personnelles nombreuses,
à cet égard, me permettent de déclarer que les arcs atrophiques
que l'on rencontre généralement dans ces observaticns, sont ordinairement linéaires et ne s'écartent pas du premier degré de Jæger.
En outre, il m'est arrivé souvent de rencontrer des sujets lettrés,
travaillant au delà des limites raisonnables et présentant, soit comme
symptôme d'un état général anémique, soit comme signe d'idiosyn-
crasie spéciale, une susceptibilité extrême pour la lumière, qui leur
faisait rechercher le mauvais éclairage comme condition indispensable d'un travail prolongé et fructueux.

Les personnes possédant une acuité imparfaite et travaillant spécialement à écrire se rencontrent assez fréquemment, surtout dans
la jeunesse, et ne sont pas pour cela nécessairement atteintes de
myopie (v. observ. 4).

Voici, à propos du mauvais éclairage, une observation intéressante qui n'est point la seule que j'ai eu l'occasion de suivre dans
ses détails. Elle montre avec ses congénères que l'on peut fatiguer
ses yeux outre mesure, sans pour cela les allonger. Que l'œil est
véritablement, quand il est sain, comme les autres organes qui ne
se laissent ni élargir ni aplatir par le travail et la fatigue.

M. A. X., étudiant en médecine (26 ans), dont la vie m'est particulièrement connue, a présenté aux plus hauts degrés ces conditions
considérées hypothétiquement comme créatrices de la myopie.
Blond, lymphatique excitable (Beer), anémique et atteint de dys-

pepsie depuis son enfance, il commença à travailler outre mesure vers l'âge de 13 à 14 ans dans une institution où l'éclairage laissait beaucoup à désirer. Néanmoins, ébloui par la lumière artificielle aussi bien d'ailleurs que par le jour solaire un peu vif, il était contraint, pour échapper aux phénomènes photophobiques, de se créer une sorte de chambre noire improvisée autour de son livre ou de ses cahiers d'étude. L'éclairage qu'il préférait entre tous était celui qui lui permettait tout juste la lecture ; aussi ne pouvait-il parfois la prolonger sans une extrême fatigue. De violents maux de tête ne l'ont point empêché, depuis cette époque, de continuer, dans les mêmes conditions à peu près, un labeur opiniâtre quotidien qu'il prolongeait pendant des mois entiers bien avant dans la nuit. L'état général résultat d'une nutrition imparfaite, le lymphatisme, le travail prolongé à l'ombre ou avec une clarté artificielle insuffisante recherchée pendant une période de dix années et plus n'ont point suffi dans la jeunesse, c'est-à-dire à l'époque d'élection, pour créer cette myopie que Hermann Cohn voyait pulluler dans les colléges de Breslau sous l'influence d'un éclairage trop faible.

En présence de faits semblables je reste convaincu que les conditions, énoncées par l'observateur allemand comme donnant naissance de toute pièce aux lésions myopiques, par suite du besoin de mieux voir ne sont, en réalité, que des circonstances déterminantes et aggravantes des accidents staphylomateux dont le développement est ainsi favorisé chez les sujets qui en sont susceptibles par le fait de leur structure oculaire.

Art. VI.

Considérations générales sur les théories musculaires invoquées pour l'interprétation des origines staphylomateuses et myopiques.

Si maintenant on jette un regard d'ensemble sur toutes ces diverses théories, on verra que l'accommodation par les muscles extrinsèques sert de base à la plupart d'entre elles soutenues par les hommes les plus compétents. Cette tendance à placer dans l'action des cordes motrices du globe les causes des déformations et des accidents morbides que l'on rencontre dans la myopie est tellement passée dans les mœurs ophthalmologiques qu'aujourd'hui encore on rencontre ces opinions écrites et enseignées comme des vérités courantes incontestables ; et, cependant leur caractère le plus saillant est de s'exclure les unes les autres, étant ou différentes ou contradictoires.

Il n'est pas jusqu'à l'astygmatisme que (Jules Guérin, etc.) l'on ait voulu considérer comme une lésion d'origine musculaire. Mais dans cet ordre de faits les éléments de la question étaient plus restreints, plus précis, mieux étudiés, et MM. Warlomont et Giraud-Teulon n'ont pas eu de peine à réduire à néant ces vues hasardées et à rétablir la vérité des faits.

En réservant les cas de troubles fonctionnels ou organiques, dire que l'œil devient myope parce que les muscles agissent sur lui, c'est dire cette naïveté qu'il acquiert le vice d'excès de réfraction parce qu'il est œil et qu'il doit en remplir les fonctions. Il est, en effet, impossible de concevoir que l'organe de la vue échappe aux actions musculaires fonctionnelles de toutes sortes destinées à lui faire atteindre les fins pour lesquelles il a été créé. Si ces vues singulières étaient néanmoins réalisées par les faits ; il est de toute évidence que le staphylôme et la myopie seraient constants quoique variables en raison des résistances diverses de la coque. La cause existant, le globe ressentirait plus ou moins ses effets ; mais ceux-ci se montreraient toujours, car son caractère de permanence la rendrait fatalement plus ou moins efficace. Pour bien comprendre qu'il n'y a rien d'exagéré dans cette déduction, il suffit de se rappeler qu'ici la cause est physiologique et *mécanique*, et qu'elle agit sur des *leviers membraneux* que l'on considère comme dépressibles et extensibles. L'effet serait donc inévitable quoique variable dans ses proportions.

Aujourd'hui malgré les personnalités considérables qui en ophthalmologie recouvrent de leur grande autorité ces opinions d'un autre temps, elles n'ont plus de raison sérieuse d'existence, car leur fondement était dans des erreurs dont la physiologie moderne a fait justice.

Mais, dira-t-on, les leviers dans l'appareil de la vue ne sont point tenaces comme dans le reste de l'économie : ce sont des poches membraneuses, remplies de liquides et dont le contenu réagit sur les enveloppes. Les enveloppes elles-mêmes sont ces trames vasculaires ou sensibles, particulièrement délicates. Il y a donc dans ces conditions nécessité de ménager les leviers tout autant, sinon plus que les puissances qui leur sont appliquées (V. G. Teulon). Sans doute, si ces leviers n'avaient pas pour but physiologique de supporter l'action musculaire, ils pourraient paraître faibles, si en jugeant par analogie, on les compare aux autres leviers de l'économie. Mais leur disposition vasculaire est précisément destinée à amortir l'action des muscles en la régularisant ; et cette condition d'être mis en jeu devient leur élément d'existence ; supprimer cette fonction serait leur faire perdre une de leurs dispositions vitales. Car, comme tous les tissus actifs, leur condition d'être, c'est de servir.

Sans doute que l'organe surmené se fatigue et dépérit ; mais est-ce bien une action de ce genre qui produit le staphylôme et la myopie? Quelques rarissimes observations, sans doute, peuvent en paraître des exemples ; mais, l'absence d'hypéropes vrais devenant myopes, et les faits beaucoup plus nombreux qu'on se plaît à le dire vulgairement de myopie chez des individus sans occupations délicates (v. p. 61), me permettent d'affirmer que des cas semblables sont au moins fort rares, d'atrophie des organes de l'accommodation par excès de travail de leur part. Et ici, comme ailleurs, ordinairement ce n'est point l'excès d'activité, mais bien le défaut d'accommodation étendue, d'une amplitude suffisante, qui crée ces atrophies des membranes.

Pour arriver à résoudre d'une façon satisfaisante cette question complexe, la première des choses est de la bien analyser : 1° on se trouve en face des quatre états distincts que l'œil peut affecter au point de vue de sa structure : c'est l'assymétrie, l'emmétropie, l'hypéropie et la myopie ; 2° les troubles nécessaires pour la satisfaction de ces théories, que la fatigue des yeux doit engendrer, sont : d'une part des lésions de la coque oculaire et spécialement de la sclérotique ; d'autre part, des altérations fonctionnelles dans le système musculaire externe au globe. Or, en examinant un à un ces éléments indispensables à la solution du problème on arrive aux résultats suivants :

1° Les astygmatismes les plus graves existent chez les hyperopes, et la correction naturelle de cette double amétropie nécessite des efforts ciliaires parfois énormes. Cependant, dans ces cas on ne rencontre que très-rarement le staphylôme postérieur, et quand il existe il n'influe pas généralement sur l'état de la réfraction.

2° De même l'hyperope simple ne devient pas emmétrope et à plus forte raison myope. Il reste indemne des lésions de l'hémisphère postérieur qui pourraient accidentellement produire ces états dioptriques.

3° L'emmétropie ne présente également que des cas isolés et tout à fait exceptionnels de staphylôme postérieur, tel qu'on le rencontre dans la myopie.

Dans ces observations rares on peut suivre à l'ophthalmoscope l'évolution de cette maladie locale à laquelle restent ordinairement étrangères, l'influence musculaire, l'asthénopie accommodative et la fatigue des yeux.

4° Enfin la myopie, c'est-à-dire l'excès d'allongement antéro-postérieur présente pour symptôme habituel un staphylôme type chaque fois qu'elle dépasse certaine limite.

5° Dans l'acte de la vision binoculaire la coque scléroticale, providentiellement privée de pression musculaire par suite des dispositions des insertions des muscles et de la capsule de Ténon, ne subit aucune dépression qui puisse être considérée comme morbide (v. p. 173).

6° On voit très-rarement en clinique un emmétrope parfaitement symétrique avoir des troubles fonctionnels inhérents aux systèmes musculaires interne ou externe s'il est exempt de maladies appréciables qui les justifient. Dans les excès de veilles, de travaux minutieux, de lecture, etc., de tous les appareils, celui qui se fatigue le plus alors, c'est l'appareil nerveux, et c'est de lui seul dont on ne parle pas.

7° Chez l'hypermétrope des troubles musculaires de toutes sortes existent assurément, intus et extra; mais ce fait est au bénéfice de la cause que je plaide; car, le staphylôme ne se présente dans cet état de réfraction que dans des cas tout aussi rares que dans l'emmétropie.

Ce n'est donc ni dans l'emmétropie, ni dans l'hyperopie, ni dans l'assymétrie isolée, je pourrais dire ni dans la myopie, pour ceux qui la croient la conséquence de l'ectasie du globe, que l'on observe en clinique le développement du staphylôme postérieur type. Cette conséquence absurde qu'amène l'examen direct des sujets prouve assez l'erreur des partisans de ces opinions qui placent à la fois l'origine

du staphylôme dans les désordres musculaires et la fatigue des yeux,
et celle de la myopie dans la création du staphylôme.

Mais, j'admets sans restriction tous les troubles invoqués comme
causes primitives ou secondaires de l'ectasie postérieure atrophique.
Pourquoi dès lors quand ces mêmes troubles se présentent à l'âge
adulte, par exemple, époque où on les observe le plus fréquemment
ne voit-on pas survenir le staphylôme et par conséquent l'augmentation symptomatique de la réfraction? Ce qui est une rareté! On
invoquera peut-être de nouveau, pour interpréter les faits, une disposition mystérieuse agissant spécialement à une âge fixe de croissance. Mais quel crédit peut avoir une pareille influence morbide
qui attendrait toujours pour se révéler la période de **12 à 20 ans**?
C'est vraiment oiseux de lui attribuer des causes déterminantes en
si grand nombre, soit dans les tissus, soit dans les fonctions, soit
dans l'empire des circonstances, soit dans le milieu intellectuel et
social. Celles-ci, quelles que soient leur agglomération, leur énergie et
leur importance, ne peuvent rien, absolument rien, en deçà et au delà
de l'adolescence. Etant mis hors de cause les arrêts de développement,
voit-on, en effet, chez l'enfant, le staphylôme progresser avant un
certain âge? même dans les circonstances que les auteurs indiquent
comme les plus favorables? L'adulte, mieux partagé encore, ne voit
presque jamais naître le staphylôme postérieur proprement dit, et s'il
survient exceptionnellement c'est dans le cas d'inflammation, et en
l'absence primitive de défaut d'acuité, de contracture musculaire, etc.
Cette prédisposition serait, à la vérité, bien singulière qui aurait
la puissance d'allonger un œil emmétrope ou hyperope par le
fait d'un travail atrophique *sui generis*, ne pouvant surgir que
pendant une période restreinte de l'existence. Ce serait sous sa
dépendance que surviendrait la brachymétropie qui se trouve être
ainsi aux yeux de beaucoup d'ophthalmologistes un fait morbide,
tandis que les autres états de réfraction ont le privilége d'être congénitaux et physiologiques !

Malheureusement pour les éminents auteurs de toutes ces
théories, des statistiques faites dès la première enfance prouvent
qu'à cette époque M sans ectasie est le plus fréquent des états
amétropiques (v. p. 60). Si donc la myopie existe souvent au premier âge, ainsi que c'est dûment prouvé, l'esprit le moins logique

se demandera dès lors : 1° pourquoi le staphylôme s'observe toujours dans la myopie et presque jamais dans les autres états de la réfraction ; 2° et pour quel motif les myopies élevées sont en masse atteintes des lésions staphylomateuses ? A ces deux questions, y a-t-il, je le demande, une autre réponse que celle-ci : C'est que M congénitale est la cause.des altérations ectasiques postérieures du globe ou, d'une façon plus stricte (v. p. 218-219), c'est que les dispositions organiques qui entraînent avec elles la brachymétropie, c'est-à-dire l'allongement antéro-postérieur exagéré du bulbe oculaire, comportent également la production du staphylôme postérieur. Cette disposition organique est-elle inappréciable à nos moyens d'investigation, soit en elle-même, soit dans son mécanisme producteur de l'ectasie ? Je crois que non, et je tâcherai de le démontrer chap. XI et suivants.

Depuis assez longtemps les ophthalmologistes et des plus recommandables se copient les uns les autres à propos des causes premières du staphylôme et de la myopie. Ils répètent ces théories musculaires, ces opinions sur l'inflammation, le mauvais éclairage, l'astygmatisme; sur le spasme, l'accommodation, sur l'abus de la lecture, des travaux d'esprit, etc. L'oculistique française doit tenir à honneur de briser avec ces errements. Les Germains ont dit (v. p. 12 et 22) que leur brachymétropie était due à leur haute civilisation: soit! qu'ils le proclament et le redisent partout. Leur individualisme, leur spécialisme outré et leur imagination féconde à s'encenser, nous l'expliqueront suffisamment. A nous de nous en assurer. D'ailleurs, s'il y a des indulgences pour les erreurs patriotiques, même les plus fortes, il ne saurait y en avoir pour leurs plagiaires.

Beaucoup d'auteurs, parmi ceux qui soutiennent l'ectasie staphylomateuse par effet musculaire, pensent que le but direct de l'action des muscles consiste à rendre complétement rigide la coque de l'œil par la pression *intus et extra* et la stase sanguine. Dans ces conditions la membrane fibreuse se trouve placée dans un état de tension telle qu'elle peut offrir une surface d'appui fixe pour le jeu du muscle accommodateur et la précision de l'image rétinienne. Elle assurerait en outre la turgescence des procès ciliaires par la contraction de certaines fibres du droit interne. En ce plaçant à ce point de vue,

Miard.   14

la conclusion la plus naturelle n'est-elle pas que le défaut de ces tensions physiologiques, plutôt que leur action régulière, engendrera dans l'œil des phénomènes morbides en rapport avec le degré d'utilité organique qu'elles présentent pour la vie des tissus ?

D'ailleurs les physiologistes nombreux, qui ont considéré comme réels ces changements de formes du globe, sous l'influence musculaire, des droits, des obliques et même de l'orbiculaire (v. Nozet, *loc. cit.*), n'avaient pas une connaissance exacte de l'aponévrose orbitaire, des faisceaux si résistants par lesquels elle s'attache aux parois de l'orbite, et des bornes étroites qu'ils imposent à l'action des muscles de l'œil. (V. 1re partie, chap. V, art. iv.)

CHAPITRE X.

NI LA PHLEGMASIE, NI LA TENSION INTRA-OCULAIRE NE SONT LES CAUSES PRIMITIVES DU STAPHYLÔME MYOPIQUE. — PRÉDISPOSITION STAPHYLOMATEUSE ? — ORIGINE PROBABLE.

Art. I.

Le staphylôme postérieur n'est point ordinairement de nature
inflammatoire.

J'ai déjà montré (page 48 et suivantes) l'inadmissibilité, d'une façon générale, des théories émises par les plus grands ophthalmologistes de notre époque, von Ammon, Sichel, Jæger, de Graefe, Ruete, Cusco, etc. Ces auteurs placent dans la sclérotite, la choroïdite et la scléro-choroïdite l'origine de l'ectasie staphylomateuse qui serait la cause de la myopie. La naissance, la marche, l'évolution de la maladie prouvent assez, avec les résultats nécropsiques, la fausseté des opinions qui considèrent sa nature comme inflammatoire. Battue sous toutes les faces, cette vue théorique a fait de nombreuses concessions (p. 49 et 50), et s'est trouvée, en fin de compte, réduite à invoquer l'atrophie des produits de l'inflammation (Donders, etc.) pour répondre aux arguments décisifs de l'anatomie pathologique qui démontre leur absence constante, *post mortem*, dans tous les cas simples (2e partie, chap. XII).

M. Cusco est en accord avec la clinique quand il affirme que la lésion qui engendre le staphylôme peut se trouver en n'importe quel point du globe. Les cas qui le constatent, en dehors des lésions traumatiques, sont rares, mais bien observés. Il est vrai également que la régression atrophique est la cause de la distension ectasique des parois, mais on ne saurait attribuer, sans sortir de la vérité, une origine phlegmasique au staphylôme postérieur habituel à la myopie.

Ruete a observé, il est vrai, et le temps n'a fait que confirmer son assertion, que le staphylôme sclérotidien naît le plus souvent au niveau des perforations sclérales qui laissent passer les vaisseaux ciliaires. C'est ainsi que le staphylôme postérieur se montrerait au pourtour du nerf optique, que le staphylôme latéral prendrait spécialement naissance à l'équateur interne, et que l'ectasie la plus précornéenne aurait son origine ordinaire au tiers antérieur de la sclérotique (obs. 15). Sans doute, pour différentes raisons, les points où les artères et les veines perforent la coque, sont d'une façon particulière disposés aux accidents qui déterminent la distension de l'enveloppe oculaire. Les couches sclérales postérieures et externes sont dans ce cas, car elles enveloppent les vaisseaux et forment des *foramina inter scleram formata*. (Von Ammon, Hist. du développ. de l'œil humain. *Ann. d'ocul.*, t. XLII, p. 136.) Cependant, dans le cas de sclérectasie myopique, il est clair que l'on doit chercher ailleurs que dans une inflammation la cause de cette constance dans le siége du mal, de cette marche bénigne et de tous les symptômes objectifs que révèlent l'examen ophthalmoscopique; enfin, des différences qui la séparent nettement, par son début et sa marche, des autres états staphylomateux.

Le *ramollissement scléral spontané* ou de naissance, auquel on a attribué le staphylôme et la myopie (v. p. 17), est une hypothèse d'autant plus singulière qu'il porterait sur les points les plus solides de la membrane. C'est en effet dans la région péripapillaire que la scléra, qui varie de 0,3^{mm}. à 1^{mm} d'épaisseur atteint ce maximum (Sappey, Hirschfeld, etc., v. p. 46, 81-83, 199).

A cet ordre d'idées se rattache le *défaut de soutien périphérique* suffisant de la coque oculaire. Cette cause banale a servi de base à des théories ingénieuses (v. Noizet, etc.). Le coussin orbitaire serait-il plus dépressible chez les sujets destinés à devenir myopes? ou si, restant invariable chez tous, c'est l'insuffisance du secours qu'il prête à une paroi atténuée qui permet la production de l'ectasie? (V. 2ᵉ partie, chapitre XIII, art. ɪ.)

On a pensé (Jacobson, de Copenhague) qu'une *hydropisie enkystée* pouvait être l'origine du staphylôme (v. Nysten, etc.).

Ce fait, controuvé dans son interprétation, est néanmoins réel et correspond au décollement séreux qui n'est point rare dans les lésions consécutives. Bien au contraire, tassées les unes contre les autres, les trois membranes, rétine, scléra et choroïde, sont parfois de l'épaisseur d'une feuille de baudruche ayant atteint la transparence hydatidique.

Art. II.

Les tensions intra-oculaires d'origine extérieure et mécanique, ou interne et hydrophthalmique, ne sont point les causes uniques et primordiales du staphylôme postérieur de M.

La pression intra-oculaire produite par les muscles ne pourrait être le point de départ des altérations staphylomateuses.—Un des éléments les plus constants, que l'on rencontre parmi ceux qui servent de points d'appui principaux aux théories que j'ai combattues dans les chapitres précédents, c'est la *tension intra-oculaire* qui serait due à la compression des muscles extrinsèques. Elle a été attribuée soit à des effets musculaires simultanés ou individuels et successifs, pouvant appartenir à chacune des cordes motrices (Bonnet, J. Guérin, etc.), soit seulement à l'étreinte du périmètre des obliques (G.-Teulon). Ces conditions réaliseraient évidemment un phénomène analogue à celui que l'on rencontre dans le glaucome. Dans cette maladie, en effet, le corps hyalin, amplifié, augmenté outre mesure, ayant acquis une force d'expansion anormale, presse sur toute la surface intra-oculaire qui le limite. Rencontrant un espace dont la résistance est relativement moindre au niveau de l'insertion du nerf optique, il pénètre en ce point, en le déprimant. L'origine de la tension est centrale, elle appartient à l'humeur vitrée qui est son point de départ. Dans l'action motrice du globe, au contraire, l'origine de la tension est périphérique, elle est externe au bulbe et prend naissance dans les contractions musculaires que réclament les besoins de la vision. Néanmoins, en raison de la réaction et de l'incompressibilité du corps vitré, l'effet définitif produit sur les enveloppes de l'œil est identiquement semblable. Aussi, tant qu'on admettra pour cause du staphylôme la pression intra-oculaire, que ce soit à la manière de Giraud-Teulon, ou comme Arlt, Noizet, etc., qui invoquent, en plus, la contraction ciliaire ayant pour conséquence d'augmenter et de localiser la tension en arrière en créant un barrage irio-cristallinien inamovible, on sera dans l'impossibilité d'expliquer l'absence d'excavation papillaire. Le glaucome, en effet, montre assez que la surface de la papille est la partie la moins résistante qui entoure le corps vitré en arrière. *On devrait donc dans la myopie reconnaissant pour cause des compressions extérieures rencontrer une dépression optique* plus ou moins accentuée, mais totale, ce qui est en réalité fort rare en clinique. De plus, il serait logique de la constater avant le développement staphylomateux. Ce qui n'existe pas. La conclusion naturelle de ces faits, c'est que dans l'œil myope la pression ne joue pas un rôle primitif dans la formation du staphylôme, quelle que puisse être, à un moment donné, l'étendue de son influence active dans le développement de cette affection complexe. Ce qui est en accord avec les cas d'ectasies postérieures que j'ai pu observer dans des yeux atteints de myopie, alors que leurs congénères étaient emmétropes ou hypermétropes et présentaient une dureté physiologique plus considérable (obs. 3).

La tension oculaire hydrophthalmique n'est point la lésion initiale lors de la production ectasique du segment polaire du globe dans la myopie. — M. Maurice Perrin (Tr. d'ophth. et d'optom., p. 182), qui parmi les auteurs qui se sont faits les interprètes de cette manière de voir a agi avec le plus de réserve et d'habileté, considère que le point de départ des accidents myopiques est le premier stade de la choroïdite staphylomateuse représentée par un certain degré d'hydrophthalmie et de myopie consécutive. Ces états augmentent en raison directe de l'énergie de la cause primordiale qui entretient l'hypersécrétion, de celle des causes occasionnelles qui la sollicitent, et en raison inverse des résistances plus ou moins grandes que lui opposent les membranes d'enveloppe. Si ces forces en présence se maintiennent en équilibre, le malade en sera quitte pour un certain degré de myopie, mais, si les membranes viennent à se rompre, on aura alors l'ectasie et ses conséquences ; or, on conçoit que les efforts d'accommodation qu'exige cette vie nouvelle aient pour résultat d'augmenter la pression intra-oculaire. C'est alors que s'accentue la tache blanche péripapillaire que la nécropsie démontre être le résultat d'atrophie progressive sévissant à la fois sur la choroïde et la sclérotique, « et provoquée selon toute apparence par la pression intra-oculaire portée sur ces points à son maximum d'intensité. »

Cette dernière phrase semble invoquer pour le segment postérieur une pression supérieure à celle qui agit sur le reste de la coque, ce qui est en contradiction avec les lois de l'hydraulique qui régissent les corps incompressibles. Je ne reviendrai pas à son occasion sur ce que j'ai déjà dit (p. 45, 194-197) à propos des opinions d'Arlt et de ses disciples. Mais en dehors de cette vue erronée, le reste de la théorie est insoutenable. Je me demande d'abord pourquoi, les conditions de myopie étant créées, surviendrait, comme conséquence, une augmentation de pression intra-oculaire, résultat d'efforts accommodateurs. Il est facile de comprendre, après tout ce qui a été dit dans ce travail, que l'emploi de la réfraction dynamique diminue à mesure que la réfraction statique augmente (v. p. 123).

L'hydrophthalmie existant, la myopie étant créée, comment comprendre, en face d'une cause nouvelle d'exaltation de pression interne, que le caractère constant de la marche du mal ne soit pas toujours une progression fatale et continue.

Invoquer sans autre forme de procès, pour expliquer certaines myopies faibles, l'équilibre de forces qui se contrarient, surtout à l'époque même où l'on admet qu'il surgit un élément nouveau qui vient s'ajouter à la puissance prépondérante, c'est un peu de complaisance. C'est aussi très-peu dire ; c'est recourir à une explication banale ; c'est simplement affirmer que lorsque le mal s'arrêtera la progression du vice cessera. Une influence morbide inconnue engendre une tension, change la forme du globe et produit la myopie, attire par conséquent les enveloppes oculaires en permettant leur extension, puis s'arrête tout d'un coup dans ses effets et reste exactement en équilibre en présence de forces qu'elle a troublées et cela, au moment où elle subit une recrudescence par le fait de la production d'une myopie consécutive. On aurait de la sorte deux

groupes morbides qui, par leur neutralisation réciproque, réaliseraient l'état physiologique (v. p. 65) des faibles degrés d'excès de réfraction. Cette manière de voir est inacceptable et n'est autre chose
que la solution de la question par la question elle-même. J'admets,
par exemple, que la pression arrivée à un certain degré reste dorénavant toujours égale. Elle aura alors pour lui faire équilibre une
membrane affaiblie qui ne pouvant plus lui opposer une résistance
normale cédera de plus en plus, sans que la tension ait besoin
d'augmenter. Pour que le degré de fixité de l'état myopique persiste, il faudrait alors une diminution sensible dans la tension oculaire, diminution que ne constate pas l'examen le plus minutieux
dans l'immense majorité des cas.

Enfin, je pourrais répéter (p. 24) à ceux qui pensent que l'allongement antéro-postérieur du globe, par le fait staphylomateux, a
pour état organique primitif l'augmentation du corps vitré, toutes
les objections que j'ai faites à l'occasion des théories précédentes :
«L'exagération de la pression intra-oculaire, quelle que soit sa nature,
ne peut être la cause unique de l'ectasie ; » car elle ne pourrait expliquer l'époque invariable de son développement, l'existence assez fréquente de la progression avec une dureté du globe inférieure à la
normale physiologique, etc., etc. Elle ne saurait être non plus la
lésion primordiale; car ni le début, ni la marche de l'affection ne
trouveraient en elle une explication rationnelle. (V. p. 161, 2e partie,
chap. XIV et XVI.)

Art. III.

Prédisposition au staphylôme?—Degré de proportionnalité entre l'ectasie
    postérieure et la myopie. — Quel peut être l'état organique primitif
    qui détermine habituellement la naissance des lésions staphyloma-
    teuses?

Il reste une objection toujours debout, quoique fatalement douteuse, c'est celle qui invoque la *prédisposition morbide inconnue* des
membranes oculaires. C'est elle qui est chargée d'expliquer les con-
tradictions flagrantes des théories et des faits. C'est elle qui ici
attribue aux membranes postérieures une propension spéciale
et originelle à la distension et à l'atrophie, pour expliquer les
lésions staphylomateuses ayant pour conséquence la myopie. Je

me suis déjà expliqué à son égard (p. 16, 25, 62, 65, 83 et 95-96). Je n'y reviendrai pas, et je clos tout ce que je pourrais en dire par cette réflexion on ne peut plus simple et naturelle : *pourquoi cette prédisposition à laquelle est due le staphylôme n'existe-t-elle jamais chez l'emmétrope ou l'hypérope?* Quel est le motif qui pourrait écarter ces tendances mystérieuses, d'un sujet dont l'œil a pour seul caractère distinctif d'être moins long? En quoi et comment la longueur du globe peut-elle impliquer une disposition de naissance, ayant pour élément essentiel un vice intime des tissus, indépendant des fonctions et de la structure anatomique sensible à nos moyens d'investigation?

Le staphylôme est parfois la conséquence d'un arrêt de développement du globe (v. p. 172, 199 et 2ᵉ partie, chap. XI, : *Le staph. et les catar. nucléolaires*). — Il me reste à parler de ces dispositions congénitales qu'Ammon, Jæger, Stellwag de Carion ont cru trouver fréquemment dans une sorte de « coloboma choroïdien », représentant un défaut des membranes postérieures au niveau du pourtour papillaire (v. p. 55-56). On aurait, dans ces cas, affaire à un véritable arrêt de développement de naissance, léger reste de la *protuberantia scleralis;* sorte d'hémitérie analogue au bec-de-lièvre ordinaire. Je n'ai pas besoin d'insister sur cette origine de l'ectasie ; on estime généralement qu'elle est rare, et qu'il est exceptionnel de la constater dans la première enfance. Cependant, on l'a regardée comme étant la lésion primitive dans M héréditaire. Je serais disposé à croire que cette altération est peut-être plus fréquente qu'on ne l'admet en général en France ; mais ce serait une grande erreur de penser qu'elle soit la cause ordinaire du staphylôme et de la myopie. On serait d'abord en contradition avec l'examen direct, et on se trouverait en outre en face d'objections rationnelles des plus importantes. Comment expliquer, par exemple, l'absence à peu près complète de ces défauts de conformation chez l'emmétrope et l'hypérope congénitalement? Chez ce dernier, cependant, l'œil est moins gros, plus aplati, et appartient habituellement à un type anthropologique, considéré d'une façon générale comme étant moins perfectionné. On pourrait donc « quelquefois » voir se développer la myopie chez des sujets qu'on aurait connus dûment atteints de faiblesse de réfraction (v. p. 22). Et d'ailleurs, pourquoi, quand on constate exceptionnellement le croissant staphylomateux chez l'hypermétrope, ne voit-on pas toujours diminuer son vice? (V. p. 96, 166 et 224-225.)

Dans ces cas, l'élément « inertie de l'accommodation » ne fait pas toujours défaut, car le muscle ciliaire étant quelquefois interrompu ou rudimentaire dans une longueur variable de sa circonférence, l'énergie des fonctions accommodatives s'en trouve alors considérablement diminuée.

Cas dans lesquels on rencontre le staphylôme, en dehors de la myopie. — Rien ne prouve que les arrêts de développement dont je viens de parler ne soient aussi fréquents dans l'hypérofie et l'emmétropie, que dans l'excès de réfraction. Quand ils existent dans les deux premiers états, on conçoit qu'il puisse être l'origine d'une ectasie postérieure. Cette lésion, en effet, réalise l'hypothèse de ceux qui admettent pour point de départ à M l'existence congénitale d'un défaut de solidité de l'hémisphère postérieur du globe. Mais, je dois dire qu'alors les symptômes sont généralement bénins, ce qui prouve que l'élément myopie est indispensable au développement staphylomateux présentant des altérations graves (p. 166-168).

On peut encore rencontrer l'atrophie des membranes du segment optique dans un certain nombre de maladies, telles que le glaucome, les congestions chroniques, « séniles, de causes centrales ou autres », les kératites, les kérato-globes, les cataractes nucléolaires, les amauroses anciennes (v. 2e partie, chap. XIX), etc. Tantôt ces états sont suivis d'ectasies, tantôt, au contraire, l'affection s'arrête à la période atrophique (v. 2e partie, chap. XI et XII). Il est également hors de doute que l'inflammation surgissant au pourtour papillaire peut déterminer consécutivement en ce point toutes les lésions ectatiques que l'on attribue au staphylôme dans la myopie. Cependant on ne doit point oublier que ces « cas sans excès de réfraction sont hors la loi générale », et ne constituent que des exceptions rares. (V. 2e partie, chap. XVIII, art. ii.)

La myopie et le staphylôme ne sont point absolument proportionnels. — Les lignes précédentes indiquent que l'ectasie postérieure et la brachymétropie peuvent avoir une existence indépendante. Aussi, quoique l'on constate, dans la majorité des cas, une proportionnalité réelle (p. 222-225, 250, et 2e partie, chap. XVII), on aurait lieu de s'étonner si, quand ces deux états distincts coexistent dans le même œil, ils présentaient toujours un rapport constant.

Si la myopie était liée au staphylôme dans des relations *absolues et fatales* de cause à effet, celui-ci devrait être la mesure de celle-là ; car, plus il serait considérable, plus elle présenterait un degré élevé. S'il en est autrement, c'est que l'excès de réfraction dépend d'autres facteurs. Or, le croissant staphylomateux manque souvent au-dessus de 1/8. Le staphylôme n'est donc pas nécessairement proportionnel au degré du vice. D'ailleurs, s'il est peu de myopies prononcées qui ne présentent les caractères atrophiques d'une façon plus ou moins accentuée ; si même quelquefois on les observe dans les défauts de 1/14, 1/15, etc., il est néanmoins constant que la réciproque n'a pas lieu, et qu'une atrophie choroïdienne, même en croissant péripapillaire, n'implique pas forcément l'existence de l'excès de réfraction. On peut la rencontrer sans myopie et même chez les hypermétropes. (V. p. 31.)

En outre, il n'est point très-rare de se trouver en présence d'un degré élevé du défaut myopique, sans que le fond de l'œil ait subi la moindre altération. Des cas semblables ont été rapportés, et les observations que j'ai citées de M. Giraud-Teulon appartiennent à cette catégorie (v. p. 98, 142). Cet auteur pense que c'est le strabisme convergent qui a préservé ces yeux des désordres internes qui suivent habituellement la myopie. Je ferai remarquer, avant d'aller plus loin, que cette déviation convergente plaide, d'une part, en faveur d'un diamètre antéro-postérieur restreint, et que, d'autre part, certains ophthalmologistes (Pagenstecher, etc.) ont attribué cette heureuse immunité au défaut d'allongement du globe (v. 2ᵉ partie, chap. XVIII, art. II), c'est-à-dire à l'absence de l'état organique constituant la myopie ordinaire (p. 55, etc.).

Où doit être la cause première des altérations staphylomateuses habituelles à la myopie (v. p. 31, 54, 55, 57). — Dans les chapitres qui précèdent, et dans la première partie de cet ouvrage, j'ai démontré que les théories sur l'origine du staphylôme ne pouvaient s'appliquer qu'exceptionnellement aux faits. D'autre part, l'état de la réfraction préexistant, quand ces altérations surgissent, est la myopie. C'est donc en elle qu'il convient de rechercher l'origine

des lésions d'atrophie et de distension de l'hémisphère postérieur
du globe (v. p. 207-209, et 2ᵉ partie, chap. XI, art. ɪɪ). Est-ce le
vice de réfraction en lui-même qui crée le staphylôme? Est-ce cet
état mathématique, quel qu'en soit la nature, par lequel l'image
tombe dans le corps vitré, en avant de l'écran sensible destiné à la
percevoir? Évidemment non; et ce n'est rien expliquer, si l'on
prend les choses à la lettre, que de dire que la myopie est la cause
de l'ectasie staphylomateuse. Si les appareils oculaires se trouvaient
satisfaits dans leurs exigences fonctionnelles, ils resteraient physiologiques dans leur nutrition et leur structure, et tout se passerait
d'une façon normale à leur égard. C'est donc dans les éléments qui
constituent le défaut réfringent, ou dans ses conséquences vis-à-vis
du système fonctionnel qu'il faut chercher les causes logiques et
immédiates des troubles asthénopiques divers, staphylomateux et
autres qui forment le cortége inévitable de la plupart des myopies
fortes.

CHAPITRE XI.

CONDITIONS HABITUELLES DE L'EXISTENCE DE L'ECTASIE MYOPIQUE.

Art. I.

Conséquences rationnelles de l'inaction plus ou moins complète du
système choroïdien par le fait de l'inutilité absolue ou relative de la
réfraction dynamique.

*L'analyse minutieuse des faits conduit à penser que l'atrophie choroï-
dienne postérieure est en partie sous la dépendance de l'inertie accommodative.* — Tout ce que j'ai dit à l'occasion des théories musculaires
engendrant le staphylôme, porte à exclure les muscles extrinsèques du globe de tout rôle dans la production de l'ectasie et de
la myopie consécutive. Je considère, en outre, que leur tendance la
plus marquée et la plus certaine est de s'harmoniser aux besoins du
sensorium (v. p. 129, 2ᵉ part., ch. XIII, art. ɪɪɪ, ch. XV, art. ɪ). Ils
sont trop modifiables eux-mêmes, avec leurs propriétés dynamiques
et fonctionnelles actives, pour porter atteinte à l'intégrité du globe ;
surtout si on leur suppose une action de dépression, laquelle serait
fatalement préjudiciable aux perceptions visuelles. Je rappellerai à
cette occasion que si c'est la chose la plus rare de rencontrer des

atrophies et des paralysies à la suite d'un travail opiniâtre, il est commun, au contraire, d'observer dans la plupart des cas, comme conséquence de ce fait, une hypertrophie organique jointe à un dynamisme consécutif plus considérable. Dans l'inactivité l'état inverse est habituel, l'organe s'amoindrit, s'atrophie, se paralyse. L'action physiologique supprimée, on dirait que l'appareil qu'elle met en jeu tend à disparaître. D'une façon générale, et dans certaines limites, « les organes sont ce que les font leurs fonctions dans lesquelles ils trouvent leur raison d'être. » Ils présentent avec elles un certain degré de proportionnalité, se modifiant en plus ou en moins chez l'individu, suivant les nécessités et les exigences fonctionnelles qu'ils sont appelés à satisfaire (v. p. 152).

L'œil myope a toujours plus d'accommodation qu'il ne lui en faut et qu'il en use (v. p. 110). Ce fait, coïncidant avec le développement du staphylôme, semble indiquer une corrélation entre l'inertie accommodative et l'ectasie staphylomateuse (v. p. 152, 155, 156, 159). Si donc on doit chercher dans les effets de l'accommodation l'origine de l'atrophie ectasique, c'est « dans le repos relatif ou absolu du système ciliaire et des parties qu'il fait mouvoir » (v. p. 104-110); par conséquent, dans une diminution primitive, pour ainsi dire virtuelle, de la pression interne due au défaut de tonicité ou au relâchement consécutif du tissu cilio-choroïdien. A ces causes il faudra ajouter l'abolition partielle ou totale des tensions alternatives incessantes communiquées au corps vitré par le muscle accommodateur (v. p. 106, 147, 151, 154, 156 et suiv.). Ces deux derniers phénomènes auront pour conséquence la congestion et la tension consécutive. Si c'est une atrophie, « par défaut de fonction, » dont le développement dépende d'une cause pouvant influencer la membrane choroïdienne entière : les parties les plus exposées à être le siége primitif du mal seront les surfaces les plus éloignées des centres circulatoires et des gros vaisseaux, celles dans lesquelles le calibre vasculaire sera moindre et où l'on rencontrera des conditions statiques ou dynamiques favorisant la régression progressive. Le défaut d'homogénéité des tissus, résultat de la réunion d'éléments divers; des tiraillements pouvant exister dans certaines conditions spéciales, sont des faits qui rentrent dans cette dernière catégorie (v. 2ᵉ partie, chap. XIV, art. ɪɪ et chap. XV).

A cette occasion, je ferai remarquer que Von Ammon a d'abord exclusivement placé le point de départ de l'affection dans la membrane choroïdienne (p. 47). Sichel (Iconogr., p. 521) affirme que la choroïde est le siège du mal, que la scléra n'est que secondairement enflammée, et ne l'est pas dans tous les cas. Il croit en outre que, parmi les états désignés du nom de scléro-choroïdite postérieure, beaucoup d'entre eux devraient s'appeler rétino-choroïdites (*loc. cit.*, p. 784, 787). Jamais la lésion ne débuterait par le feuillet scléral, envahi seulement par contiguïté. La plupart des auteurs pensent que c'est tantôt la sclérotique, tantôt la membrane vasculaire qui sont primitivement lésées. Mais à l'examen ophthalmoscopique, rien n'indique au début que la scléra soit atteinte. Tout porte à croire que les altérations de celle-ci sont consécutives, ou au moins simultanées; car l'autopsie ne révèle qu'un état plus ou moins considérable d'amincissement des deux membranes, surtout de la choroïde.

Si les conditions que je viens de signaler sont réellement causes de disparition sur place des éléments normaux constituant les enveloppes postérieures, le défaut oculaire « d'un degré suffisant » pour engendrer le processus atrophique doit préexister au staphylôme. Les accidents devront se montrer d'autant plus marqués que la disposition fonctionnelle est plus accentuée (p. 145-165). Ils augmenteront avec son exagération, et il y aura entre eux une proportionnalité directe qui ne sera qu'approximative; car, dans ce rapport, l'un des termes peut être nettement défini, tandis que l'autre est fatalement variable en sa qualité d'état morbide. Les phénomènes régressifs se rencontreront dans les états analogues, se rapprochant par leur caractère essentiel : le trouble fonctionnel accommodateur, par défaut d'action suffisante. L'appareil existant souvent avec ses qualités physiologiques premières, mais se trouvant placé dans des conditions telles qu'il n'a plus de motif d'agir énergiquement.

En admettant que l'atrophie soit le résultat de l'inertie accommodative, c'est-à-dire de l'allongement du globe, un de ses caractères rationnels doit être de porter plus ou moins d'ensemble sur l'hémisphère postérieur (v. 2e partie, chap. XII, art. II). Quoique devant se localiser en certains points où s'agglomèrent les circonstances favorables au processus régressif, elle ne saurait être limitée autant que dans les théories de Jæger, Ammon, Stellwag de Carion, etc., ou même comme dans les cas de décortication simple que j'admets rationnellement chap. XV (v. 2ᵉ partie, chap. XIV, art. 1). Chez les myopes à distance, où l'élongation est minime, où la convergence se fait aisément (p. 125-126), on ne devra point trouver de distension staphylomateuse. En effet, la facilité des mouvements pour la vision binoculaire de près diminue la portion positive de l'accommodation relative, et par conséquent permet à l'œil atteint de myopie faible une activité musculaire interne aussi considérable à peu près que dans l'œil emmétrope.

On ne peut espérer, vu la complexité des phénomènes, trouver la preuve directe de l'influence de l'inertie ciliaire sur la production de l'hypotrophie de la choroïde et du staphylôme postérieur. Rien n'est isolé dans la nature. Aussi si l'on cherche, pour avoir des points de comparaison, des observations dans lesquelles l'un des deux yeux est seul atteint de parésie accommodative, l'autre restant physiologique, on ne trouve pas de cas réalisant les conditions myopiques de l'enfance. On s'aperçoit que l'état normal du sensorium est modifié. On se trouve en présence de complications fonctionnelles relatives aux impressions optiques ou au système musculaire. On doit donc, ne pouvant produire, dans ces circonstances, l'expérimentation factice, chercher, à l'aide de l'analyse, les éléments communs à tous les cas dans lesquels on rencontre le croissant staphylomateux.

Art. II.

Relations entre l'âge, le degré de la myopie et les accidents
atrophiques staphylomateux.

Je vais examiner maintenant quels sont les rapports de la myopie avec les accidents staphylomateux; quelle est leur marche réciproque, leur proportionalité, quand elle existe, dans l'enfance, l'âge adulte et la vieillesse. Je ne consignerai pour l'instant que le fait tel qu'il se présente à l'observation.

En recherchant les relations existantes entre le staphylôme et la myopie, on se convainc bientôt que leur proportionnalité n'est point absolue, que l'un et l'autre peuvent exister isolément, mais que dans nombre de cas néanmoins «ils semblent» liés par des connexions intimes d'origines communes, ou plutôt par un rapport de cause à effet, l'un dépendant de l'autre et réciproquement (v. 2ᵉ partie, chap. XVII). En entrant dans les détails, on constate que l'immense majorité des myopies fortes est accompagnée d'ectasies staphylomateuses présentant des caractères exceptionnels de gravité. Quand au contraire on rencontre celles-ci accidentellement, avec la *myopia indistans*, E ou H, leurs caractères se présentent d'habitude à l'état rudimentaire. Il faut donc que dans les degrés élevés de M il y ait une cause qui détermine la naissance du staphylôme et favorise son accroissement.

Étant données ces conditions du problème, voici ce que nous apprend l'examen clinique des jeunes sujets atteints d'excès de réfraction considérable. Il est très-fréquent de voir le croissant atrophique faire défaut, et, quand il existe, il se révèle sous de faibles proportions. Ce fait est commun. Donders le relate en le constatant.

Cette absence complète de staphylôme, ou sa forme en arc presque linéaire, sont des preuves péremptoires qu'il ne doit pas ordinairement son origine, comme l'a pensé Jæger, à une hémitérie ou une sclérotite fœtale. Ces faits démontrent, en outre, que la myopie précède les lésions et ne leur est point consécutive comme de Graefe, Giraud-Teulon, Noizet, Ammon, Sichel, etc., l'ont affirmé pour la majorité des cas.

De tous les nombreux accidents myopiques, l'arc péripapillaire et ses modifications sont et les plus fréquents et les plus caractéristiques. La période de l'existence étant la même, plus la myopie est accentuée, plus ils se présentent avec un développement considérable. Toutes choses étant égales d'ailleurs, s'il y a égalité dans le défaut de réfraction, leur extension et leur gravité sont proportionnelles à l'âge du sujet qui les porte. Donders, qui a pu observer sur plus de 1,400 yeux, reproduit un tableau qui démontre de la manière la plus évidente l'influence que l'époque de la vie et le degré de l'excès de réfraction exercent sur l'étendue de l'atrophie staphylomateuse. C'est ainsi que la longueur de l'axe de la partie atrophiée est, en moyenne pour les myopies, de $\frac{1}{\infty}$ à 1/12, de l'âge de 10 à 30 ans, 0ᵐᵐ,1987; de 30 à 50, 0ᵐᵐ,2975; de 50 à 80, 0ᵐᵐ,7059. Dans les degrés élevés de 1/3 à 1/2, par exemple, ces dimensions sont, aux mêmes périodes de la vie : $1^{mm},25$, $1^{mm},68$, $2^{mm},127$. On peut donc considérer comme vérité établie que « l'atrophie du segment postérieur augmente progressivement avec l'âge, en raison directe de l'allongement de l'œil. » Cela, dans les proportions moyennes approximatives de $0^{mm},1987$ jusqu'à 20 ans ; $0^{mm},7035$ jusqu'à 40, et $1^{mm},183$ jusqu'à la 60° année.

J'ai dit au commencement de cet article que dans presque toutes les myopies fortes on pouvait constater un staphylôme. Jæger est arrivé le premier à cette vérité d'observation, et tous les ophthalmologistes sont restés d'accord avec lui sur ce point. Cependant on attribue généralement à Von Graefe la découverte de cette coïncidence qu'il a pensé être dans le rapport de neuf sur dix. Donders croit pouvoir affirmer que cette proportionnalité est plus grande encore. Il s'appuie dans cette assertion, sur ce fait véritable que si certains degrés de myopie peuvent exister chez de jeunes sujets sans atrophie, celle-ci ne fait point défaut à une époque plus avancée de l'existence, *que l'excès de réfraction ait suivi ou non une marche ascendante*. Qu'on prenne, en effet, des myopies du même degré entre 1/8 et 1/18, que l'on compare deux nombres identiques de ces cas pris à des âges différents suffisamment distants l'un de l'autre, on constatera alors que l'arc atrophique péripapillaire nettement tracé ou ébauché existe fréquemment dans la vieillesse, alors seulement que quelques cas isolés présentent dans l'enfance cette disposition morbide. Par une déduction peu rigoureuse, non complétement contenue dans les prémisses d'ailleurs très-exactement constatées et décrites dans les observations, Donders conclut que « la myopie dépend d'une condition dans laquelle le développement de l'atrophie est impliqué. » Il est de toute évidence que la conclusion de l'illustre Hollandais, à la suite des faits que je viens de signaler, et qu'il a affirmés lui-même, devait être que *la myopie tient sous sa dépendance une atrophie choroïdienne spéciale augmentant avec l'âge et créant ce que l'on a appelé staphylôme*.

D'autre part, à cette question : l'atrophie du segment postérieur est-elle caractéristique de la myopie? le professeur d'Utrecht répond par la négative et déclare l'avoir rencontrée chez deux hypermétropes, et sous la forme annulaire, chez les glaucomateux (v. p. 166, etc.).

Les faits que je viens de rapporter sont connus de tous, ils font partie de ce qu'il y a de mieux établi dans l'histoire de la myopie et des affections de la choroïde. Sauf l'erreur de déduction, sur laquelle j'insiste, la plupart des ophthalmologistes, et Donders, en particulier, les ont fort bien observés. Il ressort donc de cette série de constatations que :

Premièrement, *l'atrophie choroïdienne staphylomateuse est, en général, passé un certain degré de réfraction, proportionnelle à la fois à l'âge et à l'état myopique, c'est à-dire à l'allongement du globe.* (Voir 2ᵉ partie, chap. XVII, art. ɪ.)

Secondement, cette altération atrophique n'a rien de spécial dans la myopie ; elle peut se rencontrer dans tous les états de la réfraction.

Art. III.

États divers engendrant le staphylôme postérieur. Recherche
de ses conditions d'existence.

En présence des deux propositions que je viens d'émettre, toute idée de spécificité étant élaguée du cadre des conjectures ; l'examen direct des phénomènes atrophiques et myopiques n'ayant jusqu'à ce jour rien appris de décisif, n'est-il pas permis d'espérer qu'en analysant dans leurs détails les états divers qui engendrent le staphylôme, on arrivera à déterminer les conditions de sa naissance et de son développement ? Je vais donc énumérer d'une façon succincte, en négligeant toute donnée secondaire, les affections principales qui m'ont surtout servi à la recherche de l'élément causal, qui est en ce moment l'objet de nos préoccupations. Ces maladies diverses présentent les unes des altérations sclérotico-choroïdiennes, en tout exactement semblables, même dans leurs formes, à ce qui porte le nom d'ectasie myopique. Quant aux autres, une analyse minutieuse des phénomènes montre que leur nature intime est parfaitement identique, mais que les lésions empruntent à des conditions surajoutées un aspect et une distribution différentes. Je devrai donc d'une part, par un examen rapide, établir la similitude de certains processus régressifs, et d'autre part, rechercher l'élément commun qui les tient sous sa dépendance.

La presbytie et l'atrophie physiologique du parenchyme choroïdien.— Un fait qui a frappé les observateurs, bien avant la découverte de Miard.

15

l'ophthalmoscope, c'est la coloration et les modifications anatomiques que subit la choroïde dans la vieillesse. Petit, le premier, a appelé l'attention sur ce changement sénile (*Hist. de l'Acad. roy. des sciences.* Mémoires, p. 78. 1726). La plupart des anatomistes l'ont présenté comme un caractère fixe chez le vieillard (Huschke, Splanchn, p. 724), etc. La membrane choroïdienne, disent-ils, est d'un brun foncé dans le jeune âge. A une période plus avancée de l'existence, elle pâlit peu à peu, prend une teinte gris de lin, qui s'éclaircissant devient presque blanche dans l'extrême sénilité. Cette description paraît exagérée si on se place au point de vue des résultats que donne l'ophthalmoscope. Cependant, sans contestation possible, celui-ci corrobore dans beaucoup de cas l'affirmation des anatomistes. On ne saurait, en effet, oublier que lorsque la nutrition du système choroïdien est entreprise d'une façon légère, le seul signe habituel est une dépigmentation variable. C'est ce qui arrive souvent chez le vieillard. La disparition de l'élément coloré a fatalement pour résultat la diminution de la teinte foncée de l'adolescence, mais la plénitude congestive des vaisseaux de la chorio-capillaire masque presque toujours à l'ophthalmoscope les modifications que je viens de signaler (v. p. 165). Ce qui prouve cependant leur existence, c'est qu'on peut apercevoir chez l'homme âgé, à travers la sclérotique, l'image renversée d'une flamme. Ce fait qui existe chez les albinos tend à prouver la dénutrition et la pâleur de la membrane. D'autre part, il est facile de comprendre qu'en observant sur un tissu exsangue *post mortem*, on se trouve dans des conditions bien plus favorables pour apprécier l'état organique de la trame choroïdienne. Dans la vieillesse comme dans l'enfance, la coloration rouge à l'examen ophthalmoscopique est l'indice de l'état sain; mais la teinte brunâtre qui l'accompagne disparaît d'ordinaire dans un âge avancé. La bonne nutrition des membranes qui comporte cette nuance diminuant avec les années, il s'ensuit fréquemment une modification de couleur dans le sens indiqué par Petit. Aussi, est-il incontestable que le sac irio-choroïdien se modifie et se dépigmente, à partir de la presbytie, d'une façon régulière et normale, par suite de l'évolution naturelle physiologique à cette époque de la vie.

Mais, les altérations dont je viens de parler ne présentent pas toujours le même cachet de bénignité. Il arrive parfois que les lésions sont plus accentuées et plus ou moins générales. La choroïde présente une coloration gris ardoisé uniformément répandue ou coupée de points brillants, d'habitude mal délimités. La dépigmentation ou plutôt la disparition des granulations colorées s'étend à toute sa surface, s'accentuant parfois plus nettement sur des points variables. La partie voisine de l'ora serrata n'est point toujours exempte de ces symptômes atrophiques, quoiqu'elle soit en général la dernière atteinte par le processus régressif. Dans les cas les plus exagérés, le phénomène improprement désigné du nom de macération pigmentaire ouvre la marche. Vient immédiatement après l'atrophie du réseau capillaire, puis des veines d'un certain calibre. Sur certains points « les anastomoses directes, » les plus volumineuses, persistent seules dans toute leur étendue. C'est dans ces conditions que se montre cette photophobie extrême du vieillard qui le porte à réclamer des lunettes colorées, alors que souvent, pendant toute sa vie, il a supporté, sans la moindre gêne, le jour le plus éclatant. Il présente ainsi cette singulière disposition d'avoir besoin d'amoindrir ses impressions lumineuses, au moment où survient chez lui l'asthénopie rétinienne de l'âge avancé. En un mot la choroïde subit la loi qui régit les tissus actifs, « sauf quelques exceptions justifiées par des dispositions morbides ou fonctionnelles spéciales, concernant l'hypertrophie providentielle du cœur, la prostate, etc. » : elle est dénourrie par le fait de la sénilité comme les muscles, les nerfs, les fibres élastiques et les réseaux capillaires fins, qui sont d'ailleurs les éléments essentiels de sa composition. Ses altérations se révèlent par les phénomènes objectifs et subjectifs que je viens de décrire.

De la presbyopie. — *Myosis sénile.* — Avant d'aller plus loin je constate que le fait de la presbytie n'est pas seulement dû à l'augmentation de consistance du noyau cristallinien. Cet accroissement dans la densité de la lentille, qui s'accentue dès l'enfance, n'a qu'une part dans la production du phénomène. Bien des preuves peuvent être invoquées à l'appui de cette vérité. *Le fait* seul *de l'hypermétropie sénile démontre* assez *que le durcissement du cristallin ne compense pas son aplatissement.* On ne peut donc croire *à priori* à la théorie ingénieuse et séduisante des auteurs qui pensent que le resserrement pupillaire chez le vieillard est dû à la réaction accommodative, c'est-à-dire aux efforts faits par le muscle ciliaire pour atténuer les effets de la presbytie croissante. Il suffit d'ailleurs, pour éloigner tout doute à cet égard, de rappeler que les sujets atteints de parésie de l'appareil accommodateur, profitent par le fait de l'âge du rétrécissement physiologique de leur pupille. J'en dirai autant de ceux qui ont toujours porté des lunettes exactement correctrices. C'est également vrai pour les myopes chez qui l'accommodation est inutile, et que l'état de leur *punctum remotissimum* soustrait aux inconvénients de la presbyopie. Ce phénomène, d'ailleurs, constitue pour eux un bénéfice, en diminuant les cercles de diffusion. Le fait de la diminution sensible de l'ouverture pupillaire chez le myope, par exemple, quand il regarde au loin (v. p. 112), prouve que les contractions accommodatives peuvent rester complétement étrangères au mouvement myotique progressif dont je parle. Sa cause réelle doit être complexe, et « sans vouloir affirmer sa nature, » il conviendrait, je crois, d'en rechercher l'origine dans le double fait de la sénilité, de la diminution du pigment chez le vieillard ; malgré l'habitude que lui communique le nouvel état de ses milieux, de regarder de loin et par conséquent de recevoir un faisceau lumineux, composé de rayons parallèles. Je considère donc comme un fait indubitable que l'accommodation est restreinte dans son parcours et son amplitude dès l'âge de 45 à 50 ans. La parésie et la dénutrition du muscle ciliaire en sont à la fois et les causes partielles premières, et les conséquences deutéropathiques ensuite. Sans nier les modifications statiques cristalliniennes, telle est au moins, en partie, l'origine de la presbyopie. En somme, quel que soit le mécanisme créateur de cet état particulier, il est hors de doute que le pouvoir accommodatif y est restreint dans son étendue et son efficacité (v. p. 230-231). Il existe un véritable épuisement sénile de la réfraction dynamique. Sous son influence, les mouvements du cristallin sont moindres, et le centre de la pupille est porté plus en dedans. (E. Adamuk et Woinow : *Arch. für Ophth.*, 1869, Bd. XVI, *Abth.* 1.)

Influence de la presbyopie sur le développement de l'atrophie morbide
postérieure dans l'accroissement ou la production de M.

*Le défaut d'étendue et d'efficacité de l'action ciliaire est une des dis-
positions principales favorisant les altérations du segment optique du
globe.* — En face de la fréquence des atrophies séniles on se demande si on doit rapporter en entier ces modifications à la dénutrition progressive, physiologique que présente le vieillard, à mesure qu'il avance en âge. L'examen minutieux des faits répond par
la négative et démontre péremptoirement qu'il doit exister des circonstances particulières qui tiennent, dans certains cas, sous leur
dépendance, la progression hâtive des phénomènes que j'ai décrits.
Dans ces conditions, ceux-ci s'accentuent parfois outre mesure dans
la vieillesse, au point de modifier l'état statique de la réfraction
(obs. 12). Si l'on se reporte, en effet, à ce que j'ai dit (art. ii), on
verra que les moindres degrés de M sont rarement exempts de traces
atrophiques, si on les observe à une période avancée de la vie. En
poussant plus loin les recherches, on constate qu'il est un âge où
ces altérations se montrent particulièrement s'il y a tant soit peu
d'excès de réfraction et même quand celui-ci fait défaut. Cette
époque de l'existence correspond environ à la quarantième année
chez les myopes et à la cinquantième chez les emmétropes ou hypermétropes. C'est alors qu'il survient chez les premiers les croissants péripapillaires observés par Donders, dans des myopies de 1/12
à 1/20, et les accidents les plus graves dans les degrés plus élevés.
Chez les seconds, on peut voir accidentellement les mêmes symptômes d'absorption progressive moins accentués, mais révélant
néanmoins le début de l'état atrophique sénile. C'est aussi à cet
âge que l'on rencontre la plupart de ces observations *fort rares,*
mais bien établies d'augmentation de la réfraction (p. 94 et 2ᵉ partie, chap. XII, art. ii, *M sénile*). En un mot, l'atrophie myopique, inappréciable dans les cas d'allongement antéro-postérieur médiocre,
devient sensible à l'ophthalmoscope aux approches de la presbytie.
A cette époque correspond très-souvent la progression dans les vices
stationnaires. Ceux qui ont été temporairement ou absolument
progressifs, en sont influencés et présentent des recrudescences

dans la marche des accidents inséparables de leur état de progression. Cet âge est, en outre, l'époque d'évolution des atrophies péripapillaires ou généralisées sans inflammation préalable. Il est le point de départ des modifications physiologiques décrites plus haut. Et c'est lui encore qui présente les cas les plus incontestables d'ectasies postérieures et de myopies consécutives, acquises parfois au milieu de la santé la plus florissante. Autorisé par ces faits, je suis en droit de conclure que les phénomènes constituant la presbyopie possèdent une large influence sur le développement des altérations atrophiques du segment postérieur. D'autant plus que *l'aggravation du mal* dans l'élongation antéro-postérieure *surgit* de 35 à 45 ans, c'est-à-dire *trop tôt pour* qu'on puisse *accuser* déjà *la dénutrition sénile simple*. Si on se reporte à ce que j'ai dit p. 111-112, on verra que cette série de phénomènes morbides coïncide précisément avec l'époque où l'étendue du pouvoir ciliaire diminue particulièrement dans la myopie. Ce dont on peut s'assurer en essayant les verres correcteurs (p. 43-44). D'autre part, M. Javal, dans l'analyse de la progression de la presbyopie, a constaté qu'à partir de 40 ou de 42 ans, on perd chaque année 2/3 d'unité de réfraction dynamique. En rapprochant ces faits et sans rien préjuger sur leur signification, on constate qu'à mesure que l'âge augmente, l'énergie accommodative diminue, surtout chez le myope; d'autre part, la tendance atrophique signalée à cette période de la vie correspond à la diminution de la force et de l'efficacité de l'appareil ciliaire.

Quel que soit le déterminisme de la restriction du jeu accommodateur à la presbytie, ou dans la myopie, ses conséquences morbides restent les mêmes. — Lors de la presbytie, on a cru voir chez quelques sujets, à l'observation ophthalmométrique, le *tensor choroïdæ* attirer le corps ciliaire en avant. L'action, cependant, ne se faisait plus sentir sur la lentille cristallinienne (Coccius); celle-ci se montrait alors rebelle à l'intervention modificatrice de l'accommodation. Je suis bien loin d'admettre que, dans la vieillesse, le muscle de Brücke attire, comme par le passé, la zonule et les procès. Je crois qu'à la diminution du pouvoir accommodateur que l'on constate en clinique, correspond une faiblesse plus ou moins exactement proportionnelle du système actif qui l'engendre. Mais que ce soit dans la parésie de celui-ci, ou dans la résistance des organes sur lesquels il agit, que l'on place la cause de l'inefficacité des efforts accommodatifs, on se trouve toujours en face d'une suppression plus ou moins complète de la fonction. Que le muscle ciliaire ait oui ou non conservé son énergie, quelque invraisemblable que cela puisse paraître dans la presbyopie, ou dans certains cas de brachymétropies fortes, qu'est-ce que cela ferait à la chose? Qu'un organe actif ne puisse remplir sa fonction, son rôle physiologique, par faiblesse ou par suite de conditions spéciales, n'est-il pas clair que le résultat doit être approximativement le même pour l'appareil auquel il appartient (v. p. 152 et 220)? Son activité supprimée, quelle qu'en soit l'origine, le résultat sera identique, toute chose égale d'ailleurs.

Analogie de nature et d'origine entre les altérations postérieures du bulbe, de 15 à 20 ans, chez le myope, et celles qu'engendrent la presbytie. — En faisant l'énumération de ces faits incontestables, on rencontre entre autres vérités frappantes que, dans les myopies les plus inférieures, le staphylôme manque le plus ordinairement, et que, s'il survient parfois, c'est de 30 à 50 ans, époque où s'affaiblit l'organe accommodateur. La corrélation de cause à effet qu'on peut établir entre ces deux phénomènes, trouve sa justification dans l'absence des symptômes atrophiques dans le jeune âge. En effet, jusqu'à la trentième ou la quarantième année, l'activité du système ciliaire est, chez les myopes atteints d'un vice léger, largement suffisante pour entretenir le jeu fonctionnel accommodateur à l'état physiologique. Ce développement tardif du croissant staphylomateux qui, d'ordinaire, ne change pas le degré de l'excès de réfraction, serait très-bien expliquée par l'approche de la presbytie. Ce qui semble appuyer fortement cette opinion, c'est que l'on rencontre nombre de myopies progressives vers 45 à 55 ans, c'est-à-dire alors que l'atrophie ciliaire se caractérise. D'ailleurs, cet âge est signalé par les auteurs les plus compétents (Wecker, G. Teulon, Galezowski, etc.), comme fertile dans les degrés élevés en atrophie, dégénérescence de la tache jaune, décollement de la rétine, hémorrhagies, etc., etc. Cette recrudescence des accidents n'a-t-elle pas pour origine, en partie au moins, les modifications normales et physiologiques de la presbytie? C'est en effet à partir de cette époque que se montre l'état gris-blanc signalé par Petit ; état qui n'est autre chose qu'un début d'atrophie s'emparant des éléments les plus secondaires de la choroïde, et se localisant le plus habituellement dans la région prépapillaire.

A la naissance (v. p. 111, 180), la choroïde est blanche, son pigment est rare et peu coloré, sa structure délicate n'a point encore atteint la consistance relativement considérable qu'elle doit à sa trame à la fois vasculaire et cellulo-élastique. Pour que le sac irio-choroïdien se fortifie, se perfectionne, il faut de toute évidence que les besoins fonctionnels qu'il doit satisfaire se fassent sentir. Or, je suppose un œil trop long : l'objet examiné sera rapproché jusqu'à ce que son image soit sur l'écran rétinien. En ce point la vision est nette. L'action de l'accommodation, dans le plus grand nombre des cas, ne peut être que nuisible en ramenant l'image en avant de la rétine, et en exagérant la convergence. Donc, le fonctionnement accommodateur languit. Le système qui lui sert de base est sans emploi régulier, son usage est restreint. Quoi de plus logique, dès lors, qu'il reste parfois imparfait dans son développement dans les cas les plus accentués (p. 252, 268)? La fonction ne reçoit pas son extension naturelle. Elle n'acquiert jamais la plénitude de sa puissance, ni de ses effets, et reste souvent atone et languissante. Cet amoindrissement fonctionnel datant du premier âge, insignifiant je suppose, au début, s'accroît sans cesse avec le développement de l'œil (p. 69-70 et 95). Or, si en réalité l'affaiblissement ou l'abolition de l'action efficace du muscle ciliaire est à la presbytie une cause des altérations du segment postérieur, on ne comprendrait pas que l'état précédent n'ait pas des suites analogues (voy. p. 219 et suiv.). Mais ses conséquences seront plus graves ; car l'influence pernicieuse datant du berceau n'agit point sur un œil habitué à un fonctionnement régulier, ayant acquis par le fait de l'âge sa perfection et sa solidité maximum. Autour de cette cause principale se rangeront les circonstances particulières expliquant le point d'élection et de localisation de l'atrophie dans le segment postérieur.

A l'ophthalmoscope on pourra constater cette teinte grise, blanchâtre, diffuse du segment postérieur, qui fait prévoir le staphylôme chez l'adolescent. Ces résultats n'auront rien qui surprenne, si on se rappelle que les organes vasculaires sont les plus sujets à l'atrophie. En outre, la tendance à la régression moléculaire surviendra dans les élongations antéro-postérieures les plus prononcées. Au début, la maladie affectera les surfaces dans lesquelles on constate le plus ordinairement le processus régressif dans la vieillesse, qui présente des conditions fonctionnelles analogues. (Voyez 2ᵉ partie, chap. XII, art. ii.) Les points d'élection seront ceux où le système aura le moins de raison de persister; où existeront d'autres conditions locales favorables à l'absorption progressive, tel que le défaut de soutien et d'homogénéité de tissu, le glissement scléral lui-même, si on veut l'invoquer; et les états congénitaux relatés par Ammon, Jæger et autres. (V. 2ᵉ partie, ch. XIV.)

Les congestions choroïdiennes d'origine centrale peuvent à elles seules engendrer l'atrophie de la membrane vasculaire. (V. 2ᵉ partie, ch. XII, art. ii.) — A ces données tirées des états physiologiques, je dois joindre, comme complément essentiel à la solution de la question, les dispositions morbides qui entraînent comme conséquence le développement de l'atrophie du segment postérieur.

Il est une sorte de choroïdite atrophique dont beaucoup d'ophthalmologistes ne paraissent pas se douter. Elle est occasionnée par une congestion de cause centrale existant depuis longtemps et entraînant sans autres accidents préalables une atrophie d'abord diffuse, puis disséminée. Ces maladies symptomatiques, parfaitement établies quant à leur origine, sont rares il est vrai, mais elles existent quelquefois dans des conditions telles que l'on ne peut nier leur relation intime avec l'état circulatoire général. Jusqu'ici elles ont été englobées dans les descriptions des classiques, parmi les *choroïdites disséminées* ou *aréolaires* (V. Förster, etc.,), dont on ne craint pas de faire des têtes de chapitre et des entités spéciales, quoiqu'elles ne soient pour la plupart que des *signes d'altérations* que l'on ne signale même pas. Je ne sais pas pourquoi, en raison de ce que leur siége est l'œil, on en ferait des affections à part. Liées à des états généraux incontestables, ces lésions ne sauraient être indépendantes, quoique empruntant habituellement à leur siége un caractère de gravité exceptionnelle. Je ne saurais appeler trop vivement l'attention sur ces atrophies dues à des troubles vasculaires, résultats de lésions profondes des appareils principaux de l'organisme, telles que celles du cœur, des poumons, des centres nerveux, etc. On n'a point assez insisté sur ces relations. L'ignorance à peu près complète, dans laquelle s'est trouvée jusqu'à nos jours la majorité des chirurgiens, à l'égard des maladies oculaires internes, et l'état non moins déplorable et inverse des spécialistes en est l'origine.

J'ai parlé, p. 163, des phénomènes congestifs que révèle l'ophthalmoscope chez les sujets jeunes atteints de myopie, de la stase, attribuée, par Donders et la majorité des oculistes, à une irritation dont on s'est vainement occupé de rechercher le point de départ. Ne sera-t-on pas porté par l'analogie à considérer les symptômes qui suivent l'élongation antéro-postérieure comme relevant des mêmes causes prochaines qui les engendrent, lorsque la congestion passive reconnaît pour origine un état général? Cette assimilation prend de la consistance si on compare la marche et le caractère des lésions. On peut, en effet, se convaincre aisément de leur parfaite similitude. L'extension du segment postérieur dans la myopie élevée reconnaît pour causes prochaines une atrophie diffuse et une diminution dans la résistance du tissu élastique, amoindrie dans son volume et sa qualité. Cette disposition est de règle à une certaine époque de la vie où la régression fait de rapides progrès; mais, alors on ne peut la considérer comme récente puisqu'elle se fait connaître de bonne heure par un habitus spécial du fond de l'œil (p. 232-233). Elle augmente avec la tension disproportionnée. Le symptôme que l'on a qualifié d'*irritation* s'accroît. L'hypérémie aux confins de l'atrophie augmente, ce qui confirme la manière de voir qui place dans la congestion la condition préalable du processus atrophique généralisé. C'est alors que surviennent des taches éparses, plus ou moins distantes de la papille. Des phénomènes apparents, identiques dans leur évolution à ceux qui ont produit le croissant péripapillaire, démontrent alors l'absence de limites définies entre le développement de l'arc staphylomateux et la production des plaques atrophiques éloignées. « La choroïdite disséminée n'est donc, dans les haut degrés de myopie, que l'extension à un certain âge des éléments morbides qui ont primitivement, à une époque antérieure, engendré le staphylôme. »

En face de l'analogie des déterminismes probables des lésions myopiques et de celles de la presbytie, de l'identité de nature de ces atrophies avec celles qui résultent de congestions passives, il y a tout lieu de croire que les *altérations* surgissant *dans les cas d'allongement antéro-postérieur dépendent d'une condition dans laquelle sont impliqués à la fois un défaut d'activité et une source de congestions passives.*

Lésions atrophiques postérieures dans la myopie buphthalmique et le kérato-globe. — Ces données primordiales acquises, voyons quelles sont les conditions dans lesquelles on rencontre soit le staphylôme avec les caractères souvent tranchés qu'il revêt dans la myopie, soit l'atrophie du segment postérieur donnant lieu à des phénomènes de même nature, mais sur une surface plus étendue et moins limitée.

Je trouve d'abord un état *indubitablement congénital* caractérisé, comme beaucoup de myopies elles-mêmes, par l'agrandissement uniforme de presque tous les axes de l'œil. *C'est le vrai buphthalmos.* Cette affection présente comme le globe myope (v. p. 2-3) une apparence trompeuse, souvent marquée de convexité exagérée du miroir de l'œil, qui, néanmoins, est relativement aplati. L'élongation antéro-postérieure est d'ordinaire très-forte; et la forme d'ellipsoïde accentuée qui en résulte engendre en conséquence un excès de réfraction considérable. L'atrophie du fond de l'œil atteint de bonne heure des dimensions exagérées qui dépassent quelquefois de beaucoup celles que l'on a coutume de rencontrer dans les hauts degrés du vice myopique. Il est dans ces circonstances à l'abri de toutes contestations que ce ne sont point les phénomènes de résorption atrophiques qui ont précédé les symptômes de la myopie. Celle-ci, en effet, dans le bas âge, quand la buphthalmie est unilatérale, a pour résultat habituel la vision monoculaire par l'œil qui n'est point atteint de la difformité congénitale. Le *punctum remotum* n'étant qu'à quelques pouces de la surface cornéenne, crée l'impossibilité de la vue binoculaire. Souvent le sujet ignore qu'il pourrait voir les objets très-rapprochés, même dans les cas où des verres appropriés lui rendraient l'usage normal de l'organe qu'il abandonne instinctivement dans l'acte du regard attentif.

Je dois rapprocher de ces cas les observations de *kérato-globe* dans lesquelles j'ai pu constater un processus atrophique, semblable à celui que je viens de signaler ; et les altérations du muscle et du corps ciliaire que la nécropsie a révélées à M. Schiess, de Bâle.

Celles-ci, à mon sens, ne sont point étrangères au développement de l'atrophie du segment postérieur.

Dans chacun des organes atteints des lésions précédentes, l'inertie accommodative est complète.

L'élongation antéro-postérieure morbide engendre le staphylôme myopique. — Mais ce ne sont pas seulement les yeux dont tous les diamètres sont exagérés qui offrent à l'observation des phénomènes de nature staphylomateuse. Un fait qui a frappé quelques ophthalmologistes, et en particulier M. Donders, c'est que, *dans les cas où une lésion morbide a créé la myopie,* en engendrant une exagération de la convexité cornéenne, *l'atrophie,* qui est le signe pathognomonique *du staphylôme postérieur, ne manque que très-rarement* (v. obs. 7 et 8). Cette circonstance ne semble-t-elle pas indiquer clairement que l'accroissement de la longueur antéro-postérieure de l'œil, quoique minime, tient sous sa dépendance, en créant la myopie, cette disposition atrophique qui nous occupe (v. p. 242).

L'opacification du cristallin ou son extraction donnent parfois naissance à l'ectasie postérieure et à l'allongement du globe. — Comment expliquer ces allongements du globe qui se développent chez certains cataractés, et qui sont de véritables augmentations de réfraction, voilées par l'opacité cristallinienne? Il n'est point rare, en effet, de rencontrer après l'extraction du cristallin, alors que l'anamnèse nous apprend que la vue était normale avant l'opération, un état approximatif d'emmétropie, ou même de brachymétropie évidente. L'explication, basée sur la reproduction accidentelle de la lentille, est évidemment insuffisante. On a, obéissant à cette tendance obscurantiste de tout expliquer par une propension naturelle, portant l'économie à se suffire elle-même, considéré qu'en pareille circonstance, des lois mystérieuses avaient pour résultat de remédier à la faiblesse de réfringence des milieux et de la remplacer par un état contraire! M. Dubarry (thèse de Paris, p. 54. 1859) croit avoir observé que le moment où beaucoup d'opérés se voient contraints de renoncer aux verres convexes, est cette période, plus ou moins éloignée de l'opération, où le malade voit le résultat qui avait été d'abord très-satisfaisant, plus ou moins compromis par l'affaiblissement graduel de la vision. Velpeau a constaté de même que quelque temps après l'extraction du cristallin, l'importance des lunettes diminuait souvent. C'est là un fait brutal qu'il attribuait à l'exubérance du corps vitré! qui tendrait dans ces cas à s'arrondir en avant comme pour remplir le vide qui vient de s'opérer dans l'œil. A ces différentes modifications correspond, d'après ces mêmes auteurs, une dépigmentation choroïdienne. « Dans ces conditions, en effet, on peut se convaincre qu'il existe, sinon une atrophie en forme de croissant, au moins un processus atrophique généralisé, communiquant à la choroïde une teinte grise blanchâtre. »

La cyclite de Wilde et l'ectasie postérieure. — Je signalerai ici ces cas de staphylômes parfaitement caractérisés, sur lesquels mon attention a été primitivement attirée dans mes recherches sur les affections du cercle ciliaire. L'arc atrophique se présente surtout dans ces circonstances exceptionnelles décrites par Wilde, Von Ammon et Roosbrœck, sous le nom de cyclite. Cette affection fort rare, appelée ironiquement en France « petite maladie d'Ammon, » a pour caráctère principal de paralyser et de détruire progressivement les parties ciliaires présclérales. En même temps, le tissu sclérotical subit une régression consécutive aux sclérotites qui, petit à petit, font le tour du cercle périkératique.

Le staphylôme et les cataractes nucléolaires. — Enfin ou rencontre assez fréquemment le staphylôme (Ed. de Jæger) avec la cataracte zonulaire stationnaire congénitale. Dans ces cas, l'atrophie postérieure est loin d'être toujours stationnaire, comme on l'a affirmé. Arlt a rapporté que souvent les convulsions et l'hydrocéphalie accompagnaient cet état spécial d'opacité cristallinienne. Horner a ajouté à ces observations l'affirmation d'une coïncidence avec un arrêt du développement dentaire. On a pu, *à priori*, penser que l'arc atrophique, que présente alors le fond de l'œil, est un de ces vices de naissance, trop souvent invoqués, du segment postérieur. Mais, s'il en est ainsi parfois, je puis assurer que, dans quelques cas que j'ai observés minutieusement, rien ne justifiait les assertions générales des deux auteurs que je viens de citer. Sans douter de leur véracité, je crois néanmoins que la cataracte zonulaire stationnaire des jeunes sujets est souvent la seule lésion congénitale que l'on puisse rencontrer dans nombre d'observations. Je pense que c'est quelquefois à la disposition de l'opacité centrale dans les formes nucléolaires (Von Ammon), que l'on doit rechercher l'explication du développement staphylomateux. Ces cas, en effet, ont, avec la série de ceux que je viens de rapporter, pour caractère spécial de supprimer parfois les efforts accommodateurs, en obstruant la partie la plus centrale du champ visuel (v. obs. 9). D'autre part, ce qui restreint la valeur des assertions, relatives à l'origine simultanée et congénitale du staphylôme postérieur et de la cataracte nucléolaire, c'est la description fantaisiste des arrêts de développement dentaire concomitants. C'est ainsi que la rainure, l'espèce de sillon rugueux que présente la dent à la suite d'une maladie grave, est attribuée au rachitisme ou à un état de naissance. Cependant il est certain que la disposition, à laquelle je fais allusion, est due ordinairement à « une maladie grave quelconque » qui a suspendu pour un temps variable l'état régulier de la nutrition.

La condition organique principale du staphylôme dans la myopie est l'élongation antéro-postérieure du globe. La condition fonctionnelle est l'inertie ciliaire, c'est-à-dire le défaut d'usage de la réfraction dynamique. — Les faits que je viens de rapporter présentent tous pour caractère plus ou moins accentué l'atrophie postérieure non inflammatoire. On peut se convaincre que le seul élément qui leur soit à tous commun est l'inertie accommodative, reconnaissant des causes diverses : les unes physiologiques et fonctionnelles (presbytie), les autres anatomiques, telles que l'allongement du globe originel ou morbide (buphthalmie, kératite, kératoconus, etc.). Il est, en outre, des états pathologiques favorisant la création et le développement des atrophies staphylomateuses. Parmi eux se rangent les cataractes séniles, la parésie ciliaire (v. p. 168 et 169), la cyclite de Wilde, dans laquelle l'élongation, par le fait de la maladie antérieure elle-même, est souvent nulle. Dans ces derniers cas, un des phénomènes les plus importants est assurément la destruction ou la suppression de l'action accommodative. D'autre part, si on considère les états de la réfraction, on s'aperçoit que le staphylôme ne se présente jamais avec ses caractères types dans E et H (v. p. 166), tandis que dans la myopie élevée son absence est rarissime (p. 207). Or, dans le jeune âge, les tissus des différents yeux sont complétement indemnes de lésions quelconques; mais leurs fonctions diffèrent en plus ou en moins par leur activité. Celles de M seules présentent les conditions d'inertie des états que je viens d'analyser.

Tant que l'allongement du globe tient sous sa dépendance le défaut de «dynamisme accommodateur», le staphylôme se trouve dans les conditions favorables à son développement. Mais si des dispositions spéciales permettent à celui-ci de persister dans toute son ampleur malgré l'état statique qui tend à l'annihiler ou à l'atténuer, cette exception à la règle sauvegarde fréquemment les membranes du fond de l'œil (voyez 2e partie, chap. XVIII, *Rôle de l'excès de...*). Par contre, toute disposition qui créera dans le sac choroïdien l'engouement vasculaire, la congestion, par une intervention *de nature quelconque*, engendrera le même processus atrophique, sinon dans sa forme, au moins dans ses conditions essentielles. Aussi trouve-t-on souvent des affections présentant l'absorption progressive du pigment et du lascis vasculaire sur la limite optique, à la suite de lésions circulatoires diverses. J'ai rencontré, chez des sujets ataxiques depuis longtemps, conjointement à l'atrophie de la papille, des arcs staphylomateux nettement tracés. Dans ces cas, la choroïde avait l'apparence d'une nappe d'un blanc gris et rosé, dont la partie la moins foncée correspondait au pourtour papillaire.

Quoi qu'il en soit de ces états étrangers à la myopie, il ressort des faits que «la condition habituelle de la création staphylomateuse, avec ses formes normales typiques, est dépendante de l'allongement du globe accompagnant ou créant l'inertie accommodative. » C'est, en effet, spécialement sous la forme de croissant que se montre l'atrophie dans la kératite, la cyclite, le buphthalmus dans le jeune âge, etc.

Ainsi donc, à l'atténuation du dynamisme accommodateur correspond le fait de l'atrophie de son système. Il y a là plus qu'une coïncidence. Si la fonction ne peut exister sans l'organe, de même l'organe ne peut persister à l'état physiologique sans remplir les fonctions naturelles qui sont pour lui ses conditions d'existence. (V. p. 5-7, 151-153, 219-220, 232.)

CHAPITRE XII.

ATROPHIE ECTASIQUE DE M, SES CARACTÉRES GÉNÉRAUX.

Art. I.

Le staphylôme, sa nature, sa marche.

Définition. Le staphylôme de M est le symptôme d'une maladi
débutant par l'atrophie choroïdienne *qui est le phénomène initial*, a
niveau externe et ordinairement inférieur de la papille. Il se carac
térise par une *sclérectasie* locale, dont la surface rétinienne s'éten
plus ou moins *en nappe uniforme*, quoiqu'il existe d'ordinaire auprè
du nerf optique une saillie dans la partie postérieure de l'œil.

Généralement, surtout dans les degrés élevés, le segment posté
rieur est distendu d'ensemble : le globe est allongé, ovoïde, pyri
forme. On peut alors comparer très-justement la coque oculaire
un œuf dont le gros bout serait tourné en arrière. Malgré ses im
perfections, cette définition est celle qui représente le mieux la ma
nière exacte de considérer en masse les staphylômes de la myopie
Après la découverte de Scarpa, les travaux d'Arlt, etc., on s'est gé
néralement représenté le staphylôme comme une saillie. Plus tard
l'opinion établie qui lui attribuait la naissance de M impliquait fa
talement la distension du globe, c'est-à-dire l'ectasie. D'un autr
côté, l'ophtalmoscope, apportant son tribut décisif dans le diagnosti
de cette affection, a accoutumé à appeler staphylôme tout croissan
blanc nacré qui circonscrit le pourtour papillaire. L'idée de tumeu
locale, de saillie en arrière, est ainsi devenue, d'une part, inséparabl
de celle du staphylôme. D'autre part, le diagnostic ophthalmos
copique a laissé croire que toute tache d'atrophie en arc au pour
tour optique représente une dépression plus ou moins considérabl
car les symptômes perçus au miroir simple restent les mêmes ave
ou sans enfoncement local. Le mot staphylôme a donc été emploj
pour désigner des états purement atrophiques, sans saillie posté
rieure ni phénomène d'ectasie consécutif. Aujourd'hui, différent
oculistes n'appellent staphylôme le croissant péripapillaire qu'au
tant qu'ils le rencontrent dans M. Ce moyen d'entente est à la vérit

fort ingénieux; mais il n'est pas logique (v. p. 165 et 217). Il convient de conserver la signification primitive du mot. Elle rappelle la notion de dépression postérieure. Staphylôme myopique et ectasie vont de pair. L'idée de l'un implique l'idée de l'autre. Parfois ils peuvent être synonymes. Quant au signe objectif que donne l'ophthalmoscope et qui, en raison des illusions subjectives qu'il fait naître, est une source d'erreurs, il doit s'exprimer par un nom ou une périphrase qui n'explique que l'impression perçue.

Les lésions staphylomateuses sont dues à un processus atrophique simple (v. l'art. suivant).—On donne généralement la choroïdite disséminée comme une complication du staphylôme (v. Meyer). Je suis fermement convaincu qu'il n'y a entre ces deux états qu'une différence de forme et de degré d'altération, qui dans le premier cas est localisée, et dans le second généralisée sur toute la surface choroïdienne. Quand on observe attentivement la marche de l'atrophie de la choroïde, appelée du nom impropre de choroïdite atrophique, le phénomène primitif est la disparition du pigment s'annonçant par le symptôme nommé macération. Puis, les vaisseaux capillaires disparaissent progressivement. Ce processus atrophique n'a rien de commun avec l'inflammation. Il procède lentement, souvent sans exacerbation, détruisant d'abord les éléments qui présentent le moins de résistance à son action, de telle sorte qu'à un moment donné il ne reste de la choroïde que les vaso-vorticosa. Cette affection peut-elle être regardée comme étant de nature inflammatoire? Je ne le crois pas. Il n'y a rien dans les signes objectifs ou dans le dérangement des fonctions qui puisse y faire penser. Mais, cet ensemble est parfaitement fait pour permetre un rapprochement entre cet état choroïdien et le staphylôme de la myopie. Quand celui-ci progresse et qu'il dépasse certaines limites il n'y a rien de plus ordinaire que de suivre pas à pas les phénomènes dont je viens de parler. Je crois cette assimilation possible, je dirai vraie quant à la nature du mal; je pourrais en dire autant de la scléro-choroïdite à laquelle on s'est habitué, après Jæger, Sichel, etc., Von Graefe surtout, à attribuer les accidents staphylomateux myopiques. Rien, dans ces lésions morbides, n'indique une choroïdite et bien moins encore une sclérotite. Si la scléro-choroïdite était l'origine du staphylôme postérieur, c'est en avant que serait son lieu d'élection. Là en effet, les traumatismes, le voisinage de la cornée, de la conjonctive, de l'iris, exposent la scléra à des sclérotites ciliaires et préciliaires fréquentes, engendrant souvent l'amincissement de la membrane. Parfois la choroïde se prend consécutivement et trouble le corps vitré. Il y a donc scléro-choroïdite *vraie* et cependant il est relativement rare d'observer l'ectasie. Je veux bien que l'on considère le corps ciliaire comme un obstacle à la distension, mais il ne pourra être invoqué, car sa nature éminemment vasculaire et essentiellement propice au développement phlemasique, accroîtra par conséquent les dangers des accidents consécutifs.

Le staphylôme postérieur succédant à une lésion inflammatoire du segment antérieur de l'œil est néanmoins d'ordinaire de nature atrophique simple. — Il est une catégorie de staphylôme postérieur que l'on pourrait à première vue attribuer à la phlegmasie, ce sont ceux que l'on rencontre à la suite de lésions chroniques de nature inflammatoire du segment antérieur du globe, surtout après des kératites qui ont entraîné une exagération de la convexité cornéenne. « Dans ces cas l'augmentation de réfraction est unilatérale ou assymétropique » comme dans la majeure partie des myopies acquises. Elle est le résultat des affections antérieures.

Aux partisans des théories de Von Graefe, je demanderai pourquoi dans ces cas, l'inflammation a perdu dans ses résultats amétropiques ce caractère de symétrie, à leur point de vue inexplicable dans les excès de réfractions ordinaires; mais, que l'on est contraint par les faits de lui assigner comme un de ses signes les plus constants? Pourquoi la phlegmasie qui siége en avant se localiserait-elle d'une façon consécutive dans le segment postérieur sans passer par les tissus intermédiaires? Pourquoi ne se montrerait-elle que longtemps après la période aiguë des troubles cornéens? et, coïnciderait-elle précisément avec cette époque de guérison incomplète, qui correspond à la période où le mal prend un caractère indélébile ne laissant après lui que des traces de son passage? Ces faits ne sont pas plus explicables par la théorie de Giraud-Teulon (v. p. **177**), que par celle de Von Graefe. Les interprétations (Arlt, etc.) basées sur l'intervention exagérée de l'accommodation n'ont pas plus de valeur. On peut s'assurer, en effet, que le plus souvent, quand on constate le croissant atrophique péripapillaire, l'accommodation est relâchée dans le même œil ; et, son congénère quelquefois sert seul dans le travail journalier (v. obs. 7 et 8). Tout porte à croire que ces actes morbides des membranes profondes ont pour origine un trouble nutritif général, dont les causes se trouvent dans les altérations du segment antérieur qui les ont précédés d'un temps variable. Il existe en outre cette lésion de fonction de l'appareil accommodateur qui occasionne la dénutrition et produit un processus véritablement atrophique.

Marche de l'atrophie staphylomateuse (v. p. **221**).—Si l'on observe la naissance et l'accroissement du staphylôme postérieur on aperçoit, en premier lieu, une légère projection diffuse apparaissant riche en pigment et située à la région papillaire externe. C'est le début de la macération pigmentaire. Peu à peu la pigmentation contiguë au pourtour optique disparaît et semble se reporter en dehors. L'atrophie s'annonce dans les couches vasculaires les plus internes. Celles-ci diminuent de volume et laissent voir par transparence à travers les mailles du tissu choroïdien, la nappe sclérale sus-jacente. C'est le staphylôme qui s'ébauche. Il se dessine ensuite à la marge de la papille et la circonscrit exactement par une ligne blanche d'un éclat réfléchissant variable, mais constant. Petit à petit elle se délimite du côté de la membrane choroïdienne, s'accentue nettement en s'élargissant et revêt bientôt la forme ordinaire d'un croissant atrophique nacré. Le bord externe de cette tache devient souvent irrégulier et présente dans ses contours des déchiquetures variables. Il s'y forme des arcs saillants, comprenant entre eux des arcs rentrants : c'est le cas du staphylôme en progression. Tout autour le fond de l'œil est moins foncé, et l'on peut distinguer les vaisseaux de la choroïde plus larges et entourés de taches grises. Cette zone excentrique peut quelquefois se diviser elle-même en zones secondaires, dans lesquelles le processus de régression et les traînées pigmentaires sont d'autant plus marquées qu'elles se trouvent plus éloignées de l'ora serrata. C'est dans ces circonstances que les vaisseaux se rectifient dans leurs courbures et s'éloignent les uns les autres. Entre eux existent alors des espaces où les granulations pigmentaires et la coloration normale rouge foncée ont diminué sensiblement. L'irritation des classiques, ou pour être plus exact la congestion précède et suit ce développement régressif qui survient d'ordinaire dans l'adolescence. On peut d'ailleurs remarquer habituellement aux confins de la tache circonscrite une hyperémie évidente qui démontre qu'avant de s'atrophier la choroïde commence par se congestionner. (V. p. 156, 234 et 248.)

Si l'on rapporte à l'anatomie du sac irio-choroïdien, les phénomènes morbides progressifs que je viens de décrire, on verra que c'est le pigment et les capillaires fins appartenant à la couche inférieure, qui subissent en premier lieu l'absorption. En sorte que, dans ces cas, le travail de régression atrophique suit exactement la marche qui lui est ordinaire dans tous les points de l'économie.

Dans les cas où l'on rencontre des staphylômes multiples, c'est le prépapillaire qui a ouvert la série des accidents.

Art. II.

Processus de l'atrophie ectasique dans M, et celui que l'on rencontre dans certains cas en dehors de tout excès de réfraction.

Processus atrophique dans la choroïdite disséminée. — Dans cette affection, le processus atrophique va d'un point central à la périphérie. Il se montre et se développe par places ; puis ses différents points s'unissent et forment des surfaces atrophiées. Il arrive parfois que l'on rencontre de larges plaques choroïdiennes atteintes d'atrophie complète. Leur aspect à l'ophthalmoscope, sauf la forme, *est parfaitement identique à celle du staphylôme.* Leurs bords, taillés comme à l'emporte-pièce, sont séparés les uns des autres par des languettes de tissu non altérées. Ces plaques conservent, dans certains cas, des amas de pigment macéré et des vestiges vasculaires, derniers restes des plus forts vaisseaux appartenant aux vasa-vorticosa. Une preuve de la similitude parfaite de ces phénomènes et des altérations staphylomateuses proprement dites, se trouve fréquemment dans l'observation. Celle-ci nous montre alors la même disposition dans les staphylômes ordinaires, où l'on voit émergeant de la tache atrophique les vaisseaux de la région prépapillaire. Ceux-ci, facilement reconnaissables à leur couleur, leur forme, leur direction, leur aspect clair et leurs contours tranchés se confondent en passant sur le tissu normal avec la coloration ambiante où ils apparaissent voilés comme à l'état physiologique.

(V. Maur. Perrin. Atl. d'opht., pl. XIV; Liebreich. tab. III ;
et Leç. d'opht., p. 76, trad. de Schweigger; 1865.)

L'ectasie rétinienne staphylomateuse survient à la suite de l'atrophie. Elle *n'est point toujours nettement localisée ei circonscrite*
(v. p. 28). *Elle porte le plus souvent d'ensemble sur tout le segment
postérieur.* — Cette disposition est surtout évidente dans les degrés
élevés de l'affection, comme dans le cas cité par Hasner. L'hémisphère postérieur du globe proéminait en masse en arrière, et le
nerf optique lui était inséré à la façon d'un pédicule. Le renflement restreint post-rétinien que l'on constate à la nécropsie est ordinairement le résultat de l'écart du feuillet scléral le plus excentrique par le mécanisme que j'appelle *décortication*. Celui-ci tend à
former un vide en le séparant du globe; mais cet espace se remplit
à mesure par le tissu conjonctif interscléral, qui est le siége d'une
prolifération considérable. D'autre part, l'extension uniforme de la
région optique dans la progression prévient, en attirant à la périphérie les membranes accolées, l'enfoncement local qui a pour
la vision des conséquences graves que l'on rencontre rarement.

Ce que l'on appelle croissant staphylomateux n'est très-souvent
qu'un arc atrophique. L'examen avec les ophthalmoscopes binoculaires, qui, en raison de l'angle de Wheastone, donne à peu près
la sensation de relief, ainsi que la nécropsie peuvent en convaincre
aisément. Si donc on se reporte à ce que j'ai dit au commencement
de cet article, de ces plaques atrophiques nettement délimitées, ne
conservant plus à leur surface que quelques rares vaisseaux qu'envahit progressivement l'atrophie, on verra que généralement
aucune différence essentielle ne les sépare des lésions péripapillaires myopiques stigmatisées du nom de staphylôme. La dépression qui caractérise celui-ci étant ordinairement consécutive, on ne
doit point, en effet, s'étonner de trouver une forme de croissant à
une atrophie débutant sur cette limite de la membrane choroïdienne. La marche est ici exactement semblable à celle que je
signalais il y a un instant dans la choroïdite disséminée. Elle est,
comme dans ces cas, habituellement excentrique et progressive; et
la tache est échancrée au niveau de la cupule optique, parce que de
ce côté le terrain manque à son extension. Si la nappe choroïdienne
n'était pas sectionnée en ce point, la différence tirée de la configu-

ration en demi-lune ferait défaut. Une structure anatomique locale, non une différence essentielle de nature, explique encore la présence de vestiges vasculaires disparaissant moins rapidement que dans les taches dites staphylomateuses. C'est l'existence, à mesure que l'on se rapproche de l'équateur, de capillaires de premier ordre, à fort calibre, constituant les vortices. Il est de toute évidence que ces vaisseaux supérieurs doivent résister avec plus davantage et par conséquent plus longtemps à la tendance atrophique. Ce qui vient à l'appui de mes affirmations, c'est l'examen attentif des phénomènes de dénutrition qui surviennent dans la vieillesse, lorsque l'œil a été victime de maladies antérieures, qui, quoique ayant altéré sa nutrition, ont laissé complétement indemnes les parties postérieures du sac irio-choroïdien. Bien des fois j'ai pu observer de ces cas, et j'en rapporte un dont j'ai pu suivre, par un extrême hasard, l'observation pendant deux ans. Ces affections peuvent se développer en l'absence de toute lésion antérieure. Le seul fait de la sénilité peut produire de ces accidents morbides de régression atrophique sans molimen inflammatoire préalable. Tous les observateurs attentifs ont rencontré de ces faits. (V. Schweigger, *loc. cit.*, p. 76, etc.) Il est probable que c'est à cette sorte de lésion que sont dus les changements de réfraction que révèle l'extraction de la cataracte (v. Dubarry-Bertrand, *loc. cit.*); faits instructifs qui montrent premièrement que l'atténuation sénile de la force nutritive ne se localise pas seulement dans le système cilio-cristallinien; et, secondement, que les points les plus sujets à la régression, par suite de l'influence atrophique générale siégeant dans le système oculaire interne, sont précisément ceux qui se trouvent être les plus voisins de la papille. L'extension de la plaque atrophique présente alors les mêmes phénomènes objectifs que la progression staphylomateuse ordinaire, ou ceux que l'on retrouve dans certaines atrophies choroïdiennes siégeant au voisinage équatorial. Dans ces cas, la présence de la cupule optique, l'adhérence du tissu rétinien, celle du foramen à la couche choroïdienne sous-jacente, la plus grande finesse du calibre des vaisseaux ou pôle postérieur, etc., en un mot, les circonstances que je signale comme déterminant le siége initial du staphylôme, localisent à son début l'arc atrophique au lieu d'élection. En raison de certains de ces mêmes motifs, tout le pourtour papillaire est éminemment favorable au développement de l'affection : il suffira d'une disposition de tissu individuelle quelconque adjuvante, pour que la plaque staphylomateuse se dessine à la partie supérieure à l'inférieure, simultanément en ces différents points (Atl. de Maur. Perrin, fig. 6, pl. XV), et de même en dedans. Enfin, l'atrophie en anneau, pour des raisons semblables, est un fait fréquent chez le vieillard, et c'est à cette catégorie d'atrophie qu'appartient celle que je rapporte dans l'observation 10.

L'atrophie ectasique de M à la nécropsie. — Si, à l'état frais, ou après avoir durci la coque oculaire par l'acide chromique, on procède à l'autopsie de l'œil myope atteint de staphylôme au troisième degré, on peut reconnaître sur tous les points de la surface interne la persistance de la choroïde. Jæger, Donders, Stellwag de Carion, etc., ont constaté ce fait sur un nombre d'yeux considérable. Un examen minutieux démontre que le maximum d'amincissement correspond à la marge du nerf optique, de laquelle il est aisé de séparer la lame qui représente le dernier vestige de la membrane choroïdienne. Des dispositions semblables plaident vigoureusement en faveur de l'atrophie simple. Il est en effet commun d'observer la destruction complète de tissus enflammés ; mais, s'il est vulgaire de rencontrer des organes détruits par les phénomènes inflammatoires, il est au contraire dans la nature du processus atrophique, surtout de celui qui dérive du défaut d'activité, de *procéder par atténuation*, et de respecter ordinairement en partie les éléments les plus essentiels, qui sont toujours les derniers à subir son influence. En outre, la phlegmasie engendre en général des adhérences, et l'anatomie pathologique nous apprend qu'elles persistent très-souvent à l'autopsie. Le défaut complet ordinaire de cette sorte de lésion indique péremptoirement la nature purement atrophique des altérations des membranes du fond de l'œil, dans la grande majorité des cas.

En faisant une coupe de la coque oculaire, allant du centre de la cornée à la partie externe et inférieure du nerf optique, de façon à sectionner le staphylôme, en suivant son plus grand diamètre, on s'aperçoit que *la sclérotique est uniformément amincie, et cet amin-*

cissement est d'autant plus marqué que l'on s'approche davantage du pôle postérieur et du bord papillaire. On dirait qu'à une ectasie primitive a succédé une seconde distension zonulaire périphérique, suivant exactement ses contours. Si on examine au microscope, puis d'ensemble une bande de membrane choroïdienne, allant de l'ora serrata au pourtour optique, on constate une atrophie diffuse, s'étendant en s'atténuant de plus en plus dans ses manifestations jusqu'au corps ciliaire.

A partir de cette région, le pigment est moins uniformément coloré, et les cellules paraissent à la fois et plus grandes et plus aplaties que dans l'œil normal. Même dans les cas de croissant staphylomateux, nettement délimité, le stroma choroïdien est devenu plus clair, les cellules pigmentaires répandues dans les espaces intervasculaires, sont d'autant plus pauvres en granulations colorées que l'on s'approche de plus en plus de l'arc atrophique. La progression inverse existe au fur et à mesure que l'on observe plus près de l'ora serrata, où les tissus sont presque normaux. « Dans les points où l'atrophie n'existe pas, et dans ceux où elle n'est point accentuée encore, les vaisseaux sont larges et susceptibles de prendre des dimensions considérables à l'injection. » La choroïde présente une couleur rouge variable, ordinairement striée. Si l'on porte alors son attention vers l'atrophie péripapillaire, on remarque la diminution progressive de la quantité de sang des vaisseaux, et sa disparition complète au niveau du contour atrophique. En entrant dans les détails et en analysant les points les plus saillants de l'altération généralisée, on rencontre des amas épars çà et là, noirâtres, visibles à l'œil nu, et résultat de l'entassement plus ou moins irrégulier de granules pigmentaires. Dans ces groupes les cellules ont perdu de leur régularité, et l'on y constate des masses noires irrégulières, anguleuses et cohérentes (Donders), entre lesquelles se trouve le tissu choroïdien, quelquefois atrophié et décoloré. En d'autres endroits, la choroïde peut accidentellement conserver sa teinte normale et la structure physiologique de ses cellules pigmentaires. Mais, d'une façon générale, l'atrophie diffuse existe même dans les points où elle n'a pu être appréciable avant la mort, en raison de l'existence des gros vaisseaux choroïdiens, et de la persistance d'une certaine couche de pigment. En dehors de la tache staphylomateuse, on rencontre parfois des surfaces claires, nacrées, semblables à celle-ci dans leur aspect, moins la configuration. Le peu de tissu choroïdien qui reste a acquis une friabilité et une homogénéité parfaites. Le calibre des vaisseaux ne se dessine que vaguement par des contours d'aspect granuleux, d'autant plus faciles à voir que le capillaire était plus fort. Aussi, les plus grands sont encore accessibles au liquide sanguin, alors que ceux de l'ordre inférieur, appartenant à la chorio-capillaire, sont complétement oblitérés. Si on interroge, d'autre part, la nécropsie, elle apprend que la lame vitrée a parfois disparue. Le stroma élastique lui-même s'est résorbé en partie. Enfin, la sclérotique s'est distendue et a diminué dans son épaisseur. Dans les cas les plus avancés, tous les tissus sont atteints. L'œil est véritablement dénourri et hydrophthalmique. La capsule de Ténon elle-même est atténuée et amincie. Chez le vivant, souvent elle ne suffit pas à fixer l'œil sous la pince. L'hémorrhagie y est facile. L'autopsie vient confirmer son peu d'épaisseur et ses altérations vasculaires.

Cet aperçu d'anatomie pathologique montre d'une façon évidente que : 1° l'atrophie de l'arc nacré péripapillaire et celle des autres parties de la choroïde n'ont pas de différence essentielle; 2° la progression atrophique va en augmentant, sauf des interruptions exceptionnelles du corps ciliaire au pourtour optique, où la trame choroïdienne n'existe plus qu'à l'état de trace. Ces conclusions, tirées des données nécropsiques, corroborent en tous points celles qu'a fait pressentir l'examen détaillé des symptômes ophthalmoscopiques.

On a, dans ces cas, attribué à la compression musculaire l'aplatissement de la coque de l'œil au niveau des muscles droits. Cette disposition est régulière et normale (Krause). Elle est le résultat de l'amincissement de la scléra aux points d'insertion des cordes motrices (v. Sappey). Mais il va sans dire que cet état anatomique peut s'accroître par le fait d'une *dénutrition oculaire* généralisée, surtout si elle coïncide accidentellement avec la rétraction pathologique des muscles droits (v. Giraud-Teulon : Vision binoculaire, p. 300. Voyez 2ᵉ partie, chap. XV, art. II, III, IV et V).

Le staphylôme, en tant que hernie locale, n'est en rapport direct constant ni avec l'ectasie du segment postérieur, ni avec l'étendue et le degré de l'atrophie (v. p. 28). — Si maintenant l'on suit par la réflexion les phénomènes que présentent ces cas où l'atrophie est limitée au pourtour de la papille, sans que le reste de la membrane choroïdienne paraisse atteint; si l'on considère ces myopies moyennes dans lesquelles la tache papillaire, après avoir acquis ses dimensions lors de la puberté, reste stationnaire sans jamais engendrer de désordre de nature à inquiéter ou à éveiller l'attention des sujets durant la vie entière, on est porté à croire que la poussée atrophique a pour but ou au moins pour résultat de supprimer une portion vasculaire inutile aux fonctions physiologiques de ces yeux spéciaux, dont la santé est restée parfaite après la disparition d'une partie du segment postérieur de la choroïde.

En outre la marche continue de cette altération dont l'arrêt définitif coïncide, dans les observations auxquelles je fais allusion, avec la fin de la croissance, semble indiquer que le vice répond à une lésion dont l'action est maximum à l'adolescence, et qui contient *in potentiâ* tel ou tel degré d'atrophie. Montrant ainsi qu'en réalité l'*arc atrophique*, avec ou sans excavation locale, peut être jusqu'à un certain point la mesure de la myopie peu élevée qui est antérieure à son développement.

Si celle-ci est légère, pas d'altération organique appréciable; ce qui démontre que la maladie locale des tissus n'engendre pas le vice; si l'excès de réfraction est moyen, souvent, l'arc péripapillaire apparaît et reste stationnaire. Mais, quand le défaut est considérable, le croissant staphylomateux devient double ou circulaire; et alors, dans l'immense majorité des cas, la choroïde est plus ou moins malade, plus ou moins atrophiée dans toute son étendue postérieure. Les bords du staphylôme se fondent, par gradations insensibles, dans une atrophie choroïdienne généralisée, en sorte qu'on ne peut pas juger du degré de l'affection par la grandeur de la tache claire. Il faut, de toute nécessité, examiner avec attention les parties périphériques de l'arc resplendissant, et celles appartenant à la région polaire. On aperçoit alors, dans le voisinage, des petites places réfléchissantes, isolées, avec les mêmes altérations de tissu, et présentant, sur leurs limites, des groupes de cellules d'épithélium contenant une quantité anormale de pigment noir. On rencontre en outre, servant de prélude à ces plaques décolorées, un plus ou moins grand nombre de points où l'on voit les mailles du réseau de la chorio-capillaire changer leur couleur foncée contre une teinte rouge qui pâlit de plus en plus, sur un fond gris-brun atteint d'atrophie diffuse.

A ces lésions correspondent parfois des « ectasies à surfaces étendues dans lesquelles la demi-lune de coloration blanche nacrée n'a que de faibles dimensions; » mais, autour d'elle, s'étend une zone variable au niveau de laquelle la choroïde et la scléra sont diminuées d'épaisseur. Dans ces cas, on peut observer la résistance qu'opposent les vortices à la progression atrophique. Ils servent parfois de barrière, au moins momentanée, aux zones dont je parle, de sorte que les contours de celles-ci correspondent aux vaisseaux choroïdiens. Ceux-ci forment dans ces conditions des bandes alternantes rouges accentuées, entre lesquelles on aperçoit un stroma aminci et pauvre en pigment qui ne laisse pas la sclérotique tout à fait à nu, mais permet de la voir par transparence. On doit ajouter à cette description des plaques gris foncé, parfois noirâtres, éparses sans symétrie, ou intercalées d'une façon uniforme aux vaisseaux des vortex entourant la zone atrophique. Elles constituent ainsi un large ruban contournant les inégalités de la tache blanche péripapillaire. « Au milieu de ces lésions générales du segment orbitaire, la nécropsie montre que très-souvent le staphylôme proprement dit, caractérisé par l'excavation locale et la saillie postérieure, n'est en réalité qu'une projection insignifiante. » D'ailleurs, si l'on interroge la capacité visuelle du myope, même dans certains cas avancés, l'état satisfaisant de la vue éloigne d'ordinaire l'idée d'anfractuosités rétiniennes. La nécessité géométrique de la forme sphéroïdale (p. 26), aussi exacte que possible, pour l'accomplissement de la fonction et la direction des sensations ne permet pas, en effet, de supposer que la rétine ne soit sphérique « au moins dans sa surface de réception » des images lumineuses. D'autant plus que les récentes et habiles recherches de Schultze sur le *punctum centrale* et la couche des bâtonnets prouvent que dans l'acte de la vision on doit tenir compte même des millièmes de millimètre.

Tel est le tableau fidèle du processus régressif dans M, processus qui ne se différencie de celui des atrophies essentielles que par des points très-secondaires. Une vue d'ensemble permet de constater que le sac irio-choroïdien est d'autant plus altéré qu'on se rapproche davantage du bord externe de la cupule optique. C'est là un des caractères des plus constants et des plus pathognomoniques à l'autopsie. Il correspond à la restriction plus ou moins complète de l'amplitude, du parcours et de l'activité de la réfraction dynamique.

État anatomo-pathologique de l'appareil ciliaire chez le myope. — Dans les cas élevés d'hypométropie, on rencontre généralement le muscle accommodateur (p. 5), applati et atrophié dans des proportions variables. (V. Donders.) On doit ajouter qu'il s'est sensiblement éloigné du canal de Fontana, et parfois allongé comme par le fait d'une distension véritable. (V. p. 271.) Comme chez l'emmétrope et l'hypérope, il se présente, dans une section longitudinale du bulbe oculaire, sous la forme d'un triangle sphérique. Mais ses angles excentriques scléroticaux ont diminué. L'angle de Schultze, c'est-à-dire celui situé entre le côté antérieur et l'externe, est droit dans E, supérieur à 90° dans H. Il est devenu aigu chez le myope par le fait de l'inclinaison en arrière du côté antérieur. Par conséquent l'angle cristallino-interne est d'autant plus émoussé et plus obtus que la disposition précédente est plus accentuée.

A l'examen microscopique, on constate plus particulièrement la disparition de la fibre oblique et circulaire. Ce fait correspond aux modifications organiques que je viens d'indiquer. Le renflement et la projection en avant de la courbe antérieure dans l'œil normal ou hypermétropique (v. p. 276) sont dus, en effet, à la présence du sphincter ciliaire. Cependant il n'est point toujours exact de dire que l'organe accommodateur du myope soit constitué par le muscle de Brücke, à l'exclusion presque complète de celui de Rouget et de Müller; d'autant plus que ces différentes portions sont intimement liées entre elles et n'ont pas de ligne de démarcation dans leurs dispositions moyennes. (V. p. 107.) On a néanmoins affirmé (Iwanoff) que la partie radiée était presque toujours hypertrophiée. Cette assertion est souvent vraie, quoique en somme totale on rencontre habituellement l'appareil ciliaire diminué à la fois dans sa quantité et sa qualité. (V. p. 269.) Quelquefois il est plus épais sans qu'il y ait cependant hypertrophie musculaire. Dans un cas que j'ai soumis il y a trois ans à M. Cornil, les fibres musculaires étaient relativement rares, et « l'exagération des dimensions normales » paraissait due à la prolifération du tissu lamineux en rapport avec des congestions anciennes. L'œil appartenait à un hypermyope, et l'énucléation avait eu lieu pour cause de récent traumatisme.

Le processus atrophique prépapillaire peut occuper une surface étendue sans que la myopie soit actuellement concomitante. — Myopie sénile ou presbyopique. — L'œil dans lequel existent les signes ophthalmoscopiques du staphylôme est presque toujours myope. C'est évidemment parce que la myopie est cause des actes morbides. Dans les observations, en effet, où l'ophthalmoscope révèle les symptômes staphylomateux on s'aperçoit bien vite que celle-ci n'est pas toujours simultanée quel que soit le degré d'identité de la marche des accidents. A la presbytie ou dans la vieillesse on rencontre par exemple un processus atrophique ayant avec celui de M les plus grandes ressemblances. Le début s'y marque par l'injection des vaisseaux de la choroïde, de la rétine et de la papille, la réunion le long des rubans vasculaires de pigment entassés en paquets irrégaux, etc. Il en résulte, spécialement dans le segment postérieur, des phénomènes primitifs analogues à ceux que présente la myopie. Ceux-ci sont suivis d'une atrophie tellement semblable, qu'on ne peut la différencier à l'ophthalmoscope. C'est pourquoi M. Galezowski (Tr. des maladies des yeux ; 1872), propose l'examen des lunettes pour décider le diagnostic : « M n'étant pas toujours la conséquence de ces accidents séniles » on les taxe de staphylomateux ou non, selon le résultat fourni par l'essai des verres.

Souvent l'étendue atrophique, l'aspect des vaisseaux semblent indiquer une distension ; et les lentilles concaves n'améliorent pas la vision. Je reste cependant convaincu qu'alors même, parfois une ectasie légère existe : d'une part elle a pu survenir chez un hypérope, témoin beaucoup de vieillards habitués « aux lentilles convergentes les plus fortes », qui recouvrent, à 80 ou 90 ans, la faculté de lire sans lunettes (Mackenzie, t. II, p. 643, etc.), et qui sont en outre obligés pour voir de loin d'employer des verres concaves. (V. Sichel.) Elle peut aussi être assez minime chez un emmétrope pour passer inaperçue. D'autre part, le fait de l'asthénopie rétinienne de l'âge avancé, le défaut d'accommodation, l'abaissement de la réfraction, de 1/30, etc., sont des circonstances très-défavorables à l'exactitude des renseignements tirés de l'examen par les verres négatifs.

Entre l'atrophie péripapillaire non staphylomateuse et l'ectasie sénile, il ne saurait y avoir une différence de nature dans les lésions. Il n'y a qu'une question d'époque. Celle-là étant la première et celle-ci la seconde période de l'affection. Si parfois les surfaces choroïdiennes atrophiées sont très-considérables sans qu'il y ait ectasie, c'est que la vieillesse et la suppression des fonctions de la membrane ont singulièrement favorisé leur extension superficielle avant que surgisse l'altération plus profonde du tissu sclérotical. Mais cette dernière, dans les cas où l'on peut suivre les sujets, se développe souvent sous les yeux du praticien et engendre l'ectasie, le staphylôme et l'excès de réfraction (Perrin, Atl., pl. IX, fig. 3), etc. Ici, de même que dans toutes les myopies acquises, l'amétropie n'est qu'un symptôme secondaire de l'affection qui l'engendre (p. 99). De plus elle est assymétropique (v. p. 242), la symétrie n'étant pas dans l'ordre des phénomènes d'anatomie pathologique.

Ce que j'ai dit dans les pages précédentes, m'amène naturellement à conclure, à l'encontre des opinions de M. Giraud-Teulon (Vis. binoculaire, p. 447) : que loin d'être le résultat de l'exercice soutenu et même non abusif de l'accommodation pour des objets rapprochés, la myopie presbyopique est la conséquence de phénomènes diamétralement opposés. Et c'est ainsi que je comprends l'influence pernicieuse signalée par Sichel, des verres positifs trop forts dans le développement de l'excès de réfraction chez le vieillard. (V. *loc. cit.*, p. 447, 464.)

CHAPITRE XIII.

DÉPLACEMENT DE LA SITUATION GÉNÉRALE DU GLOBE DANS L'ECTASIE MYOPIQUE. — STRABISME SYMPTOMATIQUE DE M PAR ACCOMMODEMENT MÉCANIQUE. — ASTHÉNOPIES.

Art. 1.

L'ectasie ; sa barrière orbitaire. — Le segment antérieur
du globe porté en avant.

La dilatation postérieure du bulbe oculaire s'accroit dans tous les sens en raison inverse des résistances qui lui sont opposées. — Lorsqu'un œil myope s'allonge par le fait de la sclérectasie, il ne s'enchâsse point sans difficulté dans le coussin orbitaire. On a cru cependant que celui-ci refoulé et déprimé diminuait de volume en raison exacte de l'augmentation du segment postérieur. Pour ma part cette assertion est en grande partie erronée. Le globe atteint d'ectasie se porte en avant dans des proportions variables, comme dans l'hydrophthalmie acquise. Et cette disposition nouvelle devient dans nombre de cas un symptôme objectif dont la valeur était majeure avant la découverte de l'ophthalmoscope.

« Centres de mouvements dans E, H et M ». — On a avancé que le centre de rotation variait selon la direction du regard et le degré d'ouverture de la fente palpébrale (J. Müller). Mais, des recherches plus récentes ont rétabli la vérité méconnue et ont prouvé de nouveau que le globe s'évolue autour d'un point fixe, quel que soit l'état actuel de l'accommodation (Woinow, de Moscou). Dans ses mouvements de transition, la ligne axiale de l'œil est « perpendiculaire » aux deux lignes de fixation primaire et secondaire, et, par conséquent, au plan qu'elles déterminent (Listing). Cet axe passe toujours par le centre du bulbe. L'observation directe par le phænophthalmotrope ne peut laisser de doute sur la réalité de ces faits. On ne peut donc nullement envisager les évolutions du globe comme des déplacements dans l'espace.

L'amétropie totale reconnaît en général pour cause la longueur de l'axe optique. A chacune de ses variations statiques correspond un changement absolu ou relatif du centre d'évolution. La lentille oculaire, composée du cristallin et de la cornée, présente rarement des anomalies de courbure ou de densité, auxquelles on puisse attribuer les vices de la réfraction (p. 2-3). L'amétropie et le point central de rotation dépendent donc de la forme de la moitié postérieure du globe. Chez l'emmétrope, le centre d'évolution est au centre du bulbe, légèrement situé en arrière du milieu de l'axe optique. Dans l'œil hypermétrope, aplati d'arrière en avant, le point nodal est plus près de la surface rétinienne. Son centre de rotation est à la fois plus proche de la cornée et de la sclérotique.

Dans les yeux myopes, on observe, au contraire, un phénomène inverse. Le point nodal est moins rapproché de la rétine, et le centre de mouvement plus profondément situé est également plus « distant de la scléra » que dans les yeux normaux. Cet état est la conséquence de l'élongation primitive à laquelle s'est ajouté l'allongement produit par la distension des membranes. Si l'extension du segment postérieur se fait purement et simplement par projection en arrière, on ne comprend pas pourquoi dans l'œil myope en progression la position relative du centre mouvement se trouve plus en avant sur l'axe visuel, quoique plus éloigné d'une façon absolue de la cornée et de la scléra, « en raison de l'exagération de M. »

Résistance apportée par la barrière orbitaire postérieure à l'enchâssement de l'ectasie de M dans l'orbite. — Comment expliquera-t-on, dans les cas de distension considérable, la pénétration facile de l'ectasie dans l'orbite? (V. p. 44-46, 51.) Disposées en pyramide quadrangulaire, ses parties osseuses ne peuvent s'adapter à la forme du globe, et à plus forte raison à celle de sa dilatation. Cette cavité, presque complétement close, ne présente que des fentes rares et étroites, fermées comme elle par une substance en même temps élastique et résistante, « existant toujours quel que soit l'état de maigreur du sujet ou l'étendue du développement ectatique de M. » Un stroma élastique lâche occupe l'espace orbitaire, et sert de gangue à un tissu cellulo-graisseux à mailles serrées, à des muscles, à des nerfs, à des vaisseaux, aux glandes lacrymales, etc. Toutes ces parties organiques sont « presque entièrement incompressibles » comme l'eau qui entre dans leur composition pour la plus grande partie de leur poids. Aussi, Helmholtz (Opt. physiol., p. 596) compare-t-il judicieusement l'effet produit par ces dispositions anatomiques au résultat engendré par une tête articulaire sphérique, logée dans une cavité cotyloïde, comme celle du fémur. (V. p. 23, 174-176.)

L'examen à la nécropsie et l'observation clinique à la fois démontrent la propulsion de l'œil en avant dans M progressive. — Si la paroi postérieure de l'orbite était liée à l'enveloppe globulaire, la résistance étant suffisante, le segment optique ne serait pas distendu. Mais cette soudure n'existe pas, et lorsque les membranes profondes s'atrophient, l'ectasie en est la conséquence. En raison des obstacles qui s'opposent au déplacement intra-orbitaire, en l'absence plus ou moins complète de lésions périphériques, l'extension s'opère dans les deux sens opposés à la fois d'une façon inversement proportionnelle aux obstacles que lui offrent le coussin postérieur, les muscles et les prolongements orbitaires de la capsule de Ténon. « Le segment polaire optique cède à la force expansive centrale, » mais ne pouvant assez reculer, le reste du globe se trouve progressivement porté en avant. L'autopsie et la clinique se réunissent pour confirmer cette manière de voir (p. **27-28**). A l'amphithéâtre, j'ai constaté, aussi nettement que possible, cette disposition chez des myopes atteints de staphylômes avancés ; mais un signe extérieur, d'une constatation facile chez le vivant, c'est cette propulsion très-appréciable que subit le bulbe oculaire dans la plupart des hauts degrés du vice. Depuis Arlt qui l'a signalé, ce symptôme de choroïdite ectatique est devenu vulgaire et permet de diagnostiquer l'ectasie souvent à première vue.

Si l'on observe les caractères morphologiques des peuples que l'on a présentés comme des types d'hypéropes normaux (p. 70, etc.), on constate que leurs globes sont bombés en avant. Les paupières qui les encadrent forment pour les recouvrir une surface d'une convexité très-marquée. Cette disposition est due surtout à la forme des os de l'orbite qui sont mousses, effacés et n'enchâssent pas l'œil comme dans le type myopique. Si donc, à une certaine époque de l'existence, certains yeux de myopes deviennent saillants, ils le doivent «en partie» à leur amplification postérieure qui repousse le segment antérieur en avant. Chez quelques sujets, en effet, on peut, en exagérant le mouvement de convergence, arriver à percevoir à la portion externe de l'œil une dilatation sclérale qui a reçu le nom pittoresque de *bosse d'Arlt*. Celle-ci n'est autre chose que la sclérectasie postérieure. Ce fait ne porte-t-il pas à penser qu'en devenant staphylomateux le segment postérieur n'a point pris son développement seulement en arrière. S'il en était ainsi, le staphylôme, profondément enchâssé dans le sommet conique de l'orbite, ne pourrait, comme dans certains cas, se montrer facilement à l'observateur. Je suppose, comme on l'a admis, que les membranes profondes soient simplement reportées en arrière ; que la propulsion des tissus affectés soit la conséquence unique de leur ectasie. Dans les hauts degrés du vice, où le bout postérieur de l'ellipsoïde tend à devenir très-considérable, celui-ci, se rapprochant peu à peu des attaches osseuses, déjetterait les ventres des muscles latéralement.

La conséquence de ce mécanisme serait pour le globe la prompte impossibilité de se déplacer en dedans et en dehors. On aurait presque toujours pour résultat immédiat un strabisme divergent et convergent concomitant que l'observation nous apprend n'être point si fréquent. Le même phénomène se présenterait dans le cas de projection nettement délimitée ; celle-ci aurait pour résultat d'engrener le globe en arrière. Et cela d'autant plus rapidement que dans M le centre de mouvement est plus éloigné d'une façon absolue et relative de la paroi postérieure. D'où il résulte qu'à des angles de rotation égaux correspondent en arrière des arcs excessifs plus considérables.

Changement des termes du rapport normal entre la partie antérieure et la partie postérieure de l'axe optique dans M. — Si l'ectasie s'avançait dans sa progression simplement dans l'arrière-cavité orbitaire, le rapport normal entre la partie antérieure de l'axe optique et la postérieure ne pourrait être approximativement conservé dans tout excès de réfraction morbide. La distance du point d'emplacement du centre d'évolution à la cornée augmenterait relativement davantage, et la proportion serait rompue par l'exagération considérable de son premier terme. Dans l'œil myope, ce rapport approximatif de 15 à 11 change légèrement, et tandis que le deuxième terme s'accroît, le premier diminue.

J'admets que le globe soit poussé en avant par progression insensible, de façon que le coussin orbitaire ne cède aucunement. Le centre de rotation s'éloignera de la sclérotique *d'une façon absolue*, comme l'a constaté Donders par l'observation directe. De plus, la distension antérieure des membranes de suspension du globe réagissant, il y aura, outre le mécanisme actif de propulsion, une action secondaire de réaction passive qui, agissant de dehors en dedans, tendra à maintenir le centre d'évolution en arrière. Le résultat le plus naturel de ce mécanisme est que le rapport, entre la partie antérieure et postérieure de l'axe allongé des yeux myopes, s'écartera faiblement de l'état normal, et que la différence viendra de l'augmentation de la distance scléroticale. Le centre de mouvement s'éloignera des insertions musculaires postérieures, et l'on comprendra cet amoindrissement relatif de l'espace qui le sépare de la cornée.

Le segment sclérotico-cornéen de la sphère oculaire est de tous le moins soutenu. — Si l'on admet que le staphylôme est le résultat d'une pression mécanique des muscles droits, spécialement des adducteurs et des abducteurs (Mackenzie, t. III, p. xcv; Galezowski : Tr. des m des yeux, p. 664-665), etc.; si l'on se sert en plus de cette explication comme l'ont fait beaucoup d'ophthalmologistes, Noizet, Arlt, Giraud-Teulon, que les points qui cèdent sont les moins soutenus (v. p. 44-46, 51 et 189), on oublie, dans ces vues théoriques, que le coussin orbitaire incompressible sert de soutien persistant à l'œil, de concert avec la cupule de l'aponévrose de Ténon. Ainsi contenu, le globe ne peut s'enfoncer dans l'orbite sans qu'il y ait postérieurement une réaction égale à la force déployée dans la compression dirigée d'avant en arrière, et qui tire son origine de la distension chronique des membranes. Or, ces conditions n'existent pas en avant. La portion la plus intérieure de la sphère oculaire est souvent complétement découverte ; et, quand elle est soutenue par les voiles palpébraux, ceux-ci, facilement extensibles, témoignent par leur peu de fermeté l'importance minime de leur secours intermittent. Le segment antérieur serait donc, sous le coup de l'expansion interne, toute chose restant égale, plus disposé à céder que la calotte optique; d'autant plus qu'au pourtour cornéen la scléra ne possède que les 6/10 de son épaisseur postérieure. On pourrait objecter à cela la solidité de la cornée, la présence du cercle et de la couronne ciliaire, le barrage protecteur formé par l'iris, la zonule de Zinn et le cristallin (p. 44-49); mais je n'ai pas besoin de faire remarquer ici que les pressions de l'humeur aqueuse et de l'humeur vitrée doivent être égales et le sont sous peine de lésion de sécrétion et de déplacement de l'appareil cristallinien : ce qui arrive dans l'aquo-capsulite, ou le décollement de la rétine et de la choroïde avec exagération aqueuse de la chambre antérieure; cas dans lesquels la rupture d'équilibre a lieu par altération dans la production des deux humeurs modifiant leur quantité et par conséquent leur tension. Il ne reste donc à peu près que la solidité de l'enveloppe sclérotico-cornéenne pour faire équilibre à la force de réaction qui résulte de la résistance des trois membranes juxtaposées, rétine, choroïde et sclérotique à son maximum d'épaisseur, doublées du coussin orbitaire élastique « persistant malgré un dégré élevé d'émaciation. » D'ailleurs ce n'est point le cas ici de faire entrer en ligne de compte les diathèses ou les affections consomptives du sujet. La myopie, en effet, existe, se développe par la croissance et s'accroît pathologiquement dans l'état ordinaire de santé générale.

Une preuve péremptoire que le paquet graisseux, limitant le bulbe en arrière, est d'un soutien des plus réels et des plus efficaces : c'est ce qu'on observe dans les luxations cristalliniennes sous-conjonctivales à la suite d'un choc contondant sur le globe. La rupture de la coque et la sortie du cristallin s'effectuent alors en avant dans la zone scléroticale comprise entre le limbe cornéen, et les attaches des muscles droits, en particulier auprès de l'adducteur. L'œil éclate par tension interne aux points où la somme totale de la force de résistance de la paroi, « jointe à celle que lui prêtent les tissus contigus en qualité de soutien, » est plus faible que la pression intérieure, augmentée de la réaction traumatique.

J'ai dit, p. 404, qu'Helmholtz comparait l'œil et son orbite à la tête du fémur dans sa cavité cotyloïde. Sans tirer de cette comparaison des conséquences exagérées de similitude entre les deux ordres de faits, il est certain que cette triple membrane, fermement soutenue par une barrière incompressible, apparaît avec des garanties de résistance que n'offrent pas la portion découverte du globe oculaire. Il faut donc chercher ailleurs cette cause qui enlève aux membranes postérieures cet état physiologique, qui normalement leur permet de résister aux pressions internes. « Cette cause, c'est la dénutrition. » Les effets musculaires, l'exagération de la pression interne ne peuvent être que des circonstances qui favorisent les progrès du mal quand les causes indispensables de sa production, c'est-à-dire son vrai déterminisme, existent.

Art. II.

Distension, dans M en progression, du système musculo-aponévrotique du globe.

Diminution ab♀lue et relative de la puissance musculaire normale ; amoindrissement de sa sphère d'action dans la myopie progressive.—On observe parfois le déplacement total du globe en avant (p. 19), sans qu'une déformation quelconque s'ensuive dans les milieux dioptriques. Le système musculaire externe et les attaches aponévrotiques cèdent d'une façon lente et insensible devant l'action persistante de la cause propulsive. Alors que M augmente par le fait de l'accroissement des dimensions antéro-postérieures de l'œil, les muscles, sous le rapport de la distension, se trouvent dans des conditions parfaitement semblables. Je n'ai pas besoin, en effet, d'insister sur ce fait que la progression postérieure de l'ectasie du bulbe doit agir dans son développement comme une tumeur, si le coussin orbitaire ne cède que faiblement. C'est là, en grande partie, « si minime que soit la propulsion, » l'origine des troubles fonctionnels de l'adduction et de l'abduction dans les hypermyopies (p. 138-142). Les muscles sont affaiblis par l'allongement qui nuit à leur structure et à leur contractilité. Leur distension statique augmente encore dans les mouvements. Dans certaines positions, ils agissent moins par leurs insertions les plus antérieures que par leurs ventres distendus et appliqués aux points de tangence du globe. En outre, la diminution « de la longueur relative » des bras de leviers, sur lesquels ils portent leur action, atténue leur puissance effective; tandis que, d'autre part, l'accroissement de la distance du centre d'évolution aux attaches musculaires restreint la motilité pour un raccourcissement fixe.

Art. III.

Asthénopies binoculaire et accommodative dans les divers états
de la réfraction (1).

Accommodation binoculaire.—L'acte de la vision binoculaire est la conséquence du besoin sensorial v. p. 277) d'une distribution *symétrique* des impressions rétiniennes. Fait réalisé à l'état normal par l'intersection des lignes visuelles sur l'objet examiné, quel que soit son lieu dans l'espace au delà de 3 ou 4 pouces. Ce résultat s'acquiert à l'aide des mouvements oculaires appliqués à la diminution ou à l'augmentation de l'angle d'entre-croisement des axes optiques, sui-

---

(1) Voir 3e partie, pour ce qui se rapporte spécialement à l'assymétropie et à l'astygmatisme, au défaut d'acuité, aux spasmes ainsi qu'aux dimensions de la pupille.

vant que le point de fixation s'éloigne ou se rapproche. Ce phéno
mène d'adaption aux distances de la vision « avec les deux yeux »
mérite de porter le nom « d'accommodation binoculaire. »

Par les modifications qu'ils entraînent dans l'état de l'orbite, du
globe et ses annexes, autant que par les troubles fonctionnels qu'ils
engendrent, les défauts de réfraction créent des obstacles qui en-
travent l'accomplissement facile et régulier de l'acte de la vision
associée. C'est à ce point de vue que l'asthénopie binoculaire appartient par de nombreuses connexions aux sujets que je traite.

*Équilibres dynamique et organique du globe dans la cavité orbi-
taire.* — « L'organe oculaire est, en général, porté naturellement
plus ou moins à la divergence; » l'œil myope, par le fait de la position de son axe optique qui exagère les efforts de la convergence
en diminuant relativement ceux de l'abduction (p. **127, 140**), l'hypérope par l'écartement des orbites (p. **72**) et le déjettement de côté
de son axe de figure (p. **129**). L'emmétrope n'est point exempt de
cette tendance, dernier vestige (v. p. **136** et **138**) de la vision bilatérale propre aux animaux, à la série desquels l'homme appartient.
Aussi le groupe musculaire convergent a-t-il besoin, dans les yeux
normaux, pour satisfaire aux nécessités de la vue binoculaire, non-
seulement d'une force intrinsèque suffisante, mais encore d'une
certaine prédominance physiologique sur le système divergent (v.
p. **124**). Si l'on considère, en effet, les directions des forces des deux
groupes antagonistes formés, l'un par les muscles droits, l'autre
par les obliques, on se convainc bientôt qu'elles ne sauraient entièrement se neutraliser, et que la résultante commune porte l'œil de
dehors en dedans, suivant une perpendiculaire à la paroi interne de
la cavité de l'orbite. La loi de la pesanteur et les dispositions matérielles lui imprimeraient, au contraire, une impulsion de haut en
bas et de dedans en dehors, en raison (v. p. **265**) de sa structure et
de ses rapports anatomiques.

*Balancement et équilibre musculaire dans la myopie physiologique ou
progressive et morbide.* — Ce ne doit point être dans une insuffisance
relative du droit interne sur le droit externe, en d'autres termes
dans un dynamisme intrinsèque à l'abducteur que l'on doit chercher la « cause primitive » du strabisme divergent dans M, et encore moins celle des troubles morbides intérieurs (p. **33-38, 200-**

202, 187-188, etc.). Chez le myope, le muscle adducteur est à la naissance construit normalement, en raison de la disposition des yeux. Rien n'autorise à penser, dans l'état anthropologique normal, qu'un brachymétrope ait un muscle interne plus faible que l'hypérope, ou que cette corde motrice ait un dynamisme relativement moindre, par rapport à celui que posséderait son antagoniste d'une façon absolue. Il est faux que, comme on l'a affirmé (Galezowski, Tr. des m. des yeux), l'insuffisance du droit interne soit un fait physiologique dans la myopie, « si l'on considère l'organe en lui-même » (v. p. 44-45, 124-128, 138-139, 183-184, 202). Je ne crois pas davantage à la supériorité « en soi » de la divergence : qu'on l'attribue à l'exagération absolue ou relative de l'abducteur (p. 36-37), ou encore à la prépondérance des obliques (p. 139, 141). J'admets volontiers qu'à la naissance, ainsi qu'il est rationnel de le penser, les muscles droits soient plus allongés dans M, vu l'ellipticité du bulbe. Ce ne sera point là néanmoins un motif d'exagération relative du dynamisme externe sur les forces adductrices. En raison de sa direction, de sa conformation et de sa situation anatomique, c'est l'abducteur qui, s'il y a lieu, doit le plus souffrir de cet allongement congénital en rapport avec la forme régulière de l'œil myope. Le droit interne, « plus gros, plus court, à peu près rectiligne et parallèle à la paroi de l'orbite, » en ressentira moins les conséquences dans sa structure intime, aussi bien que dans son dynamisme absolu. L'externe, beaucoup plus long, frêle et contournant le globe, sera modifié d'autant plus désavantageusement, à cet égard, que son attache antérieure, plus éloignée du limbe cornéen, restreint déjà le champ de son action.

Au point de vue statique, ni la nécropsie ni la logique des faits ne confirment *l'hypothèse ingénieuse du dynamisme externe* absolu, invoqué pour l'explication des troubles primitifs de la myopie et de la déviation divergente du globe. Au point de vue fonctionnel, l'observation nous montre (p. 124-128) que les efforts de l'adduction restent souvent victorieux dans la lutte, dans les brachymétropies faibles, ou même s'élevant jusqu'à 1/6 et plus (v. p. 282). Le droit interne est aussi puissant relativement au droit externe, je dirai plus puissant à un moment donné que chez l'emmétrope (v. p. 44-45, 126-127); et c'est là le motif de la plus grande fréquence des déviations convergentes dans l'hypométropie que dans l'état normal de juste mesure. Mais, quand bien même sa puissance intrinsèque ou sa prépondérance relative à la divergence seraient encore de beaucoup supérieures, l'adducteur dans les cas d'allongement considérable de l'axe optique se « buttera » contre des difficultés insurmontables. On n'aura pas une infériorité absolue. Ce ne sera pas non plus une infériorité relative à celle de ses antagonistes, mais une impuissance à vaincre des obstacles matériels inhérents aux dimensions du globe et à son rôle fonctionnel dans M (v. p. 142).

La progression myopique exagère ces conditions désavantageuses et en fait surgir de nouvelles. Au milieu de toutes les conséquences de distensions, de compressions des annexes de l'œil; à travers les troubles de nutrition et de fonctions qui les créent et les suivent, il est difficile de savoir si le muscle interne reste plus puissant relativement à son antagoniste : c'est-à-dire si le dynamisme externe, au lieu d'être originel, serait une suite morbide des accidents myopiques. La nécropsie paraît dire le contraire (p. 44-45), surtout dans les cas d'ectasie considérable où l'on a à la fois un strabisme convergent et divergent par immobilité mécanique du bulbe oculaire. Le muscle abducteur, parfois refoulé, est alors plus effilé et distendu en raison de la saillie staphylomateuse.

Qu'on ne croie pas qu'il soit puéril de rechercher minutieusement dans ces cas les causes essentielles des états morbides. Tant qu'on n'aura pas exactement défini les origines diverses des phénomènes myopiques, on nagera dans la confusion, tout sera vague et indéterminé dans l'histoire pourtant si importante de cette partie de l'ophthalmologie.

Le strabisme divergent symptomatique de M est dû à un acccommodement mécanique d'origine passive du bulbe oculaire au manchon orbitaire normal ou pathologique qui l'enchâsse.

Mécanisme de la déviation externe dans l'hypométropie. — Ce n'est donc pas dans le « balancement et l'équilibre des muscles de l'orbite » que l'on doit chercher la cause primitive normale de la déviation externe dans la myopie. Dans les conditions habituelles de M, le strabisme dynamique externe n'est qu'une hypothèse chargée d'expliquer des phénomènes morbides auxquels elle attribue une idée d'activité qu'on ne trouve point dans les faits. Il est aisé de concevoir, après tout ce que j'ai dit, que le premier rôle, dans la création de la divergence pathologique, appartient aux résistances passives, aux obstacles matériels de toutes sortes qui s'opposent au jeu régulier du système musculaire extrinsèque. Le droit interne, loin d'être dédaigné (Donders), « réagit énergiquement. » Tant que la neutralisation de la rétine ne permet pas l'abstraction de l'image produite hors de la macula, il sollicite le globe à la vision binoculaire. C'est à ses efforts que l'on doit la rareté du strabisme fixe dans ces cas (p. 142-143) ; et, à l'opposé (p. 129) de ce qui arrive dans H, sa formation à une époque déjà avancée de l'existence. Mais, affaibli par les lésions consécutives, les circonstances défavorables à son rôle fonctionnel s'exagérant de plus en plus (v. p. 260), l'organe oculaire subit l'action dès lors prépondérante des influences mécaniques « toutes passives » qui sont les causes éloignées et prochaines de sa position strabique.

« Dans l'hypométropie le strabisme divergent se fait par *accommodement* passif de l'œil et des conditions orbitaires qui l'environnent. » C'est dans la forme bulbaire, dans les modifications périphériques apportées par la progression, et les dispositions statiques de l'orbite que l'on doit en rechercher l'origine principale.

L'organe myope par le fait de la position relative de son axe optique et de son axe de figure est disposé à la divergence (p. 127, 140). En outre, la saillie staphylomateuse heurte, dans ses déplacements latéraux en dedans, les limites postérieures externes de la cavité orbitaire.

La circonférence antérieure du globe déborde normalement la base de l'orbite en dehors, en raison de l'obliquité de cette base. .C'est donc à ce niveau que la portion sclérotico-cornéenne de la sphère oculaire est le moins maintenue. La progression myopique exagère cette disposition (v. p. 256, etc.) et rend possible un déjettement de côté. D'ailleurs l'anatomie nous apprend que le globe est plus près de la paroi interne que de l'externe, du plancher que de la voûte, ce qui ne permet pas son déplacement en dedans. Lors de l'ectasie et des changements dans la situation générale du globe, le segment antérieur propulsé légèrement en avant aura une tendance naturelle à s'incliner du côté où l'orbite manque pour le sou-

tenir « et où elle s'abaisse en même temps davantage », c'est-à-
dire *en dehors* en en bas.

Un phénomène analogue se passe dans le *strabisme par indifférence*,
sans qu'il y ait intervention de lésions morbides extra-oculaires.
N'ayant plus sa raison d'être physiologique dans la vie de relation,
l'œil n'appartient plus qu'à la vie végétative. Soustrait à l'acte régu-
larisateur de la vision binoculaire, *il s'accommode passivement à la
forme de l'orbite* (v. p. 138). Il suit l'impulsion matérielle de l'équilibre que comporte son état organique, ses dispositions musculaires,
et celles de ses aponévroses. Il reste sous l'empire constant de la
résultante de ces diverses influences qui d'ordinaire l'entraînent à la
déviation oblique externe (v. 2ᵉ partie, chap. XV art. 1). Mais, à
l'opposé du strabisme myopique, celui-ci est simple et facile, n'ayant
pour antagoniste que l'action très-secondaire des mouvements associés, conservés en partie grâce aux peu d'efforts qu'ils nécessitent
et à la persistance de la simultanéité normale de l'influx nerveux
dans les deux yeux. Il va de soi, par conséquent, que l'amblyopie
forte, si fréquente dans M progressive, décidera souvent la permanence. Et c'est là, en effet, à mon sens, la source la plus ordinaire
du strabisme divergent fixe dans la myopie. Je dois y joindre,
comme cause agissant dans le même sens, l'astygmatisme et l'anisométropie, surtout celle acquise pathologiquement. On devine sans
peine que *l'œil* dévié sera celui où l'excès de réfraction sera maximum (v. 3ᵉ partie : *Strab. anisométropique*).

A ces causes principales et initiales on peut en ajouter d'autres
simplement adjuvantes, telles que le fait par lequel l'œil s'écarte du
champ restreint de la myopie (p. 139), éludant ainsi l'asthénopie musculaire : la valeur de l'angle α (p. 140), etc. Il n'y a là ni
origine première, ni mécanisme réellement efficace ; c'est par la
convergence qu'intervient normalement le dynamisme fonctionnel
pour satisfaire au besoin du sensorium (p. 137, 144). On n'a point
affaire ici à une manifestation vitale et réparatrice (v. p. 144),
mais à un acte mécanique simple.

Asthénopies myopiques : binoculaire et « ciliaire. »

La qualification de dynamique et de musculaire ne convient pas aux phénomènes strabiques divergents, propres spécialement à la myopie. — « L'asthénopie musculaire est un symptôme » constitué par l'impossibilié de maintenir plus ou moins longtemps l'attention binoculaire sur les objets rapprochés. Elle a par conséquent des origines multiples : l'anisométropie (p. 99), des troubles de l'accommodation dans H et E (p. 170, 171, etc.) ; les lésions organiques et fonctionnelles des cordes motrices, c'est-à dire l'insuffisance absolue des internes, le dynamisme interne (p. 33, 200-202), la prépondérance divergente (p. 25, 139, 177, etc), etc. Dans la myopie toutes ces causes peuvent intervenir. J'accepterais volontiers même qu'on leur attribuât une fréquence plus grande que dans les autres états de la réfraction. Mais l'asthénopie due à M elle-même est le symptôme ordinaire des états que j'ai décrits plus haut; par conséquent en première ligne un signe d'allongement antéro-postérieur du globe et des accidents inhérents à cette disposition organique (p. 138, 142, etc.). Le mot asthénopie myopique s'applique donc à toute cette série de phénomènes qui commence à la déviation dans le regard vague et rêveur et finit au point où les forces motrices ne sont plus suffisamment efficaces, ou tout au moins sont devenues incapables de gouverner ls mouvements extrêmes (p. 143) d'un globe ovoïde, peu mobile, lourd et long dans un infundibulum conique. Aussi « la déviation de l'œil dans l'acte de la rêverie et le strabisme relatif dans M (p. 124-125, 141), sont-ils des faits de même ordre que ceux que j'ai dits par accommodement. »

Relativement à leur signification, les termes : asthénopie « musculaire » préjugent sur l'origine du trouble qualifié en l'attribuant à une lésion nécessairement inhérente aux muscles eux-mêmes. A ce point de vue la dénomination ordinaire mérite d'être remplacée par celle d'*asthénopie* de la vision *binoculaire*. Quant à l'asthénopie, symptôme de M, elle doit réveiller avant tout l'idée d'une structure spéciale du globe et pourrait s'appeler simplement *asthénopie myopique*. Les développements dans lesquels je suis entré dans les pages qui précèdent (33 etc. 202) prouvent surabondamment que la désignation de ce phénomène par les mots : dynamisme externe, dynamisme divergent, strabisme dynamique divergent, strabisme latent dynamique externe, prépondérance du système divergent, etc., ne convient point aux faits réels, propres spécialement à M, c'est-à-dire à l'allongement antéro-postérieur du globe. Je considère comme des exceptions, non comme faisant loi, l'inégale répartition du dynamisme ou la distribution anormale des insertions des obliques (p. 139), « capables » d'engendrer dans la myopie les accidents asthénopiques.

Les lignes qui précèdent s'appliquent à un fait presque normal de la vision binoculaire du myope. L'asthénopie est le résultat de la divergence par accommodement. Mais si, dans la lutte des résistances passives et du dynamisme fonctionnel, ce dernier conserve l'avantage, un phénomène inverse peut se produire, et l'on a alors « une véritable asthénopie de la vision binoculaire par le fait de l'hypersthénie du groupe convergent » (v. p. 282).

Asthénie « ciliaire » de M, par hypotrophie, conséquence d'inaction fonctionnelle.—L'œil atteint de myopie forte n'a pas besoin (p. 220, 232), à l'égal de l'emmétrope, du système de la réfraction dynamique qui lui est adjoint pour la vision des objets rapprochés. Par le fait ordinaire de l'amoindrissement lent, chronique et progressif du rapport entre l'accommodation et la convergence (p. 117--123, 201), celui-ci est négligé et souvent inactif (v. p. 6-7, 9, 43-44, 111, 120-123, 157, 238).

La faiblesse dans son dynamisme et sa structure organique en est la conséquence (p. 219-220, 232). Elle se marque déjà chez le jeune homme par le défaut d'amplitude $\dfrac{1}{A_2}$ (p. 111, 122-123), et, la neutralisation effectuée, par l'impossibilité de dépenser aussi longtemps que l'œil normal une somme notable de ses forces. Quoique l'affaiblissement soit véritable, un essai passager des verres peut le laisser croire nul. Il arrive alors chez le myope ce qui survient chez les personnes affaiblies par une maladie grave. Des contractions isolées, je dirai spasmodiques, des efforts ciliaires courts sont puissants et presque égaux à ceux dont le sujet était capable avant l'apparition de la cause débilitante. Cependant, le muscle se relâche bientôt par épuisement, et toute persistance dans l'action est non-seulement pénible, mais impossible. Au contraire, l'impuissance accommodative reste masquée, si l'épreuve n'a point la durée au bout de laquelle se déclarerait l'asthénopie. A un âge plus avancé cette *paresis* est une cause d'exagération et d'anticipation dans la production des phénomènes presbyopiques (v. p. 112, 123, 168, 223-225, 229, 232). Elle nécessite souvent avant 40 ans l'emploi de deux lentilles pour la vision du remotum et du proximum (p. 43, 111). Cette asthénopie « latente, mais réelle » est absolue, intrinsèque ; non relative comme dans l'hypéropie. Elle a pour double résultat l'atténuation de la puissance et de la nutrition du muscle. Néanmoins dans les cas où le globe myope est sain, spécialement dans les degrés peu élevés du vice, la réfraction dynamique reste jusqu'à un certain âge supérieure, *in potentia*, à son rôle fonctionnel. En un mot, il n'y a pas d'asthénopie accommodative apparente. Elle est en outre susceptible de recouvrer par l'exercice, parfois très-promptement son énergie perdue (p. 39, 123. Obs. 4.) Mais il est faux de formuler d'une façon absolue, comme ne craignent pas de le faire la majorité des auteurs (Galezowski, etc.) que la force d'accommodation est normale dans M, que le parcours seul est restreint. Cette proposition ne peut être exacte que dans l'enfance (p. 110, 111) et pour les myopies à distance, faibles ou moyennes (v. p. 64-65, 112, 126, 164, 222). Plus le parcours de l'accommodation diminue par le fait de l'élargissement du globe, plus le dynamisme accommodateur décroît et plus se manifeste « l'abaissement de l'excitabilité normale » (système de Brown) : l'appareil ciliaire serait le seul, dans l'organisme qui conserverait la plénitude de ses forces sans remplir ses fonctions naturelles dans toute leur étendue (v. p. 152, 219-220).

L'état que je viens de décrire est en grande partie la conséquence du fait simple de l'excès de réfraction, l'œil considéré comme instrument d'optique, c'est-à-dire, en tant qu'objet de transmission et organe de réceptivité de l'image. La progression du vice aura donc pour effet fatal de l'accentuer davantage ; mais de toutes les causes qui peuvent l'accroître la principale est, sans contredit, la distension ectasique du globe.

Non-seulement ces faits si intéressants n'ont point été étudiés, mais jusqu'ici on a admis théoriquement que l'excès d'accommodation était un fait propre (p. 9-10, etc.) à la myopie, et même en était l'origine (p. 12-16, 33-45, 110-187, 200-202). On comprend, à la rigueur, qu'il ait pu en être ainsi, si on réfléchit que le dynamisme accommodateur dans M extrême joue un rôle très-secondaire (p. 112). Son amoindrissement et même sa suppression peuvent survenir, sans qu'aucun symptôme marquant attire l'attention du praticien. C'est au point que dans certains cas d'hypométropie la paralysie complète de la courte racine du ganglion ophthalmique passe inaperçue, tant ses conséquences morbides sont peu apparentes pour l'observateur, et peu incommodes pour le malade.

J'ai dit, page 252, que l'atrophie portait particulièrement et même quelquefois uniquement sur le muscle de Rouget et Müller. Peut-on induire, comme Iwanoff, de ce que l'organe ciliaire est dépourvu, chez tous les animaux sauf le singe, de fibres circulaires, que celles-ci soient plus sujettes aux phénomènes régressifs que les faisceaux radiés? Cette vue de l'esprit ne pourrait être fondée qu'à la condition que le sphincter musculaire serait accessoire chez l'homme à l'état adulte et normal. Or précisément l'état inverse existe. Il étreint par ses contractions le sac choroïdien au niveau des procès, il exagère en ce point sa forme en collet de bouteille indispensable au succès de l'intervention accommodative. Il paraît donc destiné à rendre efficace l'effort ciliaire en l'appliquant au relâchement de la zone de Zinn (voy. p. 104-107) et peut-être aussi à une action plus ou moins directe sur la lentille cristallinienne (p. 105). La conséquence de cet état de choses est qu'à l'encontre de l'opinion de l'auteur que je viens de citer, la civilisation exigeant une grande activité de la réfraction dynamique, aurait pour effet, comme chez l'hypérope (p. 276), d'hypertrophier les fibres en cercle autant et plus que les fibres méridiennes. Aussi est-il évident pour moi que la cause initiale de la disparition à peu près complète dans M de la partie antérieure du muscle ciliaire est due à son défaut d'usage, je dirais même à son action nuisible, puisqu'elle s'additionne au défaut statique pour l'exagérer. Le myope ne peut modifier sa vision quant au remotum. Pour le proximum sa vue est aisée et facile, et tout effort accommodateur accentué irait à l'inverse de ses besoins. Aussi, dans les hypermyopics, le muscle ciliaire, ayant à éviter les tractions qui portent sur la zonule, deviendra uniquement tenseur de la choroïde. A ce point de vue il peut être considéré comme ayant à accomplir une tâche considérable en raison des dimensions anormales de la membrane et de la pression interne qui tend à la dilater. Est-ce là la raison de ces hypertrophies? Seraient-elles la conséquence d'une réaction ultime et vitale des fibres longitudinales, au moment de la progression? Je ne le pense pas. La seule explication rationnelle est la suivante : si l'on analyse l'action dynamique des deux portions ciliaires, on s'aperçoit bien vite que la première partie, radiée, agit selon une direction parallèle à la scléra, d'arrière en avant vers le canal de Schlemm ; et la seconde, dans un sens concentrique et même antéro-postérieur qui la rapproche de l'axe optique. Plus l'énergie des fibres méridiennes sera puissante, et moins l'efficacité accommodatrice sera grande. En sorte que le myope redoutant l'excès d'accommodation exagéra leurs efforts en relâchant autant que possible les faisceaux circulaires qui deviennent pour elles des antagonistes. L'hypertrophie des unes et la diminution des autres trouvent dans ce mécanisme une interprétation plausible. Mais de là à attribuer au muscle de Bowman une accommodation négative particulière au myope (Iwanoff), il y a bien loin (v. p. 117). On est, en effet, en présence d'un fait des plus communs : une modification organique de l'appareil en raison de nécessités spéciales de la fonction (v. p. 232). L'intervention dont je parle ne recule point le foyer, mais prévient son transport en avant. C'est un enchaînement véritable de l'accommodation positive.

« Distension du système musculo-vasculaire interne *dans M* (p. 5-7, 162-165, 252, et 2ᵉ partie, chap. XIV et XVI), d'où *asthénopie accommodative par lésions mécanique et morbide.* » — J'ai comparé (p. 105) l'enveloppe cilio-choroïdienne à un muscle prenant ses attaches antérieures au contour cornéen qui constitue son point d'origine parfaitement fixe dans les mouvements les plus ordinaires. Ses insertions mobiles (p. 107) se font à l'ora serrata, ce qui le rend tenseur du segment postérieur de la choroïde, soudé lui-même à la coque oculaire, au niveau de la macula et du foramen optique. La distension du système musculo-vasculaire interne de l'accommodation (p. 103-109) sera donc un résultat inévitable de l'ectasie myopique. Elle s'exagérera surtout par l'extension ultime de l'œil dans tous ses diamètres. Fait auquel correspondent : des modifications ciliaires organiques variables avec le degré d'hydrophthalmie du bulbe; l'exagération de l'aplatissement du cristallin (p. 3-7), de la cornée (p. 2-197); la profondeur plus grande de la chambre antérieure (v. p. 2-3, 100, et chap. suiv.), en l'absence d'habitus glaucomateux (v. p. 161); la mydriase par dilatation du globe (p. 9), etc. A cette époque de l'affection on n'aura donc pas lieu de s'étonner que la vision nette n'existe qu'au punctum proximum; en sorte que la lentille correctrice ne neutralise le vice que pour une seule distance.

Asthénopie binoculaire dans l'hypéropie. — Elle est moins fréquente que dans M, grâce à la mobilité du globe, qui permet la suppression ordinaire facile d'un des deux yeux par la convergence (p. 129-132 et 169-170). Les phénomènes y sont en général plus simples. Considérés au point de vue unique de l'amétropie, ils se trouvent, pris en masse, « sous la *dépendance* exclusive » des rapports de la faiblesse de la réfraction avec l'accommodation et la convergence, ainsi que des relations modifiées de ces deux éléments eux-mêmes. Les autres causes qui peuvent les faire naître et les développer dans H (v. p. 171) sont communes à tous les états réfractifs. *L'asthénopie binoculaire hypermétropique* est donc l'expression des résultats négatifs du dynamisme fonctionnel des deux facteurs de la vision associée nette et distincte : l'accommodation binoculaire et l'accommodation ciliaire, appliquées à la correction physiologique de l'œil trop court.

Si la neutralisation est aisée et durable, tout se passe physiologiquement. Mais si celle-ci, « quoique momentanément complète, » ne peut s'effectuer, pour des distances rapprochées, que d'une façon passagère, le sensorium ne tarde pas à se débarrasser d'une vision binoculaire pénible, irrégulière et intermittente, par la suppression de l'organe où les difficultés correctrices sont maximum (p. 130-131). Les efforts excessifs de l'accommodation spasmodique ont pour corollaire l'effort des internes, qui a pour frein la vision binoculaire. Que celle-ci s'interrompe : l'œil est exclu par le fait de la nécessité sensoriale de l'impression unique (v. p. 169-170). L'asthénopie accommodative est supprimée par un strabisme convergent actif. C'est ce qui explique le chiffre considérable (80/100) des obliquités hypermétropiques, dans le nombre des déviations convergentes.

Je suppose à présent que H soit assymétrique, absolue, ou relative seulement pour de grandes distances, le système musculaire intra et extra étant sain, ou qu'une parésie quelconque laisse le muscle ciliaire au-dessous de sa tâche (p. 168-169, 171); les yeux sont alors par rapport au centre de sensation visuelle, comme s'ils étaient amblyopes, ils subiront une partie des phénomènes de l'indifférence et par conséquent de l'accommodement (v. p. 266). Entre ces deux états parfaitement distincts se classeront les intermédiaires avec des résultats moyens (p. 171).

M. Giraud-Teulon qui admet avec la généralité des auteurs la prépondérance native du groupe convergent dans l'hypéropie, a cependant signalé la coexistence «plus fréquente qu'on ne croit» de l'insuffisance des internes dans cet état de la réfraction. Je pense qu'au lieu de classer la plupart des faits qui servent d'arguments à cette manière de voir dans les cas d'impuissance adductrice, il convient, au contraire souvent de les ranger dans ceux de l'accommodement : par indifférence (v. p. 167-168, 171, 279), ou lié à des dispositions anatomiques exceptionnelles telles que celle de l'angle α (v. ch. XV).

En résumé, pour une convergence fixe indispensable à la vision binoculaire dans des circonstances données, quand le rapport entre l'accommodation efficace et l'adduction augmente considérablement, le strabisme convergent est *déterminé*, « si l'effort accommodatif correcteur ne peut se soutenir.» Dans le cas où, quelle qu'en soit la cause, le dynamisme ciliaire ne peut neutraliser l'état réfractif, la conséquence fréquente est l'asthénopie par la divergence.

Je ne puis ici passer sous silence un fait à la fois des plus instructifs et des plus intéressants : je veux parler du *strabisme latent divergent dynamique et acquis dans l'hypermétropie*. Cette déviation rarissime se développe selon toute apparence dans les circonstances suivantes : Un sujet est atteint de H facultative et ses occupations ne nécessitent jamais l'emploi de la vision rapprochée. Les mouvements des yeux étant réglés avant tout par le besoin de la netteté et de l'unité de l'image, l'énergie de la fonction visuelle est dirigée vers la réalisation de ce but. Il survient alors relativement aux droits externes, ce qui arrive à leurs antagonistes dans les cas ordinaires d'hypéropie relative (129-132) ou ceux de M moyennes que j'ai décrits page 126-127. Les rôles sont renversés. L'abducteur exagère ses efforts qui deviennent efficaces malgré la circonstance défavorable de la divergence normale des axes cornéens. Pendant ce temps le droit interne se relâche et s'allonge au plus grand bénéfice de l'état binoculaire, et en dépit de l'énergie des contractions ciliaires simultanées. La vision régulière est ainsi constituée. Mais admettons qu'un phénomène intercurrent quelconque supprime l'effort accommodateur. L'état parétique et la correction du déficit de la réfraction, sont de ces cas Ils enlèveront, par ce fait à l'adduction un auxiliaire puissant, et l'on se trouvera en présence d'une asthénopie musculaire vraie, par insuffisance du droit interne. Parfois, le sujet peut, malgré la neutralisation, lire pendant quelques instants ; mais en demandant au sensorium une lecture prolongée on le place dans des conditions inaccoutumées et on l'expose par conséquent aux perturbations et à la fatigue qu'engendre toute rupture subite dans les habitudes : perturbations dans lesquelles le muscle qui déployait le plus de force relative auparavant l'emporte sur l'autre en reprenant son rôle habituel.

L'état que je viens de relater a pour corrollaire un fait non moins curieux : c'est *l'insuffisance interne dans la déviation convergente*. Dans ces cas d'hypéropie relative, la prédominance externe naturelle ou acquise n'a pu prévenir le strabisme en dedans (v. p. 281).

L'action dynamique adductrice l'a emporté (v. p. 142), mais tenue entre deux influences rivales, l'obliquité de l'œil est instable. Si l'on emploie, en effet, les lentilles exactement correctrices : après la diplopie homonyme on ne tarde pas à constater des images croisées. La lutte avec ses alternatives reprend sous les yeux du praticien, parce que l'organe dévié est rendu momentanément à la vie fonctionnelle.

Si l'on se reporte à tout ce que j'ai dit sur les *déviations inhérentes à la faiblesse de réfraction*, on voit que l'hypermétropie absolue ou avec parésie ciliaire expose l'œil aux phénomènes d'indifférence, (p. 168-171, 279 et suiv.).

Les faits exceptionnellement rares dont je viens de parler se rencontrent dans H relative ou facultative. Quant au défaut relatif de réfraction ordinaire il engendre le plus souvent le strabisme convergent fixe ou intermittent (p. 129-132, 169-170).

Asthénopie accommodative de H. — L'asthénopie accommodative est une fois sur trois un symptôme propre à l'hypermétropie, ou, ce qui revient au même, à la brièveté relative du globe. Aussi peut-on dire avec Donders, sans trop s'éloigner de la vérité, que dans sa forme pure, la faiblesse de réfraction ne manque presque jamais. Les principes de la pathologie optique en rendent parfaitement compte (p. 113-114, 130). L'hypérope, en effet, emploie tout ou partie de ses forces ciliaires pour le regard au loin. L'accommodation pour le punctum proximum normal nécessiterait donc parfois, dans H absolue, pour devenir efficace le double, et au delà de la puissance régulière de l'emmétrope. Quoi d'étonnant, dès lors, que le dynamisme correcteur de l'état statique soit souvent incapable de se maintenir au niveau de sa tâche. Entraîné d'une façon violente et spasmodique (p. 114) vers le but de la neutralisation complète du vice, ou contraint de produire en permanence (p. 113) une tension exagérée, il se trouve promptement *usé*. A ces excès d'efforts succède fatalement une fatigue rapide plus ou moins accentuée, une sorte d'inhabileté d'action, de perte d'haleine, une *impuissance momentanée*, accompagnée d'un sommeil paralytique; ou, si l'on aime mieux, une syncope musculaire *par résolution* ou accablement; en un mot, un état parétique plus ou moins analogue à celui de la presbytie, quant à ses résultats actuels qui justifient en partie la dénomination ingénieuse, mais peu exacte d'hyperpresbyopie facultative (Donders) ou consécutive (Giraud-Teulon). On doit donc chercher l'origine première et organique de « l'asthénopie accommodative de H » dans le fait de la faiblesse de la réfraction statique; la cause occasionnelle dans la tension excessive et continue pour voir de près; et celle de la « lassitude oculaire » dans la dépense et l'épuisement dynamique de l'acte réparateur physiologique du déficit de l'état réfractif.

On comprendra maintenant pourquoi l'asthénopie accommodative de l'hypéropie se montre d'autant plus tôt que le défaut amétropique est plus considérable; et seulement lors de la presbyopie dans les cas d'hypéropie latente.

En outre, *cette asthénopie n'est point absolue* (p. 114). Presque toujours la faiblesse de l'amplitude est relative. Les forces ciliaires, en soi peuvent rester notables, se trouver identiques à celle de l'emmétrope, et même supérieures (v. p. 219-220), et cependant être insuffisantes pour retenir l'image sur le plan rétinien. Ces assertions sont pleinement justifiées par l'autopsie qui révèle chez l'hypérope l'accroissement de l'angle antéro-interne sclérotical du triangle ciliaire (v. p. 252), et l'exagération de la saillie intérieure où sont groupés, très-proches les uns des autres, des faisceaux *considérables de « fibres circulaires hypertrophiées. »*

Il est de toute évidence que les asthénopies dont je viens de parler peuvent se rencontrer simultanément chez le même sujet. C'est ce fait qui a reçu la désignation *d'asthénopie mixte*, et qui serait je crois beaucoup mieux nommée : *asthénopie double* hypéropique binoculaire et accommodative.

Les trois grandes catégories d'origines de l'asthénopie de l'accommodation binoculaire et du strabisme latent, « c'est-à-dire de la première période des déviations confirmées. »

Insuffisance de la vue au moyen d'un seul œil ; supériorité et nécessité physiologique de la vision associée. — La *vision uni-oculaire* n'indique d'une façon exacte que les directions, n'accuse nettement ni les saillies, ni les creux, n'apporte point, même dans le regard attentif, la connaissance géométrique et précise des objets considérés. Elle ne possède qu'imparfaitement la faculté de limitation (Serres d'Uzès), ou mieux de localisation, et nous expose par conséquent, en raison de ses mille imperfections, à prendre souvent l'apparence pour la réalité. Au contraire, par le fait du concours des deux yeux, le sensorium acquiert la notion du relief, des sinuosités, des positions relatives, des distances, de la forme, des volumes et des dimensions, c'est-à-dire la perception des caractères d'ordre mathématique. Ces résultats importants sont les conséquences de la « fusion de la partie commune des deux images dissemblables, inégales et asymétriques appartenant à chacun des deux yeux. »

Les *points de regard* de chaque champ visuel répondent anatomiquement à la partie centrale de la *fovea centralis,* lieu de la vision la plus distincte. Les centres des deux fossettes rétiniennes sont alors sous l'influence de la double *inpression* sensuelle d'un « objet unique situé dans le champ commun de la vision. » Il s'ensuit, relativement à ce dernier, une *transmission* simultanée de ses qualités lumineuses, et des *perceptions* symétriques et exactement superposables. La confusion en une seule *sensation* totale, la simplicité et l'unicité dans le jugement en sont à la fois la conséquence et le résultat.

Quelle que soit d'ailleurs la part des données *empiristiques*, et celle de l'idée innée (théorie *nativistique*) dans la *notion* accompagnant les modifications visuelles organiques et cérébrales, il est un fait d'observation incontestable : c'est l'horreur habituelle de la dualité, c'est-à-dire des images doubles, c'est le besoin de bien voir, de voir distinctement. Il en résulte l'obligation fonctionnelle de la vision binoculaire, c'est-à-dire de la « double perception fondue en une seule sensation des surfaces fixées. » Phénomène nécessaire à l'exactitude et à l'entier développement de la notion des qualités lumineuses des corps. Tout ce qui va, d'une façon efficace, à l'encontre de cette loi physiologique est ou devient morbide.

Étant donné ce fait primordial de la nécessité impérieuse de la vision simple et *complète*, par la fusion des deux images uni oculaires correspondantes aux points du regard, j'appelle asthénopie binoculaire « la difficulté de conserver cette superposition parfaite par l'intersection exacte des lignes visuelles, vers l'objet examiné; » en d'autres termes, un « manque d'énergie dans le principe de fusionnement, » sur lequel repose avant tout la vision binoculaire, ou un « défaut de puissance effective » de la fonction visuelle. L'ensemble des actes morbides qui s'y rattachent a été étudié et décrit par lambeaux dans nos œuvres classiques, sous les noms de asthénopie musculaire, strabisme latent divergent, strabisme dynamique externe, prédominance congénitale des externes, asthénopie par insuffisance des muscles droits internes (Von Graefe), *debilitas visus* (Taylor), *debolezza di vista per stanchezza di nervi* (Scarpa), *Weakness of sight, ophthalmokopie*, lassitude oculaire, etc., etc., qui ne sont que des formes de ses manifestations, ses causes ou ses symptômes. Les développements considérables que comportent l'étude complète de ce sujet ne peuvent trouver place ici à l'occasion des troubles de la réfraction ; mais dans le cadre largement tracé, calqué sur la nature même des faits, viendront se classer naturellement tous les phénomènes de cet ordre révélés par l'examen attentif au praticien observateur.

Définition. — *L'Asthénopie binoculaire, ou de la vision associée, est donc caractérisée par le fait de l'impuissance absolue ou relative dans laquelle se trouve le sensorium de régulariser et de maintenir, comme à l'état normal physiologique, les mouvements combinés et associés indispensables à la sensation unique de la vision complète et distincte avec les deux yeux.* Dans ces cas, s'il surgit une circonstance défavorable à la fonction régulière, la vue nette et simple est interrompue par une tendance à la production de deux sensations différentes du même objet, c'est-à-dire par la diplopie masquée (voyez p. 128). Celle-ci annonce une disposition à la déviation de l'un des organes oculaires. C'est l'impuissance du sensorium, peu importe son origine intrinsèque ou extrinsèque. C'est le *strabisme latent* qui se révèle. L'asthénopie binoculaire comprendra, par conséquent, tous les faits qui, sous la dépendance des causes premières du strabisme, sont englobés entre cet état obscur et voilé au début, et la déviation périodique ou intermittente dans laquelle la vue binoculaire est momentanément supprimée.

L'asthénopie de la vision associée et le strabisme latent, quelle que soit son espèce, reconnaissent l'une et l'autre pour cause trois grandes catégories de phénomènes. Dans le regard avec les deux yeux, la vision binoculaire agit en maintenant exactement la rencontre des axes optiques sur le point fixé. Elle résistera donc, dans les limites de ses forces, à ces trois sortes d'influences appartenant chacune, par leur nature, à l'une des divisions naturelles suivantes :

A. L'*Asthénopie musculaire* (native ou acquise) *absolue* (par parésie, hypotrophie, etc.), *ou relative* à la prépondérance dynamique par contracture, rétraction, hypersthénie spasmodique, hypertrophique, etc., ou se rattachant à des bénéfices d'insertions des antagonistes.

. On pense généralement que l'œil qui ne fixe rien est dirigé en face par le fait de l'équilibre exact des forces musculaires qui lui sont appliquées. Il peut se faire, en effet, que les muscles soient développés d'une façon tellement symétrique et régulière que leurs mouvements synergiques restent normaux, sans action directrice permanente de la vision binoculaire. Mais ces cas sont loin d'être constants. Bien plus, je pense qu'il est rare que les cordes motrices soient *exactement* en rapport avec leur rôle réciproque, de façon que, pendant le regard droit en avant, dans un plan horizontal, les muscles se fassent *naturellement* et exactement équilibre. Cependant, la prédominance ou l'insuffisance d'un muscle peut être appréciable à nos moyens d'investigation, sans que pour cela il y ait asthénopie. La coordination parfaite des mouvements persiste, grâce à l'énergie de l'influence sensoriale continue et régularisatrice (v. p. 281).

B. L'*accommodement* (quel qu'en soit le point de départ) *congénital ou acquis* (reconnaissant des causes éloignées et prochaines, inhérentes au globe oculaire, à ses annexes, à l'orbite, à une tumeur, à un traumatisme, etc., auxquelles s'adjoint souvent, comme circonstance occasionnelle, le défaut d'acuité). Cette origine principale peut être divisée elle-même en : 1° accommodement *physiologique*, et 2° accommodement *morbide, avec ou sans amblyopie :*

1° La suspension momentanée de la régularisation sensoriale des mouvements de l'œil ne comporte pas nécessairement le strabisme immédiat, quoique sa persistance implique, à mon sens, d'une façon fatale, une rupture d'harmonie, une discordance prochaine dans l'équilibre synergique des forces musculaires. Les muscles, en effet, ne peuvent rester symétriques dans leur puissance et leur efficacité, qu'à la condition de l'application constante de leur dynamisme à l'accomplissement de la fonction qui les dirige. Sans l'impérieux besoin de la sensation unique, la règle serait la déviation et non point celle-ci l'exception. Mais si l'on considère l'œil dans la position relative ou absolue qu'il prend dans l'orbite, sous l'influence de l'équilibre naturel de la tonicité de chacune de ses cordes motrices, de la forme de ses tissus et de ceux qui l'enchâssent, le parallélisme des deux axes visuels peut ne point exister à l'état de repos complet et de sommeil, sans que pour cela il y ait asthénopie binoculaire et diplopie morbide (v. 2ᵉ part., chap. XV, art. 1).

2° *a.* L'œil qui ne voit pas ou qui voit mal n'est plus sollicité à la vue combinée, il reste sans réagir sous le coup des actions passives qui l'environnent (v. p. 266). Il est abandonné à lui-même

(v. p. 171). Ne pouvant plus puiser dans l'action directrice du sensorium les facultés qui lui permettaient de leur résister, il subit les influences mécaniques permanentes qui l'entraînent dans un délai variable « à un strabisme presque toujours divergent. » L'effacement temporal externe de l'orbite (v. p. 265) et les dispositions naturelles déjà signalées (p. 136, 138, 262) en sont les motifs déterminants. On doit également y ajouter ce fait que la position moyenne, dite initiale, prise pour point de repère, l'axe de l'œil amblyope étant primitivement dirigé en face, reste lors des mouvements énergiques de combinaison dans la divergence relative.

b. Dans l'état précédent l'asthénopie avait sa source dans des modifications sensoriales. Tout y est relativement simple et mécanique, par le fait de la suppression partielle ou totale du moniteur musculaire. Dans le cas, au contraire, où la sensibilité spéciale est en tout point conservée, les phénomènes sont plus complexes. L'intervention dynamique de la fonction modifie, annihile ou retarde les effets de l'accommodement (v. p. 140, 143, 265). La déviation résulte donc de l'infériorité musculaire, alors que le dynamisme fonctionnel ne peut plus vaincre l'obstacle qui s'oppose à la réalisation de la vision binoculaire.

C. 1° *Les perturbations* dans les rapports dynamiques variables *de l'accommodation binoculaire et de l'accommodation ciliaire dans les divers états réfractifs* de l'œil. 2° On peut y rattacher *les fausses relations fonctionnelles*, résultats de troubles dynamiques nerveux, *prenant leur source dans une irrégularité cérébro-rétinienne* de naissance, ou pathologique acquise. Les troubles de l'état binoculaire dans l'hystérie, le nystagmus, dans l'affection mal connue décrite sous les noms d'asthénopie rétinienne ou nerveuse, de débilitation, d'hyperesthésie, etc., et qui mériterait peut-être mieux la qualification « d'ataxie rétinienne », appartiennent à cette troisième origine. J'en dirai autant de la perte du sens musculaire, et de ce que j'ai appelé activité photophobique, page 137.

Les divisions que je viens de présenter sont essentiellement naturelles et cliniques. Cependant il ne faudrait pas croire qu'on puisse faire entrer dans une de ces trois origines distinctes chacun des faits d'asthénopie binoculaire et de strabisme latent, de façon qu'il se trouve entièrement soustrait à l'influence des deux autres. Tout se lie dans ces questions complexes, de telle sorte qu'elles ne sauraient être traitées isolément. Un exemple fera parfaitement comprendre ma pensée :

Une insuffisance de force musculaire peut exister réellement chez l'hypermétrope, être assez élevée pour déterminer l'asthénopie, et pourtant rester masquée. Je suppose, en effet, que le groupe convergent soit par lui-même en déficit de puisance. L'action réflexe exercée sur lui, par un maximum efficace de la tension ciliaire, engendrera une exagération dans l'effort adducteur (v. p. 130). Cette intervention aura pour conséquence non de porter l'œil en dedans, mais de le maintenir dans la situation normale et physiologique nécessaire à la sensation simple de la vue associée (v. Loring, Ann. d'ocul., 1870 . L'organe oculaire est préservé de la déviation interne, par le fait de la faiblesse intrinsèque de l'adduction. Ce fait nous démontre que deux causes primitives en présence (la première A : l'insuffisance absolue du droit interne; la seconde C : le besoin pour voir net d'exagérer l'accommodation) peuvent, selon celle qui est prépondérante, amener un résultat inverse.

1. Dans l'espèce, je suppose, à un moment donné, l'impuissance parésique accommodative. L'asthénopie binoculaire se rattachera dans sa production à la première origine A, par l'insuffisance intrinsèque de la convergence; à la deuxième B, qui devient circonstance adjuvante, par le défaut d'acuité lié à la position de l'image et de l'écran rétinien, résultat de la réfraction statique; à la troisième C, par l'interruption du dynamisme musculaire interne. A l'analyse, l'asthénopie de l'état binoculaire se trouve donc ainsi constituée : de ses trois origines, les deux premières sont natives et dissimulées par l'intervention du dynamisme acquis de l'accommodation et de la convergence, lequel, par sa suppression, devient lui-même cause occasionnelle, rentrant par sa nature dans la troisième origine.

2. Le second résultat possible (v. p. 274) aura pour déterminisme : l'hypersthénie acquise et la rétraction du droit interne arrivant à surmonter par ses efforts, corollaires de ceux de l'accommodation et subordonnés au besoin de voir net, des influences de prédominance externe se liant à la première origine.

Asthénopie binoculaire par excès de convergence. — J'ai décrit longuement (p. 124-128) le mécanisme du strabisme convergent dans les myopies moyennes en particulier. J'ai insisté (p. 142-144, 265, etc.) sur les efforts considérables employés par l'adduction pour prévenir l'obliquité de l'œil myope en dehors. Mais, je ne saurais trop le répéter, tandis que certaines dispositions organiques normales portent l'œil à la divergence, dans la satisfaction régulière des besoins du sensorium la tendance fonctionnelle est en général à la déviation interne, quel que soit l'état réfractif. Tous les degrés de l'hypométropie présentent cette propension dynamique qui dans le courant de l'existence se révèle sous une forme ou sous une autre. On rencontre par exemple des myopes de 1/8 à 1/4 et au-dessus, chez lesquels la convergence reste exactement au niveau de sa tâche dans l'acte habituel de la vision « très-rapprochée ». Rien ne peut faire soupçonner dans le jeu normal de l'adduction une modification quelconque de ses éléments. Tout se passe sans fatigue, comme chez l'emmétrope. Mais, à la presbytie survient un défaut d'harmonie entre l'action adductrice et ciliaire.

Pour un même degré d'excès de réfraction, toutes choses restant égales, l'accommodation a pu dans un cas heureux déployer une action plus efficace et étendre légèrement son parcours. Lors des progrès de l'âge le punctum proximum recule donc, par le fait de la restriction progressive du jeu accommodateur, et avec lui, le point de la vision la plus nette et la plus distincte. Dès lors, quand le sujet regarde attentivement, pour examiner un objet minutieux de près, la confusion de l'image et même la diplopie homonyme se manifestent. C'est le *strabisme latent convergent dynamique de la myopie*, dans la vision attentive, qui apparaît. Pendant la première période de la vie, la puissance adductrice s'est accrue en raison de l'exagération de son rôle. Elle est devenue prépondérante, et quand le sensorium fait appel à sa fonction, elle dépasse le but en amenant les axes ou l'un des deux au niveau du premier punctum proximum. L'accommodation en déficit physiologique ne peut plus alors corriger l'état qu'elle voilait auparavant. Cependant il peut arriver, après un long repos, qu'un effort passager permette à ces sujets de voir momentanément à leur premier point de fixation, de telle sorte que ce n'est qu'en éloignant l'objet sous le coup de la sensation de fatigue oculaire et de tension douloureuse, que la vue devient vague et double par le fait de l'aberration diplopique. Un prisme à base en dehors ou même quelquefois une lentille convexe faible neutraliseront cet état asthénopique binoculaire en permettant une déviation convergente supérieure, c'est-à-dire un emploi régulier de l'exubérance interne.

Est-il rationnel de classer ce fait et ses analogues dans les asthénopies accommodatives? (V. Mannhardt, Archiv für Ophth., Bd. XV, Abth., I, 1869.) Non, car ici la faiblesse de l'accommodation est physiologique; c'est celle de la presbyopie. Si le recul régulier du punctum proximum ne peut se faire sans inconvénient, c'est dans l'hypersthénie acquise de l'adducteur qu'il faut en trouver la cause. La presbytie n'est que l'occasion révélatrice de la prédominance dynamique interne.

Dans ces observations, comme dans les cas de prédominance des externes, la vue, quoique possédant une acuité normale, est également incapable d'une application soutenue en un point donné à de courtes distances. J'ai choisi cet exemple à dessein, pour montrer que la dénomination : asthénopie de l'état binoculaire de la vision associée, ne doit point être applicable seulement, comme le font croire les descriptions incomplètes qu'en donnent les auteurs, aux résultats de l'insuffisance absolue ou relative du groupe convergent. Des faits semblables s'observent au début du strabisme interne périodique de M dans le regard au loin. Il convient également de les ranger dans l'asthénopie binoculaire en général.

État asthénopique de la vision associée, c'est-à-dire : de la difficulté dans l'accomplissement de l'accommodation binoculaire en général. — Pris dans un sens large et philosophique, l'asthénopie binoculaire doit comprendre tous les faits cliniques, tous les phénomènes qui précèdent la création du strabisme immédiatement reconnaissable. Peu importe que ce défaut de combinaison régulière soit dû à un manque ou à un excès léger de convergence; peu importe la distance du lieu du regard : à mes yeux, il y a asthénopie binoculaire constituée par le fait de l'incapacité de maintenir la jonction des axes visuels sur le point fixé, que la tendance de cet entre-croisement soit de s'éloigner ou de se rapprocher. Dans l'un et l'autre cas, il y a impuissance à diriger et à maintenir d'une façon durable et parfaite les mouvements combinés indispensables à la vision associée. Aussi, quoique applicable aux faits les plus ordinaires, je considère comme insuffisante et incomplète la définition anglaise : « Impossibility of sustaining the accommodation of the eyes to near objects. »

Dans cette manière de voir, la tension douloureuse, la fatigue oculaire, l'hebetudo visus, l'irisalgie (Piorry), etc., ne sont plus la maladie elle-même, mais des symptômes qui peuvent manquer exceptionnellement ; le mot asthénopie ne correspond exactement à une « expression de l'organe souffrant » que dans les cas ordinairement décrits où l'accommodation convergente est d'abord pénible, puis impossible. De même un des signes différentiels de l'affection en général n'est plus de pouvoir indéfiniment exercer sa vue sur des objets éloignés, comme dans l'état sain ; mais, tous les cas de même nature, ne pouvant être séparés, sont réunis en un même faisceau dans une classification d'ensemble, logique et naturelle ; ce qui n'empêche pas de les grouper secondairement, en raison des besoins pratiques et de leurs symptômes principaux.

Accommodations binoculaire, convergente et divergente ; et ciliaire, positive et négative. — On voit par ce qui précède que l'œil de l'homme, construit pour voir de loin et nettement à l'horizon à l'état statique, comme celui d'un grand nombre d'animaux, n'a que faire d'un appareil ciliaire négatif pour l'adaptation aux distances éloignées (v. p. 117). Celle-ci n'est dans tous les cas, même dans l'état natif d'allongement antéro-postérieur (p. 271), que le relâchement naturel de l'action positive.

Quant à l'accommodation binoculaire, pour satisfaire dans tous les cas donnés aux nécessités sensoriales de la netteté et de l'unicité de l'image, elle possède dans la divergence une faculté active antagoniste de l'accommodation convergente. (V. p. 130, 273.)

CHAPITRE XIV.

MÉCANISME DES ALTÉRATIONS ATROPHIQUES DE L'HÉMISPHÈRE POSTÉRIEUR DU GLOBE DANS LA MYOPIE.

ART. I.

Causes prochaines de dénutrition générale de la choroïde.
Atrophie diffuse.

Jusqu'à ce jour, les auteurs se sont occupés surtout à rechercher dans des lésions primitives de tissus la cause de la projection staphylomateuse. Quant à l'état fonctionnel, ils ne l'ont invoqué que pour lui faire jouer un rôle mécanique de pression ou de tension directes, régulièrement périodique ou accidentelle, sur les points déprimés. D'autre part, résoudre le problème en faisant intervenir la prédisposition, c'est avouer son ignorance. L'insuffisance de ces théories étant amplement démontrée (p. 12-52, 167-215), on doit trouver ailleurs (v. p. 218-239) l'origine de ces atrophies diffuses ou disséminées, dont on ne s'est jamais préoccupé que comme des symptômes deutéropathiques accessoires (v. 240-247), de ce défaut général de nutrition choroïdienne qui frappe à l'examen ophthalmoscopique dans les degrés élevés du vice, même chez les enfants (p. 180, 232), et que révèle si nettement la nécropsie à un âge plus avancé (p. 247-254).

Le sac choroïdien dans l'œil myope se trouve sous le coup de *deux causes permanentes d'atrophie :* l'*inaction* relative du système accommodateur (v. p. 110-116, 268); puis la *congestion* qui en est la conséquence (p. 145-159), et qui entraîne elle-même à sa suite l'exagération de la pression intra-oculaire (p. 159-165). L'influence de ces deux phénomènes somatiques se fait sentir, sans irrégularité ni violence, d'une façon diamétralement inverse aux propriétés vitales actives, à l'utilité fonctionnelle de ses différentes portions et à leur résistance intrinsèque. De là cette marche si retenue et si mesurée de l'affection (v. p. 49), cette ectasie fatalement progressive dans M extrême (Donders); de là aussi cette lenteur d'évolution qui ne demande pas moins de 14 à 20 ans pour exagérer le vice de 1/20 à 1/5.

La congestion physiologique normale dite par accommodation, qui accompagne l'état fonctionnel de l'organe myope en activité, est « aussi considérable, et même plus », que celle de l'emmétrope ou de l'hypérope. La largeur pupillaire, les cercles de diffusion, l'exagération des vibrations lumineuses par rapprochement forcé de l'objet, les efforts binoculaires, de beaucoup supérieurs à ceux de l'œil normal (p. 124-125, 143), etc., l'expliquent suffisamment. D'autre part, le muscle ciliaire, souvent réduit au rôle de tenseur de la choroïde (v. p. 270-271), ne conserve qu'une influence directe sur la zone antérieure (p. 146, 159). Il ne communique plus au cristallin, que d'une façon restreinte, les déformations accommo-datrices dont l'effet de compression déplétive se généralise jusqu'au segment optique par l'intermédiaire du corps hyalin incompressible. Il y a donc hypostase, spécialement dans l'hémisphère postérieur.

Si la choroïde dépérit la première (p. 243) c'est que c'est en elle que la suppression du jeu accommodateur a ses conséquences les plus directes (v. p. 103-109, 145-159). Cette membrane est un véri-table réservoir sanguin (p. 146-147). La coque fibreuse, étant inex-tensible, localise spécialement sur le système vasculaire l'action dy-namique dans chaque mouvement imprimé aux parties internes du globe. La paresse de l'accommodation a donc pour résultat une stase choroïdienne variable (v. p. 155-159), d'où résulte la régres-sion sur place du tissu congestionné (p. 243-244). La pathologie gé-nérale et même la pathologie oculaire montrent de nombreux pro-cessus semblables ou analogues. Dans la névrite, par exemple, l'engorgement des vaisseaux, leur ampliation précèdent une atro-phie progressive de la papille que rien n'arrête, alors même que le molimen inflammatoire a été étranger à la marche de l'affection. De même, dans l'œil myope, à l'hyperémie de la jeunesse succède lentement, mais quand même dans les degrés élevés du vice, une résorption graduelle qui s'effectue d'abord dans les éléments les plus secondaires et qui envahit ensuite petit à petit ceux dont la capacité de résistance a été plus considérable. (V. 240-253.)

Ces dilatations vasculaires engendrent la plénitude, et l'exagéra-tion de tension du bulbe. Celles-ci affectent deux formes, l'une bé-nigne, l'autre grave (p. 159-161). Dans l'une, l'œil myope présente une chambre antérieure vaste, profonde et large. Cet état correspond à ce que l'on connaît sur l'anatomie du globe brachymétrope, dont le volume est exagéré; et aussi à ce fait que l'accommodation ne retient point, comme dans l'œil normal le cristallin en avant. (V. Coccius, Plicque, *loc. cit.*, etc.). Dans l'autre, cet espace est restreint dans ses dimensions, la tension myopique a perdu ses caractères anodins. Elle a fait place à un habitus glaucomateux plus ou moins marqué. Les circonstances efficientes de ces deux pressions intra-oculaires sont à la fois causes d'ectasie et de dénutrition : les unes en entravant simplement les fonctions internes d'adaptation, les autres par *compression directe* (v. p. 162-164) et *effet mécanique de distension*. On a dans ces cas affaire à un affaiblissement progressif de la force qui préside à la nutrition moléculaire des tissus. Or, chose singulière mais vraie, ce sont, d'une façon générale, les organes les plus pourvus de vaisseaux, ceux dans lesquels le mouvement nutritif a le plus d'énergie à l'état physiologique, qui subissent de préférence les manifestations atrophiques. L'examen direct prouve à l'autopsie que c'est ce qui se passe dans le cas qui nous occupe. La choroïde, avant de subir l'atrophie proprement dite et d'être réduite en certains points de sa surface à une trame vasculaire qui n'est plus qu'un vestige, passe par cet état, qui est le premier degré de l'altération régressive, et qui se caractérise par la diminution du nombre des molécules constituant son parenchyme. On est alors en présence de ce phénomène, dont les symptômes objectifs échappent très souvent aux débuts et qu'Andral et Piorry ont désigné, d'une façon générale, du nom d'*hypotrophie*. La dénutrition sévit surtout sur le tissu cellulo-élastique qui a perdu ses fonctions (v. p. 146-147), et sur la couche épithéliale, en raison de sa structure anatomique et de son rôle fonctionnel accessoire (p. 11). Ainsi que l'a très-bien démontré M. Cazalis, la lésion atrophique simple affecte toujours primitivement les vaisseaux les plus fins, et procède sans exacerbations notables des capillaires vers les troncs. Les phénomènes choroïdiens suivent cette loi. La membrane ruyschienne est des premières atteintes, et alors se déroulent sous les yeux de l'observateur les altérations régressives de la choroïdite atrophique (v. p. 240-253). Le parenchyme pâlit. L'épithélium perd son pigment. Bientôt tous les deux disparaissent et cèdent la place à un tissu cellulaire ténu recouvert çà et là de cellules pigmentaires irrégulières offrant cet *aspect pommelé* dû à des taches blanches ou grises bordées de noir et éparpillées à sa surface. Les éléments réticulaires élastiques et vitrés se résorbent à leur tour, et il ne reste parfois de la choroïde qu'un feuillet transparent, délicat et sans structure. (V. p. 247-249.)

Parallèlement à la maladie de la choroïde s'accentue, en conservant avec elle une proportionnalité variable, l'amincissement de la sclérotique, altérée par proximité de tissu, mais surtout par le fait de la disparition progressive des capillaires attenant à sa doublure choroïdienne.

S'appuyant uniquement sur la clinique, M. Alphonse Desmarres attribue aux altérations du cercle ciliaire un retentissement considérable sur les affections générales des enveloppes profondes. Il fait jouer à cet organe un rôle capital, et l'appelle le *cerveau de l'œil*. Quoique dénué de preuves directes, il place sous sa dépendance un système lymphatique, etc. Sans pousser si loin l'engouement, je dirai qu'il me paraît rationnel de penser que les modifications matérielles de l'anneau ciliaire (p. 252), en dehors des causes purement fonctionnelles et mécaniques que j'ai exposées, ne sont point étrangères peut-être aux phénomènes régressifs de la myopie.

Art. II.

La région polaire et la surface interceptée entre la macula et la papille sont spécialement exposées à l'atrophie et à la distension.

Le segment choroïdien postérieur est celui où s'accentue le plus l'affaiblissement de la circulation locale oculaire dans la myopie. — Si on se reporte à ce que j'ai déjà dit (p. 146, 159, 286) de l'influence accommodatrice sur le système circulatoire choroïdien total, il devient évident que les points les plus exposés aux hyperémies passives sont les plus distants du centre d'action de l'appareil ciliaire; ceux qui ne participent que d'une façon indirecte et par contre-coup à son travail fonctionnel; en un mot, ceux qui appartiennent à la région oculaire la plus profonde.

Dans l'acte accommodatif de la contraction choroïdienne (v. p. 109), les parties sur lesquelles retentissent le moins les effets circulatoires directs sont situées sur la limite du fascis vasculaire, c'est-à-dire au voisinage de la papille et de la macula. Outre cette action, que plusieurs auteurs allemands admettent dans de larges limites, la choroïde possède, surtout en arrière, un rôle non moins important, et en grande partie actif, c'est celui de contention (v. p. 146, 153). Le stroma interstitiel cellulo-élastique, ses fibres musculaires, le tonus artériel et veineux, lui communiquent une tension indispensable non-seulement à la conservation physiologique de l'intégrité de l'enveloppe, mais aussi au maintien et à l'amortissement des mouvements communiqués aux milieux de l'œil dans l'adaptation aux distances. Que l'accommodation cesse, la réaction choroïdienne disparaît avec son motif d'existence ; la membrane, devenue passive, reste en état de turgescence vasculaire disposée aux résorptions progressives de sa trame.

Ces éléments importants d'atrophie des parties polaires sont exagérés encore par la disposition anatomique de la moitié postérieure du globe atteint de myopie. On ne doit point oublier, en effet, qu'en vertu de la structure congénitale que commande son état de réfraction, le segment orbitaire est plus éloigné de l'équateur que dans l'œil normal. Les conséquences de cet état statique sont : 1° l'allongement de la corde choroïdienne qui relie le corps ciliaire et la papille ; 2° toute chose restant égale, l'inutilité relative du coussin vasculaire postérieur pour la régularisation des déplacements internes appesantis et restreints par l'augmentation de la masse du corps vitré. Enfin, en entrant dans les détails, on s'aperçoit que la trame interceptée entre les deux points fixes, la macula et le pourtour optique, se trouve, pour ainsi dire, isolée au milieu du corps choroïdien. Elle n'appartient que dans des limites restreintes à l'ensemble des fonctions de la membrane, à laquelle elle se relie anatomiquement par continuité, mais dont elle ne peut suivre les oscillations fonctionnelles. Elle sera donc la première à ressentir les effets de l'amoindrissement total de la circulation locale oculaire.

Dispositions vasculaires antérieure et postérieure de la choroïde. — Les capillaires de second ordre ne sont point uniformément répandus dans la trame choroïdienne. Le corps et les procès ciliaires sont dépourvus de membrane ruyschienne, et les vaisseaux de cet ordre qui entrent dans leur composition sont disséminés dans leur épaisseur en moins grande abondance (v. p. 147, 159). Si on étudie, d'autre part, les dispositions vasculaires de la choroïde dans la région polaire, on constate la finesse de son réseau. Mais, à la partie interne de la papille, on est frappé du volume relatif des troncs, de la quantité des capillaires et du court trajet que les veines ont à parcourir pour se rendre aux confluents des vortex. En dehors du foramen opticum, au contraire, leur parcours est doublé par l'éloignement des conduits d'émergence; les anastomoses sont plus déliées, et les capillaires plus longs et plus grêles. En raison de cette structure anatomique (v. p. 287), ne pourrait-on pas déjà dire, *a priori*, que la choroïdite atrophique existant, son lieu d'élection se trouvera à la région externe de la papille? C'est, d'ailleurs ainsi que le processus régressif de la vieillesse, non précédé de myopie, se montre dans la majeure partie des cas (p. 253).

En outre, la trame choroïdienne est, pour ainsi dire, sectionnée au pourtour optique. La couche vasculaire de la choroïde et celle du pigment s'y terminent d'une façon brusque; seuls les autres éléments de la trame entourent, en fibrilles ténues, les faisceaux du nerf et participent à la composition de la lamina cribrosa. Il est naturel que ce soient ces *points limites* qui *subissent le plus facilement l'absorption progressive.*

On peut ranger dans la catégorie des circonstances favorables au développement atrophique : *l'inutilité relative de la partie postérieure de la membrane choroïdienne.* Cette vérité trouve sa démonstration dans ces cas fréquents de la disparition, parfois complète, de la zone qui entoure la papille, sans troubles appréciables des milieux de l'œil (v. p. 53, et obs. 2, 1°). On a soutenu d'ailleurs que la choroïde peut s'atrophier sans que la disparition du pigment soit préjudiciable (v. Bravais, th. de Paris, 1869). On est allé jusqu'à dire (Desmoulins) qu'elle favorisait l'acuité (v. p. 11). Ces faits démontrent qu'en dehors de son rôle de contention, il n'y a « rien d'absolument essentiel dans la portion la plus postérieure de la membrane choroïdienne; » et cette condition d'inutilité relative, en même temps qu'elle témoigne de l'exiguïté de son travail fonctionnel, explique son peu de résistance à l'atrophie.

Conditions anatomiques normales exposant au processus atrophique et au mécanisme de distension. — Une disposition particulière des membranes se joint aux causes que je viens de signaler pour favoriser l'atrophie et l'ectasie consécutive dans le segment postérieur. C'est la dissociation des tissus dans cette portion reculée de l'enveloppe par le fait de *l'entrée* dans la scléra *des nerfs ciliaires et des vaisseaux les plus postérieurs*. Les perforations qui en résultent et la présence d'éléments divers dans cette région, en même temps qu'elles rompent l'homogénéité des membranes, les disposent à la régression et à la disjonction facile, sous le coup de l'action expansive interne, qui accroît la plénitude et la tension oculaires dans la myopie.

Une circonstance, qui est également une cause de localisation, se trouve dans la présence du *renfort latéral* qu'offrent les muscles droits et obliques dans les points correspondant à leur surface de contact avec le bulbe. En arrière des insertions musculaires, les parois seront, toute chose égale d'ailleurs, plus disposées à céder que sur les parties latérales. De toute la surface postérieure du globe, c'est la région même de la pénétration du nerf optique qui est la *moins soutenue* « par les annexes immédiats, » et, dans cette région, dit M. Giraud-Teulon lui-même, *le côté inférieur et interne.* Le lieu d'élection ordinaire du croissant staphylomateux prouve péremptoirement que ce n'est là qu'une cause accessoire des accidents myopiques.

A sept mois de la vie fœtale, l'endroit de la choroïde qui correspond à la protubérance scléroticale est mince. Il laisse voir, par transparence, les branches vasculaires qui le traversent. A la naissance (Von Ammon), l'enveloppe postérieure, surtout au niveau de la *protuberantia scleralis*, n'est point parvenu au perfectionnement qu'elle doit acquérir et conserver plus tard. On comprend aisément que les troubles circulatoires consécutifs à l'inaction ciliaire placent de bonne heure dans les hauts degrés du vice cette portion du segment dans des conditions défavorables à son entier développement (p. 232). Le résultat inévitable de ces conditions physiologiques normales sera de diminuer la résistance et la vitalité de ces parties, et, en conséquence, de favoriser finalement leur distension.

Triangle nervoso-polaire. — L'espace intercalé entre la macula et la marge du nerf présente des dispositions spéciales dont l'importance est extrême pour l'explication du siége ordinaire du staphylôme.

Tous les arcs de cercles choroïdiens, antéro-postérieurs, qui coupent le nerf optique, sont interrompus, dans une étendue variable, par la circonférence papillaire, au niveau de laquelle ils prennent des attaches solides au foramen scléral. D'autre part, au pôle, ils adhèrent fortement à la rétine par la *macula badua* de Sœmmering (v. Von Ammon, *loc. cit.*). Ainsi enclavés, ils ne peuvent supporter une pression exagérée ou anormale sans se laisser altérer dans leurs éléments organiques. La résistance isolée et locale n'est point liée à l'action du système élastique, qui réagit d'ensemble lors des mouvements du corps vitré et d'une façon égale sur toute la surface limitante intra-oculaire. Si l'on considère isolément la corde choroïdienne, résultat de l'intersection du plan méridien passant par la fovea centralis et le milieu de la cupule optique, on se convaincra aisément que la ligne interceptée entre la macula et le bord papillaire est rendue inactive, au moins en grande partie, par son attache antérieure. Et cette considération aura d'autant plus de valeur que l'on sera disposé davantage à accepter la réaction choroïdienne dans les mouvements oculaires internes, ou, comme H. Müller, la contractilité de son tissu. Dès lors, le triangle formé par les tangentes à la papille, passant par la macula, sera à la fois et le plus inactif et le plus exposé aux tiraillements. Si, en ces points, la trame choroïdienne vient à subir, par une cause quelconque, une distension exagérée, le reste de la membrane, en se déplaçant, ne pourra effacer les effets locaux. D'autre part, le glaucome nous apprend que les points les plus dépressibles et les plus sujets à l'atrophie appartiennent au pourtour papillaire.

Si, maintenant, on admet une disposition atrophique accompagnée de pression intra-oculaire, le début existera fatalement dans ce triangle, dont les conditions sont si exceptionnellement favorables à la congestion (p. 288), à la régression (p. 290) et à la distension; en un mot, au développement de la projection staphylomateuse, qui en raison de la structure organique trouvera son lieu d'élection à la circonférence de la papille, c'est-à-dire à la contiguïté de la scléra et de la choroïde avec le cylindre optique. Le point le premier affecté de cet arc limite sera le plus proche de la macula, appartenant à l'arc méridien dont j'ai parlé.

Mécanisme de distension locale, ses causes prochaines. — Des ophthalmologistes qui se sont occupés de ce sujet, la plupart ont émis l'hypothèse que l'atrophie suit la distension (v. p. 17, 199, 211). Le processus régressif serait par conséquent deutéropathique; peu importe l'origine du défaut de résistance de l'enveloppe scléroticochoroïdienne : qu'elle soit le résultat de l'écart externe de la gaîne du nerf (v. 2e partie, chap. XV), ou de toute autre cause. Mais la direction de la lésion apparente ne correspond pas toujours au côté de l'enveloppe optique qui a cédé (v. p. 28); l'arc atrophique peut exister sans staphylôme dans les myopies moyennes et même dans les degrés plus élevés (p. 245, 250); l'altération régressive n'est en rapport constant ni avec la hernie locale staphylomateuse, ni avec l'ectasie du segment postérieur (p. 250, 253). Ce désaccord s'explique par ce fait que la distension ne précède pas toujours, mais qu'elle suit au contraire ordinairement (p. 245) les phénomènes de dénutrition qui sont ses causes prochaines, mais dont « elle exagère à son tour la gravité. » La projection en arrière est donc, en général, le résultat de la faiblesse *acquise* des membranes formant la calotte postérieure de la sphère oculaire. Ce qui prouve que ce motif est des plus puissants, et que la pression interne n'est souvent qu'accessoire v. p. 213-215), c'est la persistance presque constante de la largeur de la chambre antérieure et le peu d'élévation de la tension myopique.

Cependant ce serait une erreur de croire que la condition *sine qua non* de l'acte staphylomateux se trouve dans des lésions qui se constatent aisément à l'ophthalmoscope. Sans doute il en est quelquefois ainsi; mais il faut se rappeler que l'enveloppe vasculaire a perdu petit à petit ses propriétés toniques rétractiles et élastiques, et ne s'offre plus à la tension latérale intérieure qu'elle subit qu'à l'état de relâchement organique. La scléra elle-même est « dénourrie et altérée par contiguïté. » D'ailleurs, organe normalement passif, elle ne peut réagir en vertu de propriétés dynamiques contre la pression qu'elle supporte. Privée du secours choroïdien, elle cédera souvent à la longue, sans que la tension soit très-exagérée (v. 2e partie, chap. XVI). Or, l'arc de méridien qui traverse la macula, fixé à ses deux extrémités, subira au moment de la distension les tiraillements les plus considérables. Ces troubles mécaniques, ajoutés aux lésions circulatoires consécutives, ne pourront que hâter les altérations de ces points déjà affectés.

On peut constater *parfois* une *dilatation* maximum *au niveau de la macula*, quoique l'atrophie apparente reste confinée à la marge papillaire. La portion externe de la tache jaune bénéficie alors de l'extensibilité facile de la choroïde dans cette direction et de son déplacement graduel possible sur la surface scléroticale (v. p. 105, 107, 109); mais, à la moindre extension du triangle nervoso-polaire, la circulation souffrira, en raison de ses adhérences, et la membrane ruyschienne sera exposée aux premières manifestations atrophiques sensibles à l'ophthalmoscope. Celles-ci se montreront de préférence, d'une part au pourtour du disque papillaire, et (v. p. 246) d'autre part, sur les points les plus rapprochés de la macula, en sorte que l'axe de la surface atrophique sera rationnellement la ligne reliant la tache jaune au centre de la papille (p. 292, etc.).

Il me reste à dire comment et pourquoi le croissant atrophique avec « projection staphylomateuse locale » se développe normalement à droite et à gauche du cylindre optique (v. 2ᵉ part., chap. XV).

Art. III.

De l'action adductrice et du spasme ciliaire, causes de progression myopique.

On a admis que la convergence même normale et le travail accommodateur pour la vision binoculaire de près pouvaient, par le fait d'une action compressive, amener chez certains yeux emmétropes un allongement antéro-postérieur, résultat de la distension des membranes profondes (v. 13-46, 173-207, 212). D'une part, les lésions initiales invoquées ne supportent pas le contrôle des faits; d'autre part, il n'est point dans les lois naturelles qu'une fonction intacte crée des lésions morbides organiques. Quels que soient les mouvements du globe, si un muscle se contracte, l'antagoniste s'allonge d'une quantité équivalente; ni le centre (p. 255), ni la forme, ni la pression ne changent (p. 173-177). Dans l'acte régulier de l'accommodation, il en est de même. Les oscillations internes du globe ne sauraient ni augmenter sa tension normale ni la localiser « d'une façon morbide. » Dans ces conditions, les actes fonctionnels ne peuvent pas être cause de staphylôme et de myopie. Mais, si l'on considère un bulbe congénitalement trop long, les inconvénients de la convergence deviennent justifiables. En outre, l'altération consécutive à sa structure anthropologique peut être exagérée dans son développement par des actes fonctionnels réguliers qui ne s'exécutent plus en présence de tissus sains.

C'est surtout dans les cas d'ectasie constituée que les efforts d'adduction (v. p. 140-144), et le spasme ciliaire (v. 33-46, 200, 202, et 3ᵉ partie, § 16), peuvent occasionner l'aggravtaion du mal. Dans ces circonstances anormales et pathologiques, la forte convergence est des différents mouvements celui qui doit être considéré comme le plus nuisible. Le travail adducteur se fait dans les conditions les plus mauvaises possibles (v. p. 262-268). Le centre d'évolution du globe est déplacé, les muscles sont distendus, la coque déformée. La capsule de Ténon, dont les dispositions assurent à l'état normal la liberté des mouvements et l'intégrité du bulbe, est elle-même modifiée dans sa structure, etc. Les obstacles matériels s'accroissent de jour en jour, et cela au moment où le myope doit rapprocher les objets davantage, et par conséquent développer un excès de force pour produire l'entrecroisement indispensable à la vision binoculaire. Dès lors, des contractions démesurées pourront donner lieu à une compression intermittente réelle. Les conditions sont changées; on n'a plus, comme dans l'enfance, un œil sans lésions morbides et physiologiquement placé à l'abri de toute pression intempestive. Aussi l'efficacité morbide adductrice ne doit être considérée à ce point de vue que dans des cas rares de déviations organiques véritables, ou de circonstances pathologiques ayant rompu l'équilibre normal. Les progressions habituelles de la presbytie (v. p. 224, 229-233) nous montrent assez, que tant que l'œil ne s'éloigne pas trop de la forme emmétropique, il n'a rien à craindre de la convergence. Cette action musculaire, admise, ne peut être qu'une circonstance adjuvante qui hâte le progrès de l'ectasie, lorsque celle-ci est déjà créée dans ses éléments essentiels.

Il en est de même de l'action fonctionnelle accommodatrice (v. p. 38-44; 2ᵉ partie, chap. XVIII, art. ı et Trait. de la myopie), laquelle ne devient sérieusement préjudiciable qu'à l'état spasmodique qu'elle affecte parfois dans la myopie progressive (v. p. 113-116).

Quant à l'influence des efforts de synergie engendrés par le strabisme divergent dynamique simple, je me suis déjà expliqué à ce sujet (v. p. 33-38, 200-202). Je considère son action comme rare et même problématique (v. 262-268).

CHAPITRE XV.

DE LA DÉCORTICATION DU NERF OPTIQUE, CAUSE DE DISTENSION ET D'ATROPHIE LOCALE DE LA RÉGION PRÉPAPILLAIRE. — PHÉNOMÈNES OBJECTIFS STAPHYLOMATEUX.

Art. I.

La cause locale et immédiate de la décortication est inhérente au tissu inerte sans dynamisme actif.

Parmi les différentes causes de localisation de la maladie ectasique dans la myopie, il en est une dont l'effet est peut-être fréquent. Elle n'a pas, que je sache, été étudiée ; c'est la décortication du nerf optique par le fait même des mouvements de l'œil.

Si l'on cherche à se faire une idée de la formation du staphylôme d'après la marche des signes ophthalmoscopiques, ce sont les membranes du segment postérieur externe avec le nerf optique que la réflexion met immédiatement en cause, et la nécropsie corrobore cette vue *à priori*.

Les tissus sont-ils dans la myopie, physiologiquement de naissance, plus extensibles en ces points du globe? Je crois qu'aucune raison sérieuse ne justifie cette manière de voir (v. p. 211). Les tissus sont sains chez l'enfant dans l'immense majorité des cas. Rien n'autorise à supposer une extensibilité mystique que ne révélerait point l'état des organes. Cependant la fixité de la lésion, ses caractères objectifs nets et limités, sa forme en arc ou en croissant qu'on dirait quelquefois taillés à l'emporte-pièce, portent fatalement à penser qu'en dehors des causes générales qui peuvent engendrer l'atrophie ou favoriser sa production, il y a une sorte de démarcation naturelle, résultat d'un mécanisme local, qui détermine dans certains cas des bornes que le mal ne dépasse pas (v. p. 250).

Accommodement orbitaire physiologique du globe. Fréquente obliquité des yeux à l'état de repos complet. — Pour arriver à saisir le mode de développement mécanique du staphylôme, il faut, au préalable, se reporter à l'examen cadavérique et savoir avant tout ce que révèle la nécropsie. C'est elle qui doit donner la clef de la question, ou contrôler l'hypothèse qui aurait pris naissance en dehors des données anatomo-pathologiques. Au surplus, il est une indication qui ressort de ce que j'ai déjà dit sur le système musculaire de l'œil (v. p. 129, 219, etc.) ; c'est que « la disposition organique, entraînant la lésion locale, ne doit point exister dans les muscles euxmêmes. » Si, en effet, on lui supposait ce siége, l'autopsie révélerait son existence, pour peu qu'elle soit considérable ; et, dans le cas où elle serait minime, tout porte à penser que l'appareil se modifierait dans sa structure et son fonctionnement, au point d'arriver à satisfaire d'une façon régulière les exigences physiologiques de l'organe (v. fin de la 2e partie : Les deux gr. classes de strab. amétropiques). Une lésion musculaire capable d'engendrer l'ectasie postérieure doit au moins être apparente.

MM. Javal, Hairion, Galezowski, Cuignet, Testelin, Warlomont, J. Müller (v. p. 118, 119), etc., pensent, les uns que pendant le sommeil l'œil est tourné en dedans et en haut, les autres en haut et en dehors. En présence d'affirmations aussi positives, sur un fait objectif aussi simple, il est vraisemblable que tous ont considéré ce qu'ils ont vu comme normal et physiologique, et le rapportent tel qu'ils l'ont constaté. Moi-même, j'ai rencontré la divergence simple dans un cas d'asphyxie avec résolution, sans que le sujet louchât auparavant. Maintes fois je l'ai observée dans la syncope et dans l'éthérisme arrivé à la période de relâchement et de prolapsus. Enfin, le cadavre offre souvent des positions diverses irrégulières strabiques qui n'existaient point pendant la vie. Ainsi donc, à l'état de repos complet, la disposition binoculaire est loin d'être semblable dans les différents yeux. Non-seulement elle peut dépendre des dispositions anatomiques directes des muscles, du bulbe et de l'orbite, mais encore de l'angle α (v. p. 262). Or, dès que les sensations optiques entrent en jeu par suite des vibrations lumineuses, les globes, disposés individuellement, selon leur équilibre statique, harmonisent leurs mouvements sous l'influence immédiate du sensorium. Leurs efforts tendent tous vers le même but : satisfaire aux besoins de la vision associée. Ces faits appuient de nouveau de leur autorité cette assertion que j'ai émise (p. 129), que les cordes motrices dans l'acte visuel obéissent moins à leurs dispositions physiques intrinsèques qu'au centre d'impression qui les régit dans leur fonction. De celui-ci dépendent, dans la plupart des cas, des états qu'on considère comme ayant une origine essentiellement organique. Les muscles extérieurs au globe sont, en général, ce que les font les exigences binoculaires (v. p. 218-220) ; et lorsque, par hasard, une disposition congénitale n'est point en rapport avec les nécessités physiologiques de la perception nette, la tendance est, toute chose égale d'ailleurs, dirigée vers la correction progressive de la défectuosité de naissance. Les pages **32-33**, **55-93** ont été consacrées à cette démonstration que la myopie et l'hypéropie ont leur source ordinaire dans une structure originelle du bulbe oculaire, alliée ou résultante des dispositions anthropologiques des milieux qui l'enchâssent, c'est-à-dire dans des écarts primitifs héréditaires ou de naissance constituant des caractères de race ou des caractères isolés, résultat de l'innéité. L'angle α dépend donc, dans la génération, par sa fixité, de la loi du semblable, et, par ses fluctuations du principe du divers. Ces états congénitaux ne peuvent être modifiés par aucune fonction. Ils sont purement organiques et fixes pour tout le temps de l'existence de l'être, et ne peuvent se modifier que pathologiquement. D'autre part, il est logique que la situation de l'organe soit influencée considérablement par la suspension aponévrotique (v. p. 23, 173-177), qui maintient l'invariabilité du centre d'évolution (v. p. 255). Le squelette, par ses dispositions diverses, détermine le mode d'insertion de l'aponévrose et des prolongements musculo-fibreux qui la relient aux parois osseuses. Si donc l'on se rappelle la structure variable des rebords orbitaires (p. 70-73), on comprendra sans peine que, dans quelques cas, la position indifférente de l'œil sain, en repos et laissé à son équilibre naturel, soit la déviation externe (v. p. 262, 263-266) : si l'angle α est petit ou négatif, qu'une amblyopie ou l'excès de la réfraction nécessitent des arcs excursifs de convergence exagérés, on aura ainsi dans l'acte de la vision associée un déplacement considérable en dehors du point d'immergence externe du nerf optique. Ces faits ordinaires à la myopie peuvent se rencontrer accidentellement dans les autres états réfractifs. L'angle α, par exemple, est sujet à de grandes variations pour le même degré d'aplatissement bulbaire. Parfois même dans ces cas, il pourra se présenter une «*insuffisance relative des internes,*» due à la forme purement physique du globe et à sa disposition dans l'orbite. Il existe donc, inhérentes au type spécifique ou individuel, des anomalies de tissu inerte, indépendantes anatomiquement des muscles, mais constituant un obstacle à la vue binoculaire de près. Le système moteur, enrayé dans son jeu, lutte contre ces difficultés matérielles. D'un côté, les fonctions des cordes motrices se trouvent entravées, de l'autre l'action subie par les parties passives résistantes aura pour résultat rationnel une altération organique. Cette donnée, que fournit l'induction, s'accorde-t-elle avec les actes morbides que révèle l'anatomie pathologique ?

Art. II.

Staphylôme sclérotico-papillaire. — Excavation rétinienne péri-optique.

La généralité des observations attentives des lésions postérieures de l'œil myope offre une atrophie plus ou moins diffuse périphérique à l'étrier blanc prépapillaire. Leur surface est d'habitude sensiblement uniforme (v. p. 182, 245, 251). Néanmoins, quelquefois le croissant staphylomateux est circonscrit et excavé, et l'on peut aisément saisir cette disposition, grâce à certaines inflexions vasculaires qui la révèlent à l'ophthalmoscope. Rarement le bord abrupte de la papille tranche sur la surface polaire, située plus en arrière et forme une excavation rétinienne (v. p. 11). Mais on constate souvent dans ces cas avancés une dépression simultanée du segment externe papillaire, qui se relie d'une façon plus ou moins insensible au croissant ectatique.

A l'autopsie, l'excavation se présente telle que le montre l'examen sur le vivant. Sa direction répond au grand diamètre de l'atrophie. Les membranes juxtaposées paraissent avoir cédé entre la marge de la papille et la fossette centrale. Cette extension n'existe d'habitude que du côté externe où elle s'accroît en même temps que le croissant staphylomateux. Parfois, à l'union nervoso-sclérale, il y a rupture des fibrilles sclérotico-choroïdiennes qui s'en vont contribuer à la formation de la lame criblée. En un mot, l'état anatomique est tel que le produirait une traction dont l'effet se ferait sentir du pourtour optique à la *macula lutea*. L'*excavation myopique*, par sa direction, semble indiquer un mécanisme de tiraillement dans ce sens.

Le glissement scléral tel que le décrit M. Giraud-Teulon est-il suffisant à expliquer ces altérations organiques? (V. l'art. suiv.)

Art. III.

Hiatus interscléral post-bulbaire dans le staphylôme myopique.

En examinant, dans les cas que je viens de décrire, la position qu'affecte l'extrémité antérieure du nerf optique, on se convainc facilement que celle-ci est d'habitude déplacée en dedans, ainsi que Jæger l'a constaté. Si dans ces conditions on pratique une coupe horizontale et suivant la direction indiquée par la dépression sclérotico-papillaire, on rencontre, immédiatement en arrière et en dehors de l'immergence du nerf, un triangle occupé par un tissu conjonctif dissocié, le même qui se trouve normalement interposé entre les deux feuillets de l'enveloppe sclérale. L'angle prépapillaire est variable, et les côtés qui le comprennent sont l'un le bord de la section de la coque oculaire, l'autre la terminaison du cylindre nerveux lui-même. Tous les deux sont revêtus de la couche fibreuse qui forme à la fois la seconde gaîne du nerf et la doublure la plus interne de la scléra. Cet espace triangulaire est fermé par le feuillet épais et résistant le plus extérieur et son prolongement optique. Dès les premières autopsies de staphylôme, cette disposition intéressante a frappé l'attention des observateurs. En 1832, Von Ammon la retraçait très-exactement : « Es wan zwischen der Scheide und dem eigentumlchen nerven ein grosser weiter Hiatus, und das nervemark selbst eschien sehr düm »; etc. Il existait entre la gaîne et le nerf un hiatus large et grand, la substance nerveuse elle-même paraissait déprimée, amincie; etc. (*Zeitschrift für die Ophthalmologie*, t. II, p. 248; Dresden).

Il résulte de ses conditions d'anatomio-pathologie que la ligne de section externe est écartée du point de jonction du nerf et du bulbe comme si la couche sclérale excentrique et le névrilème avaient subi un redressement, résultat d'une tension à l'une de leurs extrémités. C'est à cette pensée que répond la théorie de M. Giraud-Teulon, par l'effet hypothétique des tiraillements du grand oblique. Mais alors, comment interpréter l'arc d'atrophie qui débute symétriquement sur le bord interne de la cupule optique? Quelle est l'explication plausible de l'excavation dirigée dans le sens du plus grand diamètre du croissant staphylomateux qui relie d'ordinaire la *fovea centralis* et le point le plus proche de la marge papillaire (v. 25-32, 177-187, etc., etc.). La raison d'être de cette hypothèse se trouve tout entière dans l'interprétation de la projection post-bulbaire, et néamoins elle est impuissante à donner l'intelligence nette de ces phénomènes. Si, en effet, elle explique d'une façon ingénieuse la disparition en dehors de l'angle rentrant du feuillet scléral excentrique, sa conséquence rationnelle serait au contraire d'en assurer la persistance en dedans, où cependant un second staphylôme se forme d'emblée sans passer par les intermédiaires inférieurs ou supérieurs du pourtour optique. Quant à la direction de l'axe d'atrophie maximum, elle devrait être en haut et en dehors, et non vers la macula, etc. D'ailleurs, l'autopsie ne révèle rien qui puisse faire croire à des insertions musculaires trop postérieures, tandis qu'un fait *constant*, dans les cas que je viens de décrire, c'est l'allongement antéro-postérieur du globe. Cette disposition congénitale, exagérée par l'ectasie, préexistait aux lésions, et c'est à ses conséquences que j'attribue leur développement.

Art. IV.

Mécanisme de décortication optico-bulbaire.

L'œil emmétrope est sphéroïdal. Le nerf optique s'insère plus ou moins perpendiculairement à sa surface latérale interne et postérieure. Si avec cette disposition anatomique on fait mouvoir l'organe dans n'importe quelle direction, on aura, si l'arc excursif dépasse les limites normales, certains tiraillements portant sur l'insertion bulbaire qui tendra à se détacher à ses parties périphériques, comme quand on fait cette expérience avec un cylindre mou ou inextensible, représentant le nerf optique et une boule remplaçant le globe oculaire. Si maintenant on considère un œuf ou un corps ellipsoïdal, quand il tourne autour de son centre, portant son segment antérieur à droite, par exemple, s'il est juxtaposé en arrière et du même côté à un cylindre sans adhérence, les points appartenant à la base de celui-ci s'éloignent d'autant plus vite de la calotte elliptique qu'ils appartiennent à une portion de sa surface plus proche du grand axe. Or, c'est ce qui se passe exactement pour le globe atteint de myopie, avec cette différence toutefois que le cylindre auquel la coque oculaire est fixée possède une élasticité variable et peut se laisser distendre, quoique à un degré restreint.

Ainsi, 1° dans le cas d'un œil ovoïde, la marge interne de la papille a pour un même angle de rotation un parcours dans les différents sens moindre que le pourtour optique externe, qui, en raison de son voisinage avec le pôle postérieur, décrira un arc plus considérable. 2° La disposition anatomique des globes emmétropes et brachymétropes démontre que la myopie dépend d'une élongation de l'axe visuel. Non-seulement celui-ci est plus long, mais son centre d'évolution est plus éloigné de la face postérieure de la sclérotique d'une façon absolue et relative (p. 255-258). L'espace parcouru par l'extrémité du levier postérieur étant en raison directe de sa distance au point fixe de rotation, cet état a fatalement pour conséquence l'exagération en arrière des arcs correspondant à la convergence et à la divergence de l'œil atteint de myopie. 3° La valeur de l'angle α est maximum dans l'hypéropie, moyenne dans l'emmétropie et minimum dans l'hypométropie. Chez le myope, il est même parfois négatif, c'est-à-dire situé, en avant, en dehors des axes cornéens, de telle sorte que ceux-ci convergent pour la vision au loin. La macula lutea se trouve placée en dedans de l'intersection de l'axe du miroir oculaire et des enveloppes profondes. En se plaçant toujours dans la position des cornées parallèles, la vue à l'infini ne déterminera, par conséquent, chez le sujet atteint de myopie, qu'un mouvement nul ou insignifiant; mais l'arc décrit sera considérable et maximum dans la vision de près. 4° Enfin les excursions seront, toutes choses restant égales, d'autant plus accentuées que le punctum proximum sera plus rapproché.

Les déplacements périphériques du globe sont directement proportionnels aux conditions que je viens d'énumérer. Elles sont donc éminemment favorables à la décortication du nerf optique. Celui-ci, obligé de suivre les mouvements oculaires, se détachera dans ses points les plus prépolaires qui sont appelés à subir, par le fait de l'adduction, le plus grand déplacement en dehors. Le feuillet extérieur scléral le plus résistant, sur lequel la traction sera maximum, vu sa position périphérique, se tendra d'autant plus qu'il est moins lâche. La conséquence inévitable sera l'effacement de l'angle rentrant, qui lui permet à l'état normal une connexion et une adhérence intimes avec la région péripapillaire. Dans ces conditions, la ligne qui fait l'arête ou la saillie la plus externe de la tumeur postbulbaire sera grossièrement l'hypoténuse d'un triangle rectangle, dont les côtés de l'angle approximativement droit seraient formés en dedans par le nerf optique, et en avant par l'arc sclérotical préchoroïdien. Or, l'axe ellipsoïdal et l'axe visuel lui-même aboutissent au pôle postérieur du bulbe, qui est la macula centre des impressions rétiniennes. C'est donc vers elle que doit se diriger la plus grande longueur de la surface atrophique et de la dépression staphylomateuse, si elles sont le résultat de la distension et qu'elles correspondent par conséquent à la surface prérétinienne qui limite l'espace triangulaire considéré. C'est ce que confirme l'observation la plus rigoureuse. Ce fait purement mécanique de décortication est une sorte de bénéfice de nature accidentel au profit de la facilité *actuelle* des mouvements limites du globe. Ce glissement de l'immergence du nerf porté en dedans diminue sa résistance passive qui agit dès lors sur un bras de levier moins long. Le pouvoir efficace du droit interne en est donc augmenté.

Le *croissant staphylomateux interne* peut, dans cette manière de voir, être considéré comme le résultat de la rotation du globe en dehors pour le regard de côté. Ces mouvements restreints seraient incapables, dans l'état de santé primitive du segment postérieur, d'engendrer un décollement interne analogue à celui que je viens de décrire, mais, à l'époque où il survient d'ordinaire, l'axe antéropostérieur a été augmenté le plus souvent, et la décortication externe a rompu déjà en partie l'union du nerf et de l'enveloppe qui l'embrasse physiologiquement. C'est ainsi que l'on peut considérer le premier staphylôme comme cause indirecte du deuxième (v. p. 309-310).

L'action de décortication est-elle possible en dehors de la myopie ? La réponse à cette question n'est point douteuse; la variabilité qu'offre l'individu dans la race, et les développements dans lesquels je suis entré dans l'article ı de ce chapitre le prouvent suffisamment. Certains croissants atrophiques peuvent donc rationnellement dans l'hypéropie ou l'emmétropie reconnaître cette cause pour origine. Mais, dans ces états réfractifs, la résistance à l'adduction sera généralement minime et accidentelle. Ces lésions rares surgissant dans l'état sain ne produiront d'ordinaire qu'un effet local insignifiant. Quand l'état général d'hypotrophie du segment postérieur manque par le fait du jeu régulier de l'organe oculaire, les altérations demeurent restreintes ou masquées à l'ophthalmoscope par la continuité choroïdienne, et sont incapables de modifier l'état de la réfraction statique. (V. p. 166-167, 217.)

Art. V.

Des phénomènes objectifs staphylomateux se liant rationnellement aux mécanismes de dénutrition fonctionnelle et de décortication mécanique.

Valeur pathogénique du phénomène de décortication mécanique par le fait des mouvements latéraux du globe. — On ne doit point oublier que l'atrophie choroïdienne et les désordres généraux sont, ainsi que j'y ai insisté, les principales causes de l'ectasie myopique, celles auxquelles elle doit ses dimensions, sa progression, et en un mot ses caractères pathologiques les plus importants. Une preuve décisive, c'est ce fait très-bien observé par Donders que l'atrophie des membranes profondes peut s'accentuer sans que l'excès de réfraction augmente. Il est clair que, si le segment postérieur cédait d'abord, les lésions atrophiques coïncideraient toujours avec l'augmentation du vice. Le croissant staphylomateux n'est donc pas seulement le résultat d'un mécanisme local. Quand celui-ci est isolé dans son action, comme dans les cas d'allongements antéro-postérieurs restreints, l'arc nacré reste linéaire et ne se complique pas d'atrophie excentrique. Chez l'emmétrope et l'hypérope, où son existence est accidentelle, il ne lèse en rien habituellement la nutrition générale du globe, il demeure localisé, et la choroïde sur sa limite ultime s'arrête à peine de $\frac{1}{3}$ ou de $\frac{1}{4}$ de millimètre en avant de la périphérie papillaire. Lorsque le fait mécanique décorticateur agit, sa condition apparente d'efficacité est le défaut de nutrition dans l'état myopique avancé. Si de tous les yeux l'œil myope est le plus sujet aux accidents de décortication, il le doit non-seulement à ses conditions physiques et dynamiques, mais surtout aux altérations fonctionnelles de ses tissus polaires et à la tension interne exagérée qui est leur auxiliaire à peu près constant. En somme, je considère les lésions nutritives des parties postérieures de la coque oculaire comme jouant le rôle principal dans la production des actes morbides staphylomateux. La décortication est un phénomène accessoire dans ma pensée, et si je me suis arrêté à le décrire longuement, c'est que j'ai sacrifié à la tendance des auteurs de faire intervenir un mécanisme géométrique dans la création de ces lésions de pathologie oculaire. (V. Giraud-Teulon, Noizet, *loc. cit.*, etc.) Toutefois, cette explication a sur l'hétérotopie des insertions des obliques dans un œil emmétrope, l'avantage de n'être point une simple hypothèse.

Modifications apportées par les lésions staphylomateuses dans les diamètres de la papille. — Dans le cas d'ectasie, l'ophthalmoscope montre parfois les dimensions horizontales du disque optique comparativement moindres. Arlt, de Jæger, etc., ont soutenu que cette disposition n'était qu'apparente. La papille, entraînée dans l'excavation (Knapp), propulsée en arrière, davantage sur son bord externe que du côté nasal, s'est inclinée vers l'axe de l'œil. Le nerf vu obliquement à travers la pupille, apparaît raccourci dans le sens transversal, et par conséquent sous la forme ovalaire. Néanmoins, en dehors de ce fait de perspective, il peut exister un changement réel (v. Donders, Liebreich : Atl. d'opht., etc.). Le diamètre maximum de la surface nerveuse est alors perpendiculaire à l'axe de l'atrophie. A l'examen cadavérique le nerf est refoulé au côté interne du bulbe, et l'axe vertical papillaire est quelquefois en réalité plus allongé d'une façon absolue et relative.

Excavations papillaires dans M, déplacement de la papille en dedans. — On trouve presque toujours dans la papille une petite dépression blanche tranchant sur le reste de la surface par sa coloration. C'est le *porus opticus* normal. Plus développé qu'à l'ordinaire, il prend le

Miard.   20

nom d'*excavation physiologique*. On voit alors dans la partie papillaire externe, et « dirigée du côté de la macula, une tache éclatante où se dessine l'origine des vaisseaux centraux et la trame caractéristique de la lamelle criblée, visible par transparence en raison de la faible épaisseur de la couche nerveuse qui se rend à la macula lutea. Si par des mouvements imprimés à la lentille convexe, ou à l'aide d'un ophthalmoscope binoculaire, on cherche à se rendre compte des différences de niveau, on s'aperçoit que l'excavation physiologique a, du côté nasal, un bord escarpé, quelquefois à pic, tandis qu'en dehors elle se fusionne souvent avec le rebord optique externe.

Chez certains sujets, le segment polaire de la papille est lui-même déprimé. Dans ces cas, on a affaire à une *excavation* dite *pathologique*. Cette disposition peut se rencontrer dans tous les états de la réfraction et s'accompagner d'une atrophie en demi-lune nacrée éclatante, mais tranchant sur le tissu choroïdien exactement normal.

Dans la myopie, « l'excavation pathologique se dirige, dans la majorité des cas, dans le sens de la plus grande largeur de la tache atrophique. » Dans la période constituée on aperçoit, par le fait de la résorption ou de la dépression du parenchyme papillaire, la lamina cribrosa qui se fait reconnaître par son dessin spécial et sa coloration. La cavité prend alors une couleur bleue claire dans sa surface profonde, et brunâtre quelquefois à son pourtour, en raison des granulations pigmentaires que contient la surface attenante de la scléra. La papille peut présenter un véritable enfoncement, et, se reliant à l'ectasie des membranes par son bord effacé, contribuer à la formation d'un vaste staphylôme (art. II). Je n'hésite pas à rattacher ce phénomène à la distension du segment postérieur et à expliquer la direction de la projection en arrière par la demi-hernie que font les fibres optiques dans l'hiatus d'Ammon. D'une part, la résistance physiologique de la gaine externe fait défaut en ces points pour le maintien cylindrique parfait des éléments nerveux. D'autre part la choroïde et la sclérotique interne subissent leur distension maximum au niveau de l'écartement du feuillet scléral périphérique. On a dans ces circonstances la raison évidente de la forme et de la direction du staphylôme sclérotico-papillaire. Ces parties de l'enveloppe du bulbe se trouvent alors sous une double influence.

La première, représentée par la tension oculaire avec sa direction
normale dans le sens des rayons de la sphère; la seconde qui n'est
autre que cette même pression latéralisée et propulsant en dedans
les fibres immergentes papillaires. Celles-ci, sollicitées d'ailleurs à
quitter la partie externe du foramen optique par les mouvements
d'adduction de l'œil myope, se déjetteront d'autant plus du côté
nasal que les fibres rétino-sclérotico-choroïdiennes qui les relient
au pourtour marginal auront été plus complétement sectionnées
par l'atrophie et la distension qui créent le staphylôme. On ne s'é-
tonnera donc point de voir, à l'examen ophthalmoscopique, la papille à la partie interne de l'ellipsoïde.

En outre, dans ces circonstances, la progression myopique est
déterminée par une amplification plus ou moins marquée (v. 2ᵉ partie, chap. XVI) du segment postérieur qui devient le gros bout de
l'ovoïde oculaire. La conséquence de cette dilatation de la coque
est une traction périphérique qui tend à agrandir dans tous les sens
les diamètres de la papille. Mais, simultanément, la tension interne
modifiée dans son expansion, surtout dans les cas de dépression
rétinienne prépapillaire, au niveau du staphylôme, agit comme un
coin qui séparerait mécaniquement les membranes du nerf en refoulant le bout antérieur de celui-ci en dedans. Et c'est ce qui
explique ce qu'il y a de réel et d'absolu dans le fait de l'allongement
et du raccourcissement des diamètres verticaux et horizontaux. Ces
questions si controversées qui ont été la pierre d'achoppement de
presque toutes les théories sur la création de l'excès de réfraction
trouvent ainsi leur interprétation naturelle, chaque fois qu'on les
observe, comme c'est l'ordinaire, dans les degrés élevés du vice.

*Nature et diagnostic différentiel des excavations papillaires dans la
myopie.* — Des détails dans lesquels je viens d'entrer il résulte
qu'en dehors de l'excavation totale et glaucomateuse, il existe deux
sortes de dépressions papillaires, l'une physiologique et l'autre
morbide. On ne doit point, comme on le fait chaque jour, considérer cette dernière comme une maladie spéciale, mais seulement
comme l'expression de dispositions locales exagérées quelquefois
dans leur effet par la pression intra-oculaire. La différence entre
ces deux états est loin d'être absolue. Objectivement rien au début

. de la forme pathologique ne peut la distinguer de la forme normale, à laquelle elle peut succéder par le fait d'une transformation progressive et insensible. Fréquemment, d'ailleurs, sa dépression est locale, et la lamina cribrosa ne s'aperçoit nettement que sur un point limité de la surface nerveuse. L'étendue et la netteté des signes ophthalmoscopiques ne peuvent donc pas toujours servir de base à un diagnostic différentiel certain. Von Graefe a pensé donner un symptôme pathognomonique en admettant que la dépression morbide s'étendait jusqu'à la limite du nerf, tandis que le bord escarpé, dans l'état physiologique, s'en trouve toujours à une certaine distance. Mais il est évident que cette distinction est artificielle et n'a que la valeur d'une convention ; car avant d'arriver à la limite péripapillaire l'excavation croissante subit évidemment un travail pathologique incontestable. Il existe donc des cas dans lesquels on ne peut, ni à première vue, ni après un examen vétilleux, déterminer péremptoirement la nature de la cavité optique. Le diagnostic ne peut être basé que sur des appréciations personnelles et des présomptions ophthalmoscopiques qu'infirment ou justifient « les phénomènes subjectifs » ou la marche locale de l'état organique considéré. A certaine période la nécropsie sans microscope est également impuissante à trancher dans ces cas la question différentielle. En me résumant, je dirai qu'à moins de progression se développant sous les yeux de l'observateur, l'excavation physiologique cesse là seulement où commence le désordre fonctionnel, et qu'en tout cas, quel que soit l'état de réfraction qui la présente, la dépression papillaire n'est point une entité, mais seulement un état organique, résultant de conditions spéciales. Beaucoup de dispositions locales, qui reçoivent le nom d'excavation physiologique, ne diffèrent point par leur nature de la dépression caractéristique que l'on rencontre dans la myopie avec staphylôme.

Excavation papillaire glaucomateuse dans M. — Il reste une troisième forme d'excavation, c'est la forme glaucomateuse. Elle n'appartient pas en propre à la myopie. Cependant, quand on la rencontre exceptionnellement, elle y conserve ses caractères principaux, qui sont la dépression totale dont les bords sont arrondis ou à angles droits, semblables à ceux d'une marmite ou d'un pot de chambre, te au milieu desquels s'aperçoit parfois une dilatation centrale en forme de canal ou de fuseau. Elle est en outre accompagnée, dans la forme chronique, d'un anneau péripapillaire choroïdal, atrophié et déprimé. Aussi, est-il évident que les lésions myopiques proprement dites ne peuvent être assimilées aux lésions glaucomateuses quant à leurs causes premières et à leur mécanisme principal. (V. p. 213.)

Déplacement du cercle artériel de Zinn. — Jæger a beaucoup insisté sur les modifications relatives à la position et à la structure des artères ciliaires longues, au voisinage du nerf optique. Dans l'anatomie normale, ces deux vaisseaux marchent parallèlement au nerf. Au point d'immergence dans la scléra, l'interne est plus rapproché de la papille. Là les artères s'anastomosent par inosculation autour du disque optique, et forment un cercle complet. Ce cercle, dans l'état staphylomateux, est souvent engorgé et déformé à la partie externe, de façon qu'il présente, de ce côté et au niveau de la dépression, une courbe elliptique dont le grand axe est dirigé vers la macula. Cette disposition spéciale sur laquelle Jæger s'est appuyé dans sa théorie basée sur l'inflammation, est le résultat des effets mécaniques que je viens de décrire. Ces modifications ne peuvent pas évidemment surgir sans être accompagnées de troubles rétiniens divers (v. 2ᵉ partie, chap. XVI).

Staphylômes au premier, deuxième et troisième degré de Jæger et Desmarres. — Le staphylôme, au début, est localisé d'ordinaire au côté externe de la papille. Ce n'est que plus tard que le croissant atrophique devient double et annulaire. Dans la myopie avancée, l'adduction est d'ordinaire considérablement diminuée dans son parcours, et les mouvements de divergence se trouvent relativement dans des conditions plus favorables. Quelque minime que soit l'efficacité morbide des tractions qui peuvent en être la conséquence, il est probable qu'agissant sur des tissus dénourris, elles occasionnent la localisation secondaire de l'arc atrophique interne (v. p. 303). Si maintenant on considère que le pourtour optique répond dans ces conditions à un double hiatus rempli de tissu connectif disjoint sans résistance; que la tension oculaire est partout la même, on comprendra que la pression péripapillaire détermine de proche en proche la décortication progressive périphérique en refoulant en totalité le segment postérieur. Or, lorsque le deuxième arc symétrique interne apparaît, le premier a souvent dépassé en haut ou en bas la demi-circonférence externe. Les deux espaces décortiqués sont donc dans des conditions telles qu'ils ne peuvent tarder de se rencontrer pour former autour du nerf un cône complet dont la majeure partie reste située du côté externe.

CHAPITRE XVI.

DILATATION DU GLOBE ATTEINT D'HYPOTROPHIE MYOPIQUE. TROUBLES RÉTINIENS DEUTÉROPATHIQUES.

L'œil myope est sujet à deux sortes de pressions intra-oculaires (v. p. 155-165, 286-287). L'une la *tension myopique* qui peut s'accorder avec un état de santé relative du globe ; l'autre, plus grave, sorte de *tension staphylomateuse* désignée sous le nom d'habitus glaucomateux. Indépendamment des accidents divers dus aux causes multiples que j'ai invoquées, il surgit à la suite de ces deux états anormaux et particulièrement du second, des conséquences pathologiques d'autant plus accentuées que leur intervention morbide agit sur des tissus affaiblis.

Si on interroge les lois générales, on se convainc aisément qu'un excès de liquide versé dans une cavité limitée par des parois possédant ce que l'on appelle l'inextensibilité organique, augmente le volume de cette capacité par exagération de pression. Celle-ci engendre le même phénomène dans le globe atteint de myopie forte, et ayant pour tendance l'exagération de tous ses diamètres, elle aura pour résultat fatal de le rendre plus volumineux et par conséquent plus myope. Cette progression se marquera de toute évidence dans les différentes directions, en raison indirecte de la résistance des points divers de la coque oculaire.

Les motifs ordinaires de la distension sont donc : 1° les altérations premières amenant l'hypersécrétion du corps vitré, c'est-à-dire la plénitude anormale de la cavité bulbaire ; 2° la tension qui en est le résultat ; 3° le défaut de consistance acquis de l'enveloppe de l'œil. Mais l'augmentation dans la dureté du globe est accessoire et manque souvent dans la progression (v. obs. 2 et 3). La condition immédiate la plus efficace de la dilatation est l'affaiblissement des tissus (v. p. 212, 215, 293-294). Si, comme le veut M. Noizet, la raison principale était la distribution de la pression aux deux pôles, par le fait du soutien latéral actif des contractions des cordes motrices oculaires, la chambre antérieure, loin de s'offrir à l'observation avec une profondeur ordinairement plus considérable qu'à l'état normal, se présenterait toujours, dans ces circonstances, réduite d'une quantité plus ou moins notable (v. p. 189-190, 259-260).

La distension est donc plutôt proportionnelle à la faiblesse des membranes qu'à la tension intra-oculaire. Quoique inférieure à la normale physiologique, l'action expansive interne aura des résultats évidemment identiques à ceux qu'engendre l'hypersécrétion agissant sur les mêmes parois relativement saines (v. p. 198.) Or, dans la myopie ordinaire, celles-ci subissent une pression exagérée mais égale dans tous les points. Le segment postérieur atrophié (v. 2ᵉ partie, chap. XIV et XV, art. ii, iii, v) cédera par conséquent davantage en raison des dispositions morbides qu'il présente, et formera peu à peu la saillie uniforme staphylomateuse qui se perd d'ordinaire insensiblement à sa périphérie dans la distension générale (v. p. 247-252). Ce qui explique très-bien la forme tronquée qu'affecte l'ectasie myopique.

Dans les cas de blessure artérielle ou d'ouverture artériosoveineuse, la pression de la colonne sanguine tend à « diminuer au niveau de la solution de continuité. » L'action circulatoire en est accrue du côté cardiaque, et l'artère se dilate consécutivement. Est-là un résultat dû à ce que le calibre du vaisseau se met en harmonie avec la quantité de sang qui le traverse ? Doit-on en chercher le motif dans une action vitale comparable à celle qui fait dilater les vaisseaux d'un utérus gravide ou d'une tumeur qui s'accroît ? (V. Paul Broca, *Tr. des anévrysmes*, p. 78.) Ces deux causes ne sont peut-être pas étrangères à la production de la dilatation anévrysmale ; mais, ce qui me frappe avant tout dans ce phénomène, c'est la position nouvelle qui est faite au cylindre vasculaire dans la zone correspondante à la solution de continuité. En ces points, en effet, l'action tonique artérielle qui réagit contre l'impulsion centrale et régularise le flot liquide en contribuant à sa circulation, fait défaut au moins en partie, en raison de la disposition d'une quantité variable de l'enveloppe. L'artère, à ce niveau, est placée en état d'inertie relative. Il existe à la fois un afflux plus considérable dans ce point du parcours de l'ondée sanguine, et une diminution sensible du pouvoir actif de réaction de la paroi, qui tend à lui faire jouer un rôle de plus en plus passif. On ne se trouve donc point en présence d'une distension purement physique, résultat d'une augmentation locale de la quantité du sang qui agirait mécaniquement par exagération de pression. La membrane vasculaire perd petit à petit ses propriétés contractiles. Les fibres inactives, musculaires lisses et élastiques, de son tissu normal disparaissent progressivement par suite de l'atrophie dont elles sont le siége. Ce processus de régression, se transmettant dans certains cas de proche en proche, envahit graduellement les parties de la tunique attenante et située au-dessus de la tumeur. C'est alors que naissent ces vastes dilatations en fuseau, qui peuvent atteindre l'aorte, se propager jusqu'aux orifices du cœur et devenir fatalement mortelles.

Des phénomènes semblables et le même mécanisme président au développement de l'ectasie oculaire dans les conditions d'hypotrophie myopique. Que la dénutrition soit le résultat de cette sorte d'atrophie physiologique de la presbytie (p. 225), qui trouve des analogues dans la diminution de certains organes, les testicules, les glandes, les muscles, etc., dans la vieillesse, ou qu'elle soit la suite de l'état d'inertie accommodative dans un œil congénitalement trop long, sa conséquence fatale est l'atténuation du pouvoir de réaction des membranes profondes. Comme dans les cas d'anévrysme dont je viens de parler, l'hypostase, par défaut d'action intermittente, crée la plénitude de la cavité, tandis que son enveloppe, en s'atrophiant, se trouve peu à peu dépourvue de ses qualités dynamiques réagissantes dues aux éléments qui entrent dans sa composition (p. 287-288, 293, etc.). Ce qu'il y a d'actif dans la membrane, le capillaire, la cellule musculaire, la trame cellulo-élastique, etc., se résorbent et laissent lors de leur disparition une coque en grande partie fibreuse et par conséquent inerte, sans ténacité, sans réaction, sans tendance à revenir sur elle-même une fois distendue. Or, si l'on réfléchit que chez le myope, dès l'enfance, le diamètre antéro-postérieur est trop considérable, que l'organe brachymétrope, voué à un fonctionnement imparfait, est en puissance d'atrophie choroïdienne postérieure ; que, à un degré plus ou moins accentué, dans des limites plus ou moins restreintes dans la jeunesse, l'influence qui doit se révéler un jour par des états morbides graves, agit sans cesse, s'accroissant davantage ; que son action, d'abord insensible, même dans les myopies élevées, se révèle peu à peu et nous montre des lésions atrophiques considérables, on n'aura pas de peine à expliquer comparativement le mécanisme de la propulsion des membranes profondes. Si cette atténuation physique et vitale est minime, tout se passera comme dans les myopies moyennes ou à distance. Mais, si au contraire elle est notable, on se trouvera en face de conditions déterminant une progression fatalement et constamment progressive. Un point de la triple enveloppe oculaire cède plus facilement pour des raisons spéciales ; mais le reste n'échappe pas dans de certaines limites à la loi de distension qui résulte de l'atrophie par défaut d'activité des parois qui supportent une pression hydraulique. Les membranes internes amincies et déprimées pressent le tissu lamineux exentrique et viennent s'adosser au feuillet externe de la scléra. Tous les vaisseaux de l'économie, tous les organes à capacité interne, toutes les cavités morbides subissent l'effet de la même loi qui régit la dilatation, suite de tension expansive alliée à la dénutrition des parois.

Mais, dira-t-on, comment se fait-il que l'œil si bien soutenu en arrière se déforme de la sorte ? Comment comprendre sa distension postérieure ? L'interprétation de ce phénomène appartient au même ordre d'idées qui rend compte de l'action périphérique anévrysmale qui s'étend progressivement en refoulant les tissus mous ou en rongeant le squelette ; mais surtout à cette catégorie de faits qui expliquent pourquoi un kyste progresse quand même. Quand un œil est atteint d'hypersécrétion, il est comparable à un kyste et « il prend comme lui son extension dans la direction où la résistance est la moindre. » Cependant, dans la myopie, la pression interne a des limites relativement restreintes (v. p. 321) ; et si l'organe oculaire était enchâssé dans son orbite comme un diamant dans une bague, la distension serait atténuée ou supprimée (p. 256-257). Mais on ne peut considérer cette image que comme une comparaison purement littéraire, une véritable figure de réthorique.

J'admets hypothétiquement un appareil ayant la forme d'un gland de chêne, avec sa cupule, celle-ci fixe et résistante. Le gland remplacé par un ballon de deux substances : l'une, « occupant sans soudure latérale intime le fond de la cupule, » élastique par sa nature, ou facile à distendre par sa faiblesse ; l'autre externe pénétrant aux deux tiers de la profondeur du réceptacle, et constituée par un tissu inextensible. Si l'on souffle dans le ballon, il sera par le fait de l'égalité de pression porté en avant, car sa partie postérieure s'est distendue pour obéir à l'effort dilatateur du fluide, qui n'est point équilibré en dehors (p. 259). Elle a glissé latéralement sur la paroi interne de son enveloppe, à laquelle ne l'unissaient point des adhérences suffisantes. Ce qui se passe ici représente les phénomènes de la progression myopique (p. 254-261), avec cette différence que le tissu orbitaire cède dans des proportions variables, et que la partie antérieure conservée sensiblement saine participe à l'ampliation, quoique dans des limites souvent inappréciables. La résultante de ces actions est donc de rendre le globe myope plus volumineux et relativement « pointu en avant. »

Imbrication mécanique des fibres radiées rétiniennes. Troubles rétiniens consécutifs à l'ectasie myopique. — Tandis que l'enveloppe sclérale se distend, la rétine la suit. Mais, au niveau de la macula et du staphylôme, elle est d'ordinaire fortement liée à la choroïde. Celle-ci cède peu et difficilement, grâce au reste de ses propriétés élastiques et rétractiles, à son glissement facile sur la scléra, et à ses contractions ciliaires amoindries, mais persistantes, agissant surtout dans le sens antéro-postérieur (v. p. 270-271). D'autre part, si les fibriles choroïdiennes qui pénètrent dans la papille sont atrophiées lors du mouvement ectasique (p. 254-259), la membrane relativement indépendante maintient le tissu rétinien qui lui est adhérent, et qui, propulsé en arrière, ne peut vu son union à la papille et sa position polaire, prendre part au déplacement total de l'œil en avant. Les fibres nerveuses radiées qui lui sont unies prennent une direction oblique, leur extrémité externe étant dirigée vers l'équateur de l'œil, et l'interne vers le nerf optique ; comme si la choroïde les eût dans l'état sain attirées en avant par des contractions ciliaires exagérées. Et c'est pourquoi Horner et Ivanoff, qui ont constaté l'un et l'autre cette disposition anatomo-pathologique, ont attribué à ces dernières la création de la myopie.

La distension subie par les membranes oculaires de l'enveloppe du nerf optique produit fatalement une traction de la lame criblée. Les fibres nerveuses et les vaisseaux sont comprimés, par conséquent congestionnés. L'angle formé par l'inflexion vasculaire sur le bord de l'excavation, quand elle existe, peut également engendrer des stases veineuses concomitantes. L'anesthésie, l'hyperesthésie, les phénomènes subjectifs les plus variés sont le résultat de ces compressions, tiraillements et congestions diverses (v. p. 11, 165, 319, etc.). L'élargissement du *punctum cæcum* physiologique surgit en raison de l'atrophie des éléments sensibles les plus proches du disque nerveux. Des scotomes correspondent également à la solution de continuité des éléments rétiniens.

Dans d'autres cas, sous le coup de la dilatation et de la pression intra-oculaire (v. p. 162-164), les vaisseaux rétiniens s'amincissent et ressortent avec une netteté incomparable sur la surface blanche éclatante du fond de l'œil. Leur parcours cesse d'être sinueux et se rapproche de plus en plus de la ligne droite. La rétine est distendue, les bâtonnets et les cônes s'écartent les uns des autres. Le même objet en impressionne par conséquent un moins grand nombre sur une même surface. L'image devrait donc paraître plus obscure, mais l'exagération des conditions myopiques (p. 11-12) établit une sorte de compensation qui atténue ces conséquences fâcheuses. Cet écartement des éléments nerveux, que l'on a cru primitif dans M (v. p. 63, 95), est évidemment morbide. D'autre part, on s'est appuyé sur la variabilité de l'acuité des myopes, et sur les accidents séniles pour soutenir que la myopie était une altération de la membrane sentante. Ces faits, quand on les analyse, ne révèlent que son atrophie consécutive, ou les états deutéropathiques que je viens de décrire. Dans la plupart de ces cas avancés, en raison de la lenteur de la marche de la maladie et de la résistance à la régression que présente le tissu nerveux, il s'établit en même temps que la distension une espèce d'équilibre entre le développement de l'affection et les nécessités sensuelles. La dénutrition myopique ne comporte pas fatalement l'atrophie progressive de la rétine. Les cellules nerveuses sont spécialement respectées par le processus atrophique. La résorption porte surtout sur le tissu cellulaire ; et la vue, dans ces conditions, peut rester intacte pendant longtemps, au milieu de désordres d'apparence grave. Tant qu'il n'y a pas d'interruption entre la rétine et le cerveau par le fait de la section des fibres optiques, les cellules ganglionnaires sont préservées de l'atrophie par leur activité fonctionnelle (v. obs. 2, 1º et 4º).

CHAPITRE XVII.

RELATIONS ENTRE L'EXCÈS DE RÉFRACTION, SA PROGRESSION, LE STAPHYLÔME ET LES ACCIDENTS ECTASIQUES DIVERS.

Faisant dériver la brachymétropie du staphylôme, la plupart des ophthalmologistes ont pensé que celui-ci pouvait lui servir de mesure symptomatologique exacte. Procédant tous les deux du même phénomène pathologique et simultanément acquis, le même mécanisme de production s'appliquerait à l'une et à l'autre. (Giraud-Teulon, Arlt, Noizet, *loc. cit.*, etc.) Dans cette manière de voir, la myopie n'est que l'expression fonctionnelle d'une lésion organique dont le développement est sa condition d'existence immédiate. Il est donc logique d'admettre qu'elle lui est constamment proportionnelle.

Mais l'excès de réfraction est la conséquence de l'élongation antéro-postérieure d'un globe normal et physiologique (p. 58-96). Les troubles fonctionnels qui en découlent et qui créent l'ectasie manquent d'ordinaire dans les degrés faibles (p. 65, 126, 164, 222), et parfois dans les degrés élevés (p. 239 et 2ᵉ partie, chap. XVIII, art. II.) La proportionnalité ne peut donc exister entre le vice total et la projection locale (v. p. 64, 66, 93, 94, 216-218, 223). Elle est seulement admissible entre celle-ci et la portion acquise et surajoutée à l'état primordial par la dilatation pathologique. Cette prévision rationnelle elle-même n'est point toujours appuyée par l'observation, vu les irrégularités fatalement inhérentes aux états morbides (v. p. 221-222). Néanmoins, passé un certain âge, 25 à 30 ans, alors que la progression a pu se développer, en raison du degré de l'efficacité des causes qui l'engendrent, on doit, dans nombre de cas, admettre un rapport réel, quoique approximatif (p. 222-225). On peut donc dire, en se tenant dans de certaines limites, et toute chose restant égale, qu'il y a à tel allongement de l'œil tel staphylôme en puissance (p. 67), par conséquent une relation directe entre ces deux phénomènes. Ceci n'est point vrai d'une façon absolue, parce que dès que l'œil n'est plus en état de santé, les désordres les plus divers peuvent surgir sans qu'ils soient exactement proportionnels à l'intensité de leur cause première et éloignée. Aussi, dans cet ordre d'idée, la clinique nous apprend que, sauf exceptions rares, la proportion existe non avec le symptôme staphylomateux spécial, mais avec la totalité des troubles organiques et fonctionnels, constituant l'ensemble des maladies myopiques (p. 95).

L'atrophie (v. p. 245, 253), la dépigmentation choroïdienne, la pression intra-oculaire (v. p. 310-311), la distension « locale » du staphylôme postérieur, « moins limitée » de l'ectasie du segment polaire (v. p. 250, 292-294) et totale du globe ne sont liées entre elles que par des rapports essentiellement variables.

La division en trois degrés du staphylôme ayant la prétention de mesurer l'hypométropie ou ses désordres, est donc tout à fait artificielle, puisqu'elle ne tient compte, en réalité, que de deux éléments : l'étendue et la forme de l'atrophie choroïdienne.

Dans l'enfance, et même avant l'entier développement du bulbe oculaire, *la myopie est souvent latente* (p. 69-70), et ne se révèle qu'à l'examen direct (p. 60-61, 99). Plus tard, quoique accentuée, elle reste parfois indemne de lésions organiques (p. 223), en sorte qu'il n'existe aucune proportionnalité entre le staphylôme qui est nul ou qui s'ébauche, et l'état existant de la réfraction.

La jeunesse est la période critique de l'œil myope (p. 69-70, 97-98, 232). C'est à l'adolescence que naissent et se développent les accidents qui doivent produire l'ectasie. C'est de l'élongation maximum de croissance du diamètre antéro-postérieur que dépendent surtout les états stationnaires ou progressifs de M (p. 97), qui sont l'expression de l'innocuité ou de la gravité des troubles fonctionnels résultant des dispositions congénitales. Cette époque correspond précisément à l'âge où l'œil est soumis à des fatigues considérables (Arlt, Noizet, etc.), en raison des occupations, des études, des apprentissages. L'inertie accommodative s'accentue en même temps que la longueur du globe, jusqu'à l'arrêt complet du développement oculaire. La progression ne fait presque jamais défaut, quand, à 15 ans, la lentille correctrice est au-dessus de 8. Loin de bénéficier du progrès de l'âge (p. 7-8), les accidents s'aggravent alors de plus en plus, et le vice myopique va s'augmentant tous les jours davantage, d'une façon continue, et souvent avec rapidité, de 20 à 25 ans; plus tard il ralentit sa marche, accidentée parfois par des sauts représentant les rares recrudescences du développement lent et mesuré ordinaire au processus atrophique. L'excès de réfraction peut alors monter jusqu'à 1/2 et au-dessus. Les rémissions complètes sont exceptionnelles et durent peu.

A l'âge adulte, dans les myopies moins élevées, où les fonctions persistent en grande partie, « on dirait » qu'à une conservation relative de l'accommodation, correspond une atrophie inversement proportionnelle. Celle-ci paraît avoir eu pour effet de supprimer seulement la portion choroïdienne la moins nécessaire. « L'équilibre nutritif se rétablit » quand ont disparu de la scène les éléments que nécessitaient une fonction complète, et que rend superflus la restriction dans l'étendue fonctionnelle de la réfraction dynamique, à la condition cependant que la pression intra-oculaire concomitante ne soit pas supérieure au pouvoir de résistance des membranes lésées. Peut-être aussi les mouvements de convergence sont-ils parfois améliorés à la suite des efforts que développe à la puberté le droit interne pour vaincre les résistances passives postérieures (v. p. 303). Les congestions locales sont minimes. La lenteur de leur développement et l'évolution insensible de la régression des tissus n'entraînent aucun trouble apparent de l'œil. La scléra continue à se nourrir suffisamment. Le corps vitré conserve sa consistance, et le sac choroïdien une étendue d'action relative qui explique sa conservation à peu près complète.

La presbytie et la vieillesse sont redoutables pour tous les degrés du défaut myopique (v. p. 222-232); et, si l'axe optique s'est accru déjà au delà de certaines limites, l'élongation acquise devenant cause à son tour après avoir été effet, les accidents seront fatalement progressifs jusqu'à la mort. Quand dans M faible ou moyenne l'étrier staphylomateux et l'atrophie diffuse surviennent dans un âge avancé, ils n'accroissent pas toujours l'excès de réfraction. Dans ces cas, on peut observer aisément les relations des phénomènes réfringents et de distension. Cependant, même dans ces circonstances, les signes ophthalmoscopiques ne peuvent servir d'indice certain à l'égard du développement présent ou futur de l'excès de réfraction (v. p. 253-254). Si l'arc staphylomateux est linéaire sans complication d'atrophie périphérique, le myope qui suit une hygiène intelligente a peu à redouter de cette lésion légère. Néanmoins il n'est pas rare, aux approches de la presbyopie, de constater son extension. Soit que les causes primitivement impuissantes deviennent effectives (v. 229-230), soit qu'interviennent simplement la résorption physiologique sénile (p. 225-227), le croissant péri-optique externe peut devenir annulaire ; la choroïde perd son réseau élégant de capillaires sanguins, les vaisseaux s'espacent sur toute l'étendue de la membrane, et l'on voit d'autant mieux la sclérotique par transparence que l'on se rapproche davantage de l'anneau prépapillaire.

A n'importe quelle période de l'existence, toute altération, tout défaut quelconque de résistance du segment postérieur, tout staphylôme marqué, mais surtout au deuxième degré, constitue un danger de progression, d'autant plus imminent que la myopie est plus forte, et le globe plus dur sous la pression digitale.

La symétrie habituelle, dans la marche progressive de l'affection, est la conséquence de la conformité congénitale des deux globes atteints du vice myopique. Celui-ci, étant l'élément causal primitif, mesure d'une façon approximative l'intensité du mécanisme producteur.

Complications entraînant des interruptions ou la confusion
dans le champ visuel.

Les amblyopies myopiques dépendent plus de la qualité que de la quantité, l'étendue ou le nombre des accidents. L'hypotrophie, par les actes morbides qui lui sont propres, n'entraîne point nécessairement des troubles rétiniens considérables (v. p. 315); mais les phénomènes hémorrhagiques, congestifs ou inflammatoires, les dégénérescences, les dissociations, les décollements du tissu au voisinage de la macula sont l'origine fréquente d'amauroses incurables (v. p. 1-2, 11).

Les lésions anté-équatoriales sont généralement graves. Dans les degrés élevés du vice, ce n'est pas l'atrophie qui entoure la papille entière qui trouble le corps vitré, mais les îlots dénourris dont elle parsème la région de l'ora serrata. La partie polaire de la choroïde ne nourrit pas l'humeur hyaline (v. p. 53, 290 et obs. 2, 1°). Quand celle-ci perd sa transparence, c'est que le plus souvent la membrane est altérée en entier, quoique les lésions préciliaires ne soient pas toujours visibles à l'ophthalmoscope. Le processus régressif, au lieu d'être localisé dans l'hémisphère postérieur, comme pourrait le laisser croire un examen superficiel, se propage en avant d'une façon diffuse et insensible.

Les troubles du corps vitré, dont la vue nébuleuse et l'apparition des images entoptiques des corps flottants sont l'expression fonctionnelle, est toujours d'un pronostic fâcheux; car il correspond d'ordinaire à l'extension antérieure de l'atrophie choroïdienne, à des lésions phlegmasiques et aux altérations diverses qui appartiennent à la progression extrême de l'hypermyopie.

Les décollements rétiniens ou choroïdiens sont des complications ectasiques au même titre que les congestions par rétention, les apoplexies et la plupart des actes mécaniques surgissant au niveau de la macula, qui se trouve ainsi atteinte d'une façon grave, beaucoup plus souvent chez le myope que chez les autres sujets. X. Müller a pensé que ces phénomènes divers reconnaissaient pour cause presque constante des tiraillements cicatriciels succédant à la résorption des fausses membranes d'origine phlegmasique. Indubitablement il peut en être ainsi; et, dans certains cas, l'ophthalmoscope justifie cette vue ingénieuse, mais il est clair que la distension oculaire est essentiellement propre à produire ces accidents sans qu'intervienne l'inflammation et ses conséquences. Si les cas de décollements coïncident fréquemment avec des plegmasies telles que l'iritis, c'est autant par le fait de l'exagération concomitante de la progression qu'en raison des phénomènes inflammatoires. D'ailleurs, les hémorrhagies ou les inflammations elles-mêmes engendrent accidentellement des îlots parfois nombreux qui enclavent les parties saines et préviennent, par les adhérences qu'ils occasionnent, tout déplacement possible de la choroïde et de la rétine sur la scléra. Quoi de plus naturel dès lors qu'au moment de l'extension de la coque bulbaire ces membranes se détachent les unes des autres d'une manière purement physique.

Des exsudations diverses, des infiltrations, des épanchements de sang ou de sérosité peuvent rester tels et se résorber ou produire des décollements rétiniens et choroïdiens qui sont la conséquence, non la cause (v. p. 212), des maladies myopiques.

Antagonisme entre la tension myopique et l'état glaucomateux véritable. — Je ne crois pas à l'antagonisme des affections; mais il va de soi que des actes morbides de natures contraires n'existent pas d'habitude d'une façon simultanée dans le même élément du même appareil.

C'est à la possibilité de la dépression postérieure remplaçant la projection papillaire en arrière que l'on a attribué la rareté du glaucome dans l'hypométropie. Sans doute il peut en être ainsi. Mais est-il rationnel de penser qu'une augmentation de capacité insignifiante puisse atténuer les effets d'une affection aussi redoutable? Pour ma part, je pense que si le glaucome est rare dans M, c'est qu'il paraît avoir pour condition d'existence une hypersécrétion active, une origine aiguë ou chronique, comportant un excès fonctionnel. Dans la myopie, au contraire, les lésions normales sont essentiellement passives.

La tension myopique d'origine hypostatique n'a rien qui puisse rappeler une affection de ce genre (v. p. 155-161). Cet état paraît en être plutôt l'opposé et l'antagoniste. Quant à l'habitus glaucomateux et à la tension staphylomateuse, l'observation prouve qu'elles sont ordinairement concomitantes à des lésions organiques qu'elles reconnaissent pour causes.

La pression intra-oculaire exagérée et la choroïdite staphylomateuse sont la conséquence d'accidents divers que comporte la progression (p. 161). Quand elles persistent longtemps, elles déterminent autour de la papille une atrophie choroïdienne et un staphylôme parfaitement zonulaires. Celui-ci est considéré par certains auteurs comme neutralisant une partie de l'influence pernicieuse compressive, qui sans cela agirait exclusivement sur le nerf optique (Schweigger, *loc. cit.*, p. 128). L'observation ne démontre pas que cette efficacité soit grande; aussi doit-on considérer ces états exceptionnels comme pouvant entraîner les désordres les plus graves et même l'abolition des facultés visuelles. D'ailleurs, l'état

Miard.   21

glaucomateux n'est point un fait myopique, mais une véritable et dangereuse complication. C'est à ce titre que je dois signaler ici une cause peu connue, mais fréquente, de tension intra-oculaire, suivie de photophobie ; je veux parler d'anciennes *taies ou cicatrices cornéennes*. Que cet état soit la conséquence, comme je le crois, d'actions réflexes sur le système vasculaire résultant de lésions organiques et de tiraillements des filets nerveux du miroir de l'œil, ou qu'il reconnaisse pour point de départ une autre origine, je n'ai pas besoin de m'appesantir sur les suites fâcheuses qu'il peut avoir sur le développement staphylomateux. Sous son influence il n'est point rare de voir les degrés les plus faibles entrer en progression.

L'excavation papillaire ou prépapillaire, la solution concomitante de continuité de l'élément rétinien sensible, qui se traduisent subjectivement par l'amplification du punctum cæcum physiologique, par des interruptions diverses et centrales du champ visuel, doivent toujours alarmer le praticien. Outre que leurs effets sont définitifs, elles portent avec elles le pronostic inquiétant de la myopie progressive.

Les cataractes ne sont point, comme on l'a dit, la conséquence fatale de la disparition de la calotte choroïdienne polaire qui nourrirait à la fois et le corps vitré et le segment cristallinien postérieur ; mais plus souvent elles se trouvent concomitantes aux lésions antérieures du sac irio-choroïdien, auquel je ne suis point éloigné de croire qu'elles se lient en raison de rapports nutritifs directs.

On a avancé que les opacités de la lentille étaient plus fréquentes en dedans qu'en dehors, vu « l'action morbifique » du droit interne dans ses efforts exagérés de convergence. Ce fait, s'il existe, n'a probablement avec l'adduction pénible du globe myope qu'une relation de coïncidence.

CHAPITRE XVIII.

CIRCONSTANCES FAVORABLES OU DÉFAVORABLES AU DÉVELOPPEMENT DES MALADIES MYOPIQUES.

Art. I.

Influences diverses favorisant la progression staphylomateuse.

D'une façon générale, je puis dire que « toutes les causes auxquelles on a attribué la création de M ne sont que des circonstances qui en favorisent le développement.

Le mauvais éclairage est une condition fâcheuse dans la myopie, mais surtout dans le cours de la myopie progressive. — Chez les sujets qui possèdent congénitalement l'élongation antéro-postérieure du globe, on comprend à merveille que les maladies myopiques soient occasionnées ou exagérées par le travail minutieux opéré dans une lumière ou un jour insuffisants. Tandis que l'accommodation est rendue inutile (p. 13-16), l'excès de réfraction permet un rapprochement tel de l'objet que la convergence s'en trouve considérablement augmentée. En exagérant outre mesure les efforts d'adduction, la rareté des vibrations lumineuses aura, dans les cas d'occupations habituelles, exigeant la vision de près, les effets les plus pernicieux (v. 2ᵉ partie, chapitre XIV, art. iii); mais il est invraisemblable que ce mécanisme occasionnel ou adjuvant de la progression, soit applicable à la création du vice total, au moins d'une façon fréquente (p. 12, 203).

J'en dirai autant, et au même titre, de l'*astygmatisme*, et du *défaut d'acuité* (p. 12-16).

L'asthénopie binoculaire myopique convergente (p. 262-268), pour des motifs analogues, est, également par le fait des désordres divers qu'elle engendre, une cause redoutable d'aggravation des accidents staphylomateux.

L'Influence des cordes motrices du globe, telle qu'on l'a exposée, les convulsions toniques ou cloniques, les secousses, les contractures musculaires diverses, l'action insensible des contractions physiologiques, etc., les effets de l'accommodation proprement dite, de *l'inflammation*, sont purement fictifs ou accidentels; et dans ce cas ils sont plus souvent des complications exagérant la progression que des causes lui donnant naissance (v. p. 17-52, 177-215).

Je ne ferai que rappeler ici, en raison de l'insistance des auteurs sur ces points, les conséquences dangereuses ou nuisibles que produisent sur le mouvement progressif de la myopie, l'attitude penchée, les congestions faciales ou céphaliques, la pression intestinale, dans la position assise du bureaucrate (v. p. 158), les états généraux scrofuleux, syphilitiques, etc.; les maladies intercurrentes, les affections consomptives, la puerpéralité, l'hectisie, l'alcoolisme, l'usage abusif du tabac ! les excès vénériens, l'habitation des villes, les veilles prolongées, les noirs chagrins, etc., cette multitude de causes banales qui font les frais perpétuels de toutes les sémiologies. En revanche, je pense que l'effet local de décortication (2ᵉ partie, chap. XV), dans certains cas, et celui de l'*asystolie* (p. 164-165, 233-234), peuvent jouer un rôle considérable dans le déroulement des maladies myopiques. Il en est de même, et à un très-haut degré, de la *vieillesse* et de la *presbyopie* (v. p. 165, 222-233, 253-254).

Quant aux *granulations* (v. p. 52-53), aux *actes morbides surajoutés, phlegmasiques ou autres*, tels que les tensions intra-oculaires, suite de *cicatrices cornéennes* (p. 322), ils sont fréquemment l'occasion de l'accroissement de la progression, et causes déterminantes des complications graves que j'ai décrites page 319 et suivantes.

Les contractions ciliaires elles-mêmes peuvent, exceptionnellement dans certaines conditions, être intempestives et perturbatrices. La calotte choroïdienne polaire absente, atrophiée ou ramollie, j'admets que les mouvements accommodateurs aient conservé leur plénitude physiologique, ou soient exagérés par le spasme. L'ébranlement causé par l'action contractile du tiers antérieur de la choroïde, ainsi que les légers mouvements consécutifs de la lentille ont pour tendance le déplacement du corps vitré d'avant en arrière. Or, la zone péripapillaire ne possédant plus ses propriétés de régularisation, de réaction et de contention active, pourra dès lors être sollicitée à céder par le fait intermittent de l'adaptation aux distances. Or, cette hypothèse se trouve réalisée, dans quelques observations rarissimes, soit en raison d'un état spasmodique accidentel, soit par la conservation anormale de l'action acommodatrice régulière, soit encore par l'emploi inintelligent de verres trop forts dans la période progressive avancée. Mais à aucun titre il n'est possible de considérer l'action adaptatrice ciliaire comme une origine habituelle du staphylôme.

Art. II.

Rôle de l'excès de convergence facile dans l'état myopique : fait favorable à la conservation de l'intégrité du globe.

La progression reconnaît pour cause primitive éloignée l'état congénital du globe : ce sont les troubles fonctionnels et organiques qu'il engendre qui sont l'origine des maladies myopiques. Celles-ci relèvent immédiatement des conséquences du défaut d'accommodation et des efforts de convergence. Dans les cas où la brachymétropie n'est pas l'expression de l'exagération de la longueur de l'axe visuel ; dans ceux où l'adduction peut atteindre sans difficulté la plus grande ampliation possible, la progression et voire même le staphylôme manquent souvent (v. p. 141-142, 218). L'œil emmétrope, grâce à sa juste mesure, possède une vision binoculaire aisée, sans l'intervention d'efforts, ses fonctions sont régulières, et c'est à ces conditions fonctionnelles qu'il doit la persistance de l'intégrité de son état organique. La même chose existe dans la myopie sans allongement marqué du globe (v. p. 65, 126, 164, 222), et dans les circonstances où, quelle que soit l'élongation du bulbe, une structure avantageuse de l'orbite permet des mouvements adducteurs considérables.

Dans ses études sur le strabisme, Von Graefe a constaté que quelquefois, dans les « hauts degrés d'hypométropie, » le déplacement en dedans se faisait avec aisance (v. p. 127-128), soit en raison d'un changement favorable dans la forme de l'œil, soit à cause d'une disposition particulière de naissance. Parfois ce fait existe même dans les vices au-dessus de 1/4 (v. p. 282). Étant admis cet élément : l'adduction facile, l'absence d'atrophie postérieure s'explique parfaitement. La conclusion rationnelle des idées émises sur l'influence de l'inertie accommodative (219, 239, 285, etc.), dans la production ectasique, c'est que celle-ci pourrait être corrigée par le travail de plus près encore que le comporte le degré du vice. Mais, sans le secours de la correction artificielle, on tomberait de Charybde en Scylla, en exagérant les inconvénients de la convergence (v. p. 33-38, 2ᵉ partie, chap. XIV, art. iii, et XV, art. iv). Or, dans les observations que je viens de rappeler, l'adduction facile, même en excès, permet l'emploi d'une quantité d'accommodation supérieure à celle des degrés correspondants ordinaires, par conséquent un exercice plus complet de l'appareil ciliaire, en même temps qu'il soustrait le segment polaire aux lésions organiques directes, résultats des tiraillements postérieurs, et la coque oculaire aux compressions et aux violences morbides du droit interne (v. p. 265). Cet état fonctionnel, relativement satisfaisant, a pour conséquence logique (p. 239) de préserver d'autant plus de l'atrophie et de la distension que l'activité et l'aisance du fonctionnement de l'organe se rapprochent davantage de la normale emmétropique.

Ainsi donc, d'une part, l'ectasie peut manquer dans tous les degrés du vice, même extrêmes, ainsi que le constatent quelques observations. D'autre part, l'emmétropie et l'hypéropie peuvent présenter aussi le staphylôme, mais à l'instar des cas précédents, ces deux états ne possèdent point la double condition d'existence de la progression : 1° l'inertie accommodatrice, ou son action persistante relative et localisée en avant, 2° la convergence difficultueuse et pénible « liée à un globe trop long. » Aussi, sauf complication, l'arc nacré resplendissant que révèle l'ophthalmoscope reste d'habitude à l'état linéaire ou ne dépasse pas le premier degré. En outre, il ne change que rarement l'état de la réfraction (v. p. 166-167, 217).

CHAPITRE XIX.

COMMENT LE STAPHYLÔME EXISTE EN DEHORS DE L'EXCÈS DE RÉFRACTION.

Pourquoi l'œil amaurotique est soustrait ordinairement aux accidents atrophiques staphylomateux proprement dits. — On peut se demander logiquement pour quelle raison, lorsque j'accorde une large part à l'inertie accommodative dans le développement des maladies myopiques, les cas de cécité ne présentent pas des accidents tout à fait semblables ?

Dans l'amaurose, la tendance à la régression moléculaire existe; mais toutes les fonctions souffrent également, toutes s'opèrent à un degré inférieur à la normale physiologique. Il en est de même de la nutrition du corps vitré, dont l'hypersécrétion fait par conséquent ordinairement défaut. L'absence habituelle d'excitation nerveuse exempte le globe amaurotique des phénomènes congestifs qui sont l'apanage ordinaire des hauts degrés de la myopie. En même temps, les inconvénients de la convergence ne peuvent surgir vu la structure normale du globe; d'ailleurs, en pareille circonstance, l'œil sans but ne subit que des mouvements restreints et faciles, ceux de l'association (v. p. 266). Ces conditions, variables selon l'amblyopie, existent en raison inverse de l'étendue fonctionnelle persistante.

Certains reptiles tels que les protées, les écrevisses, les poissons divers des lacs souterrains des grottes du Kentucky, où règne une obscurité profonde, ont les yeux atrophiés et remplacés souvent par un moignon ou tubercule blanc opaque. La cessation de l'impression visuelle rend inutile la fonction oculaire. La corrélation indispensable entre *la partie organisée* et le milieu ambiant a cessé par le fait de la suppression de l'agent qui lui correspond directement. Vouée à l'atrophie, celle ci dégénère et tend à disparaître à la longue comme organe distinct. Chez l'homme aveugle le même fait existe : tout l'appareil dioptrique est également dénourri. Il n'y a pas de raison pour que l'émaciation et l'étiolement généralisés épargnent un seul des éléments du système; mais, à la suite de l'inaction, la dénutrition envahit surtout les parties choroïdiennes actives, le pigment lui-même se raréfie, et il est ordinaire de voir la scléra par transparence à l'examen ophthalmoscopique. Ces lésions sont plus ou moins apparentes; mais quand il y a longtemps que l'amaurose existe, il n'est pas rare d'observer autour de la papille un léger arc atrophique externe, ou même un anneau péripapillaire complet.

En somme, on ne saurait comparer l'œil amaurotique et l'œil myope : l'un a perdu la fonction pour laquelle il est créé, l'autre la possède. Chez le premier, rien ne sollicite la fluxion sanguine physiologique; dans le second, l'appel fonctionnel de la circulation existe; mais la déplétion se fait irrégulièrement, au milieu d'une multitude de circonstances accessoires qui en augmentent les conséquences morbides. Chez le brachymétrope, en effet, les sensations visuelles ont primitivement toute leur délicatesse. Elles se trouvent même exagérées en raison de dispositions qui permettent l'entrée d'une quantité de lumière plus considérable, et l'ébranlement d'une surface rétinienne plus étendue (v. p. 11-12, 158-159, 286). L'organe, souvent irritable, est surmené par son excitant naturel, et par les efforts que nécessite sa vision associée. D'ailleurs, la circulation de retour, non suffisamment activée par un travail accommodateur incomplet et localisé en avant dans ses effets, permet l'hypostase qui amène la tension intra-oculaire. Les phénomènes de dénutrition congestive et d'inertie prennent dès lors leur lieu d'élection en arrière, dans les points les plus « exposés » aux accidents atrophiques par leur état d'anatomie statique ou dynamique.

Dans la vieillesse, l'œil emmétrope ou hypérope présente souvent des phénomènes morbides analogues à ceux qui surgissent dans les divers degrés de myopie. Malgré l'absence d'élongation du globe, il est relativement fréquent de rencontrer des atrophies péripapillaires localisées. Deux causes en sont l'origine : 1° le fait presbyopique (p. **227-228**), à la naissance duquel les accidents commencent à se marquer; 2° la régression sénile qui accentue, aggrave et généralise l'affection d'abord minime (v. p. **222-230, 253-254**).

Dans les cas de cataractes suivies d'extraction : 1° la rétine et la choroïde ont été plus ou moins longtemps privées de leur rôle fonctionnel; 2° la restitution visuelle et le traumatisme chirurgical exagèrent au moins passagèrement les hyperémies par accommodation; 3° la faculté adaptatrice est suspendue d'une façon complète par le fait de l'enlèvement de la lentille cristallinienne. Dans ces circonstances, le globe présente donc certaines des conditions principales que nous avons reconnues pour les motifs déterminants de la progression myopique. Mais l'élongation bulbaire fait défaut, et, d'autre part, l'abolition « entière » de l'adaptation aux distances (p. **116**) correspond à la suppression d'une des causes de localisation postérieure (v. p. **286**).

La dénutrition est donc générale dans le système choroïdien. Le processus régressif se développe sur toute l'étendue de la choroïde mais c'est néanmoins la région nervoso-polaire qui montre l'atrophie la plus accentuée. La distension qui en est parfois le résultat est plutôt une ectasie du segment optique qu'une hernie staphylomateuse (v. p. 236-237).

La cataracte centrale congénitale est fréquemment accompagnée du croissant péripapillaire. — Je ne nie pas qu'on puisse dans certains cas en rapporter l'origine à un arrêt le développement de naissance; mais bien des fois cette double hémitérie n'est qu'une hypothèse. Deux circonstances propices existent qui peuvent à un âge avancé être la source des lésions atrophiques du segment postérieur. Le besoin de la largeur pupillaire, joint à la nécessité de la conservation du champ excentrique de la vision, entrave le jeu accommodateur régulier, tandis que d'autre part, existe l'excès de convergence pour la vision attentive, ainsi que le démontre habituellement l'observation clinique (v. p. 237-238).

Dans les cas de paralysie complète de la troisième paire, ou de strabisme divergent permanent dans l'emmétropie ou l'hypéropie, les accidents atrophiques au pourtour de la papille sont à peu près semblables à ceux de l'amaurose. Mais les phénomènes congestifs sont plus accentués en raison de la persistance de l'impression lumineuse.

Dans l'asthénopie binoculaire convergente d'origine musculaire, l'impuissance accommodative ou son inactivité existe d'habitude (p. 167-172, 272), comme dans les cas précédents, tandis que dans quelques observations tout porte à penser que la disposition spéciale de la partie optico-bulbaire justifie l'insuffisance interne (v. p. 273, 298-299, 303-304).

D'ailleurs, il ne faudrait pas croire qu'un œil subissant le *strabisme fixe en dedans*, depuis des années, soit toujours exempt d'atrophie postérieure. L'hyperémie, qui est le phénomène habituel du début fait place à la longue à un processus régressif insensible et diffus, qui augmente petit à petit avec les années. Exceptionnellement l'arc nacré existe au pourtour optique (v. obs. 5).

Quant aux croissants péripapillaires staphylomateux, ou atrophiques simples dans l'emmétropie ou l'hypéropie sans lésion apparente, organique ou fonctionnelle, je me suis expliqué à leur égard, pages 166-167, 216-217, 304-305 et 326.

Le *glaucome* (v. p. 308) détermine souvent le staphylôme annulaire péri-optique. La pression et l'atrophie en sont la double cause (p. 287). S'il ne se présente pas dans les cas aigus, c'est que la dureté du globe est survenue accidentellement. Elle coïncide avec l'état sain des membranes qui, n'ayant pas été préparées par une inactivité durable et ses résultats congestifs à la régression, présentent leurs caractères normaux et leur résistance physiologique.

Dans les cas de *lésions cornéennes*, quelle que soit leur origine, il n'est pas rare de constater des arcs staphylomateux très-nets autour de la papille. Dans ces faits, 1° soit le défaut d'acuité, soit la photophobie, soit même la myopie acquise, exagèrent les efforts de convergence (v. p. 132-137); 2° chez certains de ces sujets la vue est améliorée par l'atropine, et les mouvements accommodateurs ne peuvent que nuire à la vivacité de l'image. A ces deux circonstances principales il faut ajouter les raptus sanguins, l'habitus glaucomateux, qui accompagnent la plupart des ophthalmies, spécialement celles ayant une période aiguë phlegmasique, la tension intra-oculaire liée aux rétractions lentes des cicatrices du miroir de l'œil (p. 322), etc., etc. On y rencontre quelquefois la *cyclite* de Wilde (p. 237) ou l'élongation antéro-postérieure morbide du bulbe (v. p. 236, 242-243) occasionnant le *kérato-globe* simple ou compliqué d'altérations choroïdiennes antérieures (v. p. 235-236). D'ailleurs, il est ordinaire, en dehors des faits de traumatisme, qu'un trouble de nutrition existe dans l'organe tout entier, qu'il soit consécutif ou non aux lésions des voies lymphatiques (v. p. 288) que Schwalbe croit avoir récemment démontrées (Schultzes Archiv, t. VI), dans le canal de Schlemm, l'iris, le ganglion ciliaire et l'espace périchoroïdien connu sous le nom de lamina fusca. A l'hyponutrition des membranes, suite des maladies de la coque elle-même, il faut joindre habituellement la diathèse strumeuse qui implique, prétend-on, la faiblesse des tissus fibreux; l'âge tendre de la vie dans lequel ces affections se montrent, avant que les enveloppes bulbaires aient pu acquérir leur résistance physiologique, et la *cyclo-iritis*, qui n'est elle-même souvent que l'expression d'états généraux divers (v. obs. 7). Presque toujours, dans ces circonstances, la cornéite n'est qu'une manifestation de l'état morbide ciliaire, ou de l'affection diathésique. Délicat et essentiellement actif, l'œil est plus que tout autre organe exposé à subir le retentissement des affections générales ; et, dans l'ensemble de l'appareil oculaire, le segment postérieur est le lieu le plus propice au développement de l'hypotrophie. On ne s'étonnera point dès lors de la présence fréquente de staphylômes prépapillaires, et même exceptionnellement d'ectasies de certaines dimensions.

En somme, dans les cas où l'iris se contracte en améliorant la vision, où les désordres sont locaux dans un œil sain, où la sensation visuelle peut être nette à la suite d'efforts accommodatifs ou d'adduction, le staphylôme manque. Si la pupille est mydriatique, la vision diffuse, améliorée par la belladone, que le ganglion ciliaire soit sensiblement affecté et la tension interne appréciable au toucher : alors le croissant staphylomateux peut exister à l'état de trace ou acquérir une étendue considérable.

Donders a constaté, en mesurant les dimensions du globe dans les myopies où l'atrophie postérieure faisait défaut, qu'il avait d'habitude affaire à une cornée morbidement distendue, ou à un allongement de l'axe visuel, résultat d'une distension antérieure scléroticale. Un fait cependant l'a frappé : c'est que les caractères objectifs qui caractérisent le staphylôme postérieur ne manquent que très-rarement quand ces lésions existent. Ces deux assertions en apparence contradictoires rentrent cependant dans la loi générale. En effet, dans l'excès de réfraction acquis de la sorte, la convergence peut se faire avec une facilité presque égale à celle d'avant l'invasion du mal, et permettre en conséquence à l'appareil accommodateur un travail aussi énergique qu'auparavant (v. p. 325). En outre, le sujet atteint de défaut d'acuité fait des efforts pour détruire les cercles de diffusion, ainsi qu'on peut le constater quelquefois. L'état fonctionnel ciliaire est donc en grande partie conservé, et même exagéré. Cette contradiction apparente que je viens de relater ne peut donc qu'appuyer mes présomptions sur le rôle que joue l'inertie du cercle ciliaire par rapport à l'atrophie du segment polaire.

Dans la *buphthalmie* les accidents ectasiques sont des maladies myopiques dans toute l'acception du mot (v. p. 235).

La *membrane postérieure altérée* par l'inflammation, la dégénérescence et leurs actes morbides consécutifs peut occasionner le staphylôme postérieur, avec ou sans connexion papillaire, comme il en a été rapporté des cas. Ces ectasies reconnaissent des causes et un mécanisme analogues à ceux des distensions antérieures (p. 198).

Au même titre, l'atrophie choroïdienne dans l'ataxie (v. p. 239), la choroïdite disséminée d'origine asystolique ou autre (v. p. 233-235, 244), des épanchements résorbés hémorrhagiques, plasmatiques ou séreux, etc., peuvent occasionner des dépressions locales de la coque sous l'influence de la pression intra-oculaire.

L'HYPOTROPHIE MYOPIQUE.

C'est sous le nom d'hypotrophie myopique que doit être décrit l'ensemble des troubles fonctionnels et organiques internes que nous venons d'étudier successivement dans le bulbe oculaire atteint d'excès de réfraction. Les actes morbides résultats de l'élongation antéro-postérieure du globe constituent, en effet, une véritable affection. Celle-ci a ses causes éloignées, prochaines et occasionnelles, et aussi des circonstances favorables qui hâtent la marche du mal en y introduisant de nouveaux éléments pathologiques.

La symptomatologie objective a pour phénomènes principaux, par ordre ordinaire de succession, les hyperémies capillaires du nerf, de la rétine et de la choroïde, la tension myopique, la transparence choroïdienne auprès de la papille, la tension staphylomateuse, suivie du rétrécissement fréquent des vaisseaux et de la rectification de leur parcours, les distensions diverses prépapillaires, sclérotico-papillaires, annulaires, etc., l'arc resplendissant du pourtour optique, l'atrophie diffuse disséminée sous forme de choroïdite régressive, l'ectasie d'ensemble de l'hémisphère postérieur, la bosse d'Arlt, la dilatation totale du globe et sa propulsion en avant, enfin l'atténuation accidentelle de la pression intra-oculaire normale.

Comme états accessoires ou concomitants, on doit y ajouter : la mydriase, la paresse et le peu d'étendue ordinaire des mouvements iriens, la profondeur habituelle de la chambre antérieure exceptionnellement rétrécie dans les habitus glaucomateux, l'aplatisse ment du miroir de l'œil, sa continuation sans saillie avec la surface scléroticale, l'augmentation de la distance cornéo-cristallinienne, les dispositions du crâne et de la face, le strabisme divergent, etc.

Les signes subjectifs divers sont inhérents à l'accomplissement difficile ou pénible de l'exercice de la vision binoculaire, aux perturbations et aux lacunes fonctionnelles de la rétine et du nerf optique ; à la diminution de l'amplitude accommodative, à la progression du défaut amétropique mesuré par les lentilles dispersives, etc.

Les complications les plus diverses viennent encore exagérer ces états déjà si multiples et si graves par eux-mêmes. Ce sont les congestions locales par rétention, hémorrhagipares ou donnant lieu à des épanchements de nature variable, les décollements, les inflammations, les dégénérescences, les troubles du corps vitré, sa liquéfaction, ses flocons mobiles, les choroïdites séreuses, l'habitus glaucomateux, la cataracte polaire ou autre, les varicosités simulant parfois des kystes miliaires sanguins.

La cause primitive originelle, disposant ou plutôt exposant à la maladie, est le fait physique de l'excès de réfraction constitué par l'allongement antéro-postérieur du globe. Il tient sous sa dépendance immédiate les troubles de la double accommodation binoculaire et ciliaire, qui sont les causes prochaines des altérations des membranes du segment polaire et des lésions fonctionnelles de sécrétion. A ces chefs étiologiques principaux viennent se joindre, à titre de circonstances déterminantes ou adjuvantes, des conditions accessoires normales et inhérentes aux tissus ou morbides et accidentelles. En se développant, les accidents s'activent et se compliquent eux-mêmes. L'allongement inné s'accentue par la croissance, et l'ectasie pathologique, surajoutée aux dimensions premières, greffée sur le développement anatomique régulier, accroît ensuite en la décuplant l'efficacité morbide des dispositions congénitales.

L'hypotrophie myopique comprend trois périodes distinctes :

1. *La période de début,* pendant laquelle l'acte de régression moléculaire engendre d'une façon insensible et avance de plus en plus le ramollissement et le défaut de résistance des membranes. Dans l'enfance, elle est habituellement *latente.*

2. *La période des progressions* correspondant 1° au développement et

à l'extension objective de l'atrophie; **2°** à la distension ectasique plus ou moins accentuée du segment postérieur ou de la projection staphylomateuse locale. C'est la période de l'aggravation du vice.

3. *La période des complications*, inévitable dans les degrés élevés de l'amétropie.

Nature. — Son nom l'indique. L'hypotrophie myopique, considérée comme une affection, a pour caractère essentiel ordinaire la régression des éléments sclérotico-choroïdiens, correspondant à l'hyponutrition qui est le résultat de leur inactivité fonctionnelle relative, ou aux phénomènes mécaniques optico-bulbaires dans l'acte de l'accommodation convergente. Dans les degrés avancés, le système est entièrement atteint depuis l'iris, qui est mydriatique et se meut avec difficulté, jusqu'au pourtour papillaire où il disparaît progressivement par l'atrophie graduelle des membranes.

Le staphylôme manque le plus souvent dans la première période et au début de la deuxième. Quand il existe, c'est un signe objectif saillant sans doute, mais ce n'est d'habitude qu'un symptôme, loin d'être la maladie elle-même.

« A côté de l'hypotrophie myopique marche de pair avec elle l'asthénopie binoculaire convergente » reconnaissant pour origine les mêmes causes anatomiques. Ces deux états s'aggravent l'un l'autre : l'un en exagérant les dispositions bulbaires organiques, en altérant les muscles et les aponévroses et en augmentant le vice; l'autre en occasionnant des efforts énergiques de réaction et des irrégularités diverses dans l'accomplissement des fonctions.

Lésions internes de l'œil fortement hypérope ou astygmate.

Rationnellement, dans un organe aussi vasculaire que l'œil, tous les troubles fonctionnels doivent retentir sur le système circulatoire. C'est ce qui arrive en effet. Tandis que dans la myopie l'adynamie accommodative crée des congestions hypostatiques, dans les autres états réfractifs les efforts répétés sont un appel incessant à la fluxion sanguine. Celle-ci, néanmoins, passe généralement inaperçue, au moins pendant la période d'hyperactivité. Tout au plus alors marque-t-elle par un abaissement appréciable de la sensibilité rétinienne. Mais quand l'action ciliaire s'éteint dans l'épuisement que l'indifférence a amené le strabisme, ou que celui-ci, primitivement créé, est l'origine de la suppression fonctionnelle physiologique, on se trouve en présence de stases habituelles et de modifications consécutives dans la tension oculaire. Ces états cependant restent bénins et n'entraînent que rarement l'altération organique apparente des membranes (v. p. 167-172, 329).

Quel que soit l'état de la réfraction, est-ce l'œil droit, comme l'a pensé Ware, ou l'œil gauche, comme l'a dit Wardrop, qui est le plus souvent et le plus dangereusement affecté? Les affections myopiques, en particulier, sont-elles plus fréquentes (Schneller) et plus étendues à droite qu'à gauche ou réciproquement, etc.? Ces statistiques, jusqu'à présent contradictoires, peuvent avoir un intérêt de curiosité personnelle, mais par leur nature elles sont fatalement stériles.

Doit-on neutraliser l'amétropie ?

Il est un préjugé très-répandu, même parmi les médecins, à l'endroit des moyens correcteurs. C'est qu'il ne faut pas introduire un élément artificiel dans une action dynamique naturelle à l'organisme. On invoque au profit de cette thèse cette vérité incontestable : qu'on ne peut supprimer même en partie une fonction sans porter atteinte à sa conservation physiologique. C'est en vertu de cette proposition parfaitement vraie en elle-même qu'on a privé l'amétrope et le presbyte des bénéfices de la vue normale artificielle. Or, chez le myope, l'intervention correctrice doit avoir pour but et a pour résultat de restituer l'activité fonctionnelle à un œil qui en était privé ! D'autre part, n'est-il pas de toute évidence, que le plus sûr moyen de conserver les forces naturelles dans l'hypermétropie et la presbyopie, est d'en assurer, mais aussi d'en régulariser la dépense? On devra donc aider l'appareil accommodateur chez l'hypérope, et combler exactement et à mesure qu'il se produit, le déficit sénile de la réfraction dynamique et statique qui s'accroît avec l'âge. Dans ces conditions, en effet, l'exercice régulier du muscle ciliaire sera à la fois et le plus profitable et le plus étendu possible sans cependant arriver à la fatigue. Ce n'est point là remplacer une fonction physiologique par un élément artificiel, mais bien au contraire, rétablir à la fois son utilité, son travail, sa dépense régulière et son activité. En se conduisant ainsi, on ne fait d'ailleurs qu'imiter la nature. (V. 3ᵉ partie, § 12 : Corrections physiologiques...) Aussi je considère comme une des circonstances les plus favorables au développement des accidents amétropiques, cette aveugle obstination que montrent certains sujets à ne pas corriger leur défaut de mesure oculaire par les moyens appropriés. (V. 3ᵉ partie, § 15.)

Traitement de la myopie.

Autour du traitement de la myopie, tant de matériaux infructueux ont été accumulés qu'on ne peut les envisager sans tristesse. Devant cet amas incohérent des données les plus diverses, les plus dangereuses ou des plus inutiles, l'esprit envahi par le doute, hésitant et découragé, demande s'il est possible de guérir l'amétropie, de prévenir ou de borner les ravages de cette effrayante affection, l'hypotrophie myopique? A cette double interrogation, je réponds catégoriquement non, pour le premier chef; quant au second, je n'hésite pas à me prononcer pour l'affirmative. La cure radicale de la myopie doit être sans doute un vœu légitime, un désideratum de la médecine, mais ma conviction profonde est que tous les efforts dirigés dans ce sens sont fatalement voués à l'insuccès. Ce que j'ai dit, page 91 et suiv., indique assez quels sont les points du développement du vice qui doivent être l'objet de la préoccupation du spécialiste ou du médecin de la famille. Supprimer jusqu'au moindre défaut, tel est le but idéal de la science ; mais la myopie réelle ne peut guérir n'étant point une altération pathologique. Elle ne prend ce caractère que dans les cas acquis ou en progression ; et même alors, ni l'excès de réfraction actuellement développé, ni les accidents morbides qui le précèdent et l'accompagnent ne sont susceptibles d'une guérison absolue et radicale. Le praticien honnête et désintéressé doit laisser de côté cette curabilité idéale, mais impossible, se préserver des illusions, et se garder autant des promesses vaines que de l'inaction sceptique. Si la thérapeutique est impuissante devant le fait congénital, l'ectasie ou la disparition des tissus, elle reste armée d'un pouvoir considérable dans le jeune âge pour prévenir, pallier, ralentir et même arrêter la marche des maladies myopiques :

A. 1° Accepter l'excès de réfraction comme un fait définitif.

2° Concentrer tous ses efforts dans la *prophylaxie* de l'hypotrophie myopique et de l'asthénopie binoculaire.

3° *Neutraliser la myopie*, en raison des avantages visuels immédiats ; mais surtout quelles que soient les occupations du sujet et le degré du vice, employer la correction, moins par elle-même, que comme *moyen préventif suprême*, « tant que la coque oculaire a conservé une résistance suffisante. » En d'autres termes, tant que l'organe myope peut supporter la plénitude de ses fonctions, l'y astreindre, peu importe la répugnance individuelle ou le désagrément des verres pour la vision indirecte. Ce n'est que devant des indications spéciales tirées des maladies consécutives à l'excès de réfraction que le thérapeutiste doit se résigner à renoncer aux lunettes et aux moyens artificiels capables de rétablir toute l'étendue fonctionnelle.

B. 4° Enfin, *Traiter les maladies secondaires et les complications*.

Telle est, en quelques mots, la conduite à tenir en présence d'une myopie constatée *dès l'enfance*.

Je pourrais m'étendre très-longuement sur un sujet aussi intéressant ; mais tous les auteurs qui se sont occupés de l'excès de réfraction, qu'ils considèrent comme consécutif au staphylôme, se sont appesantis sur la thérapeutique des accidents que je regarde, au contraire, comme deutéropathiques. Si le traitement principal a été souvent intempestif et nuisible, les moyens auxiliaires basés sur l'expérience et l'observation ont été parfaitement indiqués par la plupart d'entre eux. Aussi me contenterai-je d'esquisser à grands traits les indications capitales qui ressortent des vues que je viens d'exposer. Je tracerai rapidement toutes celles qui peuvent être accessoires et sur lesquelles ils ont particulièrement insisté.

A. *Les moyens curatifs* dérivent pour la plupart d'opinions préconçues sur l'origine ou la nature de la myopie. Le bandage compressif (v. p. 188-189) conseillé par Ruete, Purkinge,.... Deval, la ténotomie (v. p. 17-20, 186-188), la ponction de la cornée, l'iridectomie, le débridement oculaire ou myotomie interne d'Hancock (v. p. 114-115), etc., etc., sont tous des procédés basés sur des idées fausses, et le discrédit dans lequel ils sont tombés prouve le degré d'inexactitude des théories dont ils étaient les conséquences rationnelles. L'extraction du cristallin doit être repoussée à tous les points de vue. Outre les dangers de l'opération et l'imperfection fatale de la vision consécutive à la sortie de la lentille cristallinienne, ne changeant point la forme du globe, elle reste impuissante relativement à l'asthénopie binoculaire; par la suppression radicale de l'accommodation, elle expose à l'aggravation les maladies myopiques (v. p. 236-237), etc., et ce n'est que dans des cas exceptionnels qu'elle peut procurer l'emmétropie.

On a été plus ingénieux et moins téméraire en se proposant d'allonger la vue du myope en l'obligeant de regarder progressivement à une distance de plus en plus grande. Le bénéfice réel qui se rattache à la diminution de la convergence dans certains cas déterminés a conduit Mackenzie à adopter ce mode de traitement, pour lequel Berthold a inventé son fameux myopodiorthoticon. Mais, lorsqu'un individu a pris l'habitude de voir au delà de la vision distincte, il est loin d'être guéri. Dans cet état la vue est diffuse. Le foyer étant en avant de la rétine, s'il veut revoir clair il est contraint de revenir à la vision de près. Ce qui a été écrit sur l'agrandissement du parcours de l'accommodation dans la myopie vraie est plus que problématique. La faculté d'adaptation à des corps éloignés, disent les auteurs qui ont usé de cette méthode, ne s'acquiert que très-lentement; si lentement, en effet, que l'on peut affirmer sans crainte, qu'elle ne s'acquiert pas du tout. Ce dernier procédé a été plus innocent, mais il n'a pas été pour cela plus heureux.

La cause de la myopie se trouvant dans le type de race ou l'état congénital individuel, la qualité des occupations n'est qu'un palliatif ou un aggravant du vice. L'excès de réfraction statique est en soi radicalement incurable. Son développement à l'origine est physiologique, et son accroissement dans la première période un fait normal, lié à la croissance naturelle de l'organe oculaire, contre laquelle on ne peut, de toute évidence, opposer aucun obstacle rationnel. Quant au staphylôme, dès sa découverte, il paraissait douteux à Scarpa qu'il soit jamais au pouvoir de l'art de guérir, voire même d'arrêter les progrès de cette affection que sa nature autant que son siége rendent, en effet, inabordable aux moyens thérapeutiques.

Correction du vice. Prophylaxie de l'élongation morbide et secondaire. — On ne peut donc atteindre le défaut de réfraction ni dans son essence, ni dans ses conditions anatomiques constituées, primitives ou secondaires; mais l'ophthalmologiste éclairé doit chercher à prévenir, dès le jeune âge, l'exagération de la myopie régulière par l'addition de M symptomatique de l'élongation acquise. C'est en empêchant l'excès de convergence, en maintenant le fonctionnement physiologique de l'accommodation dans toute son étendue, qu'on peut espérer obtenir ce résultat désirable. Le but vers lequel on doit diriger ses efforts est de favoriser l'accomplissement fonctionnel, et de conserver l'état normal de l'amplitude relative, ainsi que le parcours complet du champ de la vision. Pour arriver à ces fins, contrairement à l'opinion généralement admise, « les lentilles négatives doivent être exactement neutralisantes à toutes les distances, et d'un emploi continu. » En faisant ainsi une habitude permanente des verres concaves on ramène à la longue, en tenant compte des limites imposées par les imperfections des moyens correcteurs, l'organe brachymétrope dans les conditions de l'œil possédant la juste mesure. Il ne faut pas oublier qu'avec des verres trop faibles le myope suit fatalement le besoin de mieux voir, nécessité physiologique inhérente à tous les états de la réfraction. Il rapproche davantage l'objet, ce qui entraîne l'augmentation défavorable de la convergence. Plusieurs fois j'ai rencontré de jeunes médecins dont la myopie avait été corrigée en Allemagne ou en Belgique avec des numéros inférieurs au degré du vice. Ils les savaient tels et se seraient bien gardés de les changer. Un examen rapide m'a plusieurs fois permis de constater, et de les convaincre, que derrière leurs lunettes, ils conservaient tous les signes de l'asthénopie binoculaire, et ne possédaient pas, sans efforts, la vision associée. Ces faits s'observent également très-souvent en France. Aussi doit-on préférer l'exacte neutralisation dans tous les cas simples, ou porter des lentilles décentrées. Je ne partage point ce sentiment trop répandu qu'il vaut mieux n'employer que des verres faibles, ou s'en passer complétement. Trop forts, ils peuvent présenter des inconvénients dans les conditions normales et des dangers dans la progression, mais la neutralisation parfaite, en dehors des circonstances pathologiques, ne peut avoir que des avantages immenses. On doit donner aux myopes, tant que les désordres locaux consécutifs ne sont point accentués, non les verres les plus faibles, avec lesquels il voit le mieux, ce qui exprime une contradiction; mais ceux qu'il choisit ordinairement lui-même, et qui sont « les plus faibles parmi ceux qui lui permettent de voir suffisamment au loin. »

1° *L'œil est sain ou légèrement atteint d'hypotrophie.* — Les myopies à distance, surtout celles au-dessous de 1/24°, peuvent être abandonnées à leurs propres ressources. Ces défauts légers n'engendrent que rarement la progression, et l'on peut sans scrupule accéder aux désirs du sujet qui redoute l'emploi des moyens correcteurs, refuse de s'en servir et prétexte qu'ils altèrent son acuité. Mais il ne doit pas en être ainsi pour les malades atteints de M moyenne, et qui, malgré leurs occupations minutieuses qui les exposent à l'excès de convergence, ne portent pas de verres neutralisants. Ils sont parfaitement satisfaits de leur vue pour leur travail quotidien, et rien d'alarmant ne ressort de l'examen ophthalmoscopique. On pourrait donc penser, dans ces cas, que l'usage des lunettes ne peut être qu'inutile et ennuyeux. Cependant, autant pour prévenir l'hypertrophie de l'âge avancé que pour conserver la vision dans toute son étendue possible, il est indispensable de les astreindre aux lentilles correctrices, qui dans ces circonstances, pour n'être pas d'un bénéfice immédiat appréciable, n'en sont pas moins parfaitement indiquées. L'avenir, en effet, peut réserver à ces individus soit l'asthénopie binoculaire, soit la déviation périodique interne ou externe, soit la progression à la presbytie. La neutralisation même intermittente, pour les points de fixation voisins du punctum remotum ou au delà, présentera des avantages notables, l'amplitude absolue de l'accommodation restera plus longtemps intacte, et le rapport $\dfrac{1}{A_1}$ dans la vision avec les lentilles se maintiendra sensiblement dans les conditions du normal emmétropique. Il en est de même arrivé à la presbytie. Certains vieillards peuvent abandonner leurs verres dispersifs, se servir même de verres convexes pour la vision rapprochée, mais ils doivent précieusement garder les lentilles concaves pour la vue au loin. Ils conservent ainsi l'adaptation à des distances qu'ils ne pourraient parcourir du regard, et maintiennent leur accommodation au niveau physiologique qui correspond à la période de leur existence.

L'exercice est la condition *sine qua non* de la vie des organes, de leur croissance et de l'entretien de leur santé. Les forces normales ne se conservent également qu'à ce prix. Il est donc urgent, pour obéir aux lois de la physiologie, que les myopes exercent les forces dont ils disposent. C'est l'unique moyen d'en maintenir le niveau physiologique, et de conserver les fonctions circulatoires et nutritives intactes. L'indication est nette et précise : il faut donner, autant que possible, au sujet le parcours complet de son accommodation. Corriger la myopie, sans aller au delà, voilà ce que réclame le jeu artificiel qui doit rendre à l'appareil ciliaire une activité nécessaire, et au globe les conditions régulières de son existence. Les lentilles concaves reculent le punctum proximum de la vision binoculaire, elles exagèrent la partie négative de $\dfrac{1}{A_t}$; donc elles répondent à un double besoin. Elles diminuent, facilitent la convergence et enlèvent ce qu'elle peut avoir de nuisible. Elles rendent au muscle ciliaire son rôle naturel, le renforcent en lui conservant par un travail en plus ce qu'il aurait perdu par un travail en moins.

En dehors des dangers graves qui sont le cortége des lésions du segment postérieur, auxquels on s'expose en repoussant l'usage des moyens correcteurs, on se place en outre dans l'impossibilité de pouvoir bénéficier plus tard de tous leurs avantages. Le jeune sujet qui neutralise sa myopie peut jusqu'à la presbytie, s'il n'a qu'un excès de réfraction, user de sa vue à toutes les distances, ainsi que l'emmétrope. Mais celui qui s'est privé du secours utile des verres conserve l'état d'amplitude relative des myopes. S'il doit, en raison de nouvelles occupations, regarder à une distance plus considérable, la correction exacte ne peut satisfaire ses désirs, et il se trouve obligé de recourir à des lentilles qui reculent moins le punctum remotum. Cette condition le place de toute évidence dans une situation inférieure à celle du brachymétrope, à qui une seule paire de lunettes suffit. L'emploi difficultueux et imparfait d'un double numéro le met dans l'impuissance de se servir d'une façon permanente et complète du champ accommodatif que comporte l'étendue de l'amplitude absolue. Non-seulement les fonctions ciliaires sont conservées chez l'individu qui a neutralisé dès sa jeunesse son défaut myopique, mais le plus souvent il n'a pas à déplorer dans un âge avancé les conséquences graves de la myopie progressive. Donders, dont l'expérience fait autorité en pareille matière, affirme que quand les personnes faiblement myopes s'habituent dès l'enfance à porter des lunettes correctrices, leur excès de réfraction reste stationnaire (v. obs. 4). C'est parmi ces sujets surtout que l'on trouve des myopies qui profitent des bénéfices de la vieillesse. A l'époque où les emmétropes sont obligés de recourir à des lentilles positives, souvent les verres neutralisants doivent chez ces myopes être changés pour des plus faibles. En même temps le punctum proximum s'éloigne, et ils peuvent abandonner toute neutralisation pour la lecture ou les occupations minutieuses.

Des mensurations des diverses amplitudes du myope, il résulte, à un certain âge, la constatation de l'affaiblissement de l'appareil accommodateur. Ce résultat est d'ailleurs parfaitement rationnel. Un fait connu de tous, c'est que le sujet légèrement hypermétrope, qui depuis quelque temps se sert de verres convexes, éprouve bien vite de la lassitude à lire sans leur secours. Le muscle ciliaire, autrefois suffisant, fait un apprentissage qui a pour tendance de ramener l'efficacité correctrice qu'il possédait antérieurement, mais que dès lors il ne peut pas toujours récupérer. Le même phénomène existe dans la myopie. L'action dépressive à laquelle je viens de faire allusion est permanente et fatale dans les cas habituels, car elle est liée à l'excès de réfraction inhérent à la structure anatomique de l'organe lui-même. L'amplitude $1 : A_1$ est presque entièrement positive dans le regard myope ordinaire sans correction artificielle; aussi, quand on neutralise le vice, la fonction ne devient pas pour cela semblable à celle de l'emmétrope. En même temps que la vision distincte binoculaire s'éloigne en faisant bénéficier le globe des avantages de la faible convergence, le rapport $1 : A_1$ tend à devenir tout à fait négatif (v. p. 121-122). L'habitude de l'inaction relative se révèle dans ses résultats : accoutumé à ne mettre en jeu qu'une portion minime de ses forces, parce qu'il n'avait pas besoin d'en faire davantage, le muscle ciliaire se trouve, par le fait de la correction, impuissant à satisfaire les exigences physiologiques des fonctions accommodatrices. Sans qu'il y ait de lésions organiques graves, les numéros qui ne corrigent point complétement le vice sont indiqués. La lentille neutralisante pour la vue à distance rend l'œil hypérope artificiellement pour la vision des objets rapprochés. L'appareil accommodateur ne peut inopinément suffire à un travail considérable qui résulte de l'établissement artificiel par le recul du punctum remotissimum, du parcours de l'accommodation normale. Il est donc indispensable de l'amener par gradation à cette reconstitution fonctionnelle totale, « si elle est possible. » On ne corrigera qu'une portion du vice, un premier quart, par exemple, puis un second plusieurs mois après, remettant à plus tard encore sa neutralisation complète. Cette asthénopie accommodative pour les travaux rapprochés n'est souvent que l'expression d'habitudes fonctionnelles dans l'emplacement de l'amplitude relative essentiellement variable selon les individus. Peu à peu la vision binoculaire se rapproche, le sentiment de fatigue qui correspond à la correction exacte disparaît, et cependant la vue associée distincte a acquis un punctum proximum moins éloigné. Plus le sujet sera jeune et plus la tâche du praticien sera aisée. Elle sera d'autant plus difficile et épineuse, au contraire, que l'âge et les altérations myopiques seront plus avancés.

Si l'*assymétropie* est faible et que la vision binoculaire existe, la correction double et exacte devra toujours être recherchée, même quand il y a neutralisation ciliaire. (V. 3e partie, § 11). On évitera ainsi les troubles de l'accommodation aux approches de la presbytie, et le préjudice que porte à l'intervention artificielle l'affaiblissement des impressions rétiniennes. Dans les degrés élevés, quand elle est possible, la conduite la plus sage, à mon sens, autant au point de vue préventif que dans l'intérêt de la vue associée, est de neutraliser l'œil myope, « s'il est encore sain. » Plus tard il conviendra de donner soit le verre empirique, c'est-à-dire celui choisi par l'amétrope lui-même, soit de ne corriger que l'organe habituellement employé en usant de la même lentille pour les deux yeux ou de cette lentille et d'un verre simple s'il y a unicité de perception et d'un verre dépoli en cas d'aberration diplopique. Dans ces recherches délicates on doit se rappeler que l'œil dont l'amétrope peut tirer le plus grand profit est celui qui a la meilleure acuité, et qui d'ordinaire s'éloigne le moins de la juste mesure. Il est indispensable de ne point s'écarter des habitudes acquises, de ne pas exagérer outre mesure les grandeurs relatives des images et de tenir compte de ce fait que la différence entre la qualité ou le degré des verres modifie l'estimation des distances et tend à engendrer la diplopie binoculaire.

Il va de soi que dans les cas de déviation externe avec vision alternative chaque œil est traité isolément d'après les règles ordinaires.

2° L'œil myope est atteint de progression ou de spasme. — *a.* Quand l'atrophie du segment postérieur est développée et que les forces adaptatrices sont conservées intactes, on peut appréhender avec raison l'usage des lentilles qui corrigent exactement le vice et qui, partant, exagèrent les contractions accommodatives (v. p. 132). Le praticien prudent doit se garder de cet écueil. Ses craintes peuvent être surtout justifiées quand l'ectasie polaire est accentuée. Il peut être utile de défendre la vision de près, de la limiter à une certaine distance, d'empêcher l'excès de l'adduction par les moyens appropriés, et de choisir des lunettes qui ne diminuent pas sensiblement les objets. Mais on ne doit point perdre de vue que : 1° les mouvements du système choroïdien ont pour effet normal de prévenir et de faire disparaître les stases qui engendrent la tension myopique et la pression intra-oculaire qui peut, à un moment donné, être la cause la plus efficace de la progression ; 2° dans les myopies ordinaires, dont la naissance et le développement appartiennent aux causes congénitales et fonctionnelles sur lesquelles je me suis appesanti, alors même que l'atténuation de l'appareil est minime, que l'amplitude absolue *paraît* intacte, $\frac{1}{A_2}$ n'est fort souvent que $\frac{1}{3}$, $\frac{1}{4}$ ou $\frac{1}{5}$ du rapport $\frac{1}{A}$. L'accommodation a perdu de ses forces (v. p. 268-269). La restriction de son travail habituel a affaibli son énergie dynamique en la proportionnant aux nécessités de la réfraction statique ; tandis que le corps hyalin, plus volumineux que dans les autres états réfractifs, en raison de la forme du globe, ressent moins ses secousses, toutes choses restant égales d'ailleurs. La nécessité d'un double verre surgit, et révèle l'adynamie du muscle ciliaire, dont les plus grands efforts mêmes ne pourraient produire une tension préjudiciable à l'intégrité des enveloppes. Son fonctionnement relatif ne peut inspirer de craintes sérieuses, mais permet au contraire d'espérer pour la circulation oculaire et la plénitude morbide du globe une amélioration qui tournera au bénéfice de la santé et de la conservation des membranes. La conduite la plus judicieuse est donc habituellement de corriger aussi bien que possible le vice de réfraction, en tenant compte de l'amoindrissement de l'appareil accommodateur, et de conseiller au malade de ne se servir de ses yeux que pour des occupations qui n'exigent pas une attention soutenue. On ne doit point, dans ces cas, hésiter à faire changer de métier, si le sujet est jeune. La conservation physiologique des sensations visuelles est à ce prix. C'est qu'alors on n'a point seulement affaire à un excès de réfraction, mais surtout à un globe malade atteint d'ectasie et incapable de remplir régulièrement ses fonctions normales. Tous les efforts du médecin doivent être dirigés vers le but de conserver ce qui lui en reste par l'action simultanée des moyens correcteurs et hygiéniques.

b. Mais, si d'une façon générale l'excès des contractions ciliaires est aussi rare dans les myopies ordinaires que l'inertie relative est fréquente, il n'en est pas moins vrai que « le *spasme* accommodateur figure parmi les troubles qu'occasionne la progression. » Les modifications fonctionnelles surviennent parfois brusquement, l'exagération des obstacles à l'adduction, la restriction du parcours de l'accommodation, le changement inopiné des conditions de la vue distincte, etc., engendrent des troubles dynamiques dont le diagnostic exact est parfois d'une difficulté extrême, et dont la juste appréciation nécessite l'évaluation de la latitude relative. La crispation accommodatrice, comme l'inertie, nuit à la santé du globe. Il est urgent d'écarter cette complication à un moment où elle peut avoir de si graves conséquences. Que le spasme ou l'éréthisme ciliaire soient essentiels, consécutifs à des lésions organiques, à l'irritabilité inflammatoire qui accompagne les congestions dites phlegmasipares, liés directement aux troubles du sensorium, où le résultat d'efforts des droits internes que motivent la résistance inaccoutumée due à l'accroissement du diamètre antéro-postérieur, le but du praticien reste le même. Il doit ramener l'œil dans des conditions de fonctionnement aussi régulier que possible.

Dans les uns et les autres de ces cas (*a* et *b*), le repos absolu des yeux peut être indispensable. Les lentilles dispersives, en dehors des cas aigus où elles sont contre-indiquées, doivent être faibles ; le point de la vision rapprochée doit être reculé à 10, à 16 pouces et plus, et supprimer l'asthénopie binoculaire. Le sujet sera astreint à ne pas rapprocher les objets, ainsi qu'il en a la propension naturelle pour agrandir l'image rétinienne. Les lentilles concaves décentrées et les prismes trouvent ici leur application à la condition que le malade ne se fatigue pas. Le myope, en effet, dans ces circonstances, comme dans le cas précédent (*a*), doit toujours avoir présent à la mémoire que ses lunettes sont moins destinées à faire mieux voir qu'à faire voir de moins près, aider la vision binoculaire et éviter tout effort.

Utilité des verres. — Ware ayant remarqué que les individus d'un rang inférieur ont moins souvent recours aux moyens artificiels pour remédier aux défauts légers de leur vision, n'a pas hésité de conclure que chez ces derniers le mal guérissait par les efforts faits pour voir de loin. Au contraire, les gens du monde, qui, dit-il, par mode plus que par nécessité portent des lunettes, accroissent ainsi volontairement le degré de leur myopie. Des idées analogues ont été partagées par la plupart des ophthalmologistes et beaucoup d'entre eux redoutent encore l'emploi des verres, surtout dans l'excès de réfraction. Prévenus par les anciennes théories sur le staphylôme, contre l'exercice régulier et physiologique de l'appareil accommodateur, ils appréhendent théoriquement des conséquences fâcheuses imaginaires et en même temps qu'ils privent le myope des avantages de la vision normale, ils contribuent à perpétuer cette fatale erreur dont le nombre des victimes est incalculable.

Quoi qu'on en ait dit, un fait qui frappe l'observateur le plus superficiel : c'est l'aversion ordinaire des jeunes sujets pour les lunettes. On se heurte souvent contre cette difficulté insurmontable quand il s'agit de corriger la brachymétropie. Cet obstacle est des plus sérieux, car il prend sa naissance dans la vanité personnelle et le désir de plaire, à un âge où ces sentiments sont souvent très-développés. Cependant, il est urgent, je dirai indispensable, de neutraliser le vice dès qu'on s'aperçoit de son existence. C'est là la grande et suprême indication thérapeutique de la myopie, celle qui a pour but de conserver l'œil dans un état de santé relative par le maintien artificiel des conditions fonctionnelles régulières, et de le préserver des accidents morbides infinis que sa structure congénitale tient en puissance quand elle est tant soit peu accentuée. On pourrait m'objecter le défaut initial d'exactitude dans l'appréciation des formes et des distances, mais cet inconvénient réel parfois au début s'évanouit rapidement par l'habitude des moyens correcteurs. L'examen direct dans l'enfance prouve l'état satisfaisant de l'acuité, en sorte qu'on a peu à redouter la petitesse de l'image, résultat inévitable de l'emploi des lentilles correctrices. Aussi, je ne saurais trop insister sur leur nécessité absolue. La satisfaction seule de cette indication impérieuse peut permettre aux myopes un avenir exempt des complications graves qui les menacent. De tous les moyens hygiéniques divers que l'on a employés pour arrêter ou prévenir les accidents de la myopie et obéir à ce précepte souverain : *principiis obsta*, je n'hésite pas à affirmer qu'il n'y en a qu'un qui soit d'une efficacité prophylactique sérieuse; c'est, pour le répéter encore, le choix et l'usage convenables des lunettes neutralisantes. Tous les autres conseils que l'on peut donner aux myopes doivent se grouper autour de cet élément capital du traitement qui n'est jamais contre-indiqué tant que l'œil est sain ou légèrement affecté d'atrophie. Je ne dirai pas comme Donders, le danger des verres est d'autant plus grand que le degré de la myopie est plus élevé, mais tant que l'œil n'est point malade, *plus l'allongement antéro-postérieur est considérable et plus la nécessité physiologique de la correction se fait sentir :* l'inconvénient de la neutralisation exacte peut être réel dès qu'il y a des lésions organiques sérieuses, et son danger exister alors proportionnellement au degré de l'ectasie des membranes profondes. Néanmoins, on peut toujours l'employer dans les limites permises par l'état morbide du globe en usant des précautions que j'ai signalées.

Aux avantages des lunettes correctrices il faut joindre l'habitude que prend ordinairement très-vite le myope de regarder dans l'axe des verres. Il supplée par des déplacements de la tête aux mouvements associés des yeux, et se préserve ainsi des excès de divergence et de la convergence monoculaire des regards obliques.

Je n'insiste pas sur les bénéfices considérables que l'on peut retirer dans les cas d'asthénopie binoculaire des moyens destinés à maintenir l'œil dans l'adduction modérée, non plus que sur maints autres détails sur lesquels les classiques donnent d'amples renseignements.

En résumé, la règle doit être de maintenir l'accommodation. On l'a trop considérée jusqu'ici comme la cause de tout le mal. Il ne faut pas réduire à l'inaction cette fonction si utile à la vie physiologique de l'organe, il convient de la régulariser. Mais tout ce que je dirais à cet égard, malgré les détails dont cette question est susceptible, ne pourrait suppléer à l'observation minutieuse et permanente du sujet. Celle-ci seule peut révéler véritablement les soins dont chaque individu est à même de bénéficier. Le praticien sage et intelligent tirera des indications spéciales de l'âge, de la nature des actes morbides, des occupations quotidiennes, de la position sociale, etc., etc.

B. *Moyens médicaux préventifs et palliatifs des maladies myopiques et de leurs complications.* — L'ensemble des données de la science destinées à prévenir ou à guérir les éléments pathologiques surajoutés à l'excès de réfraction constitue la deuxième partie du traitement de la myopie.

Si le staphylôme s'est accru dans des proportions considérables, si les mouvements de l'œil gêné dans son orbite déterminent des efforts impuissants, si des troubles vasculaires dus aux tiraillements de la lame criblée existent entraînant avec eux des phénomènes subjectifs ou objectifs divers, etc , c'est le traitement des symptômes qui convient, malgré ses résultats précaires L'œil est trop malade pour fonctionner régulièrement. L'intervention médicatrice doit avoir pour but de remédier, à mesure qu'ils se présentent à la série des effets morbides inévitables en pareilles circonstances. On aura recours aux dérivatifs intestinaux, aux pédiluves, aux frictions sèches, au régime diététique, à l'exercice en plein air, accidentellement à la ventouse de Heurteloup suivie de repos plus ou moins prolongé dans l'obscurité, etc., lorsque les poussées congestives s'exalteront pour une cause quelconque. En un mot, l'hygiène oculaire est ici la ressource principale. Aidée parfois de moyens thérapeutiques anodins, elle doit faire l'objet de la préoccupation continue du malade. Je repousse énergiquement comme irrationnel et nuisible l'emploi des diurétiques, des diaphorétiques et surtout les médications ridicules, intéressées ou extra-médicales dont la base est l'hydrargyre, l'iodure de potassium, d'autres altérants ou de prétendus spécifiques qui ne sont que des leurres. Dans le plus grand intérêt du malade le thérapeutiste doit s'habituer à se contenter du possible. Or, envisagée comme une maladie locale inaccessible aux topiques, la choroïdite régressive n'est susceptible que d'un traitement palliatif indirect destiné à prévenir tout ce qui peut congestionner, exciter, irriter l'œil ou hâter sa dénutrition. Surveiller les grandes fonctions, les maladies du cœur, les catarrhes chroniques amenant des hyperémies faciales et cérébrales parfois considérables, etc., l'époque cataméniale, les flux individuels, en un mot les états généraux ou locaux importants ; combattre le refroidissement des extrémités, employer les douches oculaires ou les compresses imbibées d'eau froide, interrompre à de courts intervalles le travail attachant qui exige la vision rapprochée. Prohiber la position inclinée de la tête et du tronc qui en même temps qu'elle engendre sous l'influence de la gravitation un afflux plus impétueux du flot sanguin, embarrasse son reflux, et crée des phénomènes hypostatiques, visibles à l'ophthalmoscope (Giraud-Teulon). Telle est la conduite qui amènera d'ordinaire le soulagement et l'atténuation désirée des phénomènes congestifs ; mais le praticien se rappellera qu'il peut exister des origines spéciales de la recrudescence du mal et que de leur détermination dépend le traitement rationnel de l'affection. Il ne faut pas sans motif sérieux exagérer les dérivations et les déplétions sanguines. Leur usage même restreint peut être nuisible sous tous les rapports dans les causes de progression telles que la presbytie, la vieillesse, l'hectisie, l'affaiblissement accidentel ou la débilité qui accompagne la convalescence.

L'attention doit être tenue en éveil particulièrement à la puberté, époque à laquelle se montrent, avec une gravité variable, les symptômes d'irritation propres aux degrés élevés du vice. C'est alors qu'il convient d'éviter soigneusement le travail du soir, la fatigue oculaire, le sentiment de gêne et de tension, à plus forte raison les douleurs qui peuvent être le résultat d'occupations trop assidues. Si le spasme accommodateur existe, l'usage prolongé de l'atropine à faibles doses rendra les plus grands services en atténuant, par ses propriétés antiphlogistiques et spéciales, l'irritation, l'hypostase et l'orgasme ciliaire. C'est généralement à cette période de l'existence, avant la vingtième année, que le praticien est appelé à donner ses soins aux jeunes gens atteints de myopie, et qu'il peut être important d'insister sur le choix ou la détermination d'une carrière à venir. Il n'est pas de question d'une gravité plus réelle. Souvent, en effet, il est de toute nécessité que les malades se résignent à ne pas lire, à ne pas écrire et à ne pas s'occuper d'un travail minutieux quelconque, soutenu, d'une façon régulière ou même intermittente. Il importe, dans ces conditions, de choisir une manière de vivre spéciale qui oblige à regarder à des distances moyennes. L'habitation des campagnes, des lieux boisés, la vie des champs peuvent offrir d'immenses avantages. La cadence régulière de l'accommodation, l'absence de tension accommodative, s'y rencontrent dans les occupations habituelles. Parfois il est nécessaire de régler la clarté du jour dans laquelle séjourne le myope ; de tempérer ses impressions optiques par la diminution de l'éclairage, ou par l'emploi de conserves grisâtres, neutres ou teintées en bleu de nuances diverses. On ne doit point oublier, dans ces cas, que les lentilles concaves, par leurs propriétés dispersives, agissent dans ce sens ; mais qu'en rapetissant les images, elles nécessitent parfois un rapprochement trop considérable de l'objet. Il convient également de consulter les susceptibilités individuelles. Outre qu'elles sont une question de race et d'influence du milieu, elles dépendent, dans la myopie, soit de causes morbides, soit de causes physiologiques. On ne peut, de toute évidence, soustraire, sans inconvénient, l'œil à son excitant naturel ; mais l'éclairement rétinien exagéré, en raison de troubles accidentels, de la largeur pupillaire et de la grandeur de l'image, peut engendrer la photophobie, et les accidents qu'elle entraîne à sa suite. C'est pour le même motif qu'il est utile d'éviter l'influence des rayons jaunes des lumières artificielles ordinairement employés.

Veiller à sa posture habituelle doit être une des préoccupations du myope. Pour corriger sa fatale et inéluctable tendance à rapprocher les objets, il tiendra son livre à la main pour la lecture. Il prendra l'habitude, pour écrire, de se servir d'un pupitre qui nécessite la station debout.

Une des complications fréquentes des hauts degrés du vice, c'est le *défaut d'acuité* acquise. Le besoin d'un angle visuel considérable se faisant sentir d'une façon impérieuse, le myope, afin de l'agrandir, diminue de plus en plus sa distance de vision. En présence de l'exagération de la tension accommodative, et des efforts de l'adduction, l'embarras du praticien peut être grand. Les lentilles dispersives et les prismes raréfient par trop le faisceau lumineux, ou laissent R_2 trop loin pour la conservation d'une impression lumineuse suffisante. C'est alors que, s'inspirant de la conduite spontanée de certains sujets, on peut conseiller au myope la vision monoculaire alternative. L'usage d'un amplificateur pour lire, quand il y a nécessité, peut rendre des services. Le verre conique de Steinheil, pour la vue uni-oculaire, peut permettre parfois de voir suffisamment des objets éloignés. Mais, si l'amblyopie reconnaît pour cause une congestion choroïdo-rétinienne, c'est le traitement médical seul qui convient.

Le *strabisme relatif* de la myopie n'est pas dangereux par lui-même, mais par les efforts synergiques ou isolés dont il est l'origine. Quelquefois, l'emploi des lentilles décentrées éloignant le point d'entrecroisement des axes visuels rétablit l'équilibre en éludant la résistance de l'obstacle matériel qui est cause d'*insuffisance interne*. Dans les cas avancés, les moyens correcteurs sont impuissants, et c'est alors dans la *myotomie* qu'il peut être indiqué de chercher des secours. Celle ci tend à placer l'œil ectatique dans les conditions de l'œil myope, par allongement de son segment antérieur, ce que prouve l'écartement des paupières après l'opération et accidentellement la procidence sensible du globe. Les mouvements sont favorisés et l'organe peut recouvrer une partie de ses fonctions perdues. Après avoir épuisé les ressources fournies par les verres, certains praticiens n'hésitent pas à sacrifier l'usage d'un œil; mais le meilleur remède, dit Von Graefe, est la section du droit externe. Il est incontestable, en effet, que la ténotomie de l'adduction est suivie de résultats heureux, quoiqu'il soit presque toujours nécessaire de les compléter par l'emploi des verres prismatiques. Je ne puis entrer dans les détails préalables qui assurent l'indication précise de l'intervention; mais j'insiste sur ce fait, c'est que dans ces cas, comme dans tous ceux de strabisme par accommodement, le degré de confiance qu'on doit mettre dans l'opération chirurgicale, n'est point proportionnel, comme on le croit, à la force du muscle sectionné, ou à sa rétraction instinctive (v. p. 144, 264-266). Par la capacité de correction des prismes, dans les expériences ordinaires où le muscle externe agit sur les limites de la divergence, on est loin d'être renseigné exactement sur le déplacement interne possible, dont le globe dans l'orbite pourra bénéficier. Le dynamisme divergent serait-il resté dans toute sa puissance, qu'il n'est point sûr que l'adducteur puisse dorénavant communiquer à l'œil une adduction suffisante et régulière pour la vue associée (v. p. 262-266, et *Traitement du strabisme*). D'autre part, l'asthénopie de l'accommodation binoculaire est souvent double et expose en conséquence au strabisme convergent, pour la vision éloignée, dans le cas de myotomie externe (v. p. 284).

Si, exceptionnellement, on pouvait croire à l'action du système musculaire comme cause de M, la *section du petit oblique* serait certainement préférable aux autres ténotomies (v. p. 182). Mais, qui voudrait faire à un enfant une opération aussi douteuse dans ses bénéfices actuels que dans ses résultats postérieurs ! Son innocuité l'excuserait sans doute, mais son degré d'efficacité ne pourrait être invoqué pour sa justification.

J'ai négligé à dessein de parler des *maladies ultimes* qui se montrent dans l'excès de réfraction élevé. La plupart sont des complications dont la naissance et l'accroissement pathologiques se trouvent éminemment favorisés par l'allongement antéro-postérieur du globe, et les états morbides qu'il entraîne à sa suite (v. p. 319). Ce sont moins des lésions myopiques que des altérations leur succédant *in extremis*. Le vice est alors fatalement voué à la progression permanente, le globe à la distension graduellement progressive, et la vision aux accidents qui amènent toujours l'amblyopie et parfois la cécité. En pareilles circonstances, la sollicitude du médecin ne doit point sans doute être découragée, mais son pronostic doit toujours être grave.

Dans les cas exceptionnels de glaucome, les auteurs pratiquent l'iridectomie. Si une recrudescence hydrophthalmique simple vient exagérer l'état de l'œil déjà compromis, M. Galezowski emploie également l'excision de l'iris. Cette application heureuse de la doctrine *observare et experiri*, quoique diminuant la tension staphylomateuse, n'est cependant qu'une ressource extrême et aléatoire. Néanmoins, tout tenter, *experiri omnia*, n'est point ici de la témérité, mais un devoir.

Si l'on en croit les expériences d'Adamuk (de Kazan), l'*atropine* abaisse la tension du globe en diminuant la filtration des liquides. Elle resserre les capillaires, tonifie et condense leurs parois. Ces notions expérimentales, parfaitement en accord avec les propriétés connues de cet alcaloïde, méritent toute créance, et font rationnellement de celui-ci un antagoniste de la congestion et de la tension myopique; mais les progrès de la science devraient-ils en modifier l'expression, il est un fait définitivement acquis, c'est l'action bienfaisante de l'atropine dans les stases souvent exagérées de la jeunesse, ou dans les recrudescences que comporte la progression. On peut aussi avoir avantageusement recours, dans quelques cas, à l'intermittence d'action de l'ésérine et des solanées, ainsi que le fait M. Galezowski dans certaines ophthalmies avec congestions capillaires passives.

LES DEUX GRANDES CLASSES DE STRABISMES AMÉTROPIQUES ; LEURS CAUSES, LEURS NATURES, LEURS CARACTÈRES ESSENTIELS.

Le strabisme paralytique a pour caractère d'être inévitable dès que la lésion qui l'engendre est créée. Il est l'expression fatale de la perte de la tonicité musculaire et de la suspension des relations de l'organe moteur et du système nerveux central.

Un nombre minime de déviations trouve son origine dans des ophthalmies aiguës ou chroniques, des amblyopies et des taches de la cornée (strab. optiques), des accidents ou des affections spéciales à l'enfance : rétractions, contractures, convulsions... (Srab. mécaniques de cause musculaire primitive) V. J. Guérin, *Gaz. méd.*, 1841, n° 14, et 1843, n° 13...

Le strabisme apparent. dû à une obliquité physiologique de l'axe cornéen sur l'axe de la vision, n'a du strabisme que le nom.

Quant à l'état louche congénital, non-seulement il est rare, mais ses causes sont inconnues, comme celles de la plupart des hémitéries.

Il reste donc c s nombreux strabismes acquis dans lesquels les fonctions perceptives sont primitivement intactes, ou n'ont subi de modifications que dans leur puissance et leur aptitude. J'ai nommé les déviations liées aux défauts amétropiques. Jetons un coup d'œil rétrospectif et d'ensemble sur leurs origines et leurs mécanismes.

Le besoin d'irritation semblable (v. p. 261, 276-277) des deux rétines engendre la vision binoculaire qui permet l'unité de sensation par le fait d'impressions symétriques et ordinairement égales d'un même objet. Cette loi primordiale gouverne le système moteur oculaire. Elle surmonte activement, par son intervention, les résistances qui nuisent aux nécessités sensoriales (v. p. 129, 278-279, 297-298). *L'égalité parfaite, la symétrie géométrique des homologues* (p. 65-66) *n'existent jamais anatomiquement.* C'est au sensorium qu'il appartient de redresser les écarts de structure organique. C'est lui qui établit et conserve le balancement régulier et harmonique des mouvements qui, sans régularisation permanente, ne pourraient avoir cette exactitude mathématique indispensable à la simplicité et à la netteté de l'image.

La fonction a donc pour point de départ un élément central, l'élément nerveux qui la domine et la régit dans tous ses détails, pour moyen les cordes motrices qui sont sous sa dépendance, pour antagonistes les résistances matérielles, et pour but la réalisation de la vision associée. C'est dans ces composantes positives et négatives de la fonction visuelle qu'on doit fatalement chercher les causes du strabisme. Elles sont comme elles actives et passives. L'observation nous a montré 1° que les déviations fonctionnelles sont les plus fréquentes, et qu'elles n'appartiennent pas en propre au système musculaire dont les modifications intrinsèques, rétractions ou autres, n'en sont que des expressions. Celui-ci, en effet, est un instrument essentiellement modifiable par sa nature, ses tissus et son action dynamique. Sa propriété la plus évidente est de se prêter par ses métamorphoses en plus ou en moins à toutes les nécessités vitales physiologiques. Il n'en est pas de même des tissus fixes, et spécialement de ceux inhérents au squelette. Or, le globe, ses annexes passifs, l'orbite, etc., appartiennent à cette catégorie. C'est en eux que résident les résistances à vaincre pour l'accomplissement de la vision binoculaire; et c'est aussi en eux que la clinique et l'autopsie nous révèlent 2° les causes habituelles de cette seconde et grande origine du strabisme : l'accommodement.

La loi dominante qui régit entre toutes la production du strabisme en général est la loi de réaction fonctionnelle, réparatrice des écarts naturels et morbides. Le dynamisme musculaire, primitivement intact, intervient soit par action réflexe, soit pour obéir aux lois physiologiques des fonctions régulières, soit pour obtenir des résultats plus avantageux dans la vision, soit simplement pour éviter des impressions douloureuses (v. p. 124-144). En un mot, le phénomène déviateur a pour caractère ordinaire d'être essentiellement actif.

Parfois, c'est l'excès de sensibilité qui constitue la maladie. Les muscles ne peuvent plus conduire normalement le globe, selon les besoins de la vision. Aussi, dans le désordre né de l'hyperesthésie centrale, ce sera la prépondérance active du muscle le plus fort qui l'emportera, surtout si son action est favorisée par des conditions accessoires que ne présentent pas au même degré ses congénères.

Dans le cas spécial de faiblesse de la réfraction, ce qui frappe le plus c'est la lutte pour l'adaptation aux distances et la vision binoculaire; lutte qui constitue une première période d'efforts physiologiques, et engendre peut-être aussi le développement fonctionnel de la prépondérance de l'adduction (v. p. 130, 169-170). Le strabisme survient ensuite quand la vue associée n'est point parvenue ou n'a pu se maintenir à un degré de perfection suffisante. La déviation, par une sorte de cure réelle et spontanée, en supprimant un entre-croisement pénible des axes optiques, ou la superposition difficile et nuisible de deux images inégales en grandeur et en netteté, rend au sensorium les perceptions relativement plus nettes et plus distinctes. Le besoin impérieux de cacher le champ pupillaire surgit. Quoi de plus naturel, dès lors, que le droit interne soit l'instrument de cette intervention. Sa prépondérance anatomique à laquelle est venue s'ajouter l'influence directe de l'*entraînement* ciliaire dans les fonctions actives de la vue associée, le désignent doublement pour être l'agent naturel, mais non primitivement instinctif, de ce bénéfice de nature, de cet acte vraiment réparateur. Aussi ai-je pu dire (p. 142) que le strabisme convergent est le strabisme selon la règle, non pas seulement parce qu'en fait il est le plus fréquent, mais parce qu'il est, en général, pour ainsi dire physiologique. Il est, en effet, le résultat de dispositions normales autant que la conséquence d'un travail fonctionnel exagéré. Son existence, quoique irrégulière dans l'économie, reconnaît pour conditions premières, d'une part, la structure propre congénitale du droit interne, d'autre part des modifications liées au rôle important dont ce muscle est revêtu. Dans l'hypermétropie, où il se montre le plus souvent, il répond davantage au besoin de l'abstraction de l'image fausse, et présente en outre moins d'inconvénients en raison des rapports anatomiques du grand angle de l'œil (p. 131).

Les autres strabismes, au contraire, ont généralement le cachet morbide, sauf les rarissimes déviations externes qui reconnaissent pour origine l'asthénopie native, le dynamisme fonctionnel de l'accommodation divergente (v. p. 273-274), ou l'existence (?) d'un pôle supplémentaire lors des lésions de la macula, etc. : on peut dire qu'ils révèlent tous d'ordinaire des altérations de la plus haute gravité. Si l'énergie rétinienne est conservée, la réaction normale réparatrice est restée impuissante, malgré des efforts considérables. Tel est le cas habituel que présente l'hypermyopie.

En somme, dans les déviations déterminées par des anomalies simples de structure et de proportions, c'est-à-dire des variations anthropométriques du type individuel, deux origines principales sont en présence : l'une dynamique, inhérente à la fonction, l'autre organique, dépendante de la conformation anatomique elle-même. De là deux grandes catégories de strabismes dans les défauts de la réfraction.

A. *Les premiers sont fonctionnels.* L'exclusion y est un fait actif. Dans l'immense majorité des cas ils sont convergents (V. p. 273-274).

Le strabisme selon la règle appartient à cette grande classe. Il est l'expression de la loi générale de prépondérance interne, « normale ou acquise physiologiquement. » Il se montre surtout dans l'hypermétropie moyenne dès que la vision a besoin d'une certaine exactitude, entre 3 et 6 ans environ. Le plus souvent il est permanent et concomitant.

B. *Les seconds sont mécaniques.* L'obliquité y est passive, et la conséquence de l'*accommodement* qui entraîne d'ordinaire la forme divergente.

Ils sont caractérisés par le triomphe des résistances statiques sur le dynamisme fonctionnel. Leurs causes déterminantes se trouvent dans l'arrangement physique des organes et du squelette. Environ 80 fois sur 100, ils résultent de l'allongement antéro-postérieur du globe, c'est-à-dire de la myopie et de sa progression. C'est cette classe qui fournit le plus de strabismes à angle variable.

Dans des conditions données, les défauts de réfraction peuvent engendrer accidentellement le strabisme par indifférence (v. 3ᵉ part., § 23), qui appartient à cette seconde catégorie.

Von Graefe a fait dériver le strabisme divergent dans M de la prédominance dynamique externe. M. Giraud-Teulon, rejetant les idées de Donders, a appliqué l'opinion de Von Graefe à l'interprétation du strabisme hypéropique, en inventant la prépondérance native du groupe convergent. Il a pensé que cette hypothèse était le trait d'union entre les principes différents des deux illustres professeurs. Il a affirmé et répété sous toutes les formes que l'origine de la déviation dans H existait dans une disproportion première congénitale des muscles, dans une sorte d'arrêt de développement relatif. J'ai beaucoup insisté moi-même (1ʳᵉ partie) sur des variétés morphologiques individuelles, et je suis loin de nier l'inégalité primitive des puissances, des longueurs et des dimensions, des cordes motrices, dans les limites anthropologiques normales. Mais l'observation physiologique et clinique nous prouve trop leurs transformations faciles, relativement à celles des tissus passifs et des formes géométriques du globe et de l'orbite pour que cette hypothèse qui, à la vérité, résoud bien des problèmes soit admise sans difficulté par l'observateur persévérant. A mon sens, ce n'est point à des lésions initiales, ni à des hémitéries quelconques, que sont dues, en général, les déviations et les obliquités diverses de l'amétropie. Cette cause musculaire primordiale n'est que très-rarement contrôlée. La guérison possible des déviations périodiques et intermittentes dans l'hypéropie, à l'aide de lentilles convexes appropriées ; l'inclinaison d'origine dynamique dans le sens de l'obliquité première (p. 136), constituant une sorte de strabisme double fonctionnel, etc.; les succès évidents de la méthode orthophthalmique d'Emile Javal dans les cas les plus différents et les plus désespérés ; la cure d'un strabisme par la myotomie du muscle sain et symétrique ; la pratique de la répartition de la correction entre les deux homologues, le mécanisme du strabisme photophobique, s'in-scrivent en faux contre cette manière de voir « applicable non à l'origine strabique en général, mais au fait strabique constitué. » Dans le strabisme amétropique actif, en effet, le début reconnaît pour cause une irrégularité plus ou moins accentuée de la tension et des efforts de contraction, tandis que la seconde période, c'est-à-dire la phase confirmée, résulte d'un véritable état d'accommode-ment consécutif aux modifications organiques musculaires d'ori-gine fonctionnelle. Maintenues et nourries pendant longtemps à l'état de rétraction dynamique, ou d'inaction relative sans excur-sion physiologique considérable, les cordes motrices finissent par être réellement raccourcies, en présence de leurs antagonistes al-longés.

Une manière de voir plus en accord avec l'observation est celle de l'Américain Loring. Cet auteur pense que le point de départ du strabisme convergent dans l'hypermétropie est la conséquence de ce fait que le droit externe n'a point le pouvoir de contrebalancer l'influx nerveux sympathiquement communiqué aux adducteurs par les efforts ciliaires. Si au contraire les externes avaient assez de puissance pour maintenir la coalescence des axes de la vision simple, il ne se produirait point de strabisme. Sous une forme assez naïve, ces deux propositions expriment à la fois une vérité et une erreur. Il est de toute évidence, en effet, que, quelle que soit la force de l'abduction, elle constitue un obstacle réel à la déviation interne, et que cette action antagoniste est directement proportion-nelle à l'étendue de son énergie. D'autre part, il n'est pas moins incontestable que la cause initiale n'est ni dans la prépondérance interne, ni dans la faiblesse externe de naissance. Elle a son point de départ dans l'accomplissement de la fonction usuelle et le degré consécutif d'exaltation efficace de la convergence. Le droit externe normal, ou même exceptionnellement vigoureux, ne résiste pas tou-jours à l'entraînement fonctionnel de l'adduction (v. p. 274, 281); mais on comprend parfaitement que, toutes choses égales d'ailleurs, le déficit de la réfraction, l'acuité et l'amplitude accommodative, la forme du globe et de l'orbite, un hypérope louchera et l'autre pas, selon l'équilibre musculaire congénital ou acquis.

Il est encore moins vrai de dire que le même mécanisme préside.

en intervertissant les termes, à la pathogénie du strabisme divergent et du strabisme convergent liés aux amétropies (Giraud-Teulon). Bien au contraire, la déviation interne d'origine fonctionnelle dans l'hypermétropie et l'astygmatisme est l'opposé et l'antagoniste de l'obliquité externe, résultat de l'accommodement habituel à la myopie.

Jean Müller (*Vergleichende physiologie des Ges.*) mentionne ce fait qu'un verre concave placé devant un œil provoque la déviation interne de son congénère. Cet effort synergique favorise donc l'obliquité en dedans et aide à expliquer la déviation convergente dans l'œil amblyope sans hypermétropie. D'autre part, il va à l'encontre de la divergence, ce qui constitue à mon sens un argument décisif en faveur du phénomène accommodement dans le strabisme externe de l'anisométropie myopique. Ce n'est donc pas en vertu d'un effort instinctif, comme l'a cru Buffon et récemment encore M. Giraud-Teulon (v. p. 144), mais bien en dépit des efforts actifs d'adduction que le myope louche en dehors. En second lieu, deux lentilles négatives devant les deux yeux créent la tendance à la déviation interne (Donders). N'est-ce point là un indice qui nous met sur la voie du mécanisme occasionnant l'obliquité de l'hypermétropie ? La périodicité marque cette tendance à la convergence pathologique qui devient stable dans le strabisme monolatéral ou la forme alternative. ·

Dans le strabisme divergent absolu, les lignes visuelles pour le regard au loin sont dans l'obliquité divergente. Le rapprochement du point de fixation diminue souvent l'angle de déviation. Dans quelques cas, rares il est vrai, à une distance minime, le strabisme cesse et fait place à une convergence suffisante pendant quelques instants. Ce phénomène comporte l'interprétation suivante : quand les axes optiques sont parallèlement placés, 1° l'accommodation est en repos ou faiblement en jeu, 2° la vision binoculaire n'est point absolument indispensable pour l'appréciation des objets éloignés. Cette double circonstance donne au globe une indépendance fonctionnelle relative qui lui permet de suivre mécaniquement les tendances inhérentes à son équilibre naturel dans l'orbite. Mais l'action réflexe des contractions ciliaires et le besoin de voir nettement un objet délicat et rapproché surmontent par les efforts qu'ils engendrent une partie ou la totalité des obstacles à l'adduction.

Ces faits appartiennent à tous les états réfractifs et surtout à la myopie. Selon celle des deux influences rivales qui triomphe, il surgit une déviation active ou passive, c'est-à-dire un strabisme fonctionnel ou un accommodement. Ainsi donc, dans l'obliquité myopique externe, il n'y a rien de dynamique, de spontané ni d'intelligent. Au contraire, la fonction ramène l'œil et le plus souvent sans bénéfice, puisque ses efforts n'aboutissent pas ou créent la diplopie. Des phénomènes analogues peuvent être provoqués artificiellement par la correction du vice dans la déviation divergente de l'œil myope avec vision monolatérale de près, amoindrissant les difficultés adductrices, sans les détruire complétement, les lunettes reproduisent l'asthénopie binoculaire avec ses inconvénients, les luttes et les fatigues qui révèlent le besoin physiologique de la vue associée et la tendance fonctionnelle à la convergence. (V. 2° partie, chap. IV, XIII, art. iii, XV, art. i, et 3° partie, § 19.)

En résumé, jusque dans ces derniers temps tout a été confusion dans l'étude des strabismes amétropiques, et particulièrement de la déviation externe consécutive à la myopie. Buffon, Jean Müller, Böhm, Arlt, Ruete, n'en ont eu que des aperçus. Il est impossible d'assigner leurs places dans le strabisme optique, tel que l'a exposé Jules Guérin, surtout dans le cas d'élongation antéro-postérieure de l'excès de réfraction. Seuls Von Graefe et Donders en ont donné des descriptions satisfaisantes, ce dernier surtout qui en a indiqué les origines principales. Quant à l'école qui considère ces déviations comme des strabismes mécaniques de causes musculaires et primitives, en invoquant des anomalies d'insertion des cordes motrices ou leur malformation, liées aux défauts réfractifs, de l'exception elle fait la règle générale.

Traitement des strabismes amétropiques.

A. La *prophylaxie* dépend tout entière du mécanisme déviateur en puissance. Conserver les facultés visuelles, par exemple, dans l'anisométropie, en exerçant *isolément* l'œil le plus faible. Corrige le vice de réfraction, faciliter les mouvements binoculaires par les moyens artificiels..., éviter, en un mot, les causes de la déviation : telles sont les indications à la fois rationnelles et efficaces, mais je dois ajouter rarement applicables d'une façon satisfaisante dans la pratique.

B. La thérapeutique générale curative du strabisme et de l'asthénopie binoculaire peut se résumer dans ces deux propositions :

1° Rendre les forces et l'aptitude fonctionnelles à l'élément nerveux.

2° Rétablir l'équilibre naturel entre la convergence et la divergence, fait que l'on peut réaliser par le déplacement des insertions musculaires et le débridement de la capsule de Ténon.

a. Le travail obligatoire de l'organe dévié, l'emploi des prismes et du stéréoscope, la méthode orthophthalmique dans tous ses détails remplissent la première indication tant que l'œil n'a pas perdu la faculté de fixer ; après quoi tout essai d'exercice de la vision demeure fatalement superflu. Dans le cas spécial de strabisme fonctionnel au début avec instabilité de l'angle de déviation, l'usage en temps utile des verres sphériques appropriés peut donner quelques cures, mais qu'on ne se flatte pas d'une guérison facile. Ces moyens dans la plupart des cas sont illusoires. Dans l'état strabique constitué « même intercurrent, » ils restent presque toujours sans effet ; mais qu'ils *précèdent* ou suivent l'intervention chirurgicale, ils sont le plus souvent d'une utilité majeure pour le rétablissement consécutif de la vision associée.

b. La section des cordes motrices est le remède héroïque des strabismes concomitants. De nombreuses précautions se rattachent à cette œuvre délicate. Mais celle qui les domine toutes par son importance, c'est l'analyse préalable des causes qui ont « déterminé » la déviation. Sans elle, on s'expose aux échecs qui ont si tristement émaillé la pratique de la strabotomie à son début. Dans le cas, par exemple (p. 274), d'insuffisance interne dans la déviation convergente, l'état louche en dehors peut succéder à l'état louche en dedans à la suite de la myotomie. D'autre part (voir 3e partie, § 21), il peut arriver dans le strabisme abstractif hypermétropique à angle variable que l'œil, par une sorte d'antagonisme pour la vision binoculaire, s'obstine à déplacer l'image qui lui occasionne de nouveau de la « gêne » et de la diplopie. D'ailleurs, l'instabilité de l'organe avant l'opération ne donne parfois qu'une moyenne fictive incapable de servir d'étalon à une ténotomie rationnelle. Elle est fatalement aléatoire vu les variations constantes de l'obliquité du globe...

L'origine et le mécanisme déviateur doivent toujours servir de point de repère. On y trouvera bien plus sûrement des indications précises que dans les mille détails, parfois contradictoires, que l'on rencontre dans les exposés aujourd'hui si nombreux de la strabotomie. C'est cette considération qui m'a engagé à m'étendre longuement sur le déterminisme habituel des obliquités oculaires dans les amétropies.

Pour qu'une opération de strabisme ait des chances de réussite, il faut qu'elle supprime la déviation, restreigne peu le champ des mouvements excursifs de l'œil opéré, surtout qu'une sage répartition de la correction et partant de l'insuffisance musculaire entre les deux organes rétablissent l'équilibre normal des muscles. Dans la déviation fonctionnelle, cette dernière condition ramènera très-souvent l'équilibre naturel. Mais l'état musculaire n'est qu'un des éléments de l'accommodement, et l'on conçoit que les modifications qu'on lui fait subir dans ces cas ne soient pas toujours décisives et suivies du rétablissement exact de l'équilibre et de la motilité du globe dans l'orbite. Ainsi, spécialement dans l'obliquité myopique divergente, l'exorbitisme léger, mais sensible, de l'œil, peut parfois produire des effets plus efficaces que la section elle-même.

Le strabisme actif permettra, en général, d'espérer une cure satisfaisante. L'intervention binoculaire, guidée par des exercices orthopédiques convenables et facilitée par la correction artificielle, aidera singulièrement au succès complet. Voilà pourquoi quand on rencontre un strabisme dans un œil fortement amblyope, il est très-important pour le pronostic de savoir si le défaut d'acuité a une origine amétropique due, soit à l'astygmatisme, soit à l'hypermétropie, ce que l'on établira d'ordinaire facilement par l'emploi de l'ophthalmoscope.

Dans les déviations passives, ce but est plus difficile à atteindre, les muscles n'ayant joué qu'un rôle secondaire dans leur production. La moindre inégalité dans l'acuité ou la réfraction des yeux rendra l'équilibre artificiel fatalement imparfait. Mais il va de soi que dans l'accommodement accentué, si les succès sont moins complets, certains insuccès sont moins radicaux. Dans la divergence de l'hypermyopie, par exemple, l'œil peut acquérir une position plus avantageuse ; mais comment pourrait converger aisément un globe enchâssé dans une orbite à parois inextensibles et trop étroites pour son volume ? Bien des fois la vision avec les deux yeux ne saurait être rétablie ; et l'on ne peut, d'autre part, espérer que la convergence sera ultérieurement facile. L'intervention chirurgicale ne trouve alors sa justification qu'au point de vue cosmétique.

Dans l'asthénopie binoculaire, la section d'un muscle peut, en établissant un état statique plus en harmonie avec les besoins du sensorium, permettre à celui-ci de reconstituer l'équilibre fonctionnel nécessaire à la vue associée, ce qui aura pour conséquence, dans la myopie, l'arrêt ou l'amendement de la progression.

Je ne puis approuver la conduite de certains chirurgiens (Fano, *Gaz. des Hôp.*, p. 222, et *Annales d'ocul.*, 1870), qui pratiquent la ténotomie du droit interne dans des cas évidents d'asthénopie accommodatrice, amenant à l'âge adulte la tendance au strabisme périodique dans l'hypéropie. A cette période, ce n'est point comme ils l'affirment le seul remède efficace. Cette assertion est erronée, aussi bien que celle qui nous présente l'hypermétropie comme acquise à la suite de l'intervention chirurgicale. Une analyse plus complète de ces observations aurait amené le diagnostic de l'hypéropie latente et eût permis, dans la majorité des cas, un succès plus facile par les verres positifs.

TROISIÈME PARTIE

COMPLÉMENT RELATIF A

L'AMÉTROPIE TOTALE SYMÉTRIQUE, L'ANISOMÉTROPIE, L'ASTYGMATISME STATIQUE ET DYNAMIQUE.

—·——

ORIGINE ORDINAIRE ET NATURE DES DÉFAUTS DE RÉFRACTION EN GÉNÉRAL.

§ 1. En bloc on peut dire que l'amétropie, sous ses différentes formes, rentre dans les lois générales de la structure humaine (v. p. 55-94).

L'hypéropie (p. 13, 33, 70, etc.), l'astygmatisme (p. 32, 69, etc.) sont regardés comme étant d'origine congénitale. Je pense avoir prouvé qu'il en est de même de la myopie (v. 1re partie et p. 177-215). La symétrie dans le défaut de réfraction totale se rattache à la loi anthropologique de parité ou de correspondance (p. 84). Le principe du divers justifie au point de vue de la physiologie les écarts légers assymétropiques (p. 90) transmis accidentellement par hérédité de famille, mais on doit regarder les anisométropies dans lesquelles les deux organes homologues cessent pour ainsi dire d'être homorganiques, l'un présentant la myopie extrême, l'autre l'hypéropie manifeste ou absolue, comme des vices réels de conformation.

Ce qui est vrai pour les amétropies dues à la forme géométrique générale du globe (v. p. 70-93) l'est aussi pour les astygmatismes réguliers, qui ne sont que l'expression isolée ou complexe de M ou de H. Même simples, de degrés différents dans les deux yeux ils s'accompagnent également d'assymétrie fréquente de la face et du crâne. L'astygmatisme irrégulier, passé un certain degré, doit être considéré comme une hémitérie ou une malformation véritable. Le défaut prononcé de symétrie, ou l'état perpendiculaire des méridiens atteints d'excès ou de faiblesse de courbure dans l'un et l'autre œil, sont des anomalies constituant de simples déviations organiques.

Dans le strabisme convergent hypéropique l'œil dévié est souvent astygmate. On s'est demandé (Knapp, Em. Javal...) s'il ne fallait pas l'attribuer à la traction du droit interne. Ce seul fait que les mêmes auteurs reconnaissent que le plus souvent dans ces cas l'astygmatisme est conforme à la règle, prouve péremptoirement que non (v. p. 189-192). Certaines observations isolées (Dor...) seraient-elles probantes et justifiées dans leurs cas particuliers, qu'elles ne pourraient permettre de conclure dans le sens d'une règle générale.

Prenant également la cause pour l'effet, on a attribué (Mannhardt...) la même influence à l'asthénopie binoculaire.

Il est aussi purement théorique que les crispations palpébrales dans le clignement aient pour résultat de créer l'assymétrie ou de modifier sa direction. Jusqu'à présent aucun fait péremptoire n'a été donné à l'appui de cette assertion.

Le défaut d'uniformité ou plutôt l'*inégalité céphalique de l'homodexter et de l'homo-sinister* n'implique point nécessairement une différence notable des deux yeux. Ce fait appartient aux variations infinies de l'individu dans l'espèce, mais il sort de la règle générale.

Quel est l'œil le plus souvent atteint d'amétropie, et de quelle espèce? Schneller pense que M est plus fréquente à droite à partir de 15 ans, mais que cette prédominance diminue à 45 ! Ce résultat est-il admissible en thèse générale, à moins d'admettre que les sujets ayant une myopie à droite meurent plus que les sujets ayant une myopie à gauche? S'il est un fait reconnu en ophthalmologie, n'est-ce pas l'absence radicale de rétrocession du vice myopique? En outre pour cet auteur, H se montrerait surtout à gauche; mais d'autres statisticiens affirment précisément l'inverse.

Tout porte à croire que les deux organes sont également exposés aux défauts de réfraction congénitaux ou *acquis* quels que soient leur qualité ou leur degré. Où sont d'ailleurs les vues spéculatives et les intérêts pratiques qui correspondent à ces recherches ?

FRÉQUENCE ET DIRECTION DES ASTYGMATISMES RÉGULIERS, SIMPLES ET
COMPOSÉS, PHYSYOLOGIQUES OU PATHOLOGIQUES.

§ 2. L'astygmatisme régulier existe à un faible degré dans presque tous les yeux (Helmholtz). On a considéré que la section la plus convexe du globe correspondait d'ordinaire au méridien vertical

(Donders, Doijer, Knapp...) et cette assymétrie a été, en conséquence, dite conforme à la règle. Rien cependant n'est plus douteux que cette prétendue règle. Sur des personnes prises au hasard (Em. Javal) l'horizontale, lors de l'éloignement de l'objet, reste distincte aussi souvent que la verticale. Les traits obliques eux-mêmes, qui présentent à l'examen ce caractère de persistance dans leur netteté, se rapprochent tantôt de l'une tantôt de l'autre de ces deux lignes principales sans qu'on puisse dire d'une manière catégorique quelle est l'inclinaison qui l'emporte. Le même fait paraît exister pour ceux qui s'en écartent. En un mot l'astygmatisme simple physiologique n'a pas véritablement de forme d'élection spéciale, ou plus exactement peut-être, l'astygmatisme selon la règle n'est pas plus fréquent que les autres réunis, ce que prouvent les statistiques qui lui sont le plus favorables (v. statistique de Snellen. *Archiv für Ophth.* 1869...).

Les mêmes lois régissent l'astygmatisme composé. Il peut se rencontrer sous toutes les orientations imaginables à peu près autant dans l'une que dans l'autre des amétropies totales. L'exception et la règle y sont en nombres approximativement égaux.

Malgré les dissidences des statistiques de Donders, Em. Javal, Nægel, Snellen... sur l'assymétrie pathologique il ressort en général que : les examens qui ont eu pour objet des myopes sont plus nombreux que ceux qui ont porté sur des hypéropes ; les méridiens à courbure asymétrique le plus souvent neutralisés sont verticaux et horizontaux, et l'astygmatisme oblique se rapproche plus de la verticale ou de l'horizontale que de la direction intermédia re.

En face de mes observations personnelles je suis porté à croire que la brachymétropie masque fort souvent l'astygmatisme autant par l'adaptation ordinaire à la section horizontale du globe, qu'elle soit la plus ou la moins convexe, que par le fait de l'excès de réfraction lui même. De là l'importance relativement moindre de la neutralisation (v. p. 14, 191). Le nombre si considérable des assymétries constatées dans la myopie ne correspond pas à leur fréquence ou à leur gravité relative chez le myope, mais à sa fréquentation assidue des dispensaires et du cabinet du praticien, en raison de ses accidents oculaires divers.

Le chiffre maximum de l'astygmatisme pathologique selon la règle est très-probablement dû en grande partie à deux causes principales :

1° à la gravité qu'il emprunte à la faiblesse de la réfringence. En effet le secteur atteint de myopie relative présente une sorte de neutralisation partielle du vice total. Cette correction naturelle n'est-elle pas la plus avantageuse possible quand elle porte sur le méridien horizontal qui est le plus utile à la vision? 2° L'accommodation est plus facile pour l'astygmatisme hypermétropique vertical, ce dont on peut se convaincre par l'essai de cylindres concaves à axes verticaux et horizontaux.

Enfin, je me demande si l'opinion qui présente les astygmatismes dans les directions intermédiaires comme étant en nombre restreint n'a pas pour origine les amblyopies plus fréquentes dont ils s'accompagnent dès qu'ils dépassent certains degrés, et partant le bénéfice moindre de leur neutralisation artificielle? Circonstance qui en rendant difficile leur diagnostic les soustrait en partie au classement statistique. Par contre, l'assymétrie selon la règle échappe plus rarement. Elle participe au maximum des avantages de la verticale et des moyens réparateurs naturels ou artificiels, surtout dans H, et présente une correction facile et fructueuse, spécialement dans M physiologique, en raison de la conservation plus parfaite de la fonction visuelle.

Les statistiques sont nombreuses et portent sur beaucoup de cas, et cependant elles n'ont jeté qu'une lumière incertaine sur ces questions délicates. Le grand nombre en impose et surprend plus qu'il ne convainc et éclaire : *Non numerandæ sed perpendendæ sunt observationes.*

LA VUE DANS L'AMÉTROPIE.

§ 3. *Motifs déterminants des asthénopies binoculaire et ciliaire dans les défauts de réfraction* (v. p. 261-262). — Tout ce qui atteint la puissance visuelle soit dans son acuité, soit dans la régularité de ses perceptions, soit dans ses aptitudes en restreignant la vue pour le près ou pour le loin, peut être la cause ou l'occasion de l'asthénopie binoculaire. Certaines de ces mêmes conditions sont également le point de départ de l'asthénopie accommodative en nécessitant des efforts d'adaptation énormes et un resserrement pupillaire considérable pour la destruction des cercles de diffusion. A ces divers titres les amétropies peuvent être l'origine de ces deux états.

En outre, la disjonction des deux accommodations binoculaire et ciliaire dans l'anisométropie, les perturbations diverses qu'engendrent dans leurs rapports normaux l'astygmatisme et les autres défauts simples ou composés, font des vices de la réfraction la source la plus féconde des troubles binoculaires et ciliaires simples, ou liés au strabisme confirmé. Les lignes qui suivent sont, en conséquence, le complément naturel des indications succinctes que j'ai exposées pages 261-284.

L'acuité proprement dite et les états réfractifs. — Dans les conditions habituelles, les amétropies, même sans strabisme, ne permettent point l'emploi attentif et prolongé des facultés percipientes. Toutes engendrent la lassitude des yeux, qui reconnaît pour cause principale immédiate les difficultés accommodatrices binoculaires ou ciliaires (p. 261-284). Rien n'autorise à attribuer une sensibilité congénitale moindre aux éléments nerveux, mais en raison des troubles fonctionnels et de l'inaction relative, ceux-ci sont consécutivement atteints dans leur irritabilité, comme dans l'astygmatisme et l'hypéropie, ou dans leur structure organique, ainsi que cela arrive souvent chez l'hypermyope. Aussi puis-je dire, en général, que les défauts de réfraction ne s'accompagnent pas « primitivement » d'amblyopie, mais peuvent être, même en l'absence de lésions apparentes, causes d'affaiblissement prématuré des impressions rétiniennes et des perceptions cérébrales. (V. § 8.)

Dans la détermination de l'acuité chez l'amétrope, on doit se rappeler que la lentille convexe augmente la tangente de l'angle visuel, tandis que le verre concave la diminue, en raison l'une et l'autre de leur force et de leur distance au point nodal de l'œil. En négligeant les imperfections fatalement inhérentes à la correction artificielle, la différence entre l'amétropie ordinaire et l'emmétropie n'est que de quelques dix millièmes (Woinow). On peut donc en faire abstraction et considérer qu'à l'état de santé un défaut de réfraction n'entraîne pas d'emblée, par le fait même de son existence, un amoindrissement appréciable des sensations visuelles.

L'amblyopie d'origine amétropique est ainsi soit le résultat immédiat d'une altération morbide appréciable liée aux accidents du défaut de réfraction, soit un abaissement fonctionnel simple portant surtout sur la fixation centrale et guérissant d'ordinaire en majeure partie dans la jeunesse par l'emploi méthodique des verres correcteurs ou des lentilles convexes. Ce qui démontre que le défaut rétinien n'est qu'accidentellement congénital.

Le défaut d'acuité amétropique. — On définit généralement l'acuité ou S, la finesse de perception de la vue indépendante de sa portée et de l'état réfractif. Ses deux facteurs essentiels sont donc la sensibilité de la rétine et la transparence des milieux.

Dans l'amétropie on est contraint d'avoir recours aux moyens artificiels pour mettre en jeu dans leur plénitude les facultés sensibles de l'élément impressionnable, car l'œil ne se présente pas toujours neutralisé par l'intervention correctrice de l'accommodation. Aussi, tels que la nature les offre à l'observateur, les troubles visuels inhérents à la réfraction sont, sous beaucoup de rapports, semblables à ceux du défaut d'acuité véritable et peuvent avoir des conséquences identiques telles que le strabisme par indifférence. La vue du myope, par exemple, sans le secours des verres, est parfaitement assimilable à celle d'un amblyope pour le regard au loin. Il en est de même au delà de certains degrés, et à toutes les distances pour l'hypermétrope ou l'astygmate simple ou composé. Par conséquent, en fait, laissés à leurs seules ressources, les yeux amétropes manquent d'acuité soit pour le loin, soit pour le près, soit pour les deux simultanément, selon la nature ou l'élévation du vice.

L'éloignement. — Sauf les cas où l'intervention ciliaire supplée au déficit statique « un fait commun aux vices de la réfraction, c'est le défaut d'adaptation exacte à toutes les distances. » Il en résulte la confusion de l'image. D'autre part, l'œil est naturellement sujet aux déviations d'homocentricité connues sous le nom d'aberrations de lumière. N'étant pas achromatique, quand l'accommodation est défectueuse, un point lumineux de réfrangibilité inégale apparaît sous deux couleurs, l'une centrale, l'autre périphérique, faisant bordure à la première, et l'une et l'autre variables selon l'état de la réfraction. En outre, l'aberration de sphéricité, mais surtout l'aberration des méridiens produite par l'inégale puissance réfringente, s'ajoutent à la faiblesse ou à l'excès de la réfraction totale pour nuire à la netteté de l'image. C'est par le rapprochement des voiles palpébraux que l'amétrope vient le plus souvent au secours de ses facultés adaptatrices et qu'il cherche à atténuer les conséquences de ses défauts naturels d'assymétrie. Le clignement a pour résultat la suppression, en dehors de la fente palpébrale, des rayons visuels les plus éloignés de l'axe optique. Il en résulte, par le fait de la suppression de l'irradiation dans le sens du méridien vertical, une amélioration notable dans la netteté de la perception de la partie la plus importante de l'objet : la perpendiculaire au plan des deux yeux. Simultanément, se trouvent amoindri l'effet défavorable de la photophobie mydriatique, de la vision colorée, des irrégularités ou inégalités des images, et de l'impression diffuse circulaire de la caustique de réfraction. Autour de ce phénomène correcteur se groupent des *expédients* tels que la pression digitale directe sur le globe ou indirecte par l'intermédiaire de la peau des paupières et de la tempe, des modifications produites volontairement dans l'obliquité de la fente interpalpébrale, des inclinaisons de la tête et le regard oblique le long du nez, destinés à intercepter en voilant une portion de la pupille les rayons lumineux correspondants qui concourent à la diffusion (v. 384-385).

§ 4. *Vision du myope.* — Le bâtonnet pris pour mètre, on estime généralement que l'acuité rétinienne est, de naissance, inférieure à l'unité dans la myopie et supérieure dans l'emmétropie. Les myopes physiologiques céderaient donc encore sous ce rapport le pas aux emmétropes. C'est là une erreur aussi bien que de dire que la brachymétropie agrandit ou rapetisse les objets (v. p. 95). De même que l'organe normal ou hypérope, l'hypométrope voit les corps où ils sont et comme ils sont. L'irradiation qui les amplifie à distance n'a rien de commun avec un agrandissement réel. La vue éloignée est embarrassée et confuse, par suite de la formation sur l'écran rétinien de cercles de diffusion; un beau jour lui est favorable, mais autant en raison de l'état primitif de sa rétine qu'à cause des circonstances propices qui lui sont particulières, la vision rapprochée chez le brachymétrope ne réclame que peu de lumière (v. p. 11-12, 15), et se distingue entre toutes par la délicatesse de ses impressions. L'œil sain atteint d'excès de réfraction et sans assymétrie (p. 14), voit très-bien de près ; son cercle de perception distincte est restreint, mais il excelle dans les détails des petits objets et lit d'habitude les caractères diamants sans difficulté. La gêne au trop grand jour loin de pouvoir être invoquée contre la finesse des sensations, prouve au contraire la susceptibilité rétinienne. Si , chez le myope, l'acuité proprement dite paraît inférieure, c'est parce qu'elle est appréciée à l'aide des verres qui créent des conditions anormales, par conséquent désavantageuses, et que, à l'inverse de ce qui se passe dans l'hypermétropie, les lentilles dispersives engendrent la petitesse de l'image et raréfient le pinceau lumineux. D'ailleurs, les congestions passives, survenant parfois dans la jeunesse à un âge peu avancé, font croire à l'origine innée de l'amoindrissement des sensations visuelles. Si certaines statistiques, telles que celle de Schneller, présentent la vue des myopes comme émoussée dès l'âge de 10 à 15 ans, c'est sans aucun doute parce que ne considérant à cette époque de l'existence que les degrés les plus élevés, le défaut d'acuité est un symptôme récent des phénomènes hypostatiques (v. p. 95). Dans les myopies faibles, le sujet se félicite de l'excellence de ses yeux (p. 63); et il n'est pas rare de constater le même fait dans les degrés élevés encore indemnes de lésions ectatiques considérables. Toutes les statistiques que l'on pourrait invoquer pour soutenir l'opinion contraire sont sans valeur, car toutes donnent des moyennes entre les acuités de l'hypométropie régulière et congénitale (p. 91-95), des défauts acquis consécutifs : amaurotiques et autres (p. 21), ou des états progressifs du vice qui sont les sources inépuisables d'amblyopies diverses.

C'est aux congestions ou à la progression qu'est due l'*asthénopie rétinienne myopique* caractérisée par la diminution de plus en plus rapide de l'acuité centrale et périphérique. Elles tiennent également sous leur dépendance (v. p. 314-315, 319-322), par le fait de « lésions matérielles localisées dans la macula, la rétine ou la choroïde » : les métamorphopsies, la perversion de la faculté chromatique, les lacunes dans le champ visuel, dans la continuité et la contiguïté des images qui sont interrompues dans leurs surfaces et leurs contours : l'hémiopie ou plutôt le vaste scotome semi-central, résultat d'épanchements choroïdiens, actuels ou résorbés, de transudations diverses, d'exsudations étendues ; de *décollements rétiniens consécutifs à l'attraction* ectasique (p. 320) ou cicatricielle (Saëmisch et H. Müller), au ramollissement du globe ou seulement à la fluidité du corps hyalin *et à des lésions fonctionnelles de sécrétions cilio-choroï iennes liées à l'état myopique simple.*

Les mouches, fixes dans leurs rapports avec l'axe visuel, sont autant de *puncta cæca*. Les obscurités subites, les reflets papillotants, le vacillement dans la vision directe en lisant ou en écrivant correspondent généralement à leur existence. Les troubles visuels, subjectifs et hyperesthésiques tels que les phosphènes diurnes ou nocturnes, les pluies d'étoiles, les éclairs rapides, les scintillations, les anneaux lumineux, les chromopsies, les impressions spectrales, etc., se rattachent au travail de régression, à l'atrophie choroïdienne qui met à nu la surface nacrée éclatante de la scléra et aux tiraillements divers qu'engendre la distension staphylomateuse. Les éblouissements et la photophobie dérivent des mêmes causes et de la largeur pupillaire (p. 158-159): le diamètre des cercles de diffusion étant proportionnel à l'ouverture irienne, les myopes voient plus mal à distance que ne le comporte l'amétropie elle-même. « L'altération dans la transparence des milieux » a pour conséquences : les mouches volantes, les spectres perlés, étoilés du cristallin qui transforment un point brillant en soleils multiples ; les images entoptiques de toutes formes et de toutes dimensions, fixes ou mobiles, voltigeant parfois à chaque mouvement des yeux..., la vue nuageuse partielle, résultant d'une lésion cristallinienne, totale, par le fait du trouble du corps vitré, etc. Enfin, on peut rencontrer accidentellement un degré suffisant d'habitus glaucomateux capable d'engendrer, *ipso facto*, la réduction excentrique du champ de la vision.

Cependant malgré les fluxions sanguines que subit l'appareil sensible à la suite de la vivacité et de la diversité de ses impressions physiologiques ou morbides, c'est le dernier qui dépérit au milieu des modifications profondes qu'entraîne l'ectasie postérieure. La vision directe est quelquefois à peu près normale, l'imperfection de la vue indirecte ne s'est pas notablement accrue et les fonctions persistent dans un état relativement satisfaisant (v. p. 162, 315-316) en présence de phénomènes pathologiques les plus divers. Alors même que la tache noire de Mariotte occupe une grande étendue, que la macula est détruite par une hémorrhagie ou un autre accident, on peut rencontrer, chez le myope, le champ visuel conservé à la périphérie. D'autre part, dans le déplacement lentement progressif des éléments nerveux, lors de la distension ectasique, chaque point de la rétine conserve intact sa faculté d'extérioration. Aussi, rationnellement ne peut-on s'étonner que d'une chose, c'est de l'innocuité relative que présentent les désordres myopiques parfois les plus considérables.

§ 5. *Vision de l'hypermétrope.* — Bien des fois l'acuité est affaiblie dans l'hypéropie. Dans les degrés élevés rarement S=1. Le verre convexe en amenant le point nodal plus en avant agrandit l'image rétinienne, en même temps qu'il corrige le vice, et malgré cela l'acuité demeure inférieure à la normale. Plus souvent chez l'hypermétrope que chez le myope, une différence minime entre les deux yeux détermine, comme dans le strabisme, une neutralisation de la rétine. Ce fait est dû à différentes circonstances qui entraînent l'affaiblissement de l'impressionabilité nerveuse et qui, pour la plupart, sont précisément inverses de celles que présente la brachymétropie. Ce sont : *la difficulté de l'accommodation*, le rétrécissement pupillaire (v. p. 11-12), la petitesse de l'image, conséquence mathématique de la position du point nodal dont la distance à l'écran rétinien est moindre (v. p. 255), l'exiguïté des proportions de l'œil (?) qui comportent logiquement une quantité absolue d'éléments sensibles plus restreinte que chez l'emmétrope (p. 63), et la gravité relative de ses assymétries (v. p. 14, 191, 367-368). On doit y ajouter l'habitude de voir confusément, les congestions actives ou passives qui accompagnent les efforts ou la fatigue du muscle accommodateur (p. 334-335). Aussi, quelle que soit l'exactitude de la correction, S n'atteint point toujours l'unité (p. 14), quand bien même on exagère volontairement les dimensions normales de l'image conjuguée en éloignant un peu les lentilles correctrices. La sensation est modifiée; mais, c'est à la coutume d'une vue imparfaite et aux phénomènes congestifs, plus qu'à l'état congénital, que les sujets doivent l'infériorité de leur sensibilité spéciale.

La faiblesse de la réfraction statique comporte en soi l'éloignement de l'objet, et cependant dans l'hypermétropie extrême ou assymétrique, le sujet renonce souvent à accommoder, et n'hésite pas à placer le point de regard très-près des yeux. De Græfe a expliqué ce fait d'une façon satisfaisante en établissant que, par le

rapprochement, l'angle visuel augmente plus vite que le diamètre
des cercles de diffusion. L'impression rétinienne gagne ainsi en
étendue et en quantité plus qu'elle ne perd en qualité. D'ailleurs
l'état amblyopique dont je viens de parler justifie amplement pour
la vision des objets délicats le besoin des grandes images. On ne
s'étonnera donc pas qu'à l'inverse de ce qui se passe chez les
myopes et à l'encontre des opinions qui leur attribuent la photophobie, les individus fortement hypéropes recherchent, pour la vision
distincte, le grand jour et la lumière brillante, en raison directe :
1° de la possibilité ordinaire d'un resserrement considérable de la
 pupille; 2° de la diminution de l'irritabilité de l'élément nerveux
émoussé à la longue au milieu de l'irrégularité de ses fonctions.

Je n'ai pas à m'appesantir ici sur les conséquences immédiates
de la désharmonie ou défaut d'égalité entre la réfraction dynamique
et le déficit statique; je dirai seulement que dans les cas de H latente, ou facultative, l'examen le plus méticuleux n'amène parfois
que la constatation de la faiblesse réfringente à l'exclusion de tout
trouble fonctionnel ; cependant le fait qui caractérise entre tous la
vision de l'hypérope par sa fréquence et la gravité des phénomènes
qui en découlent, c'est certainement l'asthénopie accommodative
(p. 275, § 15 et 26).

§ 6. *Vision de l'astygmate.* — Le sujet atteint d'assymétrie accentuée n'y voit nettement ni de près ni de loin. Sa vision reste confuse et pénible malgré les verres sphériques; ce qui se comprend
aisément, car on n'a point seulement affaire à un œil trop long ou
trop court qu'il s'agit de *mettre à la portée*, comme instrument
d'optique ordinaire, mais à une lentille irrégulière donnant pour
image de chaque point lumineux une tache de diffusion rectiligne,
elliptique ou circulaire selon les distances. Dès l'enfance, la faculté
visuelle est sensiblement affaiblie. La vue délicate et fatiguée ne
permet pas le travail du soir et présente tous les signes apparents
d'une amblyopie réelle; mais pour trancher extemporanément la
question indécise du diagnostic différentiel il suffit de l'expérience
de la carte percée du trou d'épingle, pratiquée dans des conditions
de clarté suffisante.

Si l'on se rappelle que le clignement palpébral diminue l'*éclaire-*

ment rétinien, qu'il engendre, quand il est considérable, des phénomènes nuisibles d'interférences ; que la constriction pupillaire rétrécit la zone de diffusion : on comprendra que l'astygmate ait souvent besoin d'une vive lumière. Plus l'ébranlement lumineux sera intense, plus l'élément nerveux sera excité; plus la pupille sera contractée, et moins la vision sera mauvaise. On devra donc dans l'évaluation de l'acuité tenir grand compte des conditions de l'éclairage.

L'astygmatisme composé, c'est-à-dire greffé sur une amétropie totale, est variable dans sa gravité (v. p. 13-14, 191) et réclame plus souvènt la correction chez l'hypérope que chez le myope (p. 367-368).

A l'opposé de l'opinion d'une certaine époque, les objets sont rarement déformés, même ceux qui affectent une forme géométrique. Le cas d'Arago (v. séance du bur. des longitudes, 7 février 1844), qui a fait croire que c'était la règle, n'est qu'une exception. Mais ce fait prouve que la *faculté de neutralisation* de la rétine et d'abstraction psychique qui modifie la notion cérébrale, *est très-variable selon les individus*. N'est-ce point là la raison des différences excessives dans la vision et l'acuité des sujets atteints d'un degré identique d'assymétrie, ainsi que la cause des variations de ces mêmes différences par la correction du vice?

Tant que A*s*. est moindre que 1/60 (Javal), 1/40 (Donders) ou 1/24 (Knapp), il n'existe pas de trouble notable de la vision. Passé ce dernier degré, les incommodités surviennent, la netteté de la vue souffre sensiblement et l'astygmatisme est pathologique ou anormal. En masse, je dirai que si les astygmates illettrés jouissent au-dessous de $\frac{1}{16}$ ou $\frac{1}{18}$ d'une vision relativement satisfaisante, surtout à distance, ils le doivent à l'éducation de leur sens, dont l'abstraction constitue le phénomène principal, ainsi qu'aux moyens correcteurs naturels, tels que l'acte accommodatif, le clignement, la constriction du diaphragme irien, etc. Chez tous, malgré le myosis sénile, la vue diminue avec les années plus rapidement que chez l'emmétrope (v. § 8).

§ 7. *La vue dans l'anisométropie* extrême, sans strabisme, a approximativement pour valeur celle de l'œil pour lequel le sujet accommode. L'autre élargit le champ visuel. Dans les limites de ses forces, il communique à l'image le bénéfice de la binocularité. (V. 3ᵉ partie, § 19.)

Le sujet assymétrope est exposé aux fatigues oculaires, mais dans les degrés faibles il ne subit souvent les inconvénients propres spécialement à la différence de réfraction qu'à l'époque de la presbyopie.

§ 8. *Neutralisation rétinienne, abstraction psychique dans l'amétropie. Amblyopie par exclusion*. — Dans le strabisme et l'anisométropie forte, où l'un des yeux ne contribue qu'à l'élargissement du champ visuel, les sujets négligent de plus en plus l'image indistincte et finissent par faire abstraction des impressions de la rétine. Au moment de la correction, il arrive souvent qu'elle se trouve incapable de ressentir ou inhabile à transmettre au sensorium l'image nette des objets examinés. Cet état nuit à la longue à la sensibilité spéciale, émousse sa délicatesse et crée l'amblyopie.

L'amoindrissement dans la finesse et l'intensité des sensations est en raison directe de l'inaction fonctionnelle, ce que prouve la marche de la déperdition sensuelle qui progresse des parties externes vers les parties internes lors de l'obliquité en dedans, et d'une façon inverse pour la déviation divergente. Ces faits qui constituent l'amblyopie dite par exclusion, correspondent au défaut d'élaboration centrale de l'impression oculaire, et simultanément à l'atténuation de l'irritabilité rétinienne. 1º La vision directe est la première affaiblie ; 2º la faiblesse s'étend à la périphérie, par exemple, dans le strabisme convergent, de la macula à la partie externe, tandis que la partie interne acquiert peu à peu une acuité plus grande ; 3º seule à un moment donné, celle-ci est encore sensible aux perceptions qualitatives ; ce qui peut occasionner la fixation excentrique. Cette localisation, expliquée par la gêne de la circulation produite par les contractions musculaires et la destruction de l'équilibre des pressions, ne reconnaît-elle pas simplement pour cause la cessation de l'activité « *sui generis* » du tissu rétinien, relativement aux sensations distinctes ? Le besoin d'abstraction de l'image fausse rend inutile et même perturbatrice l'impression périphérique, et les éléments, perdant avec leur utilité spéciale leur raison d'existence, s'altèrent progressivement. La lésion, d'abord fonctionnelle, entraîne après elle des modifications pathologiques dans la structure de la rétine. Malgré les assertions contraires, je ne doute pas que l'élément nerveux ne souffre dans sa nutrition, en même temps qu'il perd ses aptitudes et ses fonctions normales, mais ses altérations sont assez peu apparentes pour échapper à l'examen sur le vivant, contrairement à l'affirmation de différents ophthalmologistes (v. Meyer, th. de P., 1863, p. 41 ; . .).

Dans l'astygmatisme simple, le sujet accommode pour le point qui a le maximum d'éclat, les autres sont supprimés, c'est-à-dire neutralisés. Dans ces conditions, en faisant abstraction des surfaces nuisibles à la netteté des perceptions du cerveau, la rétine acquiert l'habitude de voir plus ou moins distinctement à travers la zone de diffusion ; elle conserve dans de plus larges limites son activité fonctionnelle. Il ne saurait donc y avoir là, au même degré que dans les cas précédents, une neutralisation rétinienne véritable pouvant amener rapidement l'amblyopie et ses altérations, mais plutôt un acte spécialement psychique, une éducation particulière du sens visuel que crée instinctivement le besoin de voir net. Quant à savoir quelle est la part exacte que prennent à la production du phénomène les deux facteurs essentiels : la modification fonctionnelle de l'élément sensible oculaire, et l'acte cérébral abstractif, le problème est encore scientifiquement impossible. Il n'existe à cet égard que des appréciations personnelles. Toutefois, l'on peut avancer que l'influence de l'assymétrie sur la sensibilité rétinienne ne peut être justement évaluée, quelle que soit l'intensité de l'éclairage, en raison de l'indépendance habituelle entre la perception de l'intellect et l'impression de certains des éléments nerveux périphériques. En outre, plus l'astygmatisme est considérable et plus la correction est nécessaire et avantageuse, mais *en général* la proportionnalité inverse approximative entre l'acuité persistante et le degré de l'amétropie n'existe pas (v. p. 376). Souvent, quand on corrige le vice, on trouve au premier abord que « les verres faibles améliorent plus le bon œil que les verres forts n'améliorent le moins bon (Em. Javal).

Amblyopie sénile chez l'astygmate. — L'âge amène avec lui le rétrécissement pupillaire, et néanmoins les troubles visuels dans l'astygmatisme s'accroissent avec les années. Peut-on rationnellement attribuer, avec les auteurs, ce fait à la diminution de la faculté de neutralisation? Celle-ci, à mon sens, ne peut *a priori* que s'accentuer avec l'âge et l'habitude. Quant à la diminution de la transparence des milieux, fait commun à tous les états de la réfraction, il ne peut entrer en ligne de compte, car les inconvénients plus considérables qu'il peut avoir chez l'astygmate disparaîtraient à un fort éclairage. Aussi est-il probable qu'une double origine de cette infériorité croissante se trouve, d'une part, dans des modifications de l'écran rétinien lui-même, d'autre part, dans la disparition progressive des facultés accommodatrices (v. § 14). Dans la vieillesse, tous les tissus actifs subissent plus ou moins la régression. Les éléments neutralisés n'y sont-ils pas plus disposés, ainsi que ceux qui leur sont immédiatement contigus?

§ 9. *Pourquoi l'astygmate accommode-t-il de préférence pour la verticale?* — Deux explications acceptables en ont été données par M. Em. Javal, c'est : 1° le mode d'occlusion des membranes palpébrales; 2° la fréquence relative de la ligne verticale qui se retrouve sans cesse dominante dans les caractères d'imprimerie, l'écriture ordinaire, etc.

On doit y ajouter les conditions mêmes de la vue binoculaire normale. Qu'un observateur examine, je suppose, un angle dièdre minime, dont le sommet est tourné vers lui, chaque face sera spécialement perçue par l'œil qui lui correspond à droite et à gauche. Seuls les points qui forment l'arête donnent des sensations égales dans les deux yeux. Aussi l'intersection des plans ressort-elle avec vivacité. Si maintenant on place la ligne angulaire dans l'horizontalité, à la hauteur de la tête, la vision monoculaire ou la vue associée s'exercent également sur tous les points des deux surfaces supérieures et inférieures au plan horizontal. La conséquence de ces faits, c'est que la ligne verticale, tout restant égal d'ailleurs, donne une image plus avantageuse, qui sert dès lors de point de repère. La latéralité des mouvements binoculaires et des axes optiques est donc une source principale de l'importance relative et absolue de la perpendiculaire au plan passant par les deux yeux.

Pour que la ligne parallèle à l'horizon acquière la même valeur, qui puisse justifier l'adaptation habituelle pour les horizontales, il ne suffirait pas, comme le pensent MM. Em. Javal et Maur. Perrin, que la fente interpalpébrale soit verticale, mais il faudrait aussi que les mouvements de l'accommodation binoculaire soient dirigés dans le même sens, et que les yeux eux-mêmes se trouvent superposés. De plus, pour que cette hypothèse se réalise, notre station devrait être horizontale, ou plutôt le plan ordinaire de l'angle d'entrecroisement des axes visuels plus ou moins normal à l'horizon. En n effet, les dispositions physiologiques dans l'acte de la vision associée répondent exactement aux conditions d'existence « naturelle » qui nous sont faites. Le corps humain, étant d'ordinaire fatalement disposé dans sa plus grande longueur selon la normale du lieu, à la surface d'un sol qu'il foule le plus souvent à angle droit, la vision autour de lui se fait sur des objets qui en dépassent le niveau, c'est-à-dire qui lui sont habituellement perpendiculaires ou plus ou moins obliques, et rarement parallèles.

En somme, le déterminisme de l'accommodation par la ligne verticale se trouve dans les cinq circonstances suivantes :

a. C'est au niveau des deux lignes focales extrêmes que l'image a le *minimum* d'étendue et de diffusion, et le *maximum* d'éclat. A l'inverse des opinions de Sturm, ce n'est point l'intervalle focal dont la caustique de réfraction a une section ronde et qui fournit par conséquent une tache diffuse circulaire, mais l'une des deux lignes focales des méridiens principaux que l'astygmate adapte avec le plus d'avantage. Toute droite, pour être vue distinctement, doit se trouver dans le plan de l'un ou de l'autre de ces grands cercles. Située dans le méridien principal à *rayon minimum*, la rétine, pour donner une sensation nette, doit être au foyer du méridien principal à *rayon maximum*, et *vice versâ*. Si donc on accepte que « l'excès de courbure du secteur vertical » constitue l'astygmatisme le plus fréquent, dit conforme à la règle, on sera amené à conclure à l'adaptation ordinaire de la verticale ou de l'horizontale.

b. Dans tous les yeux où l'appareil ciliaire n'est point surmené, chez l'emmétrope et le myope particulièrement, le choix naturel sera la verticale, dont l'image nette résulte communément de l'adaptation du méridien à *minimum* de courbure. La raison en est dans la diminution propice des cercles de diffusion, qui est la conséquence du travail accommodateur destiné à maintenir l'image sur l'écran rétinien. L'adaptation obéit au besoin de voir net, et ce n'est guère que dans le cas d'impuissance, comme cela arrive chez l'hypérope, qu'elle est réduite à l'accommodation de la ligne horizontale.

c. Dans l'état d'adaptation de la verticale, la rétine étant au foyer des rayons horizontaux à l'extrémité postérieure de l'intervalle focal, chacun des points de la ligne objective est une verticale. Celles-ci empiètent les unes sur les autres dans le sens de leur longueur et constituent une image linéaire distincte. Dans ce cas, si l'on place devant l'œil une fente sténopéique étroite et horizontale, la zone diffuse du méridien vertical diminue et les traits horizontaux sont vus nettement en même temps que les verticaux. La disposition de l'ouverture interpalpébrale permet de voiler au *maximum* la section qui lui est perpendiculaire et de réaliser d'une façon instinctive par la manœuvre des paupières qui détermine le clignement, cet artifice réparateur du défaut naturel.

d. Quel que soit l'état réfractif, deux faits ajoutent à l'importance de la ligne verticale et font rechercher la réalisation de sa perception distincte; c'est sa fréquence, et surtout :

e. Sa perpendicularité au plan des deux yeux, qui correspond à la latéralité relative à angle plus ou moins grand des axes optiques. Placée en face, elle marque la superposition centrale des deux champs visuels et l'intersection des plans dans lesquels se meuvent les yeux qui l'examinent, ce qui permet, si je puis m'exprimer ainsi, de la mieux apprécier dans son épaisseur, en même temps que de mieux saisir le relief dans les objets. Les mouvements qu'elle nécessite pour l'accommodation de ses différents points paraissent accentuer davantage la notion en rapport avec ce que l'on a appelé le sentiment d'activité musculaire. L'adaptation pour le trait vertical, comme celle d'un point fixe, suffit, en effet, pour que l'obliquité relative des yeux soit exactement déterminée, surtout lors du clignement qui restreint la hauteur de l'image.

Quand cette origine du phénomène spontané d'adaptation pour la verticale disparaît avec la vue binoculaire, les causes précédentes, *a*, *b*, *c*, *d*, restent efficaces dans la vision monolatérale ou alternative.

Origine des inclinaisons céphaliques diverses dans l'adaptation pour la vue distincte chez l'astygmate. — Certaines des considérations précédentes (*a*, *c*, *d*) expliquent l'inclinaison de la tête quand l'astygmatisme s'écarte légèrement de la verticale; de même (*a*, *c*, *d*, *e*) que l'obliquité céphalique destinée à faire entrer dans le plan de l'un des méridiens cardinaux pour lequel se fait l'adaptation, la ligne examinée, ou le trait le plus important d'un ensemble donné. D'ailleurs, si l'on tient compte de ce fait contesté, mais néanmoins réel, que les globes oculaires conservent dans les mouvements obliques de la tête une certaine indépendance qui leur permet de changer légèrement les rapports de leurs méridiens avec la fente palpébrale, on comprendra que par ce mécanisme, quelques astygmates puissent amener la section, pour laquelle ils adaptent, ou sa perpendiculaire, dans le plan de l'ouverture palpébrale (*a*, *c*, *d*). Voir § 11.

L'habitude et les actes fonctionnels réparateurs dans l'amétropie.

§ 10. Les aptitudes oculaires, comme celles de tous les organes, sont largement modifiées par leurs usages journaliers. C'est ainsi que la neutralisation rétinienne constituée devient un défaut d'habitude par le fait duquel l'attention ne peut plus être portée simultanément sur les impressions diverses d'un même œil, comme dans l'astygmatisme, ou celles des deux yeux, dans l'inégalité de réfraction ou le strabisme. Ce qui est démontré clairement par le retour à la diplopie, si l'on supprime la coutume de négliger l'image, en voilant pendant un temps suffisant l'œil qui a subi la déviation. L'absence d'impressionnabilité rétinienne passagère ou définitive, à la suite de la neutralisation, comme celle qui survient dans les cas d'opacité des milieux transparents est certainement due à l'arrêt prolongé de la coopération des éléments sensibles dans l'acte physiologique de la vision normale. En général, dans l'amétropie, les phénomènes réparateurs anormaux dans leur existence, mais nécessaires à l'atténuation ou à la correction ordinaire du vice, se perpétuent pendant un laps de temps variable après sa suppression artificielle. Tels sont les faits de relâchement ciliaire dans la myopie naturelle (p. 111) ou artificielle (p. 119-120), et la persistance de son hyperactivité dans l'hyperopie et l'astygmatisme (obs. 16 et 17). Dans ces cas, il n'est pas rare de constater, même après le développement du strabisme, des tensions accommodatives involontaires. Quel que soit le défaut de réfraction, le clignement naturel qu'il engendre persiste parfois, se transforme en clignotement ou en frémissements incommodes du muscle orbiculaire. Il en est de même des contractions des sourcils et de certaines habitudes prises dans les positions de la tête.... C'est pour des raisons analogues que l'hypermétrope, le myope ou l'astygmate, non accoutumés à porter des lunettes, voient moins aisément dans les premiers temps de leur emploi qu'après en avoir fait un long usage, et que d'autre part l'image perçue perd de sa netteté quand ils les abandonnent. Grâce à la neutralisation habituelle des portions diffuses, ces sujets possédaient auparavant des sensations comparativement plus parfaites, dont ils accusent les verres de les avoir privés. Ces faits, joints aux modifications accommodatives correspondantes, expliquent l'embarras extrême d'un emmétrope dont la réfraction est affaiblie, augmentée (p. 113) ou rendue irrégulière par les moyens artificiels. Embarras de beaucoup supérieur à celui d'un amétrope du même degré.

Une remarque exacte du commandant Goulier, c'est qu'après la correction parfaite de leur astygmatisme, certains sujets conservent une préférence marquée pour les lignes qui leur donnent les impressions les plus avantageuses à l'œil nu. La neutralisation du défaut amétropique est accompagnée parfois de reflet lumineux ou d'un tremblotement léger mais très-fatigant. Incapable de saisir les images nettes et tranchées que lui donnent les verres, là où d'habitude elle ne percevait que des surfaces indistinctes et des contours émoussés, la rétine, étonnée, moins sensible ou moins expérimentée, reste embarrassée dans ses impressions nouvelles, et revient instinctivement aux conditions premières. Partiellement rétinien ou purement psychique, le phénomène est incontestable et prend sa source évidente dans la coutume acquise de se servir de l'œil tel que la nature l'a construit.

Un fait d'observation et d'expérience c'est que les anisométropies, quand la différence de réfraction ne dépasse pas 1/18, peuvent être surmontées par l'accommodation. Aussi dans les inégalités inférieures à celle que je viens de mentionner, la difficulté de la correction ne gît pas tant dans les grandeurs différentes des images que dans l'effort réparateur naturel qui revient chaque fois que les verres neutralisants sont abandonnés ou repris (Schneller). A l'habitude instinctive le praticien se voit dans l'obligation de substituer l'habitude artificielle en exigeant que les lunettes soient portées tous les jours.

Enfin l'habitude joue un rôle principal dans la correction physiologique des défauts réfractifs (§, 12, 13, 14), mais aussi dans la persistance de certains *troubles* rebelles (§ 15).

Habitus amétropique.

§ 11. En dehors des dispositions naturelles du squelette (p. 70 etc. 365), de l'aspect extérieur dû aux strabismes apparents ou réels, à la forme du globe et à ses dimensions qui permettent de préjuger l'état réfractif et de diagnostiquer parfois l'astygmatisme, reconnaissable à une déformation visible de la cornée; outre l'étendue de la chambre antérieure, les modifications de la pupille (§ 17), les complications morbides des annexes (§ 26),... les sujets atteints de défauts de réfraction se caractérisent encore par leur manière de regarder, de voir ou d'examiner. Tous, dans des conditions données, rapprochent les objets outre mesure, les disposent obliquement et de côté pour permettre à la lumière de les éclairer davantage. Chez certains d'entre eux, les myopes surtout, le clignement et ses plis nombreux sont des traits caractéristiques de leur physionomie. Tous, ont accidentellement recours à l'occlusion volontaire d'un œil, à des inclinaisons céphaliques, aux flexions du cou, à l'emploi de leur nez, aux stratagèmes les plus divers dans le but d'éviter une impression gênante ou pénible, de corriger une diplopie ou d'atténuer les cercles de diffusion, en restreignant le champ pupillaire d'une façon plus ou moins ingénieuse. En général, l'hypérope regarde à distance, le myope préfère la vision de près. Celui-ci attire; celui-là éloigne l'objet qu'il examine, ou, cherchant toujours un point de vision nette, le fait aller et venir sans le fixer dans une position déterminée. La vue uni-oculaire du strabisme alternatif fait pencher la tête tantôt à droite tantôt à gauche. Quand elle est monolatérale, même dès l'enfance chez l'anisométrope, l'acte répété de la vision attentive d'un seul côté engendre parfois un torticolis indolent que j'ai rencontré incurable, et que la volonté ne redresse que d'une façon intermittente. Il en est de même sous certains rapports de l'astygmate dont le méridien assymétrique est légèrement incliné (p. 382), ou bien encore de celui qui fait parcourir à son méridien les divisions successives d'un cadran pour arriver à placer l'aiguille selon la ligne focale adaptée... Le déplacement des objets peut suppléer à ses différents mouvements. C'est ainsi que l'individu qui accommode pour le méridien vertical dispose le livre dont il fait la lecture perpendiculairement à la direction normale, de telle sorte que les jambages des caractères typographiques aient une image rétinienne horizontale. Pareillement, en plaçant le point de regard dans une position telle qu'il puisse viser le long de l'éminence nasale, il arrive à supprimer la diffusion due à la partie la plus interne de la pupille.

Aptitudes physico-physiologiques spéciales du sujet myope. — Ces faits intéressants, ces contorsions diverses, ne constituent pas à eux seuls l'habitus amétropique. L'allure, l'aspect, les coutumes, le caractère même se modifient en raison des conditions visuelles. Dans les degrés faibles de la myopie, l'œil est dur, terne et énigmatique; dans les degrés élevés, béat, hébété, sans expression, ébahi ou vitré, ne paraissant rien fixer et désorientant l'interlocuteur. La marche est gauche, inquiète, retenue, hésitante ou rapide et sans pondération. Ne pouvant acquérir la notion exacte des impressions qu'il produit, le myope en société est sans façon, d'une aveugle confiance en lui-même ou d'une timidité non justifiée. Dans le langage d'action ses gestes manquent souvent de mesure et ses attitudes de précision et de justesse. Isolé, pour ainsi dire, d'une partie du cercle au milieu duquel il vit, il ne se préoccupe pas toujours d'en analyser les éléments, et y supplée par l'imagination. Moins distrait qu'un autre, il reste concentré dans ses rêveries qu'il poursuit longuement. Dans la myopie forte les observations *de visu* manquent d'ensemble, elles sont difficiles, imparfaites, partielles, locales, successives et « forcément attentives ». L'obligation de fixer séparément les différents points de l'objet *examiné* (Bruecke), la nécessité du regard successif dans un champ de vision qui s'écarte trop du centre d'impression distincte, faciles chez l'emmétrope, sont pénibles, au contraire, chez

Miard. 25

les brachymétropes. Ceux-ci reviennent rarement à un examen direct propre à contrôler leur première impression. Plus volontiers « ils se remémorent les notions acquises ». La réflexion qui est un des modes du souvenir est encouragée par la restriction des rapports avec le monde extérieur. Toutes ces conditions sont éminemment favorables à la faculté de retenir et de se rappeler. Aussi les jeunes myopes, plus méditatifs, moins portés que leurs camarades aux jeux physiques ordinaires à l'enfance, justifient dans de certaines limites l'observation de Gall (p. 73-74) au point de vue de la mémoire et de l'assiduité.

L'activité naturelle inhérente aux organes cérébraux varie selon la qualité des impressions habituelles qui nous viennent des sens. Les opérations de l'intellect ne sont le plus souvent que des prolongements médiats ou immédiats de sensations d'origine externe, de sorte que nos opinions sont à la fois objectives et subjectives. La restriction du cercle de perception nette et de l'emploi de la vue, dispose en conséquence à la volition ou pensée spontanée. La suppression partielle des notions d'origine extérieure entraîne avec elle la fécondité et l'indépendance relative de l'association des idées, ou faits de consciences. La volition réfléchie qui domine, coordonne et règle volontairement leur succession en est également facilitée chez les sujets qui en sont naturellement capables. Privés, en partie, de la contemplation des milieux cosmiques aux centres desquels ils existent, les myopes ressentent moins leurs merveilles ou leur tristesse. Partiellement soustraits à ce modificateur puissant, ils gardent plus aisément leur humeur primitive. Ce défaut d'étendue dans les perceptions accentue ou exagère soit leurs qualités soit leurs défauts, surtout ceux dont le point de départ et le substratum essentiel sont l'instinct personnel et la nature affective. Ils sont portés à la vie intérieure, au culte, à l'amour et à l'exaltation de l'objet de leur choix (Cardanus).... Moins aptes à la course, aux exercices corporels, aux pratiques de la chasse,.... on comprend qu'ils soient moins souvent aventureux, qu'ils préfèrent la ville et les occupations de la vie civilisée. L'activité synthétique étant liée bien plus aux impressions ambiantes que l'examen analytique, le myope, si je ne me trompe, est enclin fréquemment à l'étude des caractères et des phénomènes en eux-mêmes indépendamment, pour ainsi dire, des êtres qui les manifestent. Il est porté à la théorie, à l'abstraction, à l'observation subjective et consécutivement à l'esprit métaphysique, et à la recherche des principes généraux. D'autre part, l'élaboration méditative des idées qu'a suscitées en lui une *représentation* (1) psychique incomplète, fausse souvent ses déductions. Certains de ses jugements sont presque fatalement entachés d'imperfection. L'homme normal ne prête facilement et complétement son attention à ses sensations que lorsqu'il peut les utiliser pour reconnaître les qualités des corps. De même, le myope s'habitue dans l'investigation attentive à négliger les impressions diffuses et à faire instinctivement abstraction de la plus grande partie de la vision indirecte. Aussi, complétement à son insu, il lui échappe beaucoup plus de faits qu'il ne suppose. Sa sagacité comparative et inductive en souffre dans les images de la poésie, dans les comparaisons scientifiques et la méditation généralisatrice.

Le plus souvent, il aime le travail intellectuel et ses longueurs ne l'épouvantent point. Il analyse, écrit d'une façon prolixe et souvent obscure. Dans certaines races il est dur, sombre, ténébreux, réservé et sérieux; mais il présente les extrêmes dans l'état opposé! Doué parfois de l'esprit de saillie, mais surtout de la faculté d'expression, aux dépens des autres plus importantes, il en impose au vulgaire qui lui attribue à tort les facultés fondamentales. Il est alors aussi naïf que prétentieux et téméraire, aussi loquace qu'imaginatif. Combien d'hommes se recueillent en clignant! combien de professeurs et d'orateurs ferment les yeux dans leurs leçons ou leurs discours quand ils leur sont difficiles! Les myopes sont, par le fait des limites restreintes de leur champ visuel, d'une façon normale dans cet état qui sans contredit prête à l'abstraction, résout parfois des difficultés de jugement et d'imagination, aide au souvenir des conceptions synthétiques et comparatives et finalement favorise la couleur et la volubilité du langage.

Au moral comme au physique, la brachymétropie dispose donc à certaines supériorités et à beaucoup d'infériorités relatives. Ce n'est point un état qui prête à vanité; mais à son égard on peut dire,

(1) Ce terme s'applique à l'idée ou image que notre souvenir nous présente d'un objet absent (Vorstellung, Helmholtz); celui de notion à la perception accompagnée des sensations correspondantes.

comme toujours d'ailleurs: à quelque chose malheur est bon! C'est ainsi que je comprends que *la myopie, et le type anthropologique qui s'y rattache, comportent quelques modifications et favorisent certaines aptitudes psychologiques* chez l'homme qui en est atteint: bien loin que celles-ci préexistent et soient par les goûts et les coutumes qu'elles engendrent l'origine du défaut de réfraction!

CORRECTIONS PHYSIOLOGIQUES, FONCTIONNELLES, NATURELLES ET SPONTANÉES DES VICES AMÉTROPIQUES.

§ 12. *L'accommodation et la convergence ont l'une et l'autre pour tendance d'harmoniser leur action réciproque en raison du besoin sensorial auquel elles obéissent.* (V. p. 114, 121-123, 201, 268-283, 354.) — La loi physiologique qui domine les relations de l'accommodation et de la convergence est une loi de concomitance et d'association en rapport avec la simultanéité habituelle de leurs fonctions. Mais on ne saurait justement regarder ces deux facteurs comme les agents primitivement et fatalement nécessaires d'un même acte. Les variations qu'ils subissent dans leurs puissances par le fait des nécessités diverses de leur action fonctionnelle les soumettent fréquemment à des disjonctions momentanées ou durables. Pour s'éclairer à ce sujet, ce n'est point tant à des expériences artificielles (v. Loring, *Ann. d'ocul.*, 1870) qu'il faut avoir recours qu'à des mesures exactes dans les faits chroniques. L'amétropie présente toujours à des degrés variables cette dissociation prenant sa source naturelle dans le besoin de mieux voir, en se rapprochant de l'état emmétropique.

C'est ainsi que, les axes dans le parallélisme, E ne peut dépenser que le tiers de son amplitude totale de l'accommodation; H, au contraire, jouit de ses 3/5, tandis que M ne dispose que de 1/4,5 de sa totalité. Dans le cas de myopie, la convergence étant maximum, il reste encore une certaine réserve d'accommodation ciliaire; et, pour l'adaptation des points voisins du punctum remotum ou au delà, l'accommodation convergente seule entre en jeu. L'inverse existe pour l'hypérope qui accommode toujours et chez lequel l'excès de l'adduction fait gagner à l'amplitude accommodative un ou deux 24ᵉˢ.

§ 13. L'œil dans les défauts de réfraction ne répond point exactement aux nécessités de la vue usuelle. Quelle que soit la corrélation qui existe entre ce besoin de correction et la·correction elle-même, il est un fait irréfutable, c'est que l'organe amétrope qui conserve ses fonctions est presque toujours amélioré par l'hypertrophie du droit interne chez le myope (p. 263), celle du muscle ciliaire chez l'hypérope (p. 276), chez tous par le clignement, la constriction pupillaire, la neutralisation rétinienne des cercles de diffusion, l'abstraction psychique (p. 377-378, 382-383), l'éducation du sens visuel et surtout l'action fonctionnelle ou les modifications passives de l'accommodation.

Dans les cas de faiblesse de réfraction statique la tension active accommodatrice comble un déficit à l'état normal, en sorte que le défaut reste en partie caché. Souvent même il disparaît complétement sous les efforts ciliaires. Il est peu d'hypéropie qui n'ait pu être surmontée pendant les premiers temps de l'existence, par l'emploi d'une partie considérable de l'amplitude 1 : A que peut développer le jeune enfant dans la vision au loin. Cette suppression dure plus ou moins longtemps selon que l'hygiène de la vue et les occupations du sujet sont favorables ou non à sa persistance. Lorsqu'elle cesse, surgit l'asthénopie accommodative ; l'hypermétropie, de latente qu'elle était, devient manifeste et réclame des soins appropriés. Ce sont ces cas, relativement nombreux, qui ont fait croire au vice acquis (v. p. 18) ; mais tous prouvent l'orgasme constant du muscle ciliaire pendant la période correctrice, et non une déformation accidentelle dans la structure anatomique du globe. Ces faits sont aujourd'hui parfaitement étudiés, et il n'existe plus que quelques rares auteurs qui acceptent encore d'une façon théorique l'affaiblissement fréquent de l'état réfractif oculaire, en dehors d'altérations pathologiques dans lesquelles l'hypéropie n'est point l'affection, mais un de ses symptômes.

L'intervention régulière et réparatrice de la réfraction dynamique engendre un tonus permanent, un éréthisme ciliaire véritable, une sorte de turgor vitalis proportionnelle à la fois à l'augmentation du tissu actif et à son hyperactivité. Ce que prouve, du reste, le recul, par le fait de l'atropine, du punctum remotissimum de 1/60 dans l'œil normal (de Graefe) et de 1/40 ou 1/30 pour l'organe surmené jouissant de la plénitude de ses facultés accommodatives. D'ailleurs, l'absence de toute accommodation ne suffit pas pour obtenir la mesure exacte du cristallin. D'après les récentes expériences de M. Woinow (C. r. de la Société ophth. de Heidelberg, 1869), à la suite de l'instillation belladonée, le rayon de la surface antérieure a pu, dans certains cas, s'élever à 9,7408, valeur supérieure de 0,3623 à celle obtenue dans l'état naturel de repos complet. La conséquence de ces faits est que dans les conditions que crée l'hypéropie, la lentille cristallinienne croît, se développe, se nourrit sous l'influence continue de la cause modificatrice de sa forme. Aussi suis-je disposé à attribuer à l'excès du dynamisme accommodateur la courbure exagérée que présente d'ordinaire le cristallin dans cet état de la réfraction. On ne doit point oublier, en effet, que l'antagoniste de la puissance élastique de la zone de Zinn est le muscle ciliaire, et qu'il y a par conséquent, dans la tension normale de celui-ci, un bénéfice de nature par lequel la lentille, revenant sur elle-même, rapproche en permanence le foyer de l'écran rétinien destiné à le recevoir. N'est-il pas rationnel d'admettre une déformation définitive lorsque, comme dans l'hypermétropie lente, le vice est corrigé par la tonicité habituelle de l'appareil accommodateur, auquel correspond un relâchement proportionnel de la zonule. Sans doute l'élément lenticulaire conserve la plus grande partie de son élasticité. Mais on ne peut supposer qu'une action continue de cette importance n'entraîne aucune modification dans l'état statique. C'est pourquoi je n'hésite pas à avancer qu'à côté de ce qu'il y a d'essentiellement actif et fonctionnel dans la correction actuelle de la faiblesse réfractive, il survient un changement minime mais chronique de la lentille elle-même qui se traduit, d'une façon stable, par un excès de réfringence.

Le fait inverse se présente *dans la myopie* (v. p. 2-8, 268-272). La mydriase artificielle ne déplace que très-peu le punctum remotissimum, ce qui veut dire que l'appareil ciliaire est complétement relâché quand l'œil est accommodé par le point R. Sans doute, dans l'acte de la vision rapprochée, la réfraction dynamique s'ajoute dans M à l'état statique, mais pour une faible convergence l'œil myope accommode beaucoup moins que l'emmétrope et, pour une convergence extrême, il ne dépense point complétement son amplitude totale. Aussi, au peu d'énergie habituelle de l'action adaptatrice qui ne contre-balance plus l'élasticité de la zcne de Zinn, correspond l'aplatissement du cristallin et son éloignement proportionnel de la cornée, c'est-à-dire une correction organique de la brachymétropie.

Ainsi donc, dans l'hypéropie, distance focale amoindrie par la crispation des éléments accommodateurs ; dans la mycpie, exagération de cette longueur à la suite du fait contraire : telle est la double conséquence des conditions fonctionnelles différentes que comportent normalement l'excès et la faiblesse de la réfraction, mises en parallèle avec l'emmétropie. Telle est aussi l'interprétation plausible des observations ophthalmométriques qui ont prouvé que si quelquefois le cristallin est moins épais, c'est dans l'œil myope qu'on le rencontre. D'autre part, la seule explication qui convienne au développement de H dans la glaucome, c'est l'augmentation de la pression intra-oculaire. Celle-ci agit sur le ligament suspenseur et distend la zonule qui dès lors a pour effet d'aplatir la lentille cristallinienne. Trois causes principales se réunissent donc dans la myopie pour allonger à l'état statique la distance focale : 1º l'inertie, puis l'asthénie ciliaire ; 2º la tension intra-oculaire ; 3º à la période ultime, la dilatation du globe.

Dans la vision associée, que l'accommodation ciliaire procède d'un même centre et d'une même innervation (Hering) ou d'un centre différent pour chaque œil, peu importe ! L'anatomie et la physiologie dévoileront un jour ces mystères. Ce qui intéresse l'ophthalmologiste, c'est le fait incontestable de l'assymétrie des efforts accommodateurs dans l'assymétropie pour l'acte d'adaptation (p. 283-284) et les mouvements binoculaires (p. 297-298). L'activité des deux organes n'est pas assimilable à celle d'un œil double ou de cyclocéphale. L'*anisométrope* peut donc, dans des limites restreintes, bénéficier des avantages correctifs que comporte l'état de réfraction de l'un et de l'autre de ses yeux.

Chez l'*astygmate* l'accommodation ne se borne point toujours à la destruction passagère des foyers de dispersion ; elle peut parfois neutraliser le vice, même d'une façon permanente. Une crampe obstinée peut rendre fonctionnellement emmétrope ou myope un méridien hypérope, en diminuant ou en laissant subsister le degré d'assymétrie :

Astygmatismes cristalliniens. — Assymétries compensatrices : statiques
ou apparentes, dynamiques et fonctionnelles.

§14. Quand on détermine, à l'aide de l'ophthalmomètre, les dispositions cornéennes chez les astygmates on s'aperçoit que l'assymétrie appréciée par ce procédé objectif diffère de celle indiquée par l'état de la vision du sujet. D'autre part les observations de Middelburg nous ont appris que l'astygmatisme du cristallin peut affecter des directions très-variables relativement à celui du miroir de l'œil. Enfin d'une façon générale (Donders, Kaïser), l'astigmatisme objectif est plus accentué que ne le comporte l'appréciation subjective, de telle sorte que l'irrégularité cristallinienne compense ou corrige en partie celle de la cornée.

Ces déformations lenticulaires correctrices sont-elles toujours organiques et congénitales? Tout porte à croire que non. D'une part, le cristallin jouit d'une très-grande élasticité ; la moindre pression suffit pour le déformer. D'autre part, le muscle ciliaire ne se contracte pas « fatalement » d'ensemble et d'une façon uniforme en chacun de ses points. L'accommodation surmonte l'effet produit par les verres concaves cylindriques faibles, et l'exercice accroît progressivement ce pouvoir réparateur, qui 1° atteint un degré beaucoup plus élevé que pour les lentilles sphériques, et 2° produit un état d'assymétrie dont les phénomènes persistent quelquefois un certain temps après l'expérience. L'astygmatisme peut donc rationnellement être la conséquence d'un spasme spécial dont l'origine serait une contraction tétanique partielle ou irrégulière. L'examen direct se joint à l'expérimentation (A. Rudneff et Woinow; Archiv für Ophth., Bd. XV, Ab. ii) pour corroborer cette vue. Il est hors de doute, en effet, que dans quelques cas l'appareil accommodateur masque l'effet défavorable des assymétries organiques, et que certains spasmes créent l'irrégularité de la réfraction (v. obs. 11). Aussi n'y a-t-il pas lieu de s'étonner qu'une action normale physiologique corrige des assymétries cornéennes ou lenticulaires en faisant subir au cristallin des modifications diverses et partant compensatrices. Je crois cette correction non-seulement possible, mais relativement fréquente. Les observations 16 et 17

.nous montrent la neutralisation de l'astygmatisme cristallinien de naissance, si c'est lui qui existe, ou son développement accidentel, si l'on suppose que ce soit le muscle ciliaire qui détermine dans la lentille un mouvement correcteur de la lésion cornéenne. En outre les recherches dont ce sujet a été l'objet démontrent l'existence des déformations dynamiques (Dobrowsky. Arch. f. O., Bd. XIV, Ab. III). On peut donc avancer touchant les assymétries cristalliniennes, dont l'existence est établie depuis Young, qu'il en existe deux sortes, en dehors des cas morbides, l'une fonctionnelle dynamique et réparatrice, l'autre purement anatomique et congénitale.

En présence de ces faits, on ne peut repousser *a priori* l'existence plus ou moins durable d'un astygmatisme, créé chez un emmétrope, par une contracture partielle de l'appareil ciliaire, non plus qu'un changement organique consécutif à un état fonctionnel compensateur qui a duré longtemps. Je ne puis actuellement m'étendre longuement sur un sujet aussi nouveau. Je me borne à reproduire ce que j'ai vu moi-même (obs. 16 et 17), et à indiquer quelques conséquences rationnelles que comportent ces faits :

§ 15. *Hypermétropies asymétriques rebelles à la correction soit naturelle, soit artificielle.* — L'absence habituelle d'altérations organiques dans l'hypéropie et l'astygmatisme permet dans l'immense majorité des cas de corriger « sans difficulté » ces états d'origine géométrique simple, en se servant des verres qui les neutralisent dans leurs causes. C'est cette considération et aussi les indications rationnelles et précises qu'ont données sur ce sujet Donders, Em. Javal, Maurice Perrin..., qui m'ont engagé à ne pas présenter dans des articles spéciaux la thérapeutique de ces deux défauts réfractifs. Cependant il est des asthénopies dans lesquelles l'irrégularité et la persistance insolite des contractions ciliaires s'opposent à une correction immédiatement fructueuse et qui dans quelques cas rares peuvent faire croire à l'incurabilité des troubles fonctionnels. Certains de ces faits ne se rattachent-ils pas à l'existence d'assymétries cristalliniennes compensatrices dues à l'intervention normale de l'accommodation?

L'examen clinique (obs. 16 et 17) nous prouve que la tonicité ciliaire corrige parfois des astygmatismes considérables. Ce fait est de la plus haute importance, car il peut donner le secret de certaines asthénopies dans lesquelles, quoiqu'il soit constant que le défaut de réfraction est la seule lésion, la correction la plus rationnelle par les verres sphériques ne suffit pas pour améliorer la vision. Il est des asthénopiques qui ont un passé malheureux et qu'on ne peut rassurer complétement sur l'avenir. L'expérience la plus consommée se heurte sans succès contre les difficultés correctrices, et l'on est réduit à conseiller au malade le repos des yeux en le privant de la vision rapprochée, ce qui est loin d'être toujours praticable. Quand $H = Hm + Hl$, il est des ophthalmologistes qui corrigent seulement l'hypéropie manifeste ; d'autres, tels que le professeur d'Utrecht, neutralisent en outre le quart environ du vice latent et attendent avec patience que le système ciliaire se fasse à ces nouvelles conditions. Il est de toute évidence que ces différentes sortes de pratiques sont infiniment préférables à celles qui cherchent dans l'emploi des verres progressivement plus faibles (Tyrrell) une guérison radicale qu'elles éloignaient par leur intervention.

L'usage des lentilles graduellement plus fortes rend sans nul doute des services éminents, mais le besoin, sans cesse renaissant, du renouvellement de lunettes, fait que certains sujets passent une partie de la période active de leur existence, victimes de perturbations visuelles qui souvent sont fort gênantes pour leur travail quotidien. Tel est le sort que fait à quelques individus la faiblesse de la réfringence en partie corrigée d'une façon normale par l'appareil accommodateur. Mais, lorsqu'un astygmatisme est caché par les efforts ciliaires ; quel que soit son siége, la correction la plus avantageuse est bien plus difficile encore à rencontrer. Le problème se complique d'un élément nouveau qui à lui seul présente des difficultés sérieuses. On a alors affaire à des cas dont le diagnostic est le plus ordinairement problématique et dont le traitement n'a été nulle part nettement indiqué. Souvent, dans les cliniques d'oculistique, j'ai rencontré de jeunes sujets avec un champ visuel complet et les sensations rétiniennes intactes, à travers le trou de carte, renvoyés comme atteints d'assymétries irrégulières parce que les verres sphériques et cylindriques ne neutralisaient le vice que d'une façon fugace et intermittente. Parmi eux ne se trouvaient-ils pas des astygmatismes réguliers qui n'étaient plus qu'imparfaitement neutralisés par l'appareil ciliaire affaibli pour une cause quelconque? L'atropine qu'on négligeait dans ces circonstances n'était-elle pas indispensable pour arriver à un diagnostic certain? Tant que l'attention des ophthalmologistes ne sera pas suffisamment attirée sur ces affections, intéressantes à tant de points de vue, on ne saura à quoi s'en tenir et les sujets ne pourront pas bénéficier d'une correction réellement efficace. Il est d'autant plus nécessaire d'insister sur ces choses que généralement l'on croit que l'accommodation n'a aucune influence sur l'astygmatisme. C'est ainsi que Nagel (*Die Réfraction und accommodations anomalien des Auges*, 1866) pense que le dynamisme ciliaire ne peut intervenir comme modification de l'assymétrie. M. Maurice Perrin est à peu près de cet avis, et MM. Donders et Em. Javal n'en ont signalé la possibilité qu'au point de vue théorique.

Quel doit être dans ces circonstances la conduite du praticien? Il serait très-difficile de la formuler d'une façon générale et certaine. Ici, comme partout en médecine, on doit chercher à retirer des dispositions individuelles les bénéfices les plus considérables et les plus appropriés au genre d'existence du patient. Il conviendra: 1º de ne corriger que la faiblesse de réfraction totale, en négligeant l'astygmatisme dissimulé par la tension accommodative, ou inversement, de ne pratiquer la correction que pour l'assymétrie; 2º quand la tonicité ciliaire voile simultanément le vice total et partiel, on ne pourra neutraliser l'hypéropie entière et rompre subitement une habitude ancienne qui créerait un spasme consécutif à l'emploi des verres exactement correcteurs. Mais, dans l'un et l'autre cas on n'aura procédé qu'à un début de traitement. Un jour ou l'autre le besoin d'une correction nouvelle et plus complète se fera sentir et ce ne sera qu'après un temps souvent fort long et même peut-être à l'approche de la presbytie que l'œil se prêtera, sans inconvénient, à une neutralisation parfaite. Outre les ennuis et les difficultés que suscitent ces changements dans le numéro des verres, il faut considérer qu'il est rare que ceux-ci puissent rendre dans ces conditions une vue artificielle satisfaisante pour toutes sortes d'occupations. Il est donc indispensable de chercher un moyen pour détruire, non la force accommodative normale, mais cet excès de développement physiologique qui n'aboutit qu'à une réparation imparfaite du défaut qu'il est destiné à corriger. Le procédé le plus logique, surtout dans les cas d'*accommodation douloureuse*, est d'imposer au malade l'instillation quotidienne de la solution belladonée et de lui conseiller dans le cas où ce serait nécessaire des lunettes doubles, pour le loin et le près. Malheureusement l'incertitude dans laquelle on se trouvera tant qu'une longue expérience n'aura pas prononcé d'une façon définitive, justifiera les hésitations du praticien à l'égard d'un traitement dont la durée ne peut être facilement prévue et dont l'effet curatif final peut rester douteux dans quelques esprits.

Le spasme ciliaire dans l'amétropie.

§ 16. Cette névrose convulsive se rencontre fréquemment dans l'hypéropie, l'anisométropie et l'astygmatisme où elle n'est le plus souvent que l'expression morbide de la tonicité excessive du muscle ciliaire auquel est dévolu l'accommodation normale, en même temps que la réparation physiologique du défaut réfractif. La prolongation extrême ou l'insuffisance de la correction par le dynamisme fonctionnel sont ses causes immédiates. Récemment j'ai observé le cas de deux jeunes frères hypermétropes à un faible degré et qui mécontents de leur vue naturelle l'amélioraient sensiblement par l'usage des lentilles — 1/40 et — 1/30; mais la persistance de cet emploi provoquait des mouvements spasmodiques parfois durables et fatigants. Ce fait spécial en même temps qu'il montre « l'origine fonctionnelle » de cet état nerveux nous explique sa fréquence dans l'asthénopie accommodative (p. 275). Le spasme est ainsi lié à l'hypéropie ou à l'astygmatisme, et en général à la cause du déficit ciliaire. Chez le myope, sans assymétrie, l'inutilité relative de la réfraction dynamique justifie sa rareté. Quand il existe il n'est pas plus la conséquence que la cause de l'amétropie (v. p. 113, 115, 120, 200, 203), mais « l'expression le plus souvent de certaines lésions morbides aiguës créant l'irritation, ou de troubles fonctionnels résultant d'une progression rapide » (v. p. 345). Il est rare, mais survenant surtout dans l'état progressif, il attire fortement l'attention du praticien, en raison des recrudescences désastreuses qu'il provoque (v. p. 324). Accidentellement il peut s'ajouter à l'excès de réfraction physiologique, mais ce phénomène est presque toujours transitoire (v. p. 38), s'il n'est pas provoqué volontairement ou par l'usage des verres d'un numéro trop élevé. Le tonus permanent ou plutôt l'éréthisme continu peut exceptionnellement créer la myopie apparente (v. p. 202), mais la majorité des cas cliniques prouvent que la tonicité en excès, la contracture, la crampe et le spasme du muscle ciliaire sont le privilége de l'hypermétropie de l'astygmatisme et parfois de l'amblyopie. Dans ces cas, des crispations opiniâtres, des troubles sensuels rétiniens, tirant leur origine d'altérations circulatoires deutéropathiques, viennent compliquer l'état normal de tension accommodative. Mais chez l'emmétrope et à plus forte raison chez le myope physiologique rien n'est plus rare que l'exaltation des contractions ciliaires. La loi qui régit les efforts accommodateurs ou les harmonisent aux besoins du sensorium, ne peut que solliciter un relâchement proportionnel au degré de l'excès de réfraction.

§ 17. *L'accommodation négative et les états ciliaires dans l'excès et la faiblesse de la réfraction.* —Indépendamment des conclusions, intéressantes à divers points de vue, qui ressortent de l'exposé qui précède, la tension exagérée et normale de l'appareil accommodateur ou sa tonicité simple explique l'illusion des auteurs qui croient à l'accommodation négative (v. p. 117). Dans tous les états de réfraction le tonus habituel du muscle existe, mais, chez l'hypérope, il est beaucoup plus accentué, à moins de parésie ciliaire. Il en résulte que l'instillation belladonée montre à l'examen ophthalmométrique, des phénomènes qui simulent l'adaptation aux distances éloignées. La flaccidité des fibres musculaires détermine, en effet, d'abord le dégonflement des procès, puis leur mouvement en arrière entraînant la zonule. Enfin, en dernier lieu, le bord de la lentile s'amincit et exécute son déplacement périphérique dans le canal de Petit (Coccius, *loc. cit.*). L'accommodation négative est donc un fait passif, un véritable relâchement qui passé certaines limites, s'accomplit péniblement; car, ainsi que Wundt l'a observé, la netteté des perceptions immédiates est plus parfaite lorsqu'on rapproche les objets que quand on les éloigne. Ce qui revient à dire que le cristallin se déforme avec moins de lenteur durant l'acte accommodatif pour la vision rapprochée que pendant l'adaptation pour le punctum remotum, ainsi que l'a observé Coccius. Les modifications ciliaires qui ont fait croire à l'existence de l'accommodation négative dans la myopie comme celles dues à l'hypéropie, appartiennent à l'ordre des phénomènes de réaction naturelle. Comme elles, elles ne peuvent à aucun titre être considérées comme l'origine d'une adaptation véritable pour la vision au loin (v. p. 270-271).

Influence des anomalies de la réfraction sur les dimensions de la pupille : Myosis et Mydriasis amétropiques.

§ 18. La relaxation ou le resserrement pupillaire appartiennent à la symptomatologie de nombreuses ophthalmies. Souvent aussi ces phénomènes sont l'expression de certaines affections extra-oculaires. En dehors des cas normalement décrits, j'ai maintes fois rencontré dans les hôpitaux un myosis extrême dans le tétanos, le ramollissement de la moelle et les fractures de la colonne verté-brale. Mais, il existe, à côté des états morbides de l'ouverture irienne, des modifications physiologiques liées à la fois à la forme géométrique de l'œil et au mode de correction naturelle du défaut réfractif.

1º Il va de soi que les dimensions congénitales différentes des globes myopes et hypéropes entraînent avec elles des variations correspondantes de l'iris et de la pupille.

2º Néanmoins, je ne pense pas que les écarts considérables que l'on constate d'ordinaire chez les sujets amétropes soient purement anatomiques. Leur origine est en grande partie fonctionnelle et due surtout à l'état de l'accommodation dans chaque œil considéré.

Tous les amétropes ont pour tendance d'exagérer le mouvement myotique pour atténuer les inconvénients de la zone diffuse. Chez l'hypérope et l'astigmate ce phénomène réparateur s'ajoute aux dispositions organiques naturelles pour accentuer le rétrécissement irien.

On a affirmé, en dehors des défauts de réfraction, que l'exercice habituel de la vision trop longtemps maintenue sur des objets rap-prochés et délicats était le point de départ d'un myosis apparent et continu.

Dans la myopie, la nécessité de supprimer les foyers de dispersion, de n'admettre autant que possible que les rayons centraux qui forment foyers plus près de la rétine jointe à la faculté que possède souvent le myope (v. Donders, Listing), à un haut degré, d'agir sur le sphincter de l'iris par un acte attentif volontaire, indépendant du fait de l'adaptation (v. p. 15, 112), le rapprochement excessif des objets, la pénétration relativement considérable des vibrations lumineuses, l'exagération de la convergence, sont des causes multiples de contractions ciliaires spontanées ou réflexes, et cependant elles restent inefficaces et impuissantes à maintenir l'ouverture pupillaire au degré normal. C'est que la mydriasis myopique est surtout liée à l'inaction et à l'affaiblissement du dynamisme accommodateur (v. p. 9, 113, 268). A cette circonstance première et physiologique viennent s'adjoindre le retrait du sac irio-choroïdien lors de la formation de l'ectasie postérieure (p. 8) (?), l'effet de la dilatation pathologique du globe (p. 271-272), la tension oculaire de l'état progressif, et peut-être aussi une atonie des nerfs ciliaires consécutive à la dénutrition générale du globe, car en même temps qu'elle est dilatée, la pupille est aussi, dans des cas extrêmes, paresseuse et peu mobile.

Tandis que l'afflux de puissance qui dissimule Hl d'une façon permanente détermine chez la plupart des hypéropes l'amoindrissement relatif de la pupille, le défaut d'acuité amétropique des degrés élevés du vice amène, en l'absence de correction, en même temps que l'indifférence oculaire la mydriase symptomatique. Il peut en être de même chez l'astygmate.

L'assymétropie présente des différences pupillaires en rapport avec l'état de l'un et de l'autre œil. Elles sont sensibles surtout dans le regard vague ou une lumière peu intense. Elles reconnaissent les mêmes causes primitives ou déterminantes que dans les cas précédents.

Le *myosis presbyopique* prend très-probablement sa source principale dans une *paresis* sénile des fibres radiées du diaphragme (p. 228-229).

STRABISMES LIÉS A L'ANISOMÉTROPIE ET A L'ASTYGMATISME.

§ 19. *La vision et le strabisme dans l'anisométropie.* — L'inégalité dans la réfraction des deux yeux présente à l'observation trois sortes de vues principales :

1° *La vision binoculaire physiologique.* — Cet état est de tous le plus régulier. On le rencontre souvent dans les écarts considérables de commune mesure. Cependant, il a été nié, même chez les sujets pour lesquels le point fixé se trouve d'une façon normale au sommet de l'angle formé par les axes visuels ; mais on peut aisément le démontrer d'ordinaire à l'aide de l'appareil stéréoscopique. Quoi qu'on en ait dit, l'image confuse contribue à améliorer l'image claire en lui procurant une partie des avantages liés à la vue associée (v. p. 276-277).

Donders affirme qu'une différence de réfraction seule n'engendre pas le strabisme, et que pour peu que la vision binoculaire puisse s'effectuer il n'y a jamais déviation. C'est aller bien loin dans ce sens, et je ne vois dans cette assertion si catégorique qu'une réaction exagérée contre l'idée trop absolue, mais en partie vraie de la théorie de Buffon. Cet éminent auteur a pensé (v. Mém. de l'Académie, 1743) : 1° que pour avoir la vue bonne et distincte il faut absolument que les deux organes soient égaux en force, et que de leur inégalité résulte l'immense majorité des strabismes ; 2° que dans le parcours commun de l'accommodation de deux yeux inégaux chacun d'eux peut avoir des images nettes ; par conséquent, que la tension accommodative dans chaque œil, indépendamment de l'autre, peut s'adapter à la distance de l'objet. Prises au pied de la lettre ces deux propositions sont deux erreurs, mais il est vrai 1° que les écarts notables dans le pouvoir réfringent nuisent à la vision distincte et à l'équilibre physiologique du globe et 2° que tant que l'inégalité ne dépasse par 1/20 à 1/18 environ, l'accommodation peut être exacte pour chaque organe ; l'anisométrope peut voir distinctement ensemble des deux yeux et surmonter parfois de plus grandes différences ; ce qui permet à la vision associée de s'accomplir sans trouble apparent.

2° *La vision uni-oculaire alternante.* — C'est dans ces cas que l'on observe le *strabisme alternatif*. Le sujet soustrait instinctivement ou à volonté l'un ou l'autre de ses yeux de l'acte de la fixation ; chacun d'eux fait alternativement sa part de travail respectif. Rare entre l'excès de réfraction et l'emmétropie, cet état est plus fréquent entre la juste mesure et la brièveté du globe.

Le pouvoir des deux yeux est parfois très-différent. Le rapport entre leur puissance réfractive peut varier à l'infini, l'un, par exemple, être construit pour la vue à l'horizon, l'autre pour un punctum proximum très-rapproché. Dans ces cas on rencontre accidentellement la vue uni-oculaire successive sans déviation facilement appréciable; de sorte qu'un examen superficiel pourrait laisser croire à une amplitude accommodative anormale démesurément exagérée.

La déviation alternante anisométropique reconnaît les mêmes causes ordinaires que les autres strabismes liés aux défauts réfractifs.

3° *La vision monolatérale.*—Les grandes inégalités réfractives favorisent sa production. D'une part, la dissemblance des orbites et des globes ne comporte point le même équilibre statique. D'autre part, il est évident que les deux yeux sont fatalement mal accommodés pour la même distance. Avant la déviation, l'organe qui régit les mouvements d'adaptation est celui qui procure les meilleures images avec le moins de difficulté. On comprendra dès lors que la forme du *strabisme amenant l'exclusion* constante du même œil puisse en partie dépendre des occupations du sujet.

Dans l'inégalité oculaire due à l'excès de la réfraction, la règle pour l'œil myope est la divergence. Son organisation physique intrinsèque, et relative à celle de l'orbite, en est le motif « déterminant. » En outre, le regard habituel au loin de son congénère exagère cette propension naturelle en le laissant dans l'inaction. D'autre part, M extrême ne peut produire la confusion diplopique au même degré que l'emmétropie quand le champ de vision s'élargit par l'obliquité en dehors. On doit se rappeler d'ailleurs que dans la déviation divergente maximum une petite portion seulement de l'espace visuel est commune aux deux yeux, ce qui est essentiellement favorable à l'abstraction psychique. Malgré l'efficacité de ces dernières circonstances, ce qui prouve qu'en général, le strabisme externe est dans ces cas un phénomène mécanique d'accommodement qui se produit malgré la prédominance dynamique naturelle (p. 262) de l'adducteur sur la force active divergente, c'est cette observation que l'anisométrope, lors du strabisme concomitant dans les positions moyennes, présente sous l'influence d'une cause de résolution musculaire, l'ivresse par exemple, une obliquité relative supérieure qui augmente l'angle de déviation primitif.

On peut également rencontrer, «surtout si M est légère» et si le sujet travaille à des objets rapprochés, le triomphe de l'adduction occasionnant un strabisme fonctionnel selon la règle (v. p. 126-127, 142) ; ou bien encore dans l'asymétropie myopique et hypéropique, la déviation en dehors de l'œil le plus faible en réfringence (v. obs. 3), incapable par suite d'un trop haut degré d'amétropie de produire sur la rétine des images sensiblement nettes.

Les auteurs ont affirmé généralement qu'un œil étant hypermétrope, l'autre emmétrope, le strabisme est toujours convergent dans l'œil atteint de faiblesse de réfraction. C'est une erreur. Quand l'œil hypérope peut à l'aide de son accommodation combler le déficit statique, que la prolongation seule d'un travail assidu est la cause de la fatigue, le strabisme convergent est déterminé (v. p. 131, 273). C'est là assurément la règle, l'anisométropie considérable étant elle-même une exception. Mais, que ce dernier cas surgisse, l'organe atteint du défaut exagéré de juste mesure, donnant des impressions confuses au sensorium, est assimilé à un œil aveugle. Il devient indifférent et se dévie en dehors.

Un phénomène d'une grande importance jette un jour éclatant sur le mécanisme des strabismes dans les anomalies de la réfraction, en général, et dans les anisométropies, en particulier. Dans le cas où l'acuité est bonne, où la vue binoculaire anisométropique est habituelle, en ayant soin de prévenir toute accommodation de la part de l'œil découvert, on peut observer la déviation du congénère subissant l'expérience du verre dépoli. Le déplacement d'ordinaire externe se produit comme dans les cas d'insuffisance de l'adduction. Mais si l'attention est excitée et l'accommodation surélevée dans le regard avec l'œil hypérope, je suppose, la déviation en dedans se manifeste par suite de l'influence réflexe des efforts ciliaires sur la convergence. Dans le premier de ces faits le strabisme est l'expression de la tendance divergente que comporte l'état statique (v. p. 262, 297-298) et que surmonte continuellement l'acte coordinateur de la vision associée : c'est le strabisme par accommodement. Dans le second, on a affaire à une déviation d'origine fonctionnelle et habituellement antagoniste de la précédente (v. p. 282).

Que la faiblesse relative de l'adduction soit légère et symétrique, l'organe myope caché inclinera en dedans, l'hypérope caché inclinera en dehors. Ce double fait confirme de nouveau ce que j'ai dit, p. 401, de la divergence de l'œil myope dans l'anisométropie par excès de réfraction, ainsi que les règles que j'ai posées en établissant les causes générales des strabismes liés aux défauts réfractifs (v. p. 353 et suivantes).

Fréquence des strabismes dans l'anisométropie. — Le nombre relatif des déviations liées à l'inégalité réfractive des deux yeux est d'environ 10 à 12 pour 100 du chiffre total des obliquités d'origine amétropique.

Strabismes dus à l'astygmatisme, et strabismes fonctionnels abstractifs.

§ 20. Dans les astygmatismes réguliers, moyens ou faibles, la vision binoculaire persiste le plus souvent. Quand la déviation se produit elle est d'ordinaire fonctionnelle comme celle de l'hypéropie. Comme elle, elle est presque toujours convergente et appartient, par conséquent, à la règle générale des strabismes. Dans les cas, relativement rares, d'assymétries trop prononcées ou irrégulières créant l'indifférence, l'obliquité oculaire externe est la plus fréquente.

L'astygmatisme compliquant la myopie et l'hypermétropie est généralement une cause adjuvante ou occasionnelle des déviations que comportent les troubles fonctionnels et organiques de chacun de ces états. Dans H, ordinairement, il occasionne la déviation interne (p. 131). Parfois il y détermine ou accentue les phènomènes d'indifférence (p. 273). Dans M, sa présence prête singulièrement à l'abstraction psychique de l'image fausse. Il aide par conséquent à l'exclusion permanente et fixe de l'œil dévié (p. 266).

§ 21. *Strabismes fonctionnels abstractifs de l'astygmatisme et de l'hypéropie.* — Chez l'hypérope et l'astygmate on constate parfois dans les cas de déviation convergente à angle variable, l'accroissement de l'obliquité strabique sous l'influence de l'intensité des vibrations lumineuses. On peut alors et dans de certaines limites, modifier l'état louche à volonté. D'autre part, les attitudes penchées, les inclinaisons de la tête, le clignement, les fatigues inévitables qui accompagnent l'amétropie quelle que soit sa forme (p. 370, 382, 384) ont été regardé, dans l'asthénopie accommodative de l'hypermétropie, non comme l'expression de la difficulté de bien voir et de la recherche des conditions les plus propices à la netteté des perceptions, mais comme des symptômes de souffrance résultat de la délicatesse et de l'impressionnabilité excessive de l'organe oculaire. Böhm, Rüete, considéraient comme rationnel de recommander au sujet l'usage des verres convexes bleus pour tempérer les impressions visuelles, et Fronmüller employait les verres fumés dans le même but. Guidé par l'observation, des idées analogues et l'esprit de généralisation, M. Cuignet a été amené à assimiler la déviation interne de l'hypéropie à la grande classe des strabismes photophobiques. Bien des objections et des plus péremptoires peuvent être opposées à cette manière de voir appliquée à la généralité des cas.

Si l'on admet que la neutralisation de l'image fausse est d'autant plus aisée que les sensations nerveuses sont moins fortes, on comprendra l'importance du bénéfice que peut retirer d'un faible éclairage un sujet chez lequel l'abstraction psychique est encore difficile, soit en raison de l'époque récente de la déviation, soit en vertu des dispositions individuelles (p. 376). L'exagération de l'angle d'obliquité sous l'influence de l'éclat d'une lumière vive n'indique pas alors l'origine du strabisme, mais le besoin de l'écartement des images pour venir au secours de l'acte cérébral abstractif. La gêne qui l'accompagne dans les lieux baignés de lumière ne découle-t-elle pas de la même source ? et n'est-elle pas le résultat fatigant et pénible pour le sensorium de l'accroissement d'une impression qu'il s'efforce de négliger et dont l'exagération trouble ses facultés acquises dans ce sens et contrarie ses efforts ?

Dans l'hypothèse où l'œil n'aurait point primordialement la sensation de la forme des corps, mais seulement les perceptions quantitatives comme certains moignons oculaires, l'œil hypérope loucherait-il ? Pourquoi et comment ? Serait-ce pour soustraire à l'action irritante de la lumière une surface endolorie comme dans le cas de lésions cornéennes cité par le Compendium de chirurgie pratique (p. 398) ?... Ainsi que le dit M. Cuignet (*Gaz. méd. de l'Algérie*, 1868, n° 11), le terme photophobie est parfaitement explicite. Mais, par contre, ce qui n'est pas défini par l'auteur, ce qui est loin de présenter une idée nette à l'esprit c'est *ce quelque chose de plus que le défaut réfractif*, existant d'ordinaire dans l'hypéropie non absolument corrigée par un verre convexe simple, engendrant le trouble de l'image, les reflets désagréables, l'horreur de la lumière vive, et amenant, par *action initiale*, la déviation strabique interne. (V. *Journ. d'Opht.*, n° 1, 2, 3, 1872.) S'il n'existe dans ces cas, comme dans les irrégularités de la réfraction, que la gêne et l'embarras sensorial que donne une perception diffuse exactement ou inexactement superposable à une image claire et limpide, il n'y a pas lieu de donner à ces strabismes le nom de photophobiques. Ces conditions, en effet, ne seraient que des analogues de celles que l'on produit artificiellement par les expériences créant l'antagonisme ou la rivalité des champs visuels. La photophobie désignerait-elle ici l'idée ancienne de Buffon : l'inégalité de puissance des deux yeux? Fait qui dans l'opinion du grand naturaliste constitue dans les degrés les plus minimes (par les perturbations visuelles qu'il engendre) une véritable déchéance, une infériorité marquée de la vue binoculaire relativement à celle de l'état borgne; et qui dans les degrés notables, est à son avis, la cause ordinaire du strabisme. Dans ce cas la dénomination est mal choisie, car le mot photophobie entraîne l'idée d'état fonctionnel morbide. Or, on ne trouve dans l'hypéropie qu'un œil plus ou moins court, plus ou moins aplati. Rien n'est pathologique au début de la déviation. Il n'y a pas d'organopathie, mais seulement des organes surmenés. Les impressions sont moins nettes ou n'acquièrent de la netteté qu'au prix d'efforts extrêmes. Quel rapport ce fait a-t-il avec la photophobie? Aucun, tandis qu'au contraire, il est le point de départ d'un entraînement réel de la fonction appliquée à la correction de l'état statique. L'asymétrie présente à cet égard une ressemblance ordinaire avec l'hypermétropie. Cependant si dans les vices de réfraction il en est un auquel on puisse rationnellement attribuer le besoin initial de disjonction des perceptions oculaires, c'est assurément l'astygmatisme. Les images qu'il détermine sont non-seulement assymétriques et dissemblables dans leurs formes mais inégales dans leurs surfaces et leurs clartés. Néanmoins, l'examen du défaut lui-même ne révèle pas d'éléments de photophobie ; mais le fait d'une superposition difficile et quelquefois impossible de deux images disparates, l'une d'elles s'éloignant de sa congénère par ses dimensions et ses irrégularités. Quant au rôle que la diffusion seule peut jouer dans ce sens, les observations quotidiennes de la vue binoculaire normale, malgré des différences considérables de réfraction et d'acuité entre les deux yeux nous obligent de placer cette condition au second plan comme rang d'importance (v. p. 400).

D'une part, si l'on envisage la question au point de vue d'une lésion primitive de la sensibilité spéciale provoquant le strabisme d'un œil incomplet et suffisante pour le maintenir, alors même que l'organe aurait réussi à neutraliser complétement ses perceptions ordinaires (Cuignet), tout reste douteux et problématique dans la nature des causes et l'interprétation des faits. Mais si, d'autre part, on analyse les fonctions adaptatrices onrencontre une vérité irrécusable, c'est la nécessité de pointer binoculairement en avant de l'objet pour réaliser l'amplitude absolue de l'accommodation. Or, dans la vision hypermétropique, l'effort ciliaire qui doit produire la correction *maximum* efficace nécessaire à la vue distincte binoculaire, a pour tendance d'entraîner le muscle interne au delà de son cercle d'action physiologique. Est-ce l'état louche que recherche ainsi l'hypérope? Evidemment non, mais bien une image nette résultant d'une adaptation exacte. Pour atteindre ce but, il surmène son système accommodateur qui, par action réflexe, égare l'adduction hors de son rôle d'autant plus aisément qu'en retour de cette exubérance l'orgasme ciliaire est accrue dans sa puissance et son efficacité. On ne saurait trouver dans l'option de ce mécanisme une préconisation de la diplopie, ni l'exposé d'un artifice de nature destiné à créer la vision uni-oculaire pour mieux voir de l'œil dévié. Toute critique dirigée dans ce sens tomberait à faux et porterait plutôt sur des mots que sur des idées. Quoi de plus rationnel et de plus vrai, en effet, que la gêne de la vision dans ces conditions anormales : la fixation est pénible et ne peut être continuée longtemps, les perceptions sont troublés par les larmes, la fatigue et le vertige. Une adaptation parfaite et durable dans l'hypéropie, la production sur l'écran rétinien d'une image nette, exacte, dans l'astygmatisme, étant irréalisables ou difficiles, pénibles ou passagères, variables même sous le coup des crispations accommodatives, on conçoit nettement qu'à la suite de la difficulté de la confusion physiologique (et persistante en une seule sensation) des deux perceptions oculaires, il y ait avantage à la suppression fonctionnelle de l'œil le plus mal partagé. Si l'on considère ce double entraînement de l'accommodation ciliaire et convergente comme l'origine primitive du besoin d'abstraction de l'une des deux impressions, on s'explique sans peine la nécessité de l'exclusion strabique et le déplacement de l'axe visuel en dedans, d'autant plus justifié que la *perception perturbatrice des qualités lumineuses des corps* est plus vive et plus éclatante d'une façon absolue. Aussi, autant il est élémentaire que l'œil normal ne regarde pas un objet de travers pour arriver à le mieux voir, autant il est logique d'admettre qu'une image difficilement superposable et relativement irrégulière et diffuse, nuit à la parfaite exactitude de la notion cérébrable, et que son déplacement latéral permet au sensorium de profiter de la plénitude des bénéfices que lui présente son congénère. En un mot, l'œil le moins profitable se retire de la vision directe; il louche pour laisser l'autre œil distinguer avec toute la précision et toute la netteté dont il est capable.

Ainsi donc, si l'on considère le besoin de l'abstraction psychique comme cause *déterminante* d'obliquité oculaire, dans les défauts de réfraction, on doit la qualifier de *fonctionnelle abstractive*, termes qui définissent à la fois sa nature et son origine.

Ce qui prouve que la nécessité d'abstraction n'est point un fait initial, absolu, comme la photophobie, qu'il n'est pas inhérent à la structure même de l'œil dévié, qu'au contraire il est relatif et secondaire, c'est qu'on ne saisit ses manifestations que sur l'un des deux yeux, et qu'on ne le rencontre pas caractérisé chez le borgne. Les conditions anormales des images, les efforts accommodateurs, l'entraînement fonctionnel convergent occasionnent la difficulté de superposition. Celle-ci ne peut se maintenir quand la fatigue survient, ou avant même chez l'enfant, en l'absence de pondération suffisante. Alors surgit le besoin d'abstraction qui ne peut aisément se réaliser que par la projection de côté de l'image fausse, dissemblable ou diffuse, qui, trop vive, détermine une impression pénible, gênante ou insupportable. Ce phénomène d'aversion de la lumière n'est en effet, selon toute apparence, qu'un résultat lié à l'intensité de l'impression subie par l'organe condamné ou dévié, qui, par le fait d'un amoindrissement inversement proportionnel de la faculté de neutralisation, devient, à un degré plus élevé, une cause de trouble dans la netteté de l'image, ou ramène l'aberration diplopique. Cette photophobie *sui generis* n'est point dans la faiblesse de réfraction une origine première du strabisme; elle est le plus souvent inhérente au besoin d'abstraction ou consécutive à la diplopie masquée et à la disjonction confirmée des images.

Dans le strabisme ordinaire à l'hypéropie et à l'astygmatisme, comme dans le strabisme photophobique, c'est toujours la prépondérance physiologique de l'adducteur qui agit, provoquée dans le premier cas par un trouble fonctionnel, et, dans le second, guidée par un besoin de soulagement.

Si l'on rejette le début fonctionnel dans le mécanisme du strabisme abstractif, on est en droit de demander à la doctrine qui cherche dans le fait potophobique indépendant des troubles d'adaptation, la cause première des déviations hypermétropiques :

Pourquoi l'aversion de la lumière, qui crée la déviation interne sans lésions connues, existe-t-elle de préférence chez l'hypérope et l'astygmate? pourquoi spécialement chez les sujets dont le vice n'est pas exactement neutralisable par une lentille convexe appropriée? La myopie qui entraîne avec elle l'obliquité divergente est-elle indemne de cette affection mystérieuse, alors que beaucoup de myopes accusent une vive susceptibilité pour l'éclat d'un trop grand jour, et que l'excès de réfraction comporte en soi des zones de diffusion analogues à celles des autres défauts réfractifs?

Dans les premiers mois de l'existence, tant que le regard est vague, incertain, ne révélant point ou peu de perception intelligente et de regards volontaires, l'enfant ne louche pas. La déviation ne survient que plus tard, quand avec les instincts se sont développés l'éducation de ses sens et le besoin de la vue simple, nette et précise. Pourquoi la période d'inexpérience de la vue binoculaire, durant laquelle les obligations visuelles sont restreintes, ne marque-t-elle pas l'époque la plus propice au développement du strabisme, alors que les yeux ne sont pas encore liés par la nécessité absolue de la sensation unique et l'habitude du travail associé? Ces conditions, en effet, laisseraient à la déviation le champ relativement libre. Celle-ci pourrait s'établir sans aller au même degré à l'encontre des nécessités sensoriales.

Chez l'adulte, comment expliquer l'insuccès ou au moins l'abandon des lentilles bleues de Rüete et des verres gris-fumée de Fronmüller?... remplacés dans l'usage journalier par les milieux collectifs convergents simples qui auraient l'inconvénient d'augmenter l'éclairement oculaire!

La neutralisation de l'œil dévié, présentée comme un argument favorable, n'est-elle pas plutôt un argument contre? L'exaltation de l'impressionnabilité oculaire, inhérente à la brièveté du globe, n'apparaît pas plus que le défaut de réfraction avec le caractère morbide. N'ira-t-elle pas, par sa persistance, à l'encontre des phénomènes neutralisants, en entretenant une hyperesthésie que sa nature même doit rendre incurable, et que ne peuvent émousser la recherche habituelle d'un faible éclairage et la déviation dans l'angle le plus obscur de la fente interpalpébrale? D'autre part, si la photophobie persiste « après la neutralisation complète des perceptions ordinaires, » pourquoi le strabisme interne ne présente-t-il pas toujours le maximum d'écartement possible?

La nébulosité de l'image et l'horreur de la lumière sont deux états contigus relevant de la même cause liée au défaut de réfraction. Il devient donc rationnel de penser que dans l'anisométropie hypéropique l'obliquité en dedans est d'autant plus certaine que la faiblesse réfractive est plus accentuée. Or, *avec H extrême*, la vue binoculaire persiste parfois; et dans la vision monolatérale, la règle est le strabisme divergent (v. p. 402), ce qui renverse l'idée photophobique considérée comme l'origine de la déviation convergente de l'hypermétropie.

Enfin, comment interpréter la cessation du strabisme hypermétropique intermittent par suite de la paralysie ciliaire, avec mydriase, l'instillation belladonée, l'approche de la presbytie? etc., et pourquoi son développement, même dans le plus faible éclairage, par la fixation attentive d'un objet délicat et rapproché? (V. p. 170.)...

§ 22. *Théorie de Buffon, l'asthénopie binoculaire et le strabisme.*— Les pages précédentes nous montrent combien le temps et l'expérience ont restreint le champ d'application du mécanisme déviateur basé uniquement sur l'inégalité de la force des yeux. Cependant, quoique réduite dans son importance, l'idée mère de la plus ancienne des théories sérieuses sur le strabisme restera une vérité éternelle. Sa négation n'a point été, comme le pense M. Giraud-Teulon, un progrès énorme. Le progrès véritable a consisté dans l'étude exclusive des muscles en eux-mêmes et de l'état strabique constitué, indépendamment de ses causes. Les détails dans lesquels je suis entré prouvent surabondamment qu'à ce dernier point de vue il y a bien des connaissances à acquérir, bien des ténèbres à dissiper encore.

L'idée de Buffon est tombée devant l'amélioration de l'acuité d'un œil primitivement dévié et le fait que la déviation ne survient pas de nouveau (J. Guérin, Giraud-Teulon, Bouvier, Philips, Stromeyer...). La puissance visuelle, en effet, n'est point ordinairement en elle-même cause de strabisme, mais elle l'est par l'intervention fonctionnelle anormale que suscitent les états réfractifs dans les cas ordinaires actifs et convergents, ou encore, d'une façon indirecte, par l'abandon de l'action directrice qui lui incombe (§ 23). C'est à ces derniers cas qu'est surtout applicable la théorie qui nous occupe. L'équilibre géométrique parfait, indispensable à la vue binoculaire, ne se rencontre pas dans la nature. Sa condition *sine qua non* d'existence réside dans la régularisation des mouvements par les foyers perceptifs. Tout ce qui les affaiblit s'attaque à la source même de ce fait idéal que ne réalise point spontanément les dispositions organiques normales (v. p. 354). Est-ce à dire que deux yeux inégaux, quant à leur réfraction et leur acuité, donneront fatalement la déviation? Évidemment non; car tous les jours on constate le contraire. Mais une image, relativement imparfaite et dissemblable à la première, en affaiblissant l'énergie et le besoin sensorial de la vision associée, laisse dans des proportions variables le champ libre aux influences passives ou dynamiques et morbides qui sont très-souvent causes déterminantes d'asthénopie binoculaire et de strabisme. La vue associée ne persistera qu'autant que le balancement naturel ne s'éloignera pas trop de l'état mathématique dont je parle. Sollicité d'autant moins à la fusion que l'une des deux images est plus diffuse et plus mauvaise, le sensorium sera d'ailleurs, dans ces circonstances, singulièrement favorisé pour l'abstraction psychique.

Strabisme par indifférence dans les défauts réfractifs.

§ 23. Quand un œil est atteint d'amblyopie forte, le sensorium n'a que faire d'un organe qui cesse de lui être utile (v. p. 279-280). Toute relation est suspendue entre eux. Par le fait de la perte des impressions rétiniennes, le système musculaire n'a plus sa raison d'être. Le globe est soustrait aux lois physiologiques qui régissent les besoins perceptifs. Étranger, pour ainsi dire, au corps auquel il appartient, abandonné à lui-même, il passe à l'état très-bien désigné par le mot *indifférence*, et reste à la merci des influences passives qui l'entourent. D'une part, il n'obéit plus qu'à des actes dynamiques accessoires, ou aux tendances naturelles des muscles; d'autre part, il subit en permanence les conditions d'équilibre organique des tissus qui l'enchâssent (v. p. 262, 266, 297-298).

Des développements dans lesquels je suis entré dans le courant de ce travail, il ressort que l'on ne doit point seulement appeler strabisme par indifférence, celui habituel aux amauroses rétiniennes, cérébrales, ou reconnaissant pour origine des opacités des milieux transparents (v. p. 370). Les anisométropies excessives (v. p. 402-410), les astygmatismes composés, extrêmes ou irréguliers, les hypéropies absolues (p. 169-171, 273-274), et les hypermyopies dans l'inégalité du pouvoir réfringent des deux yeux, en sont également causes. Sa forme ordinaire est l'obliquité externe; mais, comme il est surtout déterminé par le fait passif d'accommodement, on peut le rencontrer dans l'état de convergence, en raison des variations infinies inhérentes à la morphologie individuelle.

Le strabisme double et les déviations amétropiques.

§ 24. Ces mots expriment non-seulement une déviation relative des deux lignes visuelles, mais encore un rapport faussé de l'axe optique avec l'axe et les limites de l'ouverture orbitaire, ainsi que les extrémités de la fente interpalpébrale (v. Meyer, Th. de P., 1863; Giraud-Teulon, *loc. cit.*). Lors de la vision dirigée en avant, l'axe visuel a perdu son inclinaison physiologique sur l'axe de l'orbite restée normale.

Je comprends mal qu'on puisse être louche des deux yeux à la fois. Je ne vois pas bien ce qu'a affaire l'axe de l'orbite dans l'acte de la vision associée, et par conséquent le motif qui justifie la qualification de strabisme double.

Cependant, puisque ce terme impropre représente un état défini, je dirai que « les strabismes par accommodement sont presque tous doubles. » Dans M, par exemple, où ils existent le plus souvent, le centre optique s'éloigne de la rétine proportionnellement à l'augmentation du vice. La diminution simultanée de l'angle α n'indique-t-elle pas une variation dans l'emplacement de l'axe visuel? Les rapports ne sont-ils pas également modifiés dans l'indifférence par l'*affaiblissement progressif de la résultante musculaire physiologique* (v. p. 262) *et le relâchement des tissus suspenseurs de l'organe?* Dans la plupart de ces cas, si minimes soient-elles, il y a à la fois déviation de l'axe et déviation du globe. Mais ce ne sera ni le degré du strabisme, ni l'alternance, ni l'obliquité de l'œil sain, consécutive à celle de son congénère, qui constitueront nécessairement, en conservant la définition précédente, un strabisme véritablement double. Je suppose, par exemple, la vision alternative, où d'une manière successive l'œil droit fixe à gauche, et l'œil gauche à droite, l'un et l'autre étant convergents. « A moins de fixation excentrique », dans laquelle ce n'est pas la macula, mais un autre point de la rétine qui se présente à l'objet, rien ne démontre, si la tête elle-même n'est pas inclinée, que la perte de correspondance normale des lignes visuelles, ait entraîné, quand on les replace isolément dans leur position initiale, la cessation de leur rapport primitif avec l'axe orbitaire.

D'autre part, on a également qualifié à tort de l'épithète double le strabisme dans lequel la déviation oculaire est accompagnée de l'augmentation dans le même sens des mouvements excursifs de l'œil non dévié (v. J. Guérin, Giraud-Teulon, *loc. cit.*). Dans les obliquités amétropiques ce fait est habituel; le strabisme fonctionnel détermine l'exagération de la *myotilité* adductrice de l'œil sain, tandis que, en général, l'accommodement favorise sa *mobilité* en dehors. Ce développement dans la *motilité* convergente ou diver-

gente externe est avant tout lié à la symétrie organique et fonctionnelle des globes, et partant à la cause primitive de la déviation ;
mais, à aucun titre et dans aucun cas, « à moins de changer sa
définition », ces états différents ne peuvent communiquer au strabisme le caractère de dualité.

QUEL EST LE MEILLEUR DES YEUX AMÉTROPES ?

§ 25. A cette question, la réponse est très-embarrassante, vu la
complexité des phénomènes de l'amétropie. Cependant, si on compare des organes sains, alors qu'ils se présentent à l'état congénital
et physiologique avec les seules modifications fonctionnelles qui résultent de leur défaut de mesure exacte, on s'aperçoit que, pris en
masse, les yeux myopes sont supérieurs sous le rapport de la finesse
des perceptions. Les hypéropes viennent ensuite, puis les astygmates
à un degré élevé. M correspond davantage aux nécessités de la vie
chez les nations civilisées. Faible ou moyenne, elle peut être préférable à tout autre état de la réfraction durant l'existence entière. En
l'absence de travaux minutieux, et jusqu'à 50 ans, H légère présente
en sens inverse des avantages équivalents. En général, la portée de la
vue dans l'hypermétropie la rend plus propre à satisfaire les besoins
des tribus nomades et des peuples pasteurs ou vivant du produit de la
chasse. L'assymétrie prononcée ou irrégulière, ainsi que l'hypéropie extrême, ne sauraient convenir à personne.

Neutralisés, les états amétropiques gardent approximativement,
toutes choses restant égales d'ailleurs, les valeurs relatives que je
viens de leur assigner. Mais, les yeux atteints de H absolue, ou
d'astygmatisme simple exagéré, jusqu'à ce jour à peu près inutiles,
sont créés à la vie fonctionnelle qui leur faisait défaut.

Relativement aux complications morbides, au-dessus de certains
degrés, le sujet myope a pour perspective fatale des accidents de la
plus haute gravité, et parfois l'amaurose. Considéré à ce point de
vue, l'œil trop long est à coup sûr de tous le plus détestable. Contrairement aux opinions communes, il ne peut être environné de
soins trop minutieux et trop constants. En un mot, le préjugé vulgaire que « l'œil myope est un bon œil », doit être remplacé par
cette vérité aujourd'hui scientifique que « *l'élongation minime con-*

stitue le meilleur de tous les yeux (v. p. 62, 63, et obs. 4), sa vision éprouve, avec les années, des bénéfices très-réels, le punctum remotissimum se déplace de $^1/_{30}^e$, et la pupille se rétrécit physiologiquement, de sorte qu'en même temps que la zone diffuse décroît, le degré de l'excès de réfraction diminue. Mais, au delà de certaine limite, la myopie est de tous les états amétropes celui qui expose aux maladies à la fois les plus multiples et les plus dangereuses. » L'hypéropie et l'assymétrie des méridiens, même très-accentuées, sont sous ce rapport bien distantes de M.

LES YEUX TENDRES ET L'AMÉTROPIE.

§ 26. C'est aux actes morbides divers qui constituent autant de perturbations différentes dans la vie régulière des tissus, joint aux difficultés visuelles qu'engendre l'adaptation binoculaire ou ciliaire, que s'applique le plus souvent cette expression vulgaire : J'ai les yeux tendres. Toujours alors on doit songer à un défaut réfractif. Combien de sujets à qui l'on conseille des verres bleus ou neutres contre l'hyperesthésie rétinienne, sont atteints d'hypéropie, d'astygmatisme ou d'anisométropie! Tel est, par exemple, ce cas que je rapporte, p. 119-120, et dans lequel il est probable que le hasard a été plus heureux que le praticien. D'ailleurs, les accidents extraoculaires liés aux vices de réfraction justifient amplement cette dénomination. Les hyperémies habituelles des annexes de l'œil dues aux fatigues de l'organe, parfois aux clignements et aux blépharospasmes consécutifs, entraînent à leur suite des hypersécrétions, des hétérocrinies, des blépharites, des chalazions, des productions accidentelles dans les glandes de Meibomius, l'hypertrophie papillaire de la conjonctive, l'irritation de cette membrane; et surtout, la conjonctivite lacrymale, telle que l'a décrite M. Galezowski, accompagnée d'accidents divers dans les conduits excréteurs et occasionnant par l'accumulation des larmes des reflets gênants, des photopsies, l'arc-en-ciel, la diplopie, la photophobie même... A ce tableau des altérations appartenant par leur nature à l'ordre des actes morbides congestifs par accommodation, et engendrant le prurit, la cuisson, le picotement, la pesanteur des paupières, etc., etc., il faut joindre les névroses deutéropathiques à la lassitude des yeux. Ce sont des douleurs locales, des névralgies péri-orbitaires de la branche ophthalmique de Willis, des maux de tête et spécialement des hémicrânies correspondant à l'asthénopie accommodative (névropallies irisalgiques de Piorry)... et jusqu'à des troubles nerveux généralisés, tels que des convulsions.

LA PRESBYOPIE DANS LES DIVERS ÉTATS RÉFRACTIFS.

§ 27. Je n'ai pas à m'étendre ici sur les phénomènes presbyopiques. Je signalerai néanmoins en passant une modification indispensable à introduire définitivement dans le dictionnaire ophthalmologique. Le mot presbytie et son synonyme presbyopie n'indiquent le plus souvent dans le langage que le besoin sénile de se servir de verres convexes pour continuer à lire avec facilité. Ce n'est là qu'un symptôme, évident et certain, il est vrai, chez l'emmétrope normal, mais parfois peu appréciable dans l'hypermétropie forte et pouvant complétement manquer dans la myopie. Or j'insiste sur ce fait : que les actes organiques ou fonctionnels physiologiques qui constituent la presbytie sont précipités dans leur développement par l'un et l'autre de ces deux états opposés de la réfraction, ainsi que fort souvent par les altérations pathologiques qui les côtoient ou les suivent. Leur évolution normale ne saurait donc être plus longtemps désignée par la définition d'un de ses signes subjectifs qui n'est ni constant, ni pathognomonique. Tout au plus peut-elle convenir à l'opticien qui, ignorant les modifications cristallino-ciliaires et les divers éléments du fait presbyopique, ne s'occupe que du rapport qu'il peut avoir avec sa profession. On ne peut pas davantage, dans l'état actuel de la science, considérer la presbytie simplement comme une amblyopie sénile ou un raccourcissement du globe (v. Fano, *loc. cit.*)... Le mot presbyopie doit réveiller l'idée d'un ensemble de phénomènes, les uns essentiels et physiologiques, inhérents à l'insuffisance sénile de l'accommodation (v. p. 227-228); les autres consécutifs et plus ou moins morbides (v. p. 224, 225-227, 229, 253). Il doit s'appliquer, non pas seulement au recul par le fait de l'âge du point rapproché dans la vision ordinaire, mais au transport du punctum proximum en avant, quand bien même la vision ne s'est jamais pratiquée qu'au voisinage du punctum remotissimum, cas dans lequel on est presbyte sans en souffrir et sans le savoir (p. 112, 270). Il doit avant tout représenter à l'esprit les deux circonstances conjointes qui déterminent son existence : l'affaiblissement du pouvoir ciliaire et la diminution de l'élasticité du cristallin par l'accroissement de la résistance des éléments lenticulaires; secondairement, rappeler l'atténuation graduelle de l'acuité qui descend avec les années de 1 à $\frac{11}{20}$ et moins, et qui est la conséquence de l'asthénopie rétinienne, mais principalement de l'altération progressive dans la transparence des milieux.

Ces explications données, je puis dire que tous les états réfractifs subissent la presbyopie, mais celle-ci emprunte à ses relations avec la réfraction statique de l'œil la précocité, l'étendue ou la bénignité de ses symptômes (p. 111-112, 275). Les sujets myopes, hypéropes ou astygmates, passé certains degrés, arrivent prématurément à la presbytie : par la fatigue dans H (v. p. 113-114, 275) et l'asymétrie, par l'atonie, dans M, de l'appareil ciliaire (v. p. 269). En outre, tous les états amétropiques, sauf un léger degré de myopie, favorisent la diminution sénile de l'acuité.

L'EXAMEN CLINIQUE ET L'AMÉTROPIE. — OBSERVATIONS RELATIVES A SON ORIGINE ET AUX LÉSIONS FONCTIONNELLES ET ORGANIQUES QU'ELLE ENGENDRE.

Morgagni a avancé que les *observations* devaient être *pesées et non comptées*. Il aurait pu dire plus exactement qu'il n'était utile de les compter qu'après les avoir très-exactement analysées et surtout bien interprétées. Aussi, je n'attribue pas à chaque observation qui suit, si probante soit-elle, la valeur d'un argument. Un fait isolé ne peut infirmer une vue générale pas plus que l'établir. Mais je présente chacune d'elles après l'avoir dépouillée des détails accessoires, comme une tête de série à laquelle se rapporte les conclusions dont je l'ai fait suivre. Elles étaient d'ailleurs indispensables pour fixer l'esprit dans les détails cliniques ou spéculatifs, aux renvois desquelles elles correspondent; et c'est là uniquement ce qui m'a décidé à les produire.

Les défauts de réfraction anatomiques simples dans l'enfance. — Si dans une famille de *myopes*, on examine un enfant *de moins de* 10 *à* 12 *ans*, atteint lui-même d'excès de réfraction symétrique, son *facies* encore peu développé permettra cependant d'une façon générale de reconnaitre le type myopique (v. p. 70). Cet état du squelette n'a rien que de très-encourageant, car ces dispositions sont, jusqu'à un certain point, un gage d'intelligence et de beauté futures.

L'inspection du système musculaire démontre parfois que les excursions internes et externes sont moins étendues, en raison de la conformation générale de l'orbite.

A l'ophthalmoscope la papille est plus petite, mieux éclairée et visible plus nettement que chez l'emmétrope. Les vaisseaux sont d'apparence normale. Généralement, au lieu d'élection du staphylôme postérieur, il n'y a pas de croissant caractérisé, mais une teinte rose remplaçant la nuance choroïdienne habituelle. Dans les cas les plus avancés l'atrophie s'annonce par une ligne blanche péri-optique réfléchissant vivement la lumière. Les vaisseaux disparaissent petit à petit au voisinage. La chorio-capillaire ne charie plus le liquide sanguin. La blancheur augmente sur une surface en demi-lune qui reste circonscrite ou se continue d'une façon diffuse à la périphérie.

L'acuité est ordinairement normale (voy. p. 369-373). A la demande s'il voit bien, le jeune sujet hésite rarement et répond oui; mais l'épreuve des verres lui démontre son erreur en lui permettant d'apercevoir à distance des détails qui lui avaient primitivement échappé (v. p. 63, 69). Cependant, dans l'immense majorité des cas, l'observateur le plus minutieux sortira de son examen avec la conviction que l'œil est sain et physiologique. L'enfant, du reste, ne se plaint pas. Il est pleinement satisfait de sa vision. Seul, un léger allongement du globe existe, fait des plus fréquents dans la génération. Ailleurs rien, ou un ensemble qui rappelle les conditions physiques attribuées généralement aux types les plus perfectionnés de la race humaine.

Ainsi l'œil myope n'est point d'habitude un organe infirme, victime d'un vice de conformation véritable. Il apparaît le plus souvent au début de l'existence avec le caractère physiologique. Comme l'hypérope et l'astygmate, il est le résultat d'un simple

Miard.   27

écart de juste mesure inhérent aux oscillations du type spécifique ou individuel et il rentre dans les règles générales d'hérédité ou de la loi du divers et de spontanéité. C'est seulement quand l'organe a grandi et qu'il approche de ses dimensions définitives que l'élément congestif se révèle par la fatigue accompagnée d'un sentiment plus ou moins accentué de lourdeur oculaire, après le travail. C'est également à cet âge que l'asthénopie musculaire se déclare, ainsi que les accidents concomitants, qui amènent au dispensaire les sujets atteints d'excès de réfraction. En un mot, les premiers troubles d'un œil myope ordinaire sont fonctionnels. Au début rien ne révèle un état organique morbide primitif. Ce n'est que plus tard, avec l'exagération de l'excès de réfringence que l'on voit se dérouler un à un les états pathologiques si graves que l'on décrit sous le nom de staphylôme postérieur et de myopie progressive. Les cas dans lesquels les actes morbides précèdent l'excès de réfraction n'étant que des exceptions relativement rares.

Le jeune hypérope dissimule le plus souvent la faiblesse de sa réfraction par l'énergie de ses facultés accommodatives dont le maximum d'efficacité correctrice correspond aux premières années de la vie. Le vice d'ailleurs, à cette époque, ne s'est encore que peu développé par la croissance. Sauf le cas de strabisme et quelques exceptions rares dues aux degrés élevés, l'hypermétropie ne trouble pas considérablement les fonctions visuelles à cette période de l'existence.

Seuls *les enfants atteints d'astygmatisme* anormal n'y voient nettement, ni de près, ni de loin, et présentent de bonne heure l'asthénopie symptomatique des efforts continuels et infructueux, par lesquels ils essayent de se procurer des images exactes de la forme des corps.

Si on examine à l'ophthalmoscope un *assymétrope* myopique et hypéropique dont les yeux sont sains, outre les différences d'aspect dues aux défauts de réfraction, on se convaincra le plus souvent que la couche vasculaire choroïdienne est plus transparente chez le myope. Ce fait ne doit être attribué ni à un défaut d'épaisseur, ni à la quantité de sang, mais à une légère hyponutrition, portant spécialement sur les cellules pigmentaires, et symptomatique de l'allongement du globe.

Assymétropie. — Myopie à droite. — Staphylôme.

I. Mlle Augustine Market vient au Dispensaire le 3 novembre 1869, pour se faire guérir d'une légère conjonctivite catarrhale. Elle est bouquetière; âgée de 19 ans; elle habite à Paris, rue Censier, n° 16 *bis*.

Ce qui frappe à l'inspection des yeux de cette malade, c'est un léger strabisme convergent de l'œil droit. De ce côté, le globe est plus tendu et un peu plus proéminent que son congénère. Sa pupille est sensiblement plus large.

La recherche de l'état de réfraction des deux yeux apprend que l'œil droit est myope et assymétrique. Les deux verres qui restaurent le mieux, quoique incomplétement, la vision, sont le n° 6 concave sphérique et 6 cylindrique.

L'œil gauche est emmétrope et jouit d'une acuité normale.

Le fond de l'œil droit présente au miroir une papille irrégulière dans ses contours. Aux points d'élections se trouve un staphylôme au deuxième degré. La choroïde ne présente pas de différence très-nette de coloration; cependant la couche du pigment paraît moindre dans l'œil amétrope où, en raison de l'état brun accentué de la jeune personne, elle est néanmoins considérable.

Mlle M... ne se rappelle pas s'être jamais servie de son œil droit. Elle est surprise que des verres puissent lui rendre une partie de la vision nette de ce côté.

A part les lésions des membranes profondes, l'œil est parfaitement sain.

— Dans ce cas, on interroge en vain toutes les théories émises pour expliquer la création de la myopie et la formation préalable du staphylôme.

1° Le double croissant écarte l'idée d'arrêt de développement fœtal de la *protuberantia scleralis.*

2° Pensera-t-on que le staphylôme est le résultat de la convergence exagérée, survenant à la suite d'une kératite ancienne? L'absence complète de trace sur la cornée et de diathèse scrofuleuse dans l'économie ne permet pas de s'arrêter à cette conjecture.

3° Accepterai-je, comme cause du staphylôme, la prédominance du système divergent, ainsi que le veut M. Giraud-Teulon ? Je ne le puis, puisque la jeune fille présente un léger degré de déviation interne, qui est juste le contraire de ce qui se présente dans cette hypothèse.

4° Affirmera-t-on comme Arlt, Noizet, Hermann Cohn, Wecker, etc., que la cause peut être l'excès de l'effort accommodateur destiné à vaincre les difficultés de la vision distincte ? Ici l'astigmatisme est trop prononcé pour que le muscle ciliaire ait jamais pu arriver à ce résultat. L'assymétropie est trop considérable pour que la vision binoculaire puisse se faire même avec les verres correcteurs. D'ailleurs, un examen attentif démontre que cet œil n'accommode pas même seul, car la contraction pupillaire fait défaut lors du rapprochement de l'objet.

5° Quant aux opinions de Sichel, Ammon, Jæger, Von Graefe, etc., elles sont également inacceptables. Il n'y a pas la moindre trace d'inflammation, et la forme nettement tranchée de la tache blanche à reflet tendineux ne permet pas de croire que l'atrophie postérieure reconnaisse, dans ce cas, pour cause l'inflammation.

6° La convergence, d'après de Graefe, n'est une cause d'ectasie qu'à la condition qu'elle soit exagérée, et la circonstance occasionnelle aggravante est le spasme accommodateur qui accroît dynamiquement l'excès de réfraction. Ici rien de semblable, l'accommodation est atteinte de parésie, et la convergence strabique ne s'exagère pas par l'accommodation binoculaire, car l'œil malade est indifférent par excès d'astigmatisme, lorsqu'on rapproche le doigt des yeux en les faisant fixer.

Ainsi, ni l'excès de convergence active, ni l'accommodation, ni la prédominance des muscles externes, ni l'opinion de Von Graefe ne sont acceptables pour l'interprétation de cette myopie avec staphylôme ; et les cas de ce genre sont très-nombreux !

N'est-il pas probable, en pareilles circonstances, que l'œil est congénitalement myope, et que sa structure, par le fait d'élongation antéro-postérieure exagérée, tient sous sa dépendance par la suppression des fonctions accommodatives, l'atrophie manifeste que subit d'abord le segment postérieur en attendant que le reste de la choroïde en soit atteint d'une façon sensiblement apparente ?

Hypermyopie double. — Strabisme interne. — Choroïdite
atrophique disséminée.

II. M. Ravize a 35 ans. Il est avocat, et habite rue Mazarine, n° 20. Ce malade vient à la clinique de M. Galezowski depuis environ six mois.

Sa myopie est double. L'excès de réfraction de l'œil droit est de 2 1/2 ; celui de l'œil gauche de 2 3/4. Ces numéros sont ceux qu'il porte pour la lecture ; mais il a besoin de deux sortes de lunettes, et il se sert de la lentille n° 10 concave par-dessus son binocle. Rien dans l'extérieur du globe lui-même ne révèle la myopie ; au contraire, le strabisme interne dont il est atteint éloigne primitivement l'idée d'excès de réfraction. La face est large, le front haut et les rebords des orbites saillants.

L'œil droit a subi la déviation convergente très-marquée. L'époque de la naissance de cette affection est ancienne : le malade se rappelle avoir toujours louché et pense que son strabisme date du premier âge. « La vision des deux yeux avec les lunettes est simple de loin et de près. » Cependant si l'on place l'objet en dehors et à droite en faisant fixer la tête, le globe du même côté ne se dévie pas vers l'angle externe, le strabisme droit convergent s'accentue davantage. Si l'on porte ensuite l'objet en dehors et à gauche, l'œil de ce côté suit d'abord, mais s'arrête au tiers environ de sa course normale. Son congénère suit parfaitement, tandis qu'il louche à son tour en dedans. Dans les deux cas, la diplopie est homonyme.

Si le sujet quitte ses lunettes accidentellement et qu'il regarde en face de lui, l'image de l'objet fixé reste simple ; mais s'il vaque à des occupations quelconques, il ne tarde pas à être inquiété par la diplopie qui résulte du regard de côté.

Le malade affirme que l'état de sa vision lui a permis de remplir ses occupations jusqu'à l'année 1867, sans aucune inquiétude : « Ma vue, dit le malade, était admirable de clarté ; maintenant elle est encore très-bonne, mais je lui reproche d'être tremblotante. En outre, je vois parfois des raies verticales qui vacillent et disparaissent, quand je regarde devant moi. J'ai été sujet à cet accident en même temps qu'à des éblouissements et à des phénomènes lumineux subits qui m'arrivaient sans que je pusse en saisir la cause immédiate. C'est alors aussi que j'ai été obligé d'employer deux sortes de lunettes pour voir de loin et de près. Auparavant, une seule paire me suffisait, et quoique la netteté de ma vision me permît de lire et écrire sans difficulté, en l'absence de lentilles, je le faisais parfois avec elles sans trop d'inconvénient. »

Le champ de la vision est complet. La palpation du globe démontre péremptoirement que la « tension oculaire est de beaucoup inférieure à la normale. »

L'examen ophthalmoscopique révèle un double staphylôme, plus considérable à droite. Tous les deux appartiennent au deuxième degré de Jæger. La choroïde est tellement claire dans les points où elle persiste que l'on voit nettement la sclérotique par transparence. Elle est parsemée sur toute son étendue de taches atrophiques dont quelques-unes très-larges avoisinent l'ectasie staphylomateuse annulaire. Des amas de pigment circonscrivent dans quelques points le contour des plaques nacrées. Les vaisseaux sont tels qu'on les observe d'ordinaire à ce degré de la choroïdite ectatique. Sur leur parcours, on aperçoit des taches d'un rouge-noir qui simulent des apoplexies légères ; mais un examen plus complet permet de constater qu'elles sont le résultat d'une certaine dilatation locale des vaisseaux rétiniens. Ces varicosités, sur lesquelles le malade est très-bien édifié, ont été appelées par M. Galezowski du nom de kystes sanguins.

La papille ne présente rien d'extraordinaire. En somme, ce qui frappe le plus dans cette observation, c'est la disparition presque complète de la choroïde, coïncidant avec un état suffisamment transparent du corps vitré pour que le sujet puisse lire avec le n° 1 de Jæger, sans difficulté. Le segment postérieur choroïdien péripapillaire est presque entièrement détruit, et cette atrophie complète se continue par places jusque près de l'ora-serrata.

Les ascendants connus étaient tous myopes, mais le sujet ne peut rien affirmer sur la nature des strabismes dont ils pouvaient être porteurs.

— Les observations de ce genre, et elles sont nombreuses, prouvent :

1° Que le segment postérieur de la membrane choroïdienne peut faire défaut et le corps vitré jouir cependant d'une transparence parfaite. Je l'ai rencontré parfois complétement indemne de lésions quelconques, alors que la choroïdite atrophique portait sur une étendue tout aussi considérable. Devant de pareils faits exactement constatés, il est fort difficile d'admettre, comme MM. Cusco, Dubarry, etc., la nutrition du corps vitré par la partie postérieure de la choroïde.

Non-seulement, dans ces cas, l'humeur hyaline reste souvent intacte, mais l'œil entier lui-même ne souffre pas. La rétine seule est souvent lésée par distension, et aussi en raison du déplacement que subissent les bâtonnets et les cônes, qui ressentent les impressions lumineuses. Ceux-ci, en effet, sont troublés dans leur arrangement, ils s'imbriquent par action mécanique, résultat de la disparition par poin du tissu sous-jacent. L'inflammation reste presque toujours étrangère à ces modifications physiques qui se révèlent chez le vivant par des troubles fonctionnels passagers. Dès que l'affection choroïdienne s'arrête, le trouble rétinien s'arrête aussi. Et, quand on voit la progression s'amender, l'atrophie se limiter, on peut d'habitude pronostiquer l'arrêt de l'affection rétinienne et la conservation des fonctions visuelles. Le corps vitré, qui subit alors un ramollissement plus ou moins considérable, n'en reste pas moins parfaitement limpide.

2º Que toute affirmation qui aurait pour but d'établir théoriquement que l'insuffisance des internes est la condition *sine qua non* du staphylôme est erronée. Dans ce cas, en effet, la prépondérance du système divergent, dans son ensemble, ou l'insertion anormale des obliques ne sont point admissibles, car le strabisme date de l'enfance.

3º L'heureux effet des lunettes qui habituent le myope à déplacer la tête plutôt que de se servir des regards obliques. Dans ce cas, outre les bénéfices organiques que démontre le mécanisme du staphylôme, on a l'immense avantage de la vision binoculaire simple.

4º Que l'acuité du myope peut être parfaite, même avec des staphylômes considérables.

5º Que l'atrophie ciliaire survient chez l'hypermyope avant l'âge de la presbytie, et qu'à cette paralysie peut correspondre une recrudescence des accidents morbides.

6° Enfin l'absence de tension anormale, au moment de la progression du vice, démontre que celle-ci n'est pas nécessaire pour le développement ectatique quand les lésions postérieures sont prononcées.

Assymétropie. — Myopie avec staphylôme. — Hypéropie.

III. M. Gott..., étudiant en droit, est âgé de 20 ans, natif de la Nièvre, demeure actuellement à Paris. N° 3745.

Cette personne présente un cas d'assymétropie remarquable. L'œil gauche est atteint de myopie, de 1/11. L'œil droit est hypermétrope Le n° 8 corrige la faiblesse de sa réfraction.

Il y a quatre ans, ce sujet n'employait encore exclusivement que son œil droit. L'œil myope ne servait qu'exceptionnellement, même pour la lecture.

Je n'ai, dit-il, jamais vu que très-mal avec l'œil gauche à une certaine distance. De près, au contraire, je pouvais distinguer des objets très-fins, mais alors « je cachais l'œil droit qui me gênait en me troublant la vue. » Depuis cinq ans, je m'aperçois d'une diminution continuelle dans l'acuité de celui-ci. Si je lui impose le même travail qu'autrefois, ma vue se brouille vite et je suis obligé de cesser. Heureusement que le gauche me permet aujourd'hui, en m'approchant davantage, la lecture et l'écriture.

Il n'y a jamais eu de diplopie franche.

A l'assymétropie correspond sensiblement l'assymétrie ordinaire du squelette, en pareilles circonstances.

L'examen de la portée de la vue et de l'acuité démontre l'exactitude des faits rapportés. L'œil hypérope est légèrement astigmatique ; il voit très-bien de loin, mais ne lit qu'avec peine les caractères ordinaires d'imprimerie. Sa cornée porte la trace d'une tache légère ancienne.

Quand on permet la lecture avec les deux yeux, l'œil hypermétrope se dévie en dehors. En expérimentant les mouvements associés, on s'aperçoit que les muscles internes suivent parfaitement et persistent sans effort dans la position convergente.

La pupille de l'œil myope est plus large que celle de son congénère, malgré les signes d'asthénopie accommodative que celui-ci présente très-nettement. « Le globe atteint de myopie est sensiblemen plus mou que l'autre. » La tache obscure du champ visuel paraît augmentée dans ses dimensions.

A l'examen ophthalmoscopique, on ne trouve rien d'anormal dans l'œil hypérope. L'organe myope présente le deuxième degré staphylomateux de Jæger, ainsi que l'excavation pathologique papillaire de la myopie, dirigée en dehors à peu près dans le sens de la plus grande largeur de la tache atrophique. Le fond rouge est moins foncé que dans l'œil hypermétrope, sauf au pourtour du double croissant blanc nacré.

—De cette observation, il ressort que dans ce cas 1º la supposition de la myopie acquise par les mécanismes ordinairement invoqués est impossible. Ni la convergence pénible de la vision binoculaire par dynamisme externe ou autre difficulté matérielle, ni l'excès d'accommodation n'ont pu déterminer la création de l'ectasie. L'adduction, à part celle des mouvements associés, n'a jamais dû être considérable dans l'œil gauche, en raison de l'état de faiblesse de réfraction de son congénère. Son appareil accommodateur, condamné à peu près complétement à l'inaction pendant la vie presque entière, n'a pu engendrer les tensions, sur le compte desquelles on met encore la distension ectatique staphylomateuse et la naissance de la myopie. Enfin, l'œil est mou actuellement et l'âge de l'individu fait penser que le staphylôme arrêté ne l'est pas depuis longtemps. Ce qui frappe dans l'examen de ce cas, c'est l'inaction à peu près complète dans laquelle s'est trouvé l'appareil dynamique accommodateur. Si donc il y a un élément causal fonctionnel à la choroïdite atrophique qui se révèle par la double demi-lune nacrée péripapillaire et l'état gris-blanc du reste de la choroïde, n'est-ce pas le défaut d'activité choroïdienne?

2º L'excavation myopique légère, dirigée en dehors, tend à faire penser à la traction opérée par les membranes distendues, spécialement au point du nerf optique au niveau duquel la distension est maximum.

3₀ Le strabisme externe de l'œil hypérope n'est pas dû à une intervention fonctionnelle active. Cette déviation démontre la non-insuffisance congénitale du droit externe dans les cas d'hypermétropie, et l'absence de tendance déviatrice convergente quand le sensorium ne l'engendre pas primitivement par les efforts de la vision binoculaire distincte. Dans ce cas, un fait anormal existe : l'obliquité interne se développe d'ordinaire dans l'œil dont la cornée est maculée. Ce qui a sauvé l'œil droit du strabisme convergent, sous la double influence déviatrice de l'hypermétropie et de la tache cornéenne, c'est sans doute son usage permanent pour voir de loin et même de près à l'exclusion de l'autre, malgré la tache légère imperceptible que présente le miroir cornéen. Cette opacité insignifiante, survenue à la suite d'accidents, a probablement hâté l'asthénopie du muscle ciliaire. Celle-ci inaugure une seconde période pendant laquelle on assiste au développement du strabisme périodique externe. A cette époque l'œil devient incapable de procurer une image suffisamment nette de près; et il se dévie en dehors, comme dans les cas d'anisométropie avec H extrême. Le peu d'activité accommodative qui accompagne la vision myopique n'est point fait pour prévenir la déviation dans le sens de la divergence. Inutile et même nuisible à la vue rapprochée, non sollicité à l'adduction par les efforts de son congénère qui tâche de relâcher plutôt que d'exciter son accommodation, il est abandonné à lui-même et se dévie en dehors par accommodement.

Jusqu'à l'âge de 16 ans l'œil hypérope a gouverné les mouvements fonctionnels. L'organe atteint de myopie n'a joué qu'un rôle secondaire de perfection de l'image dans la vue centrale, et d'élargissement du champ visuel dans la vue indirecte. Dans cet état d'origine congénitale le sujet n'a jamais pu voir distinctement ensemble des deux yeux; jamais les deux organes n'ont pu être adaptés exactement d'une façon simultanée. Cette disjonction fonctionnelle a fait de l'œil hypérope l'agent principal de la vision binoculaire, et du globe myope un satellite accessoire suivant son congénère, mais ne réagissant que très-faiblement sur ses fonctions d'accommodation ciliaire et convergente. Dans ces conditions, cette quadruple cause de déviation en dedans : l'hypermétropie, l'astygmatisme, la tache cornéenne et la photophobie consécutive, est restée impuissante. Le sensorium a conservé l'organe indispensable à ses perceptions normales et distinctes : nous démontrant ainsi que, dans les cas de faiblesse de réfraction suivie de strabisme convergent, la nécessité déviatrice est dépendante des fonctions

relatives des deux yeux, qu'elle n'est pas absolue et liée essentiellement au besoin spontané de cacher un organe photophobe, puisqu'il suffit qu'il soit le plus utile à la vision pour être sauvegardé
de l'obliquité pathologique.

**Insuffisance des internes. — Excès alternatifs dans les contractions
ciliaires des deux yeux — Pas de staphylôme.**

IV. M. X..., professeur de mécanique, est inscrit au n° 3717 du
cahier de la clinique de M. Galezowski où il est venu consulter le
7 décembre 1869. Il est strabique, et on lui déclare la myotomie
indispensable. L'état de réfraction des yeux est l'hypéropie. La faiblesse de réfringence du gauche est exactement corrigée par la lentille + 36. Le droit est assymétrique et se trouve neutralisé par le
n° + 30 sphérique et + 20 cylindrique, à axe incliné en haut et en
dehors. L'acuité des deux organes est à peu près la même, tous les
deux lisent à une distance sensiblement égale le n° 2 de Jæger. Mais
la vision binoculaire n'est point normale. Tandis que l'un des deux
yeux examine avec attention, l'autre se dévie, en sorte que le sujet
penche alternativement la tête d'un côté, puis de l'autre. L'accommodation a conservé son énergie des deux côtés. Les yeux sont
gros, mais parfaitement physiologiques. Rien à l'extérieur, rien à
l'intérieur qui puisse faire soupçonner un état morbide quelconque.

—Quelle que soit l'interprétation théorique que l'on donne au strabisme divergent dans ce cas, l'insuffisance des internes et l'excès de
l'accommodation sont ici parfaitement manifestes. Le sujet affirme
en outre avoir travaillé beaucoup, et souvent à un mauvais éclairage. Il n'y a pas trace de staphylôme.

*L'effort ciliaire provoqué peut s'accroître et devenir excessif sans
qu'il s'ensuive l'exagération de la myopie.* — Il est parmi mes connaissances un vieillard âgé de 67 ans, compositeur de son état. A sa
dix-huitième année il portait les lunettes concaves, — 14. Vers l'époque
de la conscription, il exagéra sa puissance accommodative par un
exercice opiniâtre qu'il pratiquait jusqu'à ce que la fatigue, la vue
nébuleuse, l'étourdissement et le mal de tête l'obligeassent à le
suspendre. Il arriva ainsi à lire avec — 3, et fut exempt à la révision,

Aujourd'hui, il se sert encore des verres de sa jeunesse. Il raconte avec satisfaction que sa vue est meilleure que celle de ses amis. L'acuité, en effet, est normale pour son âge, l'œil est sain.

Si l'excès des efforts ciliaires est vraiment la cause de staphylôme, comment expliquer rationnellement ces cas?

Staphylôme dans l'hypermétropie.

V. M$_{me}$ veuve Aubry vient à la clinique, le 14 février 1869, pour une maladie externe de l'œil.

Cette dame présente à gauche un strabisme divergent résultant d'une strabotomie faite dans le but de remédier à une *déviation interne*.

L'état de la réfraction est l'hypermétropie, et le verre qui la neutralise est le no **22**.

Il existe au pourtour optique deux staphylômes légers. Le *punctum cæcum* des deux côtés est de grandeur normale.

Les faits de cette catégorie démontrent que ce n'est point seulement dans les cas d'insuffisance des droits internes que l'on peut rencontrer en dehors de la myopie le croissant atrophique péripapillaire. On l'observe également dans des circonstances inverses, c'est-à-dire avec le strabisme convergent.

-- Après avoir analysé le tableau rapporté par M. Giraud-Teulon dans les *Annales d'oculistique*, ainsi que les observations du même genre que j'ai eu l'occasion de rencontrer, je reste convaincu que les traces de staphylôme, qu'il signale dans les cas de prépondérance des externes, n'ont point pour origine le trouble dynamique des muscles eux-mêmes. On constate presque toujours dans ces cas la tension intra-oculaire, la congestion choroïdienne, la mydriase, et d'autres actes morbides qui nuisent aux fonctions oculaires, et spécialement à l'acuité de la vision. D'ailleurs on peut observer une tache nacrée, à reflet tendineux scléral, située sur la circonférence qui correspond au foramen optique, sans qu'on soit autorisé à affirmer l'existence d'un processus régressif. Quoi de moins étonnant, en effet, que la membrane vasculaire choroïdienne puisse exceptionnellement laisser un intervalle linéaire entre sa terminaison et la périphérie de la papille.

Est-il besoin pour cela d'invoquer la prépondérance externe ou un véritable arrêt de développement?

Cette observation présente en outre ce fait ordinaire dans ces cas que le *punctum cæcum* est physiologique.

Assymétropie. — Myopie à droite ; staphylôme ; progression à l'époque de la presbytie.

VI. Mme Ch... a 45 ans ; elle est couturière, rue des Blancs-Manteaux, n° 25.

Cette dame vient à la clinique à l'occasion de troubles divers dans sa vision. Elle voit des mouches passer dans son champ visuel. Elle n'a jamais eu de diplopie bien nette ; cependant quand elle regarde au loin, une des images est brouillée, l'autre est distincte, et toutes les deux s'enchevêtrent (*sic*).

La fente interpalpébrale est plus considérable à droite. La pupille est légèrement plus large. Si on avance lentement le doigt en le faisant fixer, l'œil de ce côté lâche et l'autre suit. Néanmoins il n'y a pas de strabisme sensible dans les positions normales des yeux. Si l'on cache l'œil droit, les mouches volantes disparaissent, la vue est conservée dans les mêmes conditions ; mais, l'occlusion de l'organe gauche ne laisse persister qu'une vision trouble qui ne permettrait point les occupations habituelles. La malade assure n'avoir jamais nettement vu de l'œil droit quand elle regardait au loin. Et, même pour voir de près, elle a toujours préféré l'œil gauche. Cependant depuis quelques années celui-ci n'est point aussi bon pour la vision rapprochée.

L'examen avec les verres démontre que Mme Ch... est atteinte d'assymétropie. L'œil gauche est légèrement hypermétrope, et le droit très-myope. Celui-ci possède au lieu d'élection un staphylôme au deuxième degré. Les vaisseaux de la rétine sont plus rectilignes que dans l'état normal ; ils sont amincis. La papille apparaît ovale verticalement. On constate, en outre, une atrophie disséminée et progressive, dans le segment postérieur, laissant le croissant staphylomateux parfaitement net.

— 1° Des cas semblables prouvent d'une façon victorieuse que ce n'est point l'excès d'accommodation qui occasionne l'ectasie myopique. Cet œil droit, en effet, avait infiniment moins à se servir de son appareil accommodateur que le gauche et, cependant, c'est chez lui seulement que s'annoncent les phénomènes atrophiques.

2° Cette observation est en outre une de celles qui démontrent l'influence de la presbytie sur la recrudescence des accidents dans la myopie.

Cyclite. — Ramollissement de la cornée. — Choroïdite atrophique. Staphylôme péripapillaire.

VII. N° 3577. Maria Grosjean a 17 ans. Issue de parents emmétropes. Elle n'a qu'un frère et une sœur. Tous les deux ont une vue normale.

Elle est *bonne à tout faire*, selon son expression. Ses occupations ordinaires ne nécessitent point la vision de près, ni une acuité considérable ; elle coud peu ; son instruction est nulle ; sa taille est développée ; sa corpulence indique, à première vue, au moins 25 ans. Molle, indolente, elle marche légèrement voûtée. Son nez est épaté, large, boursouflé ; son ventre gros ; ses lèvres épaisses. Elle a la pléiade cervicale et l'adénite sous-maxillaire ; une blépharite légère ancienne. Parfois elle est victime d'éruptions acnéiques et impétigineuses à la face. Elle en porte actuellement des signes évidents.

Cette malade a eu dans son enfance une vue excellente ; mais prise d'accidents scrofuleux du côté de la cornée, son acuité a diminué peu à peu et l'a obligée progressivement de se rapprocher des objets pour les voir d'une manière distincte.

Aujourd'hui, 15 octobre, la tension oculaire est double, marquée sans être considérable dans les deux yeux. Le diagnostic de M. Galezowski est : kératite ancienne lymphathique ; synéchies postérieures à gauche ; quelques points d'uvée à droite. Récidive.

Le traitement institué est : l'atropine et le calomel.

Le 18 novembre, la malade cesse le sulfate d'atropine et n'emploie plus que le calomel en poudre.

Le 25. M_{lle} Maria Grosjean revient au Dispensaire. Son état est légèrement amélioré. On lui conseille le collyre laudanisé.

Le 2 décembre, l'inflammation externe s'est évanouie. On continue le laudanum. La malade porte des lunettes bleu-cobalt.

Les conditions de guérison relative me permettent un examen plus complet des lésions organiques internes.

A droite, l'iris, malgré les rares taches d'uvée que l'on constate sur la capsule cristallinienne, paraît relativement sain. Cependant autour de la cornée, au niveau du cercle ciliaire, se trouvent certains points bleus, signes d'amincissement de la scléra. La cornée est sillonnée à distance égale du centre à la périphérie par une ligne blanchâtre circinée, cicatrisée en plusieurs endroits. Le reste du miroir a des opacifications vagues, anciens restes des kératites de l'enfance.

Il n'y a pas de déviation strabique.

Dans le fond de l'œil, la choroïde est peu rouge, malgré la coloration brune de la jeune fille. On n'aperçoit pas de taches atrophiques ; mais différentes plaques ayant une couche chorio-capillaire moins foncée.

A l'image renversée on constate, en haut et en dedans, un staphylôme en voie de progression. Il est très-net et au premier degré.

A gauche existent quelques taches cornéennes diffuses et anciennes, ainsi qu'une synéchie postérieure en bas.

L'examen ophthalmoscopique révèle que l'état des membranes profondes est analogue à celui de l'œil droit. L'aspect de la choroïde est le même ; mais la demi-lune atrophique est plus nettement délimitée. Son siége est en dedans de la papille, et sa plus grande dimension correspond à la ligne horizontale sectionnant la surface papillaire en deux parties égales.

J'essaye l'emploi des lentilles concaves. Le résultat de l'examen est que la vision de loin et de près est améliorée. On doit s'en rapporter au dire de la malade ; car elle ne sait ni lire ni écrire. Néanmoins, elle s'arrête constamment aux nᵒˢ — 18 et — 20 pour chaque œil correspondant. Elle est donc probablement un peu myope. Elle voit très-mal de loin, mieux de près sans verres correcteurs.

Ses pupilles sont plutôt mydriatiques que normales. Elles sont paresseuses aussi bien sous l'influence des vibrations lumineuses vives que lors des contractions ciliaires, que produit le rapprochement de l'objet qu'on lui fait fixer.

— Si on analyse minutieusement cette observation intéressante, on verra qu'elle réunit sous des formes anodines la plupart des altérations englobées sous la dénomination générique de « cyclite ou cyclo-kérato-iritis. » Lorsque cette malade s'est présentée au dispensaire, elle avait subi des lésions antérieures portant de toute évidence sur le cercle ciliaire et le voile irien. Lors de la récidive qui lui a imposé de nouveaux soins, la cornée seule était malade, et tout porte à croire que sa mauvaise nutrition, conséquence inévitable de l'affection complexe antérieure, localisait les symptômes pathologiques aigus dans le miroir cornéen. L'humeur vitrée a toujours paru intacte. Néanmoins, cet état morbide se rattache directement aux irido-choroïdites attribuées à l'influence du lymphatisme local hypothétique de l'œil. De nombreuses observations me permettent d'affirmer que celles-ci ne se distinguent par aucun caractère pathognomonique des affections semblables que l'on observe dans les états généraux de la scrofule, du rhumatisme, de la syphilis tertiaire, de la puerpéralité, et même à la suite d'hémorrhagie grave ou de travail excessif, sans réparation suffisante dans les cas où les sujets sont surmenés. Tout porte à croire qu'outre l'action spécifique de la diathèse, si on veut l'admettre, l'hypersécrétion de l'organe oculaire joue un rôle capital dans ces manifestations pathologiques. Aussi je n'hésite pas à penser que l'état général souffreteux de l'œil, joint aux modifications acquises ciliaires, soit par le fait de la lésion directe du tissu, soit purement fonctionnelles à la suite de la myopie acquise et du développement des taies cornéennes, sont l'origine de ce processus atrophique choroïdien si fréquent dans ces cas. J'en dirai autant du croissant staphylomateux péripapillaire, qui n'est qu'une manifestation localisée de la tendance générale choroïdienne. Les circonstances multiples qui favorisent le développement de l'atrophie en ce point justifient amplement cette manière de voir.

Kératite ancienne. — Inertie ciliaire. — Staphylôme postérieur.

VIII. Marceline Rochette est femme de chambre; elle a 22 ans. Elle vient à la clinique le 23 novembre 1869, pour savoir à quoi s'en tenir, dit-elle, sur l'état de son œil gauche.

La cornée de celui-ci présente une opacité telle qu'il est difficile de savoir, sans anamnèse, si elle est un reliquat d'ancienne affection cornéenne ou une manifestation de la kératite spéciale, dite proliférative par M. Galezowski. La malade affirme avoir eu autrefois mal à cet œil. Depuis sa guérison, qui est ancienne, elle n'a pu se servir de cet organe, et c'est pour cela qu'elle tient à être renseignée à son égard.

Les occupations de cette malade sont grossières. Elle n'a pas besoin d'attention soutenue. De ses différents travaux, celui qui nécessite le plus de vision nette est la couture. Dans ce cas, elle travaille à la distance normale emmétrope. Les deux yeux ont une convergence identique. L'œil gauche ne voit ni l'aiguille, ni le fil, ni les points, ce qui ne l'empêche pas de suivre son congénère dans tous ses mouvements. Même dans le cas de rapprochement excessif la combinaison se conserve parfaite. Si la malade cherche à voir un objet, qu'elle ne peut distinguer à la distance de la vision nette de son œil droit, en l'approchant beaucoup elle arrive à en percevoir les détails. Il est probable, alors que la contraction ciliaire fait cesser les cercles de diffusion, résultats du nuage cornéen.

Quoi qu'il en soit, cet œil a conservé tous ses mouvements de combinaison et d'association d'une part. D'autre part, il est supprimé d'une façon normale. Pour réveiller en lui des impressions un peu nettes, il faut les solliciter par un rapprochement volontaire.

La pupille gauche est large.

La recherche de l'état dynamique des droits internes démontre que l'adducteur gauche est très-puissant et qu'il accommode environ à deux pouces. Si, expérimentant la vision binoculaire, on laisse le verre brouillé devant l'organe malade en exagérant la convergence, celui-ci devient indifférent, mais ne subit qu'une déviation externe insignifiante. Il n'y a en somme dans ce cas, comme le reconnaît M. Galezowski, ni insuffisance du droit interne, ni strabisme, mais un œil indifférent. Le traitement institué contre la maladie chronique cornéenne est l'insufflation du calomel à la vapeur porphyrisé.

En examinant cette jeune personne à l'ophthalmoscope, j'ai pu me convaincre qu'elle est atteinte dans l'œil gauche, au lieu d'élection, d'un léger staphylôme au premier degré. La congestion choroïdienne, dont le diagnostic est si difficile, existe manifestement ici, si on en juge par l'autre œil.

Miard.   28

Les verres concaves faibles améliorent considérablement la vision au loin ; mais de près ils réveillent un sentiment de fatigue, qui n'est point suivi d'un bénéfice sensible dans la netteté de l'objet, suivant l'affirmation énergique de la malade.

—1° L'absence de convergence exagérée, l'adduction combinée restant parfaitement égale dans les deux organes qui agissent, sous ce rapport, comme les yeux emmétropes normaux, ne permet point de donner pour origine au staphylôme existant l'excès de l'angle d'entre-croisement des axes visuels.

2° L'examen le plus vétilleux écarte toute pensée de prépondérance des externes.

3° Il est impossible d'admettre ici l'influence causale de l'excès de réfraction dynamique. Tout prouve qu'elle est nulle.

En somme, l'œil gauche de cette femme est dans l'inaction à peu près complète, quant au système rétinien et aux fonctions accommodatives. La choroïde paraît congestionnée. Si donc l'on admet, comme il est probable, que la tache atrophique péripapillaire n'est point congénitale, on est réduit par exclusion à l'attribuer au seul phénomène d'inactivité choroïdienne. Cet état d'atrophie se rattache à un défaut fonctionnel ancien de la choroïde. Il n'y a pas plus, comme j'ai déjà eu plusieurs fois l'occasion de l'affirmer, de processus inflammatoire dans ces cas que dans les affections où l'on peut voir l'atrophie d'un muscle ou de certaines parties vasculaires, à la suite de paralysie nerveuse supprimant l'activité nutritive, en altérant les mouvements et les fonctions des tissus, qui subissent dès lors la résorption progressive de leurs éléments (v. p. 152).

Cataracte nucléolaire congénitale. — Staphylôme postérieur.

IX. M. Claude a 53 ans. C'est un homme vigoureux ; ancien colporteur.

Cataracte nucléolaire à droite, périphérie transparente. A gauche, cataracte crétacée.

Cet homme n'a jamais vu distinctement. Dès sa plus tendre enfance on lui a dit, qu'il était atteint de cataracte double. Sa famille ne présente point de lésion de ce genre. L'examen le plus complet ne révèle pas de conformation spéciale du crâne (Arlt); pas d'accidents cérébraux actuels, ni d'arrêt de développement dentaire (Horner). On ne peut constater en outre aucune trace de rachitisme. Les commémoratifs apprennent que le sujet a toujours joui de la meilleure santé. On doit donc écarter comme non applicable à ce cas particulier les vues étiologiques des deux auteurs que je viens de citer (v. p. 237-238).

Actuellement M. Claude ne possède que la vision monoculaire. Il y a trois ans M. Wecker, pour faciliter l'entrée des rayons lumineux, pratiqua l'iridectomie à gauche ; l'œil s'est enflammé, et il présente aujourd'hui une cataracte phosphatique blanche nacrée avec de petit cristaux en pointes d'aiguilles. L'œil du côté droit n'a rien d'anormal à l'extérieur. Son acuité est faible. Les objets sont regardés de très-près. Il y a myopie. L'examen au miroir simple et à l'éclairage oblique montre à la périphérie cristallinienne deux cercles concentriques séparés par une zone dont l'opacité est relativement minime. La partie centrale est opaque. « L'ésérine obstrue complétement le champ de la vision. » On peut voir à l'ophthalmoscope un staphylôme avancé parfaitement semblable aux staphylômes myopiques.

—De pareils faits n'autorisent-ils pas à penser que l'inaction accommodative dispose l'œil à l'atrophie?

En outre, l'exagération de l'adduction, qui exceptionnellement peut faire supporter au nerf optique à son immergence externe, une distension variable chez les divers sujets, est-elle toujours étrangère au développement des phénomènes régressifs?

Sénilité. — Cyclite de Wilde. — Atrophie zonulaire péri-optique.
— Emmétropie.

X. M. Finelle, ancien marchand de vins, a 78 ans (1869). Il habite Paris depuis très-longtemps.

C'est un vieillard bien conservé pour son âge. Cependant, depuis sa jeunesse, il est affecté de maladies cutanées. En ce moment, il est atteint d'eczéma sec, fendillé et généralisé, ayant la symétrie de l'herpétisme.

Je vis ce malade pour la première fois en 1866, à la consultation de l'Hôtel-Dieu. Il vint à la même époque au Parvis Notre-Dame;

Son œil gauche présentait alors une légère sclérotite occupant un espace restreint au niveau du cercle ciliaire. Il n'accusait aucun trouble fonctionnel.

Vers la fin des vacances de 1867, j'eus l'occasion de revoir ce malade, qui se rendait au dispensaire de M. Sichel fils, où je pus l'examiner attentivement. La zone sclérale, qui recouvre le cercle ciliaire, est parsemée de taches bleues qui, en certains points, sont foncées ou même noires. On dirait un dépôt de pigment. Mais à un examen moins superficiel, on s'aperçoit que la sclérotique est au niveau de ces taches, à peu près complétement résorbée. En quelques endroits, la lésion scléroticale s'étend jusqu'au pourtour cornéen et dépasse l'*annulus conjonctivæ* d'Ammon. L'œil droit présente surtout le cercle bleuâtre tacheté que j'ai mentionné. Le limbe de la cornée est, dans ces parties correspondantes, légèrement opacifié. En un mot, le sujet présente les traces indélébiles et évidentes de ce qu'on a appelé par dérision les petites maladies d'Ammon.

Cette affection, décrite par Wilde, Roosbrœck, Mackenzie, porte, d'après ces auteurs, sur le muscle ciliaire lui-même qui, dans ces cas, est considéré comme malade isolément. L'affection se propage à la sclérotique par contiguïté, mais, si l'on en croit la description de Wilde, ne s'étend d'ordinaire qu'aux points scléroticaux correspondants et ne donne jamais lieu au staphylôme antérieur. J'ai rencontré souvent les signes externes de cette cyclite; mais ce cas est le seul dans lequel j'ai pu constater l'absence de toute autre lésion consécutive. Néanmoins la tension des deux globes est considérable.

M. Finelle rapporte que, il y a 15 à 18 ans, il s'est fait soigner par M. Ducommun, pendant plus d'un mois, et ensuite par M. Sichel père. Les deux yeux, dit-il, étaient également attaqués; ils étaient rouges. J'avais parfois des douleurs très-intenses, mais ma vue s'est conservée toujours intacte, et je n'ai point suspendu mes occupations. Il y a trois ans, je fus pris d'accidents tout à fait analogues à ceux qui me menèrent chez M. le docteur Ducommun, mais ils furent très-promptement guéris. Depuis dix-huit mois, ma vue devient mauvaise, surtout de l'œil droit, avec lequel je ne distingue plus que le jour de la nuit. Avant, ma vue était ordinaire, et, à part des corpuscules qui s'agitaient devant moi, je n'avais pas à me plaindre. Cependant, je ne serais pas venu consulter, si, il y a huit jours, je ne m'étais pas trouvé dans l'impossibilité de lire mes journaux.

Depuis l'âge de 55 ans, M. Finelle porte des lunettes convexes.

L'examen de l'intérieur du globe apprend que l'œil droit est atteint de cataracte centrale postérieure, assez développée pour empêcher complétement l'observation ophthalmoscopique du segment postérieur.

Le gauche présente aussi une opacité du noyau cristallinien; mais elle est assez légère pour permettre l'examen facile des lésions papillaires.

M. Sichel, après avoir observé ce malade, qu'il savait presbyte, hésite à diagnostiquer le staphylôme. M. Von Graefe présent, trancha la question restée douteuse dans l'esprit de M. Sichel, en disant : « c'est la sclerotico-choroïditis posterior, ce qui est la même chose.»

L'examen, plusieurs fois répété, du fond de cet œil ne put me faire saisir aucune manifestation inflammatoire, même la plus minime. On se trouvait en présence d'un de ces cas d'atrophie sénile favorisée par des troubles antérieurs qui sont venus ajouter leur conséquence dénutritive morbide à celle de la sénilité physiologique. La tache blanche a le reflet tendineux autant que peut le permettre l'opacité centrale du cristallin. Elle est *parfaitement annulaire* et forme une zone dont la largeur égale le rayon de la circonférence de la papille. Le reste de la choroïde, exempt de plaques d'atrophie, présente la coloration gris rougeâtre de cette époque de la vie.

— En face de ces faits, de l'absence radicale de troubles visuels quelconques pendant toute l'existence du sujet jusqu'à l'époque de la naissance de la cataracte, je n'hésitai pas à croire que l'inflammation était tout à fait étrangère à ce développement de l'atrophie péripapillaire que j'avais sous mes yeux.

L'affection double primitive de ces yeux représente le type, autant qu'il est possible de le rencontrer, *de la maladie d'Ammon*. Les opacités du cristallin et les accidents atrophiques sont séniles, et il est rationnel d'admettre que l'altération antérieure du cercle ciliaire a retenti sur la nutrition du globe, en favorisant le développement de l'atrophie choroïdienne et de la cataracte.

Spasme ciliaire. — Assymétries dynamiques. — Polyopie. — Changement
du calibre des vaisseaux rétiniens.

XI. Le 28 décembre 1869, M. Longhetei, ouvrier toilier, âgé de
31 ans, demeurant à Paris, rue de la Villette, n° 4, vient à la clinique de M. Galezowski (n° 3769).

Cet homme enduit les étoffes de préparation dans lesquelles
entre l'acétate de plomb. Il en porte les traces aux gencives où l'on
aperçoit un léger liséré brun bleuâtre. Il a eu du délire, mais
jamais les symptômes ordinaires de l'intoxication plombique. Les
accidents cérébraux ouvrent parfois la série des maladies de cet
empoisonnement, en sorte que l'on peut avoir affaire à cette forme
irrégulière de l'affection saturnine.

Cet ouvrier est emmétrope. Si je viens vous trouver, dit-il dans
son langage burlesque, c'est que quand je rentre à la maison, je
me vois deux femmes et six enfants, quoique je sache parfaitement
que je n'ai qu'une femme et trois garçons.

La paralysie portant sur les muscles extrinsèques fut illiminée
par l'occlusion de l'œil gauche qui laisse persister la polyopie diplopique.

L'affection est ancienne. Elle est particulièrement fatigante
depuis environ un an, surtout après l'impression d'une lumière
vive. La contraction pupillaire augmente lorsqu'on rapproche
l'objet, et la diplopie survient si elle n'existait déjà. Ce fait pourrait faire penser que la convergence du droit interne entre pour
beaucoup dans la production du phénomène ; mais, si on examine
l'œil isolément, la polyopie persiste dans les mêmes conditions.
L'acuité est intacte ; la vision se simplifie et s'améliore par l'éloignement, ce qui avait fait soupçonner à M. Galezowski l'existence
d'une paralysie du muscle ciliaire.

L'examen ophthalmoscopique permet de voir nettement une
papille relativement petite, ovale dans le sens horizontal, des vaisseaux très-fins, assez pour paraître vides ; et, au centre de la cupule
optique un point noir correspondant à la sortie des vaisseaux centraux fortement engorgés à leur immergence. La tension du globe
est sensiblement égale à celle de l'œil gauche. Chez celui-ci la

papille est ronde et de dimension ordinaire. Les vaisseaux dont le calibre est normal contrastent avec l'état de vacuité de ceux de l'œil droit.

L'atropine fait cesser la diplopie au grand étonnement du malade. Pratiquant de nouveau l'examen ophthalmoscopique, à plusieurs reprises, je pus voir les vaisseaux reprendre progressivement leur largeur et la surface papillaire devenir semblable à celle de l'œil gauche. En même temps, le point noir qui tranchait sur la tache blanche éclatante du porus opticus diminuait dans sa coloration foncée et j'aperçus dans l'œil atropiné le battement physiologique des veines que j'ai cherché en vain dans son congénère.

— Comment se fait-il qu'un spasme puisse durer plusieurs années d'une façon continue ou intermittente sans engendrer de staphylôme, si ce que l'on a dit de l'influence des contractions ciliaires sur la production de la myopie n'est point faux ? Or, il est certain qu'il y a très-longtemps que M. Longheteï est sujet à ces attaques dont la durée est variable et qui l'irritent parfois au point de le mettre en fureur.

Tout en tenant compte de ce qu'il y a d'apparent dans l'aspect des vaisseaux, par suite de la déformation spasmodique du cristallin, cette observation nous démontre le retentissement des fonctions ou des troubles ciliaires sur la circulation rétino-choroïdienne.

Myopie double sénile ou presbyopique. — Anisométropie.

XII. M. Mayer a 65 ans. Dix décembre 1869. C'est un homme vigoureux et intelligent. Serrurier-polisseur il n'a jamais eu de travail nécessitant une accommodation active. Il raconte qu'autrefois, il voyait comme tout le monde, de loin et de près; mais qu'à 46 ans sa vue s'est raccourcie au lieu de s'allonger. Aujourd'hui il peut lire à la distance emmétropique, mais la portée de la vision est diminuée : il ne reconnaît pas à 15 mètres une personne de sa connaissance. Son acuité est satisfaisante, il lit couramment le n° 2 de Jæger. La dureté du globe n'est pas exagérée.

L'examen ophthalmoscopique révèle deux staphylômes en progression, parfaitement ébauchés. La couleur grise-blanchâtre de la choroïde des vieillards, signalée par Petit (p. 225-227), est très-apparente, les vortex se détachent sur ce fond terne par leur coloration plus marquée. La différence de foyer est relativement considérable. Les lentilles dispersives, qui corrigent le mieux les défauts réfractifs sont — 10 et — 16.

— Ce fait appartient aux cas de sénilité dans lesquels sur les modifications physiologiques, se greffent des altérations morbides créant exceptionnellement la myopie. Il est remarquable que dans ces circonstances, les accidents, quand il en survient, ont pour époque de début et d'élection l'âge de la presbytie (v. p. 253).

Paralysies ciliaires et croissants atrophiques, sans myopie.

XIII. Le 18 novembre 1869, Mme Sophie Lempereur vient à la clinique de M. Panas, au Parvis Notre-Dame. Elle est âgée de 50 ans.

Cette femme, à la suite de pleurs exagérés, a, dit-elle, subi brusquement, il y a une quinzaine d'années, la perte de la vision des objets rapprochés. Ceux qu'elle regardait de loin paraissaient brouillés. Elle acheta alors des verres corrigeant imparfaitement son infirmité. Aujourd'hui, l'examen ophthalmoscopique révèle une légère tache d'atrophie, en progression apparente, au pourtour papillaire. Elle voit bien avec les n°s 6 de près et 12 de loin. Cette femme était donc atteinte de paralysie ciliaire ancienne et d'hypermétropie n° 12.

Je puis rapprocher de ce cas celui de :

XIV. M. Lun..., étudiant, âgé de 25 ans; résidant à Paris.

Depuis fort longtemps, M. L... est atteint de mydriasis à gauche, et c'est ce qui l'amène à la clinique. L'œil est emmétrope, mais la vision de près est confuse. La lentille collective 10 permet la lecture facile. L'examen du fond de l'œil montre une atrophie mal circonscrite autour de la papille.

—Evidemment des observations de ce genre n'ont une signification précise que par leur nombre. Cependant il ne pourrait y avoir aucun intérêt à relever ici les faits semblables que j'ai pu observer et qui sont trop nombreux pour résulter de simples coïncidences. Tous tendent à prouver que l'absence d'accommodation ne suffit point pour créer l'atrophie postérieure avec la configuration qu'elle possède ordinairement dans la myopie ; mais qu'elle est, à n'en pas douter, une cause puissante de dénutrition générale et de développement du processus régressif péripapillaire.

Staphylôme prépapillaire dans l'ophthalmie traumatique.

XV. M. Julien Henri, âgé de 52 ans, est serrurier. Il habite Brétigny (Seine-et-Oise). — N° 4553.

Il y a environ 20 ans, ce sujet possédait une vue normale, lorsqu'il reçut à gauche, dans les travaux de son métier, un éclat métallique qui traversant le miroir de l'œil est allé perforer la scléra, au niveau du cercle ciliaire, à la partie interne. A la suite de cet accident survient de ce côté une cécité complète.

Aujourd'hui, 4 juillet 1869, la cornée présente des traces de l'accident. La portion externe du globe est ectasiée sur une grande étendue, au niveau du tiers antérieur. Cependant l'occlusion de l'œil est encore facile. L'iris est embarrasée de légères synéchies. Le cristallin est opaque à la périphérie, mais laisse voir le fond de l'œil qui est atrophié en différentes places. Autour de la papille M. Galezowski signale un staphylôme au deuxième degré. Le globe a une dureté anormale. Le malade accuse des douleurs névralgiques, s'irradiant tantôt dans la mâchoire inférieure tantôt du côté de la tempe.

—Il n'est pas rare de rencontrer le staphylôme à ses divers degrés, en dehors de l'hypométropie, surtout quand le globe présente une tension exagérée. Ces cas prouvent qu'il n'est pas nécessaire d'invoquer une action mécanique quelconque pour expliquer la forme en demi-lune de l'atrophie et de l'ectasie péripapillaire myopique (v. p. 245-246).

Hypermétropies doubles. — Astygmatismes cristalliniens. — Correction permanente par l'accommodation.

XVI. M. X..., médecin de marine, jeune encore, vient à la clinique le 2 décembre 1869. Il déclare immédiatement avoir les yeux d'une sensibilité extrême, ne pouvoir plus lire les journaux depuis longtemps, etc. Il souffre parfois des douleurs de tête intolérables pour s'être imposé la lecture qui est sa passion favorite. Depuis quelque temps il s'est décidé à avoir recours à une loupe et à la vision monoculaire.

Depuis dix ans, il porte des lunettes n° 36 pour les deux yeux. Il les considère comme bonnes pour sa vue, car elles lui permettaient de voir, il n'y a pas très-longtemps encore, d'une façon très-nette, aussi bien de loin que de près. S'il vient, dit-il, voir un ophthalmologiste, c'est en raison des symptômes nerveux qu'il ressent chaque fois qu'il concentre son attention un peu de temps sur un objet minutieux.

En un mot, M. X... présente tous les symptômes de l'asthénopie accommodative la mieux caractérisée. Je lui essaye les verres, et je me convaincs que les lentilles, exactement correctrices, sont celles du n° 24. Avec ce numéro il lit parfaitement de loin et de près, sans la moindre peine, les caractères d'imprimerie. Cependant il ne put déchiffrer les lettres du n° 1 de Snellen. J'essayai alors les verres astygmatiques les plus faibles, avec un résultat négatif.

Quoique surpris des avantages de ces nouveaux verres, M. X... persista néanmoins à réclamer l'examen ophthalmoscopique, qu'il sollicitait d'abord, et pour lequel il était venu voir un spécialiste. Il instilla lui-même la solution d'atropine dans son œil droit. Un premier examen, fait sur-le-champ, me permit de constater nettement et l'absence radicale de toute lésion, et l'état de rondeur papillaire parfaite. Mais, lorsque la mydriase fut complète, je fus surpris du nouvel aspect de la papille qui paraissait s'être allongée obliquement de dedans en dehors, et de bas en haut. Je pus alors acquérir la conviction que ce sujet avait un astygmatisme cristallinien corrigé par l'accommodation, ou engendré par elle d'une façon compensatrice. Sa vue, *au loin*, était brouillée, et les objets déformés. Le verre cylindrique, axe oblique, n° 16, corrigeait parfaitement la vue, au loin, avec la lentille $+$ 24, et de près, avec le n° $+$ 12, sphérique.

Les occupations de M. X... dans la capitale me privèrent, à mon grand déplaisir, de l'examen du second œil. Satisfait des lunettes avec le n° 24, convexe, il refusa toute épreuve postérieure, prétextant le défaut de temps.

—De cette observation il ressort clairement que le n° 24, choisi sans employer les mydriatiques, était le numéro exactement correcteur de H absolue. Le sujet pouvait donc relâcher complétement son accommodation, pour voir avec ses nouveaux verres, en sorte qu'il ne restait aucune portion de l'hypermétropie latente. Cependant la recherche de l'astygmatisme resta infructueuse tant que l'atropine n'eut pas détruit, non-seulement la possibilité d'efforts accommodateurs, mais encore la tension musculaire qui, très-probablement en cette circonstance, suffisait pour voiler ou produire l'asymétrie cristallinienne.

XVII. (N° 3235.) M. Benjamin X..... a 35 ans: il habite rue Soufflot, n° 26.

Cette personne porte des verres n° 18 convexes, qu'elle a achetés il y a deux ans chez M. Sécrétan.

Ces lentilles lui ont d'abord donné un grand soulagement ; mais, il y a quelques mois il remarque qu'il se fatigue de nouveau quand il lit ou écrit d'une façon un peu persistante. Ces jours derniers, ces symptômes s'aggravant, il songea à voir un oculiste.

L'examen ophthalmoscopique ne révèle rien d'anormal. L'acuité est celle ordinaire aux hypermétropes. Il lit avec peine le n° 1 de Jæger, et cet effort détermine chez lui une douleur sus-orbitaire qui s'évanouit par le frottement du sourcil et du globe. Il a lu et écrit toute la matinée et a ressenti, à plusieurs reprises, des douleurs tout à fait semblables. Sans lunettes, son hypermétropie est facultative. Il voit de loin parfaitement; mais ce n'est qu'avec effort qu'il réussit à lire avec le n° 2 de Jæger, et ce n'est que très-passagèrement. Un brouillard s'étend bien vite sur les lignes qu'il s'efforce de déchiffrer.

En présence de ces symptômes j'essayai des verres plus forts que ceux qu'il portait. La lecture était possible, même avec la lentille 10 convexe, pour les n°s 3 et 2 de l'échelle ; mais, dès qu'il jetait les yeux sur le n° 1, sa vue se brouillait et il préférait un verre plus faible. En somme, le n° 16 était celui qu'il choisissait pour les caractères de moyenne grosseur, quoique avec ses lunettes il pût lire plus longtemps le n° 1. Une recherche minutieuse me démontra qu'aucun verre cylindrique n'améliorait la vue. Je proposai alors, comme je le faisais dans tous les cas à cette époque, de lui instiller de la solution belladonée dans les deux yeux, pour procéder à un examen plus complet. Il s'y résigna et je pus constater que le n° 12 sphérique, convexe, était le verre le plus exactement correcteur de la faiblesse de la réfraction. Cependant la vue au loin était encore mauvaise. De plus, les lignes noires verticales n'étaient point vues nettement, et le sujet affirmait que je lui paraissais plus grand et moins gros. Je cherchai de nouveau l'asymétrie en faisant regarder au loin d'abord, et ensuite j'en vérifiai l'exactitude par la lecture, en me servant du verre n° 5, qui était celui du numéro qui permettait la vue la plus nette parmi les lentilles sphériques positives. Je trouvai dans ces conditions un astygmatisme + 16 double, corrigé par le verre cylindrique à axe à peu près vertical.

J'engageai alors le malade à se servir du n° 6 pour la vision de près, si ses occupations l'exigeaient, mais d'éviter néanmoins autant que possible l'usage de verres autres que ceux du n° 12 ; je le priai de revenir le samedi suivant.

Quand je le revis, l'astygmatisme apparent avait disparu, et l'usage des verres cylindriques nuisait à l'acuité visuelle de l'un et de l'autre œil. La vue se présentait dans des conditions analogues à celles que j'ai déjà décrites à l'occasion du premier examen. Il voyait nettement avec le n° 16 sphérique. Je l'engageai à le conserver et à ne point se fatiguer à lire et à écrire. De plus, je l'invitai à revenir, si, après quelques semaines, ses verres ne lui convenaient pas. Je l'avertis de sa position, et je lui déclarai qu'il serait obligé de se servir de verres plus forts à mesure que son accommodation faiblirait avec l'âge, et qu'en outre il deviendrait très-probablement astygmatique.

Je n'ai plus revu ce sujet.

Un cas semblable m'a été communiqué par M. Galezowski :

Ayant employé l'atropine pour corriger plus exactement le vice, il arriva que le verre cylindro-sphérique qu'il avait donné ne valait rien quand la pupille fut revenue à son état normal. Un nouvel examen démontra que la religieuse, qui en était l'objet, n'avait plus d'asymétrie, et que la lentille convexe simple suffisait à la correction exacte.

—Ces faits démontrent que l'astygmatisme peut être complétement neutralisé par la tension du muscle ciliaire, dont «l'action correctrice est devenue normale.» Celle-ci cède à l'usage de la solution atropinée, mais récidive promptement.

Dans ces conditions, il est évident que l'atropine devient un des moyens tout à fait indispensables au diagnostic des asymétries. Son emploi est surtout de rigueur lorsque la correction la plus rationnelle dans les cas d'asthénopie laisse persister la fatigue des yeux. On pourra peut-être quelquefois, dans ces circonstances, se convaincre que l'incurabilité vient d'un diagnostic imparfait. L'atropine permettra artificiellement de constater un astygmatisme latent.

XVIII. Mlle S..., âgée de **21** ans, est corsetière. Elle lit souvent. Sa résidence est rue des Amandiers, n° 8.

Cette jeune personne a toujours mal vu ; mais, depuis quelque temps, elle croit que son acuité a baissé sensiblement.

Absence d'asthénopie musculaire. Blépharite pityriasique légère. La pupille se contracte. L'examen de la vision apprend que Mlle S.... lit de l'œil droit le n° **2** de Jæger, et le n° 5 de l'œil gauche.

L'ophthalmoscope n'apprend rien de spécial. La choroïde paraît un peu dépigmentée, vu la teinte brune de la patiente. Les veines sont légèrement engorgées.

L'essai avec les verres démontre que l'astygmatisme est double, et que les lentilles concaves cylindriques qui corrigent la vue sont le n° **20** à gauche : axe horizontal, et 36 à droite : axe légèrement incliné en dedans.

La neutralisation de l'asymétrie permet la lecture du n° **1** de Jæger, avec l'un et l'autre œil. Il n'y a pas de myopie totale, tant faible soit-elle.

—En se plaçant au point de vue de MM. Hermann Cohn et E. Javal, comment comprendre que cette jeune fille ait échappé à la myopie? Les faits fréquents de ce genre sont évidemment les plus puissants qu'on puisse opposer aux partisans de la création du défaut myopique par le fait de l'asymétrie, ou des amblyopies diverses.

LES TROIS SORTES DE LÉSIONS AMÉTROPIQUES.

EN RÉSUMÉ, les maladies amétropiques se divisent naturellement en deux grandes catégories, les unes intra, les autres extra-oculaires.

A. Ces dernières sont des perturbations dans le système musculaire extrinsèque produisant des asthénopies, le strabisme, le clignement, le blépharospasme et les complications diverses des annexes. On doit y joindre le retentissement réflexe de la fatigue de l'organe, localisé dans les nerfs céphaliques ou généralisé sous forme de névrose (voy. § 26).

B. Les secondes comprennent les lésions fonctionnelles et organiques résultat de la désharmonie existant entre des appareils normaux congénitalement, et la structure anormale du globe qui ne comporte pas leur fonctionnement régulier.

C. A ces altérations véritables appartenant au domaine de la pathologie, il faut joindre les troubles visuels inhérents aux dispositions géométriques de l'organe.

Lois primordiales dominant l'histoire physiologique et pathologique
des défauts de réfraction.

Si, par une VUE D'ENSEMBLE, on embrasse la série complexe des phénomènes physiologiques ou morbides de l'amétropie, on reconnaît qu'ils sont le plus souvent sous la dépendance des grandes lois suivantes, relatives aux formes statiques ou dynamiques animales de la vie; c'est :

a. *La loi de conformité ou de symétrie* dans l'état congénital héréditaire ou inné.

b. *La loi de diversité ou d'assymétrie,* spontanée et accidentelle dans l'état de naissance, deutéropathique et générale pour les cas acquis.

c. *La loi d'harmonisation, de rappel ou de correction fonctionnelle des écarts organiques de juste mesure :*

Accidentellement voilée par la complexité des troubles, elle ressort le plus souvent d'une manière évidente. La gravité, la rapidité des accidents, les obstacles matériels, quand ils interviennent, peuvent seuls faire mentir en apparence cette loi immuable, qui persiste *in potentiam*, quoique annihilée parfois dans ses effets. *Les deux formes habituelles de son expression*, qui se dégagent nettement dans l'observation clinique, sont l'inertie ou l'hyperactivité fonctionnelle. Ces deux états s'écartant également de la loi animale d'intermittence d'action régulière, engendrent les lésions diverses que nous avons étudiées. L'excès de travail, l'*entraînement* que subit la fonction pour suppléer à un défaut statique, ne présentent pas, au point de vue de la nutrition des tissus, les inconvénients de l'oisiveté et de l'*atonie*. Celle-ci, en retranchant une portion du dynamisme animal, entraîne pour les membranes, surtout les plus vasculaires, des conséquences des plus désastreuses.

Instrument de réfringence et de réceptivité de l'image, l'œil est toujours amétrope, au point de vue mathématique (p. 65-68). Et ce fait rentre pleinement dans les lois d'anthropologie qui régissent notre organisation. Néanmoins, à l'état dynamique, la plupart des yeux laissent peu à désirer comme délicatesse et exactitude de perception. C'est là un résultat fonctionnel réparateur des écarts organiques. Impuissantes à changer les conditions statiques, les forces musculaires intra et extra s'accommodent à leurs besoins, tantôt d'une façon active, en s'exagérant pour combler un déficit, tantôt d'une façon passive, en s'annihilant par leur relâchement. Cette correction physiologique peut rester inefficace soit en raison de l'incapacité dynamique active, soit par le fait du caractère du vice ou de son exagération, mais elle se marque toujours plus ou moins, non pas comme une force intelligente, mais comme une loi fatale, à tendance réparatrice sans doute, mais non médicatrice; car elle est elle-même l'origine ou l'occasion des troubles divers fonctionnels ou organiques des amétropies. Elle poursuit instinctivement et aveuglément la réalisation du besoin sensorial immédiat. Active, elle peut être amenée à s'écarter des lois physiologiques, comme dans le strabisme hypéropique; passive, elle engendre, par exemple, comme dans M, les états pathologiques les plus graves; psychique, elle occasionne l'amblyopie après la neutralisation.

Le naturisme n'a rien à démêler avec ces faits inhérents au fonctionnement même de l'organe. La nature manque évidemment de prévoyance et de sagesse dans les écarts congénitaux. Il en est de même de la loi d'harmonisation, qui, trouvant sa raison d'être tout entière dans la satisfaction sensoriale actuelle et l'opportunité du moment, escompte et compromet l'avenir en exposant l'appareil aux accidents les plus divers.

TABLE DES MATIÈRES.

Pages.

Miard.   29

DEUXIÈME PARTIE.

L'ACCOMMODATION DANS LES DIVERS ÉTATS AMÉTROPIQUES.
LEURS MALADIES ORGANIQUES ET FONCTIONNELLES.

TROISIÈME PARTIE.

COMPLÉMENT RELATIF A L'AMÉTROPIE TOTALE SYMÉTRIQUE,
L'ANISOMÉTROPIE, L'ASTYGMATISME STATIQUE ET DYNA-
MIQUE.

FIN DE LA TABLE DES MATIÈRES.

ERRATA

PAGES.	LIGNES.	AU LIEU DE	LISEZ
7	7	forcera la zone de Zinn du	laissera la zone de Zinn
16	17	chap. VI, art. II)	ch. VI, art. II, p. 158 ; 203, 323.)
19	37	ne savait pas ce que c'était que la myopie;	ne savait pas ce que c'était que la myopie au point de vue anatomique ;
21	32	la zone des zinn	la zone de Zinn
26	26	des points rétiniens ou centre optique.	des points rétiniens au centre optique.
29	27	latérale de la pupille.	latérale de la papille.
	36	t. XI, 1876,	t. II, 1866,
30	2	au-dessous de la pupil'e,	au dessous de la papille,
	37	atropique placé de l'autre côté de la pupille	atrophique placé de l'autre côté de la papille
31	32	au-dessus de 1/8,	au-dessous de 1/8,
34	23	effort d'accommodateur	effort accommodateur
35	13	l'insuffisance acquise	l'insuffisance accommodatrice
37	31	Voy. 2e partie, ch. III, art. II.	Voy. 2e partie, chap. IV, art. II p. 129-131.
	34	36 et suivantes ;	25 et suivantes;
65	5	la confirmation	la conformation
90	26	ne prend point part aux	ne prend point toujours part (400-401) aux
91	12	DE RÉFRACTION NATURE ; DE LA	DE RÉFRACTION ; NATURE DE LA
94	30	chap. XIII, art. 2).	chap. XII, art. II, p. 253.
100	16	de M. Von Recken	de M. Van Reecken
112	15	fait éviter instinctement	fait éviter instinctivement
115	15	punctum remotissum	punctum remotissimum
117	24	N'EST PAS DIRECTEMENT	N'EST PAS EXACTEMENT
128	8	de faiblesse absolue de l'adduction,	de la faiblesse absolue de l'abduction,
130	5	en raison de leur impuissance	en raison de cette impuissance
136	21	ainsi que dans les quadrumanes,	ainsi que les quadrumanes,

     ERRATA.

PAGES.	LIGNES.	AU LIEU DE :	LISEZ :
157	37	que cause	une cause
162	30	des artères rétiniennes au-dessus	des artères rétiniennes au-dessous
175	4	V. 2ᵉ partie, chap. XIII, art. ɪɪ.	V. 2ᵉ partie, chap. XIII, art. ɪ.
188	35	écrou rétinien,	écran rétinien,
192	4	facilement en endrer	facilement engendrer
258	10	arcs excessifs	arcs excursifs
259	15	la portion la plus intérieure	la portion la plus antérieure
269	23	de l'élargissement	de l'allongement
320	20	X. Müller	H. Müller
344	13	V. p. 132.	V. p. 324.

A. PARENT, imprimeur de la Faculté de Médecine, rue M.-le-Prince, 31.

LIBRAIRIE

J.-B. BAILLIÈRE & FILS

CATALOGUE DES LIVRES

DE

MÉDECINE, CHIRURGIE, ANATOMIE, PHYSIOLOGIE,

HISTOIRE NATURELLE, PHYSIQUE ET CHIMIE MÉDICALES,

PHARMACIE, ART VÉTÉRINAIRE,

———

Nota. Une correspondance suivie avec l'Angleterre et l'Allemagne permet à MM. J.-B. Baillière et Fils d'exécuter dans un bref délai toutes les commissions de librairie qui leur seront confiées. (*Écrire franco.*)

Tous les ouvrages portés dans ce Catalogue sont expédiés, par la poste, dans les départements et en Algérie, *franco* et sans augmentation sur les prix désignés. — Prière de joindre à la demande des *timbres-poste*, un *mandat postal* ou un *mandat* sur Paris.

———

PARIS

RUE HAUTEFEUILLE, 19, PRÈS DU BOULEVARD SAINT-GERMAIN

<table>
<tr><td>Londres,</td><td>Madrid,</td></tr>
<tr><td>BAILLIÈRE, TINDALL AND COX,</td><td>CARLOS BAILLY-BAILLIÈRE,</td></tr>
<tr><td>KING WILLIAMS STREET, 20.</td><td>PLAZA TOPETE, 8.</td></tr>
</table>

MARS 1872

LIVRES DE FONDS.

ACADÉMIE DE MÉDECINE (ANNUAIRE DE L'). Paris, 1862, 1 vol. in-12 de 204 pages.　　　1 fr. 50

Première partie : Ordonnances constitutives de l'Académie impériale de médecine, arrêtés ministériels, règlements, legs faits à l'Académie, prix décernés et à décerner, lauréats de l'Académie, publications, etc.— Deuxième partie : Tableau général des nominations, des promotions et des extinctions qui ont eu lieu dans le sein de l'Académie, depuis sa fondation jusqu'à ce jour. État actuel du personnel de l'Académie.

† **ACADÉMIE DE MÉDECINE. (BULLETIN DE L'),** rédigé sous la direction de MM. F. DUBOIS, secrétaire perpétuel, et J. BÉCLARD, secrétaire annuel.—*Collection complète,* formant 36 forts volumes in-8 de chacun 1100 pages.

La collection des 36 volumes pris ensemble, au lieu de 525 fr.　　　100 fr.

Chaque année séparée in-8 de 1100 pages.　　　5 fr.

Ce *Bulletin officiel* rendait un compte exact et impartial des séances de l'Académie de médecine, et, présentant le tableau fidèle de ses travaux, il offrait l'ensemble de toutes les questions importantes que les progrès de la médecine peuvent faire naître ; l'Académie étant devenue le centre d'une correspondance presque universelle, c'est par les documents qui lui sont transmis que tous les médecins peuvent suivre les mouvements de la science dans tous les lieux où elle peut être cultivée, en connaître, presque au moment où elles naissent, les inventions et les découvertes.—L'ordre du *Bulletin* est celui des séances : on inscrit d'abord la correspondance soit officielle, soit manuscrite, soit imprimée ; à côté de chaque pièce, on lit les noms des commissaires chargés d'en rendre compte à la Compagnie. Le rapport est-il lu, approuvé, les rédacteurs le donnent en totalité, quelles que soient son importance et son étendue ; est-il suivi de discussion , ils s'appliquent avec la même impartialité à les reproduire dans ce qu'elles offrent d'essentiel, principalement sous le rapport pratique. C'est dans le *Bulletin* seulement que sont reproduites dans tous leurs détails les discussions relatives à l'*Empyème,* l'*Introduction de l'air dans les veines,* au *Système nerveux,* l'*Empoisonnement par l'arsenic,* l'*Organisation de la pharmacie,* la *Ténotomie,* le *Cancer des mamelles,* l'*Ophthalmie,* les *Injections iodées,* la *Peste et les Quarantaines,* la *Taille et la Lithotritie,* les *Fièvres intermittentes,* les *Maladies de la matrice,* le *Cretinisme,* la *Syphilisation,* la *Surdi-mutité,* les *Kystes de l'ovaire,* la *Méthode sous-cutanée,* la *Fièvre puerpérale,* les *Eaux potables,* la *Syphilis vaccinale,* les *Troubles du langage,* la *Thoracentèse,* la *Mortalité des enfants,* la *Tuberculose,* la *gravité des lésions traumatiques chez les alcooliques,* l'*infection purulente,* etc. Ainsi, tout correspondant, tout médecin, tout savant qui transmettra un écrit quelconque à l'Académie en pourra suivre les discussions et connaître exactement le jugement qui en est porté.

ACADÉMIE DE MÉDECINE (MÉMOIRES DE L'). Tome I, Paris, 1828. — Tome II, 1832. — Tome III, 1833. — Tome IV, 1835. — Tome V, 1836. — Tome VI, 1837. — Tome VII, 1838. — Tome VIII, 1840. — Tome IX, 1841. — Tome X, 1843. — Tome XI, 1845. — Tome XII, 1846. — Tome XIII, 1848. — Tome XIV, 1849. — Tome XV, 1850. — Tome XVI, 1852. — Tome XVII, 1853. — Tome XVIII, 1854. — Tome XIX, 1855. — Tome XX, 1856. — Tome XXI, 1857. — Tome XXII, 1858. — Tome XXIII, 1859. — Tome XXIV, 1860. — Tome XXV, 1861. — Tome XXVI, 1863. — Tome XXVII, 1865-1866. — Tome XXVIII, 1867-68. — Tome XXIX, 1869-70. — *Collection complète* formant 29 forts vol. in-4, avec planches. La collection des 29 vol. *pris ensemble,* au lieu de 580 fr. : 200 fr.

Chaque volume séparément :　　　10 fr.

Cette nouvelle Collection peut être considérée comme la suite et le complément des *Mémoires de la Société royale de médecine et de l'Académie royale de chirurgie.* Ces deux sociétés célèbres sont représentées dans la nouvelle Académie par ce que la science a de médecins et de chirurgiens distingués, soit à Paris, dans les départements ou à l'étranger. Par cette publication, l'Académie a répondu à l'attente de tous les médecins jaloux de suivre les progrès de la science.

Le tome 1er comprend : Ordonnances et règlements de l'Académie, mémoires de MM. Pariset, Double, Itard, Esquirol, Villermé, Léveillé, Larrey, Dupuytren, Dugès, Vauquelin, Laugier, Virey, Chomel, Orfila, Boullay, Lemaire.

Le tome II contient des mémoires de MM. Pariset, Breschet, Lisfranc, Ricord, Itard, Husson, Duval, Duchesne, P. Dubois, Dubois (d'Amiens), Mêlier, Hervez de Chégoin, Prion, Toulmouche.

Le tome III contient des mémoires de MM. Pariset, Breschet, Marc, Velpeau, Planche, Pravaz, Chevallier, Lisfranc, Bonnastre, Cullerier, Soubeiran, Paul Dubois, Reveillé-Parise, Roux, Chomel, Dugès, Dizé, Henry, Villeneuve, Dupuy, Fodéré, Ollivier, André, Goyraud, Sanson, Fleury.

Le tome IV contient des mémoires de MM. Pariset, Bourgeois, Hamont, Girard, Mirault, Lauth, Reynaud, Salmade, Roux, Lepelletier, Pravaz, Ségalas, Civiale, Bouley, Bourdois, Delamotte, Ravin, Silvy, Larrey, P. Dubois, Kæmpfen, Blanchard.

Le tome V contient des mémoires de MM. Pariset, Gérardin, Goyrand, Pinel, Kéraudren, Macartney, Amussat, Stoltz, Martin-Solon, Malgaigne, Henry, Boutron-Charlard, Leroy (d'Étiolles), Breschet, Itard, Dubois (d'Amiens), Bousquet.

Le tome VI contient des mémoires de MM. Piorry, Trousseau et Belloc, Risueno d'Amador, C. Saucerotte, Planche et P. Rayer.

Le tome VII contient des mémoires de MM. Pariset, Husson, Mérat, Piorry, Gaultier de Claubry, Montault, Bouvier, Malgaigne, Dupuy, Duval, Gontier Saint-Martin, Leuret, Mirault, Malle, Froriep.

Le tome VIII contient des mémoires de MM. Bousquet, Pariset, Prus, Thorstensen, Souberbielle, Cornuel, Baillarger, J. Pelletan, Orfila, J. Sédillot, Lecanu, Jobert.

Le tome IX contient des mémoires de MM. Pariset, Bricheteau, Bégin, Orfila, Jobert, A. Colson, Deguise, Gaetani-Bey, Brierre de Boismont, Cerise, Raciborski, Leuret, Foville, Aubert, Gaillard.

Le tome X contient des mémoires par MM. Pariset, Arnal et Martin, Robert, Bégin, Poilroux, Royer-Collard, Mélier, A. Devergie, Rufz, Foville, Parrot, Rollet, Gibert, Michéa, R. Prus.

Le tome XI contient des mémoires de MM. Bousquet, Pariset, Dubois (d'Amiens), Ségalas, Prus, Valleix, Gintrac, Ch. Baron, Brierre de Boismont, Payan, Delafond, H. Larrey.

Le tome XII contient des mémoires de MM. Pariset, Dubois (d'Amiens), de Castelnau et Ducrest, Bally, Michéa, Baillarger, Jobert (de Lamballe), Kéraudren, H. Larrey, Jolly, Mélier.

Le tome XIII contient des mémoires de MM. Bousquet, Fr. Dubois (d'Amiens), Malgaigne, Fauconneau-Dufresne, A. Robert, J. Roux, Fleury, Brierre de Boismont, Trousseau, Mélier, Baillarger.

Le tome XIV contient des mémoires de MM. Fr. Dubois, Gaultier de Claubry, Bally, Royer-Collard, Murville, Joret, Arnal, Huguier, Lebert.

Le tome XV (1850) contient des mémoires de MM. Fr. Dubois, Gaultier de Claubry, Patissier, Guisard, Second, Piedvache, Germain Sée, Huguier.

Le tome XVI (1852) contient des mémoires de MM. Dubois (d'Amiens), Gibert, Gaultier de Claubry, Bouchardat, Henot, H. Larrey, Gosselin, Hutin, Broca.

Le tome XVII (1853) contient des mémoires de MM. Dubois (d'Amiens), Michel Lévy, Gaultier de Claubry, J. Guérin, A. Richet, Bouvier, Lereboullet, Depaul.

Le tome XVIII (1854) contient des mémoires de MM. Dubois, Gibert, Cap, Gaultier de Claubry, J. Moreau, Aug. Millet, Patissier, Collineau, Bousquet.

Le tome XIX (1855) contient des mémoires de MM. Dubois, Gibert, Gaultier de Claubry, Notta, Peixoto, Aubergier, Carrière, E. Marchand, Delioux, Bach, Hutin, Blache.

Le tome XX (1856) contient des mémoires de MM. Fr. Dubois, Depaul, Guérard, Barth, Imbert-Gourbeyre, Jules Rochard, Chapel, Dutroulau, Pinel, Puel.

Le tome XXI (1857) contient des mémoires, de MM. Fr. Dubois, A. Guérard, Barth, Bayle, P. Silbert, d'Aix, Michel, Poterin du Motel, Hecquet.

Sime tome XXII (1858) contient des mémoires, de MM. Fr. Dubois, A. Trousseau, A. Guérard, Max Lon, Mordret, Dutroulau, Reynal, Gubler, Blondlot, Borie, Zurkowski.

Le tome XXIII (1859) contient des mémoires de MM. Fr. Dubois, A. Trousseau, Guérard, Laugier, A. Devergie, Bauchet, Gaillard, J. Rochard, Sappey, Huguier (avec 15 planches).

Le tome XXIV (1860) contient des mémoires de MM. Fr. Dubois, A. Trousseau, A. Guérard, Marcé, H. Rager, Duchaussoy, Ch. Robin, Moutard-Martin, Depaul, Jules Roux, avec 6 pl.

Le tome XXV (1861) contient des mémoires de MM. F. Dubois, Jolly, A. Tardieu, Imbert-Gourbeyre, Ch. Robin, Semelaigue, Hipp. Bourdon, Bourgeois, Léon Lefort.

Le tome XXVI (1863-1864) contient des mémoires de MM. Fr. Dubois (d'Amiens), J. Béclard, A. Tardieu, P. Jolly, Mélier, J. Lefort, J. Reynal et Lanquetin, A. Chauveau et Marey, Bouchardat, Kergaradec, Chalvet, A. Ollivier et Ranvier.

Le tome XXVII (1865-66) contient des mémoires de MM. Jules Béclard, Dubois (d'Amiens), Bouchardat, Kergaradec, Joulin, Decaisne, U. Trélat, L. Legouest, E. Bourguet, V. Legros, Pidoux, Cornil, Marmy.

Le tome XXVIII (1867-68) contient : Éloge de Gerdy, par M. Jules Béclard; Rapport sur les prix, par M. Dubois (d'Amiens); Rapport sur les épidémies, par M. E. Bergeron; Rapport sur les eaux minérales, par M. Guérard; Expériences sur le vaccin animal et le cow-pox, par M. Depaul, avec 3 pl.; Rapport sur le choléra, par M. Briquet; Éloge de Rostan, par M. Jules Béclard; Rapport sur les épidémies, par M. Bergeron; Rapport sur les Eaux minérales, par M. Bébier; Histoire clinique des tumeurs fibro-plastiques, par M. Martial Lanclongue; De la mélanose, par V. Cornil et Trasbot (avec 20 fig.); De l'absorption par les plaies, par J. N. Demarquay.

Le tome XXIX (1869-70) contient : Éloge de Velpeau, par M. Jules Béclard; Rapport sur les prix, par M. Dubois (d'Amiens); Rapport sur les épidémies, par M. Briquet; Rapport sur les eaux minérales, par M. Devergie; Des phénomènes psychologiques, avant, pendant et après l'anesthésie provoquée, par M. Lacassagne; Des fractures indirectes de la colonne vertébrale, par M. Chedevergue; De l'uranoplastie, par M. Ehrmann; Éloge de Trousseau, par M. J. Béclard; Rapport sur les prix, par M. Dubois; Répartition géographique de quelques infirmités en France, par G. Lagneau, avec 4 pl.; Étude clinique sur la folie avec prédominance du délire des grandeurs, par Ach. Foville fils.

ALVARENGA. Précis de thermométrie clinique générale, par le docteur Pedro Francisco da Costa ALVARENGA, membre de l'Académie royale des Sciences de Lisbonne, médecin de l'hôpital S. José. Traduit du portugais par le docteur Lucien PAPILLAUD (Henri ALMÈS). Lisbonne, 1871, in-8° de 226 pages.   5 fr.

AMETTE. Code médical, ou Recueil des Lois, Décrets et Règlements sur l'étude, l'enseignement et l'exercice de la médecine civile et militaire en France, par AMÉDÉE AMETTE, secrétaire de la Faculté de médecine de Paris. *Troisième édition*, augmentée. Paris, 1859. 1 vol. in-12 de 560 pages.   **4 fr.**

ANDRAL ET GAVARRET. Recherches sur la composition du sang de quelques animaux domestiques dans l'état de santé et de maladie. Paris, 1842, in-8, 36 pages.   **1 fr.**

ANDRAL ET GAVARRET. Recherches sur la quantité d'acide carbonique exhalé par les poumons dans l'espèce humaine. Paris, 1843, in-8, 30 pages avec 1 planche.   **1 fr.**

ANGER. Nouveaux éléments d'anatomie chirurgicale, par Benjamin ANGER, chirurgien de la Maternité, ex-prosecteur de l'amphithéâtre des hôpitaux de Paris, lauréat de l'Institut (Académie des sciences). Paris, 1869, ouvrage complet, 1 vol. in-8 de 1055 pages, avec 1079 figures et Atlas in-4, de 12 planches dessinées d'après nature, gravées sur acier et imprimées en couleur, et représentant les régions de la tête, du cou, de la poitrine, de l'abdomen, de la fosse iliaque interne, du périnée et du bassin, avec texte explicatif, cartonné.   **40 fr.**

    — *Séparément*, le texte, 1 vol. in-18.   **20 fr.**
    — *Séparément*, l'atlas, 1 vol. in-4.   **25 fr.**

ANGLADA (Ch.). Études sur les maladies éteintes et les maladies nouvelles, pour servir à l'histoire des évolutions séculaires de la pathologie, par Charles ANGLADA, professeur à la Faculté de Montpellier. Paris, 1869, 1 vol. de 700 pages.   **8 fr.**

ANGLADA (Ch.). Traité de la contagion pour servir à l'histoire des maladies contagieuses et des épidémies. Paris, 1853, 2 vol. in-8.   **12 fr.**

† **ANNALES D'HYGIÈNE PUBLIQUE ET DE MÉDECINE LÉGALE,** par MM. ANDRAL, BEAUGRAND, J. BERGERON, BRIERRE DE BOISMONT, CHEVALLIER, DELPECH, DEVERGIE, FONSSAGRIVES, GALLARD, GAULTIER DE CLAUBRY, Michel LÉVY, DE PIETRA SANTA, Z. ROUSSIN, Ambr. TARDIEU, VERNOIS, avec une revue des travaux français et étrangers, par MM. O. DUMESNIL et STROHL.

La **seconde série,** commencée avec le cahier de janvier 1854, paraît régulièrement tous les trois mois par cahiers de 15 feuilles in-8 (240 pages), avec des planches gravées.

    Prix de l'abonnement annuel pour Paris :   **20 fr.**

    Pour les départements : 22 fr. — Pour l'étranger, d'après les tarifs de la convention postale.

Première série, collection complète (1829 à 1853), dont il ne reste que peu d'exemplaires, 50 vol. in-8, avec figures et planches.   **450 fr.**
Chacune des dernières années jusque et y compris 1871 séparément :   **18 fr.**
Chacune des dernières années, à partir de 1872.   **20 fr.**

Tables alphabétiques par ordre des matières et des noms d'auteurs des tomes I à L (1829 à 1853). Paris, 1855, in-8 de 136 pages à 2 colonnes.   **3 fr. 50**

† **ANNUAIRE DE L'ASSOCIATION GÉNÉRALE DE PRÉVOYANCE** et de secours mutuels des médecins de France, publié par le conseil général de l'association. Première année, 1858-1861. Paris, 1862. — 2e année, 1862. Paris, 1863. — 3e année, 1863. Paris, 1864. — 4e année, 1864. Paris, 1865. — 5e année, 1865. Paris, 1866. — 6e année, 1866. Paris, 1867. — 7e année, 1867. Paris, 1868. — 8e année, 1868. Paris, 1869. — 9e année, 1869. Paris, 1870. Prix de chaque année formant 1 vol. in-18 jésus de 700 pages.   **1 fr.**
— Chaque année, franco par la poste.   **1 fr. 50**

ANNUAIRE DE CHIMIE, comprenant les applications de cette science à la médecine et à la pharmacie, ou Répertoire des découvertes et des nouveaux travaux en chimie faits dans les diverses parties de l'Europe ; par MM. E. MILLON et J. REISET. Paris, 1845-1851, 7 vol. in-8 de chacun 700 à 800 pages.   **7 fr.**
    Séparément, années 1845, 1846, 1847, chaque volume.   **1 fr. 50**

ANNUAIRE PHARMACEUTIQUE, fondé par O. REVEIL et L. PARISEL, ou Exposé analytique des travaux de pharmacie, physique, histoire naturelle médicale, thérapeutique, hygiène, toxicologie, pharmacie et chimie légales, eaux minérales, intérêts professionnels, par le docteur C. MÉHU, pharmacien de l'hôpital Necker. Paris, 1868-1872, 9 v. in-18 jésus de chacun 400 p. avec figures. Pr. de chaque vol. : 11 fr. 50 A

† **ARCHIVES DE MÉDECINE NAVALE**, rédigées sous la surveillance de l'inspection générale du service de santé de la marine. Directeur de la rédaction, M. le docteur LE ROY DE MÉRICOURT.

Les *Archives de médecine navale* paraissent depuis le 1er janvier 1864, mensuellement par numéro de 80 pages, avec planches et figures, et forment chaque année 2 vol. in-8 de chacun 500 pages. Prix de l'abonnement annuel pour Paris.   18 fr.
— Pour les départements.   14. fr.
— Pour l'étranger. d'après les tarifs de la convention postale.
Les tomes I à XVI (1864-71) sont en vente.

ARCHIVES ET JOURNAL DE LA MÉDECINE HOMOEOPATHIQUE, publiés par une société de médecins de Paris. *Collection complète*. Paris, 1834-1837. 6 vol. in-8. 30 fr.

AUZIAS-TURENNE. Les virus au tribunal de l'Académie, et dans la presse, par le docteur AUZIAS-TURENNE. Paris, 1868, in-8 de 366 pages.   6 fr.

BACH (J. A.). De l'anatomie pathologique des différentes espèces de goîtres, du traitement préservatif et curatif, par J. A. BACH, professeur à la Faculté de médecine de Strasbourg. Paris, 1855, in-4 avec 1 planche.   2 fr. 50

BACHELIER (JULES). Exposé critique et méthodique de l'hydrothérapie, ou Traitement des maladies par l'eau froide, avec la traduction de l'ouvrage allemand qui a pour titre : *Die Wasserkur zu Græfenberg*, par Jules Krisch. Pont-à-Mousson, 1843, in-8-VIII, 254 pages.   3 fr. 50

BAER. Histoire du développement des animaux, traduit par G. BRESCHET. Paris, 1829, in-4.   1 fr.

BAILLARGER (J.). Recherches sur la structure de la couche corticale des circonvolutions du cerveau, par M. J. BAILLARGER, médecin de la Salpêtrière, membre de l'Académie de médecine. Paris, 1840, in-4, 33 pages, avec 2 planches.   1 fr. 50

BAILLARGER (J.). Des hallucinations; des causes qui les produisent et des maladies qu'elles caractérisent. Paris, 1846, 1 vol. in-4 de 400 pages.   5 fr.

BAILLY. Traitement des ovariotomisées. Considérations physiologiques sur la castration de la femme, par le docteur Ch. BAILLY. Paris, 1872, in-8 de 116 p. 3 fr.

BALDOU. Instruction pratique sur l'hydrothérapie, étudiée au point de vue : 1° de l'analyse clinique ; 2° de la thérapeutique générale ; 3° de la thérapeutique comparée ; 4° de ses indications et contre-indications. *Nouvelle édition*, Paris, 1857, in-8 de 691 pages.   5 fr.

BAUCHET (J. L.). Histoire anatomo-pathologique des kystes, par J. L. BAUCHET, professeur agrégé de la Faculté de médecine. Paris, 1857, 1 vol. in-4.   3 fr.

BAUCHET (J. L.). Anatomie pathologique des kystes de l'ovaire, et de ses conséquences pour le diagnostic et le traitement de ces affections. Paris, 1859, 1 vol. in-4.   5 fr.

BAYLE. Bibliothèque de thérapeutique, ou Recueil de mémoires originaux et des travaux anciens et modernes sur le traitement des maladies et l'emploi des médicaments, recueillis et publiés par A. L. J. BAYLE, agrégé et sous-bibliothécaire à la Faculté de médecine. Paris, 1828-1837, 4 vol. in-8.   12 fr.

BAZIN. Du système nerveux, de la vie animale et de la vie végétative, de leurs connexions anatomiques et des rapports physiologiques, psychologiques et zoologiques qui existent entre eux, par A. BAZIN, professeur à la Faculté des sciences de Bordeaux, etc. Paris, 1841, in-4, avec 5 planches lithographiées.   3 fr.

BEALE. De l'urine, des dépôts urinaires et des calculs, de leur composition chimique, de leurs caractères physiologiques et pathologiques et des indications thérapeutiques qu'ils fournissent dans le traitement des maladies, par Lionel BEALE, médecin et professeur au King's College Hospital. Traduit de l'anglais sur la seconde édition et annoté par MM. Auguste Ollivier; médecin des hôpitaux, et Georges Bergeron, interne des hôpitaux. Paris, 1868. 1 vol. in-18 jésus, de XXX-540 pages avec 163 figures.   7 fr.

BEAU. Traité expérimental et clinique d'auscultation appliquée à l'étude des maladies du poumon et du cœur, par le docteur J. H. S. BEAU, médecin de l'hôpital de la Charité. Paris, 1856, 1 vol. in-8 de XII–626 pages.   7 fr. 50

BEAUNIS et BOUCHARD. Nouveaux éléments d'anatomie descriptive et d'embryologie, par H. BEAUNIS et H. BOUCHARD, professeurs agrégés à la Faculté de médecine de Strasbourg. Paris, 1868, 1 vol. grand in-8 de XVI–1050 pages, avec 404 figures dessinées d'après nature, cartonné.   18 fr.

BEAUVAIS. Effets toxiques et pathogénétiques de plusieurs médicaments sur l'économie animale dans l'état de santé, par le docteur BEAUVAIS (de Saint-Gratien). Paris, 1845, in-8 de 420 pages. Avec huit tableaux in-folio.   7 fr.

BEAUVAIS. Clinique homœopathique, ou Recueil de toutes les observations pratiques publiées jusqu'à nos jours, et traitées par la méthode homœopathique: *Ouvrage complet.* Paris, 1836–1840, 9 forts vol. in-8.   45 fr.

BECQUEREL. Recherches cliniques sur la méningite des enfants; par Alfred BECQUEREL, médecin des hôpitaux. Paris, 1868, in-8, 120 pages.   1 fr.

BÉGIN. Études sur le service de santé militaire en France; son passé, son présent et son avenir, par le docteur L. J. BÉGIN, chirurgien-inspecteur, membre du Conseil de santé des armées. Paris, 1849, in-8 de 370 pages.   4 fr. 50

BÉGIN. Nouveaux éléments de chirurgie et de médecine opératoire. 2e édition. Paris, 1868, 3 vol. in-8.   20 fr.

BELMAS. Traité de la cystotomie sus-publenne. Paris, 1827, in-8. fig.   2 fr.

BERCHON (Ernest). Histoire médicale du tatouage, anatomie, physiologie, médecine légale, pathologie, applications chirurgicales. Paris, 1869, in-8 de 184 p.   3 fr. 50

BERGERET (L. F. E.). Des fraudes dans l'accomplissement des fonctions génératrices, dangers et inconvénients pour les individus, la famille et la société, par L. F. BERGERET, médecin en chef de l'hôpital d'Arbois (Jura). *Troisième édition.* revue et augmentée. Paris, 1870, in-18 jésus de 225 pages.   2 fr.

BERGERET (L. F. E.). De l'abus des boissons alcooliques, dangers et inconvénients pour les individus, la famille et la société. Moyens de modérer les ravages de l'ivrognerie. Paris. 1870, in-18 jésus de VIII–380 pages.   3 fr.

BERNARD (Cl.) Leçons de physiologie expérimentale appliquée à la médecine, faites au Collège de France, par Cl. BERNARD, membre de l'Institut de France (Académie des sciences et Académie française), professeur au Collège de France, professeur de physiologie générale au Muséum d'histoire naturelle. Paris, 1855–1856, 2 vol. in-8, avec fig.   14 fr.

BERNARD (Cl.). Leçons sur les effets des substances toxiques et médicamenteuses. Paris, 1857, 1 vol. in-8, avec figures.   7 fr.

BERNARD (Cl.). Leçons sur la physiologie et la pathologie du système nerveux. Paris, 1858. 2 vol. in-8, avec figures.   14 fr.

BERNARD (Cl.). Leçons sur les propriétés physiologiques et les altérations pathologiques des liquides de l'organisme. Paris, 1859, 2 vol. in-8 avec 32 fig.   14 fr.

BERNARD (Cl.). Introduction à l'étude de la médecine expérimentale. Paris, 1865, in-8, 400 pages.   7 fr.

BERNARD (Cl.). Leçons de pathologie expérimentale. Paris, 1871, 1 vol. in-8 de 600 pages avec figures.   7 fr.

Ces leçons forment la suite et le complément du Cours du Collège de France.

BERNARD (Cl.) et HUETTE. Précis iconographique de médecine opératoire, et d'anatomie chirurgicale. Paris, 1866, 1 vol. in-18 jésus, 495 pages, avec 113 pl., figures noires. Cartonné.   24 fr.

Le même, figures coloriées, cart.   48 fr.

BERNARD (H.). Premiers secours aux blessés sur le champ de bataille et dans les ambulances, par le docteur H. BERNARD, ancien chirurgien des armées, précédé d'une introduction par J. N. DEMARQUAY, chirurgien de la Maison municipale de santé, chirurgien des ambulances de la presse. Paris, 1870, in-18 de 164 p. avec 79 fig.   2 fr.

BERT (Paul). Leçons sur la physiologie comparée de la respiration, par Paul BERT, professeur de physiologie à la Faculté des sciences. Paris, 1870, 1 vol. in-8 de 500 pages avec 150 fig.

BISCHOFF (T. L. G.). **Traité du développement de l'homme et des mammifères,** suivi d'une Histoire du développement de l'œuf du lapin. Paris, 1843, in-8 avec un atlas in-4 de 16 planches.   7 fr. 50

BLANDIN. Anatomie du système dentaire, considérée dans l'homme et les animaux. Paris, 1836, in-8, avec une planche.   2 fr. 50

† **BLONDEL et SER. Rapport sur les hôpitaux civils de la ville de Londres** au point de vue de la comparaison de ces établissements avec les hôpitaux de la ville de Paris, par M. BLONDEL, inspecteur principal, et M. L. SER, ingénieur de l'administration de l'assistance publique. Paris, 1862, in-4, 238 pages.   10 fr.
Publication de l'administration de l'Assistance publique.

BOENNINGHAUSEN (C. de). **Manuel de thérapeutique médicale homœopathique,** pour servir de guide au lit des malades et à l'étude de la matière médicale pure. Traduit de l'allemand par le docteur D. ROTH. Paris, 1846, in-12 de 600 p.   7 fr.

BOENNINGHAUSEN (C. de). **Tableau de la principale sphère d'action et des propriétés caractéristiques des remèdes antipsoriques,** traduit de l'allemand par T. de BACHMETEFF et le docteur RAPOU, précédé d'un mémoire sur la Répétition des doses du docteur HERING (de Philadelphie). Paris, 1834, in-8, 352 p.   5 fr.

BOENNINGHAUSEN (C. de). **Les côtés du corps, ainsi que les affinités des médicaments.** Études homœopathiques, traduit de l'allemand par Ph. DE MOLINARI. Bruxelles, 1857, in-8, 24 pages.   1 fr. 50

BOISSEAU. Des maladies simulées et des moyens de les reconnaître, par le docteur Edm. BOISSEAU, professeur agrégé à l'École du Val-de-Grâce. Paris, 1870. 1 vol. in-8, de 510 pages avec figures.   7 fr.

BOIVIN. Mémorial de l'art des accouchements, ou Principes fondés sur la pratique de l'hospice de la Maternité de Paris, et sur celle des plus célèbres praticiens nationaux et étrangers, par madame BOIVIN, sage-femme en chef. *Quatrième édition, augmentée.* Paris, 1836, 2 vol. in-8 avec 143 figures.   6 fr.
Ouvrage adopté comme classique pour les élèves de l'Ecole d'accouchements de Paris.

BOIVIN. Nouvelles recherches sur l'origine, la nature et le traitement de la môle vésiculaire, ou Grossesse hydatique. Paris, 1827, in-8 avec fig.   50 c.

BOIVIN. Recherches sur une des causes les plus fréquentes et les moins connues de l'avortement, suivies d'un mémoire sur l'intro-pelvimètre, ou mensurateur interne du bassin ; par madame BOIVIN. Paris, 1828, in-8, fig.   1 fr.

BOIVIN et DUGES. Anatomie pathologique de l'utérus et de ses annexes, fondée sur un grand nombre d'observations cliniques ; par madame BOIVIN, docteur en médecine, sage-femme en chef de la Maison de santé, et A. DUGÈS, professeur à la Faculté de médecine de Montpellier. Paris, 1866, atlas in-folio de 41 planches, gravées et coloriées, *représentant les principales altérations morbides des organes génitaux de la femme,* avec explication.   45 fr.

BONNAFONT. Traité pratique des maladies de l'oreille et des organes de l'audition. Paris, 1860, in-8 de 650 pages, avec 22 figures.   9 fr.

BONNET (A.). **Traité des maladies des articulations,** par le docteur A. BONNET, chirurgien en chef de l'Hôtel-Dieu de Lyon. Paris, 1845, 2 vol. in-8, et atlas de 16 pl. in-4. — **Traité de thérapeutique des maladies articulaires.** Paris, 1853, 1 vol. de 700 pages, in-8, avec 97 figures.   29 fr.
— Séparément, *Traité de thérapeutique des maladies articulaires,* in-8.   9 fr.
Cet ouvrage doit être considéré comme la suite et le complément du *Traité des maladies des articulations,* auquel l'auteur renvoie pour l'étiologie, le diagnostic et l'anatomie pathologique. Consacré exclusivement aux questions thérapeutiques, il offre une exposition complète des méthodes et des nombreux procédés introduits soit par lui-même, soit par les praticiens les plus expérimentés dans le traitement des maladies si compliquées des articulations.

BONNET (A.). **Nouvelles méthodes de traitement des maladies articulaires.** *Seconde édition,* revue et augmentée d'une notice historique, accompagnée d'observations sur la rupture de l'ankylose, par MM. BARRIER, BERNE, PHILIPEAUX et BONNES. Paris, 1860, in-8 de 356 pages, avec 17 fig.   4 fr. 50

BOUCHARDAT. Du diabète sucré, ou glucosurie, son traitement hygiénique, par M. BOUCHARDAT, membre de l'Académie de médecine, professeur à la Faculté de médecine de Paris. Paris, 1852, 1 vol. in-4.   4 fr. 50

BOUCHUT. *Traité pratique des maladies des nouveau-nés, des enfants* à la mamelle et de la seconde enfance, par le docteur E. BOUCHUT, professeur agrégé à la Faculté de médecine, médecin de l'hôpital des Enfants malades. *Cinquième édition,* corrigée et augmentée. Paris, 1867, 1 vol. in-8 de 1024 p., avec 257 fig. 14 fr. *Ouvrage couronné par l'Institut de France.*

Après une longue pratique et plusieurs années d'enseignement clinique à l'hôpital des Enfants de Sainte-Eugénie, M. Bouchut, pour répondre à la faveur publique, a étendu son cadre et complété son œuvre, en y faisant entrer indistinctement toutes les maladies de l'enfance jusqu'à la puberté. On trouvera dans son livre la médecine et la chirurgie du premier âge.

BOUCHUT (E.). *Hygiène de la première enfance,* comprenant la naissance, l'allaitement, le sevrage, les maladies pouvant amener un changement de nourrices, les maladies et la mortalité des nouveau-nés, l'éducation physique de la seconde enfance. *Cinquième édition.* Paris, 1866, in-18 de 400 pages, avec 49 figures. 4 fr.

BOUCHUT (E.). *Nouveaux éléments de pathologie générale et de sémiologie.* comprenant : la nature de l'homme ; l'histoire générale de la maladie, les différentes classes de maladie, l'anatomie pathologique générale et l'histologie pathologique, le pronostic ; la thérapeutique générale ; les éléments du diagnostic par l'étude des symptômes et l'emploi des moyens physiques : auscultation, percussion, cérébroscopie, laryngoscopie, microscopie, chimie pathologique, spirométrie, etc. *Deuxième édition,* revue et augmentée. Paris, 1869, 1 vol. gr. in-8 de 1312 pages, avec 282 fig. 18 fr.
— Le même, cartonné en toile. 20 fr.

BOUCHUT (E.). *La vie et ses attributs,* dans leurs rapports avec la philosophie, l'histoire naturelle et la médecine. Paris, 1862, in-18 de 350 pages. 3 fr. 50

BOUCHUT (E.). *Traité des signes de la mort* et des moyens de prévenir les enterrements prématurés. Paris, 1849, in-12 de 400 pages. 3 fr. 50.
Ouvrage couronné par l'Institut de France.

BOUCHUT (E.). *De l'état nerveux aigu et chronique, ou Nervosisme,* appelé névropathie aiguë cérébro-pneumogastrique, diathèse nerveuse, fièvre nerveuse, cachexie nerveuse, névropathie protéiforme, névrospasmie ; et confondu avec les vapeurs, la surexcitabilité nerveuse, l'hystéricisme, l'hystérie, l'hypochondrie, l'anémie, la gastralgie, etc. Paris, 1860. 1 vol. in-8 de 348 p. 5 fr.

BOUCHUT (E.). *Des effets physiologiques et thérapeutiques de l'hydrate de chloral.* Paris, 1869, grand in-8 de 20 pages. 1 fr.

BOUDIN. *Traité de géographie et de statistique médicales, et des maladies endémiques,* comprenant la météorologie et la géologie médicales, les lois statistiques de la population et de la mortalité, la distribution géographique des maladies, et la pathologie comparée des races humaines, par le docteur J. CH. M. BOUDIN, médecin en chef de l'hôpital militaire Saint-Martin. Paris, 1857, 2 vol. gr. in-8, avec 9 cartes et tableaux. 20 fr.

Dans son rapport à l'Académie des sciences, M. Rayer dit : «L'attention de la commission, déjà fixée par l'intérêt du sujet, l'a été aussi par le mérite du livre. *Sans précédent ni modèle dans la littérature médicale de la France,* cet ouvrage abonde en faits et en renseignements ; tous les documents français ou étrangers qui sont relatifs à la distribution géographique des maladies, ont été consultés, examinés, discutés par l'auteur. Plusieurs affections dont le nom figure à peine dans nos Traités de pathologie, sont là décrites avec toute l'exactitude que comporte l'état de la science. »

BOUDIN. *Souvenirs de la campagne d'Italie,* observations topographiques et médicales. Études nouvelles sur la Pellagre. Paris, 1861, in-8, avec une carte. 2 fr. 50

BOUDIN. Études d'hygiène publique sur **l'état sanitaire, les maladies et la mortalité des armées anglaises** de terre et de mer en Angleterre et dans les colonies, traduit de l'anglais d'après les documents officiels. Paris, 1846, in-8 de 190 pages. 3 fr.

BOUILLAUD. *Traité clinique des maladies du cœur,* précédé de recherches nouvelles sur l'anatomie et la physiologie de cet organe. *Deuxième édition augmentée.* Paris, 1841, 2 forts vol. in-8, avec 8 planches gravées. 16 fr.
Ouvrage auquel l'Institut de France a accordé le grand prix de médecine.

BOUILLAUD. *Traité clinique du rhumatisme articulaire,* et de la loi de coïncidence des inflammations du cœur avec cette maladie. Paris, 1840, in-8. 7 fr. 50
Ouvrage servant de complément au *Traité des maladies du cœur.*

BOUILLAUD. *Traité de nosographie médicale,* par J. BOUILLAUD, membre de l'Institut, professeur de clinique médicale à la Faculté de médecine de Paris, médecin de l'hôpital de la Charité. Paris, 1846, 5 vol. in-8 de chacun 700 p. 8 fr.

BOUILLAUD. Clinique médicale de l'hôpital de la Charité, ou Exposition statistique des diverses maladies traitées à la Clinique de cet hôpital. Paris, 1837, 3 vol. in-8. 4 fr. 50

BOUILLAUD. Essai sur la philosophie médicale et sur les généralités de la clinique médicale, précédé d'un Résumé philosophique des principaux progrès de la médecine. Paris, 1837, in-8. 6 fr.

BOUILLAUD. Traité clinique et expérimental des fièvres dites essentielles, par J. BOUILLAUD. Paris, 1826, in-8. 1 fr. 50

BOUILLAUD. De l'introduction de l'air dans les veines. Paris, 1838, in-8. 2 fr.

BOUILLAUD. Discours sur le vitalisme et l'organicisme, et sur les rapports des sciences physiques en général avec la médecine. Paris, 1860, in-8. 1 fr. 50

BOUILLAUD. De la congestion cérébrale apoplectiforme, dans ses rapports avec l'épilepsie. Paris, 1861, in-8. 2 fr.

BOUILLIER. Du principe vital et de l'âme pensante, ou Examen des diverses doctrines médicales et psychologiques sur les rapports de l'âme et de la vie, par F. BOUILLIER, correspondant de l'Institut, inspecteur général de l'Université. Paris, 1862. 1 vol. in-8, 432 pages. 6 fr.

BOUISSON. Traité de la méthode anesthésique appliquée à la chirurgie et aux différentes branches de l'art de guérir, par le docteur E. F. BOUISSON, professeur à la Faculté de médecine de Montpellier, chirurgien en chef de l'hôpital Saint-Éloi, etc. Paris, 1850, in-8 de 560 pages. 7 fr. 50

BOURGEOIS (L. X.). Les passions dans leur rapports avec la santé et les maladies, par le docteur X. BOURGEOIS, lauréat de l'Académie de médecine de Paris. — L'amour et le libertinage. *Troisième édition,* augmentée. Paris, 1871, 1 vol. in-12 de 208 pages. 2 fr.

BOURGEOIS (L. X). De l'influence des maladies de la femme pendant la grossesse sur la constitution et la santé de l'enfant. Paris, 1861, 1 vol. in-4. 3 fr. 50

BOUSQUET. Nouveau traité de la vaccine et des éruptions varioleuses ou varioliformes; par le docteur J.-B. BOUSQUET, membre de l'Académie de médecine. Paris, 1848, in-8 de 600 pages. 7 fr.

Ouvrage couronné par l'Institut de France.

BOUSQUET. Notice sur le cow-pox, ou petite vérole des vaches, découverte à Passy en 1836, par J. B. BOUSQUET. Paris, 1839, in-4, avec une grande planche. 50 c.

BOUVIER (H.). Leçons cliniques sur les maladies chroniques de l'appareil locomoteur, par H. BOUVIER, médecin de l'hôpital des Enfants, membre de l'Académie de médecine. Paris, 1858, 1 vol. in-8, VIII, 533 pages. 7 fr.

BOUVIER (H.). Atlas des leçons sur les maladies chroniques de l'appareil locomoteur, comprenant les Déviations de la colonne vertébrale. Paris, 1858. Atlas de 20 planches in-folio. 18 fr.

BOUVIER (H.). Mémoire sur la section du tendon d'Achille dans le traitement des pieds bots. Paris, 1838, 1 vol. in-4° de 72 pages avec une planche lithogr. 2 fr.

BRAIDWOOD. De la pyohémie ou fièvre suppurative; par P. M. BRAIDWOOD; traduction par E. ALLING, interne des hôpitaux, revue par l'auteur. Paris, 1869, 1 vol. in-8 de VIII-300 p., avec 12 planches chromolithographiées. 8 fr.

BRAINARD. Mémoire sur le traitement des fractures non réunies et des difformités des os, par Daniel BRAINARD, professeur de chirurgie au collége médical de l'Illinois. Paris, 1854, grand in-8, 72 pages avec 2 planches comprenant 19 fig. 3 fr.

BREMSER. Traité zoologique et physiologique des vers intestinaux de l'homme, par le docteur BREMSER; traduit de l'allemand, par M. Grundler. Revu et augmenté par M. de Blainville, professeur au Muséum d'histoire naturelle. Paris, 1837, avec atlas in-4 de 15 planches. 13 fr.

BRESCHET (G.). Mémoires chirurgicaux sur différentes espèces d'anévrysmes, par G. BRESCHET, professeur à la Faculté de médecine de Paris, chirurgien de l'Hôtel-Dieu. Paris, 1834, in-4, avec six planches in-fol. 6 fr.

BRESCHET (G.). Recherches anatomiques et physiologiques sur l'Organe de l'ouïe et sur l'Audition dans l'homme et les animaux vertébrés. Paris, 1836, in-4, avec 13 planches. 5 fr.

BRESCHET (G.). Études anatomiques, physiologiques et pathologiques de l'œuf dans l'espèce humaine et dans quelques-unes des principales familles des animaux vertébrés. Paris, 1835, 1 vol. in-4° de 144 pages avec 6 planches.   5 fr.

BRESCHET (G.). Recherches anatomiques et physiologiques sur l'organe de l'ouïe des poissons. Paris, 1838, in-4, avec 17 planches.   5 fr.

BRIAND et CHAUDÉ. Manuel complet de médecine légale, ou Résumé des meilleurs ouvrages publiés jusqu'à ce jour sur cette matière, et des jugements et arrêts les plus récents, par J. BRIAND, docteur en médecine de la Faculté de Paris, et Ernest CHAUDÉ, docteur en droit ; et contenant un *Manuel de chimie légale*, par J. BOUIS, professeur à l'École de pharmacie de Paris. *Huitième édition.* Paris, 1869, 1 vol. gr. in-8 de 1048 pages, avec 3 pl. gravées et 34 fig.   14 fr.

BRIERRE DE BOISMONT. Du délire aigu observé dans les établissements d'aliénés, par M. BRIERRE DE BOISMONT. Paris, 1845, 1 vol. in-4 de 120 pages.   3 fr. 50.

BRIERRE DE BOISMONT. De l'emploi des bains prolongés et des irrigations continues dans le traitement des formes aiguës de la folie, et en particulier de la manie. Paris, 1847, 1 vol. in-4 de 62 pages.   1 fr. 30.

BRIQUET. Traité clinique et thérapeutique de l'Hystérie, par le docteur P. BRIQUET, médecin de l'hôpital de la Charité, membre de l'Académie de médecine de Paris. Paris, 1859, 1 vol. in-8 de 624 pages.   8 fr.

BRIQUET. Rapport sur les épidémies du choléra-morbus qui ont régné de 1817 à 1850. Paris, 1868, 1 vol. in-4 de 235 pages.   6 fr.

BRIQUET. De la variole. Lecture suivie de la discussion à laquelle ce travail a donné lieu. Paris, 1871, in-8° de 56 pages.   1 fr. 50

BROCA. Anatomie pathologique du cancer, par Paul BROCA, professeur à la Faculté de médecine. Paris, 1852, 1 vol. in-4 avec une planche lithographiée.   3 fr. 50

BROUSSAIS. Cours de phrénologie, Paris, 1836, 1 vol. in-8 de 850 pages avec planches.   4 fr. 50

BROWN-SÉQUARD. Propriétés et fonctions de la moelle épinière. Rapport sur quelques expériences de M. BROWN-SÉQUARD, par M. PAUL BROCA. Paris, 1856, in-8.   1 fr.

BRUCKE. Des Couleurs au point de vue physique, physiologique, artistique et industriel, par Ernest BRUCKE, professeur de physiologie à l'Université de Vienne, traduit de l'allemand sous les yeux de l'auteur par Paul Schützenberger. Paris, 1866, 1 vol. in-18 jésus de 344 pag., avec 46 figures.   4 fr.

BRUNNER. La Médecine basée sur l'examen des urines, suivie des moyens hygiéniques les plus favorables à la guérison, à la santé et à la prolongation de la vie par le docteur F.-A. BRUNNER. Paris, 1858, 1 vol. in-8, 320 pages.   5 fr.

CABANIS. Rapport du physique et du moral de l'homme, et Lettre sur les causes premières, par P. J. G. CABANIS, précédé d'une Table analytique, par DESTUTT DE TRACY, *huitième édition*, augmentée de Notes, et précédée d'une Notice historique et philosophique sur la vie, les travaux et les doctrines de Cabanis, par L. PEISSE. Paris, 1844, in-8 de 780 pages.   6 fr.

La notice biographique, composée sur des renseignements authentiques fournis en partie par la famille même de Cabanis, est à la fois la plus complète et la plus exacte qui ait été publiée. Cette édition est la seule qui contienne la *Lettre sur les causes premières.*

CAILLAULT. Traité pratique des maladies de la peau chez les enfants, par le docteur CH. CAILLAULT. Paris, 1859, 1 vol. in-18 de 400 pages.   3 fr. 50

CALMEIL. Traité des maladies inflammatoires du cerveau, ou Histoire anatomo-pathologique des congestions encéphaliques, du délire aigu, de la paralysie générale ou périencéphalite chronique diffuse à l'état simple ou compliqué, du ramollissement cérébral ou local aigu et chronique, de l'hémorrhagie cérébrale localisée récente ou non récente, par le docteur L. F. CALMEIL, médecin en chef de la Maison de Charenton. Paris, 1839, 2 forts volumes in-8.   17 fr.

Table des matières. — Chap. I. Des attaques de congestion encéphalique. — Chap. II. Du délire aigu. — Chap. III. De la paralysie générale. — Chap. IV. De la paralysie générale complète. — Chap. V. Du ramollissement cérébral local aigu. — Chap. VI. Du ramollissement cérébral à l'état chronique. Chap. VII. De l'hémorrhagie encéphalique. — Chap. VIII. Des foyers hémorrhagiques non récents. — Chap. IX. Du traitement des maladies inflammatoires des centres nerveux encéphaliques.

CALMEIL. De la folie considérée sous le point de vue pathologique, philosophique, historique et judiciaire, depuis la renaissance des sciences en Europe jusqu'au xix⁰ siècle ; description des grandes épidémies de délire simple ou compliqué qui ont atteint les populations d'autrefois et régné dans les monastères ; exposé des condamnations auxquelles la folie méconnue a donné lieu. Paris, 1845, 2 vol. in-8.   **14 fr.**

CALMEIL. De la paralysie considérée chez les aliénés. Paris, 1823, in-8.   **6 fr. 50**

CARRIÈRE (Ed.). Fondements et organisation de la climatologie médicale. Paris, 1869, in-8, 96 pages.   **2 fr. 50**

CARRIÈRE (Ed.). Le climat de l'Italie, sous le rapport hygiénique et médical. Paris, 1849. 1 vol. in-8 de 600 pages. *Ouvrage couronné par l'Institut de France.* **7 fr. 50**
Cet ouvrage est ainsi divisé : Du climat de l'Italie en général, topographie et géologie, les eaux, l'atmosphère, les vents, la température.— *Climatologie de la région méridionale de l'Italie :* Salerne, Caprée, Massa, Sorrente, Castellamare, Torre del Greco, Resina, Portici, rive orientale du golfe de Naples, climat de Naples; rive septentrionale du golfe de Naples (Pouzzoles et Buïa, Ischia), golfe de Gaete. — *Climatologie de la région moyenne de l'Italie :* Marais-Pontins et Maremmes de la Toscane : climat de Rome, de Sienne, de Pise, de Florence.— *Climat de la région septentrionale de l'Italie :* Venise, Milan et les lacs, Gênes, Menton et Villefranche, Nice, Hyères.

CARRIÈRE (Ed.). Le climat de Pau sous le rapport hygiénique et médical. Paris, 1870, 1 vol. in-12 de xii-180 pages.   **2 fr.**

CARUS (C.-C.). Traité élémentaire d'anatomie comparée, suivi de **Recherches d'anatomie philosophique** ou **transcendante** sur les parties primaires du système nerveux et du squelette intérieur et extérieur ; traduit de l'allemand et précédé d'une *Esquisse historique et bibliographique de l'Anatomie comparée,* par A. J. L. JOURDAN. Paris, 1835, 3 volumes in-8 *avec Atlas de 31 planches gr. in-4 gravées.*   **10 fr.**

CASTELNAU et DUCREST. Recherches sur les abcès multiples, comparés sous leurs différents rapports. Paris, 1846, in-4.   **1 fr.**

CAUVET. Nouveaux éléments d'histoire naturelle médicale, comprenant des notions générales sur la zoologie, la botanique et la minéralogie, l'histoire et les propriétés des animaux et des végétaux utiles ou nuisibles à l'homme, soit par eux-mêmes, soit par leurs produits, par D. CAUVET, professeur agrégé à l'École supérieure de pharmacie de Strasbourg. Paris, 1869, 2 vol. in-18 jésus, avec 790 fig.   **12 fr.**
L'histoire des animaux, des végétaux et des minéraux utiles ou nuisibles à l'homme a été faite selon l'ordre des séries naturelles, en suivant les classifications le plus généralement adoptées. Les produits de ces différents êtres ont été étudiés soigneusement, au double point de vue de leurs caractères et de leurs propriétés médicinales. Pour les médecins, l'auteur fait connaître les propriétés physiologiques des médicaments simples les plus usités ; pour les pharmaciens, il donne les caractères distinctifs des drogues et les propriétés chimiques de leurs principes actifs.
Ce livre comprend les matières exigées pour le troisième examen de doctorat en médecine et le deuxième examen de maîtrise en pharmacie.

CAZAUVIEILH. Du suicide, de l'aliénation mentale et des crimes contre les personnes, comparés dans leurs rapports réciproques. Recherches sur ce premier penchant chez les habitants des campagnes, par J.-B. CAZAUVIEILH, médecin de l'hospice de Liancourt, ancien interne de l'hospice de la Salpêtrière. Paris, 1840, in-8. **2 fr. 50**

CAZENAVE. Traité des maladies du cuir chevelu, suivi de conseils hygiéniques sur les soins à donner à la chevelure, par le docteur A. CAZENAVE, médecin de l'hôpital Saint-Louis, etc. Paris, 1850, 1 vol. in-8, avec 8 planches coloriées.   **8 fr.**
Table des matières. — Introduction. Coup d'œil historique sur la chevelure. — Première partie. Considérations anatomiques et physiologiques sur les cheveux.— Deuxième partie. Pathologie du cuir chevelu. — Troisième partie. Hygiène.

CELSE (A. C.). De la médecine, traduit en français par Fouquier et F. S. Ratier. Paris, 1824, 1 vol. in-18.   **2 fr.**

CELSI (A. C.). De re medica libri octo, editio nova, curantibus P. FOUQUIER, in Facultate Parisiensi professore, et F.-S. RATIER. Parisiis, 1823, in-18.   **1 fr. 50**

CERISE. Déterminer l'influence de l'éducation physique et morale sur la production de la surexcitation du système nerveux et des maladies qui sont un effet consécutif de cette surexcitation. Paris, 1841, 1 vol. in-4 de 370 pages.   **3 fr.**

CHAILLY. Traité pratique de l'art des accouchements, par CHAILLY-HONORÉ, membre de l'Académie de médecine. *Cinquième édition,* revue et corrigée. Paris, 1867, 1 vol. in-8 de xxiv-1036 pages, avec 282 figures.   **10 fr.**
Ouvrage adopté par le Conseil de l'instruction publique pour les Facultés de médecine, les écoles préparatoires et les cours institués pour les sages-femmes.

CHAIROU (E.). **Épidémie et contagion. De la variole et de la Vaccine**, par le docteur E. CHAIROU, médecin en chef de l'Asile du Vésinet. Paris, 1870, in-8 de 64 pages.   1 fr. 50

CHAIROU (E.). **Études cliniques sur l'hystérie**. Nature, lésions anatomiques, traitement. Paris, 1870, in-8 de 144 pages.   3 fr.

CHAMBERT. Des effets physiologiques et thérapeutiques des éthers, par le docteur H. CHAMBERT. Paris, 1848, in-8 de 260 pages.   75 cent.

CHARPENTIER. Des accidents fébriles qui surviennent chez les nouvelles accouchées, par L. A. Alph. CHARPENTIER, chef de clinique d'accouchements de la Faculté. Paris, 1863, gr. in-8.   1 fr. 50

CHAUFFARD. Essai sur les doctrines médicales, suivi de quelques considérations sur les fièvres, par le docteur P. E. CHAUFFARD, professeur à la Faculté de médecine de Paris. Paris, 1846, in-8 de 130 pages.   1 fr.

CHAUFFARD. Des vérités traditionnelles en médecine. Leçon d'ouverture du Cours de Pathologie générale. Paris, 1871, grand in-8° de 32 pages.   1 fr. 25

CHAUSIT. Traité élémentaire des maladies de la peau, par M. le docteur CHAUSIT, d'après l'enseignement théorique et les leçons cliniques de M. le docteur A. Cazenave, médecin de l'hôpital Saint-Louis. Paris, 1853, 1 vol. in-8, XII–448 pag.   3 fr.

CHAUVEAU. Traité d'anatomie comparée des animaux domestiques, par A. CHAUVEAU, professeur à l'École vétérinaire de Lyon. *Deuxième édition*, revue et augmentée avec la collaboration de M. ARLOING, professeur à l'École vétérinaire de Toulouse. Paris, 1871. 1 vol. in-8 VI-992 pages avec 368 figures.   20 fr.

CHURCHILL (Fleetwood). **Traité pratique des maladies des femmes**, hors l'état de grossesse, pendant la grossesse et après l'accouchement, par Fleetwood CHURCHILL, professeur d'accouchements, de maladies des femmes et des enfants à l'Université de Dublin. Traduit de l'anglais sur la *Cinquième édition*, par MM. Alexandre WIELAND et Jules DUBRISAY, et contenant l'Exposé des travaux français et étrangers les plus récents. Paris, 1866, 1 vol. grand in-8, XVI-1227 p. avec 291 fig.   18 fr.

En présentant le livre de M. Churchill aux médecins français, les traducteurs ont pensé que, sans porter atteinte à l'originalité de l'œuvre, et tout en conservant à l'auteur la responsabilité et le mérite de ses opinions personnelles, ils devaient compléter les quelques points de détail qui avaient pu échapper à ses investigations, ou qui avaient reçu un jour nouveau de travaux postérieurs à la publication de la dernière édition anglaise, et ils se sont particulièrement attachés à mettre en lumière les études modernes des auteurs français et étrangers qui méritaient d'être portées à la connaissance du médecin et du chirurgien, et qui pouvaient l'être utilement pour les besoins de la pratique.

CIVIALE. Traité pratique sur les maladies des organes génito-urinaires, par le docteur CIVIALE, membre de l'Institut et de l'Académie de médecine. *Troisième édition* augmentée. Paris, 1858-1860, 3 vol. in-8 avec figures.   24 fr.

Cet ouvrage, le plus pratique et le plus complet sur la matière, est ainsi divisé :
TOME I. Maladies de l'urèthre. TOME II. Maladies du col de la vessie et de la prostate. TOME III. Maladies du corps de la vessie.

CIVIALE. Traité pratique et historique de la lithotritie. Paris, 1847, 1 vol. in-8, de 600 pages avec 8 planches.   8 fr.

CIVIALE. De l'uréthrotomie ou de quelques procédés peu usités de traiter les rétrécissements de l'urèthre. Paris, 1849, in-8 de 124 pages avec une planche.   2 fr. 50

CIVIALE. Parallèles des divers moyens de traiter les calculeux, contenant l'examen comparatif de la lithotritie et de la cystotomie, sous le rapport de leurs divers procédés, de leurs modes d'application, de leurs avantages ou inconvénients respectifs. Paris, in-8, fig.   8 fr.

†**CODEX MEDICAMENTARIUS.** Pharmacopée française, rédigée par ordre du gouvernement, la commission de rédaction étant composée de professeurs de la Faculté de médecine et de l'École supérieure de pharmacie de Paris, de membres de l'Académie de médecine et de la Société de pharmacie de Paris. Paris, 1866, 1 vol. grand in-8, XLVIII-784 pages, cartonné à l'anglaise.   9 fr. 50
Franco par la poste.   11 fr. 50
Le même, interfolié de papier réglé et solidement relié en demi-maroquin. 16 fr. 50

Le nouveau Codex medicamentarius, Pharmacopée française, édition de 1866, sera et demeurera obligatoire pour les Pharmaciens à partir du 1er janvier 1867.

(*Décret du 5 décembre 1866.*)

CODEX. Commentaires thérapeutiques du Codex medicamentarius, ou Histoire de l'action physiologique et des effets thérapeutiques des médicaments inscrits dans la pharmacopée française, par Ad. GUBLER, professeur de thérapeutique à la Faculté de médecine, membre de l'Académie de médecine. Paris, 1868, 1 vol. grand in-8, 780 pages, format du Codex, cart.   12 fr.
Cet ouvrage forme le complément indispensable du Codex.

COLIN (G.). Traité de physiologie comparée des animaux, considérée dans ses rapports avec les sciences naturelles, la médecine, la zootechnie et l'économie rurale, par G. COLIN, professeur à l'École vétérinaire d'Alfort, membre de l'Académie de médecine. *Deuxième édition*, considérablement augmentée. Paris, 1871, 2 vol. in-8, avec figures.
En vente, tome I, 1 vol. in-8 de 854 pages. Prix de l'ouvrage complet.   24 fr.

COLIN (Léon). Traité des fièvres intermittentes, par Léon COLIN, professeur à l'École du Val-de-Grâce. Paris, 1870, 1 vol. in-8 de 500 pages, avec un plan médical de Rome.   8 fr.

COLLADON. Histoire naturelle et médicale des casses, et particulièrement de la casse et des sénés employés en médecine. Montpellier, 1816. in-4, avec 19 pl. 6 fr.

COLLINEAU. Analyse physiologique de l'entendement humain, d'après l'ordre dans lequel se manifestent, se développent et s'opèrent les mouvements sensitifs, intellectuels, affectifs et moraux. Paris, 1843, in-8.   1 fr. 50

COMTE (A.). Cours de philosophie positive, par Auguste COMTE, répétiteur d'analyse transcendante et de mécanique rationnelle à l'École polytechnique. *Troisième édition*, augmentée d'une préface par E. LITTRÉ, et d'une table alphabétique des matières. Paris, 1869, 6 vol. in-8.   45 fr.
Tome I. Préliminaires généraux et philosophie mathématique. — Tome II. Philosophie astronomique et philosophie physique. — Tome III. Philosophie chimique et philosophie biologique. — Tome IV. Philosophie sociale (partie dogmatique). — Tome V. Philosophie sociale (partie historique : état théologique et état métaphysique). — Tome VI. Philosophie sociale (complément de la partie historique) et conclusions générales.

COMTE (A.). Principes de philosophie positive, précédés de la préface d'un disciple, par E. LITTRÉ. Paris, 1868, 1 vol. in-18 jésus, 208 pages.   2 fr. 50
Les *Principes de philosophie positive* sont destinés à servir d'introduction à l'étude du *Cours de philosophie*, ils contiennent : 1° l'exposition du but du cours, ou considérations générales sur la nature et l'importance de la philosophie positive; 2° l'exposition du plan du cours, ou considérations générales sur la hiérarchie des sciences.

Congrès médico-chirurgical de France. Première session, tenue à ROUEN, du 30 septembre au 3 octobre 1863. Paris, 1863, in-8 de 412 pag. avec planches. 15 fr.

Congrès médical de France. Deuxième session, tenue à LYON, du 26 septembre au 1er octobre 1864. Paris, 1865, in-8 de 688 pages avec planches.   9 fr.
Table des matières. — 1. Des concrétions sanguines dans le cœur et les vaisseaux, par MM. Th. Perrin, Perroud, Courty, Leudet, etc. — 2. Paralysie atrophique progressive, ataxie locomotrice, par MM. Duménil, Tessier, Bouchard, Leudet. — 3. Curabilité de la phthisie, par MM. Leudet, Chatin, Gourdin, Verneuil. — 4. Traitement des ankyloses, par MM. Palasciano, Delore, Philipeaux, Pravaz. — 5. Chirurgie du système osseux, par MM. Marmy, Desgranges, Ollier, Verneuil. — 6. Des moyens de diérèse, par MM. Philipeaux, Verneuil, Barrier, Ollier. — 7. De la consanguinité, par MM. Rodet, Faivre, Sanson, Morel, Diday. — 8. Genèse des parasites, par MM. Rodet, Diday, Gailleton. — 9. Contagion de la syphilis, par MM. Rollet, Diday, Viennois. — 10. Du forceps, par MM. Chassagny, Bouchacourt, Berne. — 11. Asiles d'aliénés, par MM. Mundy, Motet, Turck, Morel, Billod, etc.

Congrès médical de France. Troisième session, tenue à BORDEAUX du 2 au 7 octobre 1865. Paris, 1866, in-8, XII-916 pages.   9 fr.

COOPER (ASTLEY). Œuvres chirurgicales complètes, traduites de l'anglais, avec des notes par E. CHASSAIGNAC et G. RICHELOT. Paris, 1837, gr. in-8.   4 fr. 50

CORLIEU (A.). Aide-mémoire de médecine, de chirurgie et d'accouchements, vade-mecum du praticien. *Deuxième édition*, revue, corrigée et augmentée. Paris, 1872, 1 vol. in-18 jésus de VIII-664 pages, avec 418 figures, cart.   6 fr.

CORLIEU (A.). Voyez SAINT VINCENT.

CORNARO. De la sobriété, *voyez* École de Salerne, p. 16.

CORRE. La pratique de la chirurgie d'urgence, par le docteur A. CORRE, ex-médecin de 1re classe de la marine. Paris, 1872, in-18 de VIII-216 pages, avec 151 figures. 2 fr.

COZE ET FELTZ. Recherches cliniques et expérimentales sur les maladies infectieuses étudiées spécialement au point de vue de l'état du sang et de la présence des ferments par L. COZE, professeur à la Faculté de médecine de Strasbourg et V. FELTZ, lauréat de l'Institut, professeur agrégé à la Faculté de médecine de Strasbourg. Paris, 1872, in-8 de XIV-334 pages, avec 6 planches chromo-lithographiées. 6 fr.

CRUVEILHIER. Anatomie pathologique du corps humain, ou Descriptions, avec figures lithographiées et coloriées, des diverses altérations morbides dont le corps humain est susceptible ; par J. CRUVEILHIER, professeur à la Faculté de médecine. Paris, 1830-1842. 2 vol. in-folio, avec 230 planches coloriées. 456 fr.

Demi-reliure des 2 vol. grand in-folio, dos de maroquin, non rognés. 24 fr.

Ce bel *ouvrage est complet* ; il a été publié en 41 livraisons, chacune contenant 6 feuilles de texte in-folio grand-raisin vélin, caractère neuf de F. Didot, avec 5 planches coloriées avec le plus grand soin, et 6 planches lorsqu'il n'y a que quatre planches de coloriées. Chaque livraison est de 11 fr.

CRUVEILHIER (J.). Traité d'Anatomie pathologique générale. *Ouvrage complet.* Paris, 1849-1864, 5 vol. in-8. 85 fr.

Tome V et dernier, Dégénérations aréolaires et gélatiniformes, dégénérations cancéreuses proprement dites par J. CRUVEILHIER ; pseudo-cancers et tables alphabétiques par CH. HOUEL. Paris, 1864, 1 vol. in-8 de 420 pages. 7 fr.

Cet ouvrage est l'exposition du Cours d'anatomie pathologique que M. Cruveilhier fait à la Faculté de médecine de Paris. Comme son enseignement, il est divisé en XVIII classes, savoir : tome I, 1° solutions de continuité ; 2° adhésions ; 3° luxations ; 4° invaginations ; 5° hernies ; 6° déviations ; — tome II, 7° corps étrangers ; 8° rétrécissements et oblitérations ; 9° lésions de canalisation par communication accidentelle ; 10° dilatations ; — tome III, 11° hypertrophies ; 12° atrophies ; 13° métamorphoses et productions organiques analogues ; — tome IV, 14° hydropisies et flux ; 15° hémorrhagies ; 16° gangrènes ; 17° inflammations ou phlegmasies ; 18° lésions strumeuses, et lésions carcinomateuses ; — tome V, 19° dégénérations organiques.

CYR. Traité de l'alimentation dans ses rapports avec la physiologie, la pathologie et la thérapeutique, par le docteur JULES CYR. Paris, 1869, in-8 de 574 pages. 8 fr.

CZERMAK. Du laryngoscope et de son emploi en physiologie et en médecine, par le docteur J. N. CZERMAK, professeur de physiologie à l'université de Leipzig. Paris, 1860, in-8 avec deux planches gravées et 31 figures. 3 fr. 50

DAGONET (H.). Traité élémentaire et pratique des maladies mentales. Paris, 1862, in-8 de 816 p. avec une carte. 10 fr.

DALTON. Physiologie et hygiène des écoles, des colléges et des familles, par J.-C. DALTON, professeur au collége des médecins et des chirurgiens de New-York, traduit par le docteur E. ACOSTA. Paris, 1870, 1 vol. in-18 jésus de 536 pages, avec 68 fig. 4 fr.

DARCET (F.). Recherches sur les abcès multiples et sur les accidents qu'amène la présence du pus dans le système vasculaire. Paris, 1845. In-4 de 88 pages. 75 c.

DAREMBERG. Histoire des sciences médicales, comprenant l'anatomie, la physiologie, la médecine, la chirurgie et les doctrines de pathologie générales, par Ch. DAREMBERG, professeur d'histoire de la médecine à la Faculté de médecine. Paris, 1870, 2 vol. in-8 d'ensemble 1200 pages, avec figures. 20 fr.

DAREMBERG. Glossulæ quatuor magistrorum super chirurgiam Rogerii et Rolandi et de Secretis mulierum, de chirurgia, de modo medendi libri septem, poema medicum ; nunc primum ad fidem codicis Mazarinei edidit doctor CH. DAREMBERG. Napoli, 1854. In-8 de 64-228-178 pages. 8 fr.

DAREMBERG. Notices et extraits des manuscrits médicaux grecs, latins et français des principales bibliothèques de l'Europe. Première partie : Manuscrits grecs d'Angleterre, suivis d'un fragment inédit de Gilles de Corbeil et de scolies inédites sur Hippocrate. Paris, 1853, in-8, 243 pages. 7 fr.

DAREMBERG. Voy. GALIEN, ORIBASE.

DAVAINE. Traité des entozoaires et des maladies vermineuses de l'homme et des animaux domestiques, par C. DAVAINE, membre de l'Académie de médecine. Paris, 1860, 1 vol. in-8 de 930 pages, avec 88 figures. *Ouvrage couronné par l'Institut de France.* 12 fr.

DAVASSE. La Syphilis, ses formes et son unité, par J. DAVASSE, ancien interne des hôpitaux de Paris. Paris, 1865. 1 vol. in-8 de 570 pages. 8 fr.

DAVID (Th.). **De la grossesse** au point de vue de son influence sur la constitution de la femme. Paris, 1868, 1 vol. in-8, 122 pages. 2 fr. 50

DE LA RIVE. Traité d'électricité théorique et appliquée; par A. DE LA RIVE, membre correspondant de l'Institut de France, professeur émérite de l'Académie de Genève. Paris, 1854-58, 3 vol. in-8, avec 447 figures. 27 fr.
Séparément, tomes II et III. Prix de chaque volume. 9 fr.

DELPECH (A.). **Nouvelles recherches sur l'intoxication** spéciale que détermine le **sulfure de carbone**. L'industrie du caoutchouc soufflé, par A. DELPECH, professeur agrégé à la Faculté de médecine de Paris, médecin de l'hôpital Necker, membre de l'Académie de médecine. Paris, 1863, in-8 de 128 pages. 2 fr. 50

DELPECH (A.). **Les trichines et la trichinose** chez l'homme et chez les animaux. Paris, 1866, in-8 de 104 pages. 2 fr. 50

DELPECH (A.). **De la ladrerie du porc** au point de vue de l'hygiène privée et publique. Paris, 1864, in-8 de 107 pages. 2 fr. 50

DELPECH (A.). **De l'hygiène des crèches**. Paris, 1869, in-8 de 32 pages. 1 fr.

DELPECH (A.). **Le scorbut pendant le siége de Paris**. Étude sur l'étiologie de cette affection à l'occasion d'une épidémie observée dans la maison de correction de la Santé. Paris, 1871, in-8 de 68 pages. 2 fr.

DEMARQUAY. Essai de pneumatologie médicale. Recherches physiologiques, cliniques et thérapeutiques sur les gaz, par J. N. DEMARQUAY, chirurgien de la Maison municipale de santé. Paris, 1866, in-8, xvi, 861 pages avec figures. 9 fr.

DEMARQUAY. Voyez BERNARD (H.).

DÉMÉTRIESCO. Étude sur les ovules mâles, par le docteur C. N. DÉMÉTRIESCO. Paris, 1870, in-8 de 50 pages, avec 3 pl. 2 fr.

DEPAUL. Expériences faites avec le cow-pox ou vaccin animal, par M. DEPAUL, membre de l'Académie de médecine, directeur de la vaccine, professeur à la Faculté de médecine. Paris, 1867, in-4, avec 3 pl. chromolithographiées. 3 fr.

DEROUBAIX. Traité des fistules uro-génitales de la femme, comprenant les fistules vésico-vaginales, vésicales cervico-vaginales, urétéro-vaginales et urétérales cervico-utérines, par L. DEROUBAIX, chirurgien des hôpitaux civils de Bruxelles, professeur à l'Université de Bruxelles. 1870, 1 vol. in-8 de xix-823 p. avec fig. 12 fr.

DESAYVRE. Études sur les maladies des ouvriers de la manufacture d'armes de Châtellerault. Paris, 1856, in-8 de 116 pages. 2 fr. 50

DESLANDES. De l'onanisme et des autres abus vénériens considérés dans leurs rapports avec la santé, par le docteur L. DESLANDES. Paris, 1835. In-8. 7 fr.

DESORMEAUX. De l'endoscope, de ses applications au diagnostic et au traitement des affections de l'urèthre et de la vessie, par A. J. DESORMEAUX, chirurgien de l'hôpital Necker. Paris, 1865, in-8 de 190 pages avec 3 pl. chromolithographiées et 10 figures. 4 fr. 50

DESPRÉS. Est-il un moyen d'arrêter la propagation des maladies vénériennes? Du délit impuni, par Armand DESPRÉS, chirurgien de l'hôpital Cochin, professeur agrégé à la Faculté de médecine, etc. 1870, in-18 de 36 p. 1 fr.

DESPRÉS. Rapport sur les travaux de la septième ambulance à l'armée du Rhin et à l'armée de la Loire. Paris, 1871, in-8 de 90 p. 2 fr.

DEZEIMERIS. Dictionnaire historique de la médecine. Paris, 1828-1836, 4 vol. en 7 parties, in-8. 10 fr.

DICTIONNAIRE (NOUVEAU) DE MÉDECINE ET DE CHIRURGIE PRATIQUES, illustré de figures intercalées dans le texte, rédigé par Benjamin ANGER, E. BAILLY, BARRALLIER, BERNUTZ, P. BERT, BŒCKEL, BUIGNET, CUSCO, DEMARQUAY, DENUCÉ, DESNOS, DESORMEAUX, DEVILLIERS, Alfred FOURNIER, A. FOVILLE fils, GALLARD, H. GINTRAC, GOMBAULT, GOSSELIN, Alphonse GUÉRIN, A. HARDY, HEURTAUX, HIRTZ, JACCOUD, JACQUEMET, JEANNEL, KŒBERLÉ, LANNELONGUE, S. LAUGIER, LEDENTU, P. LORAIN, LUTON, A. NÉLATON, A. OLLIVIER, ORÉ, PANAS, Maurice RAYNAUD, RICHET, Ph. RICORD, J. ROCHARD (de Lorient), Z. ROUSSIN, SAINT-GERMAIN, Ch. SARAZIN, Germain SÉE, Jules SIMON, SIREDEY,

STOLTZ, A. TARDIEU, S. TARNIER, TROUSSEAU, VALETTE, VERJON, Aug. VOISIN.
Directeur de la rédaction, le docteur JACCOUD.

Le *Nouveau Dictionnaire de médecine et de chirurgie pratiques*, illustré de figures intercalées dans le texte, se composera d'environ 30 volumes grand in-8 cavalier de 800 pages. Il sera publié trois volumes par an. *Les tomes I à XIV sont en vente.*

Prix de chaque volume de 800 pages avec figures intercalées dans le texte.   10 fr.

Les volumes seront envoyés *franco* par la poste, aussitôt leur publication, aux souscripteurs des départements, sans augmentation sur le prix fixé.

Le tome I (812 pages avec 36 figures) comprend : **Introduction**, par JACCOUD; **Absorption**, par BERT; **Acclimatement**, par Jules ROCHARD; **Accommodation**, par LIEBREICH; **Accouchement**, par STOLTZ et LORAIN; **Albuminurie**, par JACCOUD; etc.

Le tome II (800 pages avec 60 figures) comprend : **Amputations**, par A. GUÉRIN; **Amyloïde** (dégénérescence), par JACCOUD; **Anévrysmes**, par RICHET; **Angine de poitrine**, par JACCOUD; **Anus**, par GOSSELIN, GIRALDÈS et LAUGIER; etc.

Le tome III (828 pages avec 92 figures) comprend : **Artères**, par NÉLATON et Maurice RAYNAUD; **Asthme**, par GERMAIN SÉE; **Ataxie locomotrice**, par TROUSSEAU; etc.

Le tome IV (786 pages avec 127 figures) comprend : **Auscultation**, par LUTON; **Avant-bras**, par DEMARQUAY; **Balanite, Balano-posthite**, par A. FOURNIER, etc.

Le tome V (800 pages avec 90 figures) comprend : **Bile**, par JACCOUD; **Liliaires** (Voies), par LUTON; **Blennorrhagie**, par Alfred FOURNIER; **Blessures**, par A. TARDIEU; **Bronzée** (maladie), par JACCOUD; **Bubon**, par Alfred FOURNIER, etc.

Le tome VI (832 pages avec 175 figures) comprend : **Cancer et Cancroïde**, par HEURTAUX; **Carotide**, par RICHET; **Cataracte**, par R. LIEBREICH; **Césarienne** (opération), par STOLTZ; **Chaleur**, par BUIGNET, BERT, HIRTZ et DEMARQUAY, etc.

Le tome VII (775 pages avec 93 figures) comprend : **Champignons**, par Léon MARCHAND et Z. ROUSSIN; **Chancre**, par A. FOURNIER; **Chlorose**, par P. LORAIN; **Choléra**, par DESNOS, GOMBAULT et P. LORAIN; **Circulation**, par LUTON, etc.

Le tome VIII (800 pages avec 100 figures) comprend : **Clavicule**, par RICHET, **Climat**, par J. ROCHARD; **Cœur**, par LUTON et Maurice RAYNAUD, etc.

Le tome IX (800 pages avec 150 figures) comprend : **Côtes**, par DEMARQUAY; **Cou**, par SARAZIN; **Couches**, par STOLTZ; **Coude**, par DENUCÉ, etc.

Le tome X (800 pages avec 150 figures) comprend : **Coxalgie**, par VALETTE; **Croup**, par Jules SIMON; **Crurales (région et hernie)**, par GOSSELIN; **Cuisse**, par LAUGIER; **Dartre et affections dartreuses**, par HARDY; **Défécation**, par BERT.

Le tome XI (796 pages avec 49 figures) comprend : **Délire**, par A. FOVILLE fils; **Dent**, par SARAZIN; **Diabète**, par JACCOUD; **Diarrhée**, par GOMBAULT; **Digestion**, par BERT; **Dysenterie**, par BARRALLIER.

Le tome XII (800 pages avec fig.) comprend : **Dyspepsie**, par LUTON; **Dystocie**, par STOLTZ; **Eau, Eaux minérales**, par BUIGNET, VERJON et TARDIEU; **Ecrasement linéaire**, par VALETTE; **Electricité**, par BUIGNET et JACCOUD; **Embolie**, par HIRTZ; **Embryotomie**, par TARNIER; **Empoisonnement**, par TARDIEU, etc.

Le tome XIII (804 pages avec 139 fig.) comprend : **Encéphale**, par LAUGIER, JACCOUD et HALLOPEAU; **Endocarde, Endocardite**, par JACCOUD; **Entozoaires**, par VAILLANT et LUTON; **Épaule**, par PANAS; **Épidémies**, par P. LORAIN; **Épilepsie**, Aug. VOISIN.

Le tome XIV, (780 pages avec 68 fig.) comprend : **Érysipèle**, par GOSSELIN et Maurice RAYNAUD; **Estomac**, par LUTON; **Face**, par LEDENTU et H. GINTRAC; **Falsification**, par JEANNEL; **Fer**, par BUIGNET et HIRTZ; **Ferment, Fermentation**, par JEANNEL; **Fesse, Fessière** (région), par Maurice LAUGIER; **Fièvre**, par HIRTZ.

DICTIONNAIRE GÉNÉRAL DES EAUX MINÉRALES ET D'HYDROLOGIE MÉDICALE comprenant la géographie et les stations thermales, la pathologie thérapeutique, la chimie analytique, l'histoire naturelle, l'aménagement des sources, l'administration thermale, etc., par MM. DURAND-FARDEL, inspecteur des sources d'Hauterive à Vichy, E. LE BRET, inspecteur des eaux minérales de Baréges, J. LEFORT, pharmacien, avec la collaboration de M. JULES FRANÇOIS, ingénieur en chef des mines, pour les applications de la science de l'Ingénieur à l'hydrologie médicale. Paris, 1860, 2 forts volumes in-8 de chacun 750 pages.   20 fr.
Ouvrage couronné par l'Académie de médecine.

. Ce n'est pas une compilation de tout ce qui a été publié sur la matière depuis cinquante ou soixante ans : un esprit fécond de doctrine et de critique domine ce livre, et tout en profitant des travaux d'hydrologie médicale publiés en France, en Angleterre, en Allemagne, en Suisse, en Italie, etc., les auteurs ont su trouver dans leurs études personnelles et dans leur pratique journalière, le sujet d'observations nouvelles et de découvertes originales.

DICTIONNAIRE UNIVERSEL DE MATIERE MÉDICALE ET DE THÉRAPEUTIQUE GÉNÉRALE, contenant l'indication, la description et l'emploi de tous les médicaments connus dans les diverses parties du globe; par F. V. MÉRAT et A. J. DELENS, membres de l'Académie de médecine: *Ouvrage complet*. Paris, 1829-1846. 7 vol. in-8, y compris le **Supplément**.   36 fr.

Le *Tome VII* ou *Supplément*, Paris, 1846, 1 vol. in-8 de 800 pages, ne se vend pas séparément. — Les tomes I à VI, séparément.   12 fr.

DICTIONNAIRE DE MÉDECINE, DE CHIRURGIE, DE PHARMACIE, DE L'ART VÉTÉRINAIRE ET DES SCIENCES QUI S'Y RAPPORTENT. Publié par J.-B. Baillière et fils. *Treizième édition*, entièrement refondue, par E. LITTRÉ, membre de l'Institut de France (Académie française et Académie des Inscriptions), et Ch. ROBIN, membre de l'Institut (Académie des Sciences), professeur à la Faculté de médecine de Paris; ouvrage contenant la synonymie *grecque, latine, anglaise, allemande, italienne* et *espagnole*, et le Glosaire de ces diverses langues. Paris, 1872, 1 beau volume grand in-8 de 1800 p. à deux colonnes, avec 550 fig.   20 fr.
  Demi-reliure maroquin, plats en toile.   3 fr.
  Demi-reliure maroquin à nerfs, plats en toile, très-soignée.   4 fr.

Il y aura bientôt soixante-dix ans que parut pour la première fois cet ouvrage longtemps connu sous le nom de *Dictionnaire de médecine de Nysten* et devenu classique par un succès de douze éditions. Les progrès incessants de la science rendaient nécessaires, pour cette *treizième édition*, de nombreuses additions, une révision générale de l'ouvrage, et plus d'unité dans l'ensemble des mots consacrés aux théories nouvelles et aux faits nouveaux que l'emploi du microscope, les progrès de l'anatomie générale, normale et pathologique, de la physiologie, de la pathologie, de l'art vétérinaire, etc., ont créés. M. Littré, connu par sa vaste érudition et par son savoir étendu dans la littérature médicale, nationale et étrangère, et M. le professeur Ch. Robin, que de récents travaux ont placé si haut dans la science, se sont chargés de cette tâche importante. Une addition importante, qui sera justement appréciée, c'est la Synonymie *grecque, latine, anglaise, allemande, italienne, espagnole*, qui est ajoutée à cette *treizième édition*, et qui, avec les vocabulaires, en fait un Dictionnaire polyglotte.

DIDAY. Exposition critique et pratique des nouvelles doctrines sur la syphilis, suivie d'un Essai sur de nouveaux moyens préservatifs des maladies vénériennes par P. DIDAY, ex-chirurgien de l'Antiquaille. Paris, 1858, 1 vol. in-18 jésus de 560 pages.   4 fr.

DONNÉ (Al.). Conseils aux mères sur la manière d'élever les enfants nouveau-nés, par Al. DONNÉ, recteur de l'Académie de Montpellier. *Quatrième édition*, revue, corrigée et augmentée. Paris, 1869, in-12, 350 pages.   3 fr.

DONNÉ (Al.). Hygiène des gens du monde. Paris, 1870, 1 vol. in-18 jésus de 540 pages.   4 fr.
  TABLE DES MATIÈRES. — A mon éditeur; utilité de l'hygiène; hygiène des saisons; exercice et voyages de santé; eaux minérales; bains de mer; hydrothérapie; la fièvre hygiène des poumons; hygiène des dents; hygiène de l'estomac; hygiène des yeux; hygiène des femmes nerveuses; la toilette et la mode; ***,

DONNÉ (Al.). Cours de microscopie complémentaire des études médicales : Anatomie microscopique et physiologie des fluides de l'économie. Paris, 1844. In-8 de 500 pages.   7 fr. 50

DONNÉ (Al.). Atlas du Cours de microscopie, exécuté d'après nature au microscope-daguerréotype, par le docteur A. DONNÉ et L. FOUCAULT, membre de l'Institut (Académie des sciences). Paris, 1846. In-folio de 20 planches, contenant 80 figures gravées avec le plus grand soin, avec un texte descriptif.   30 fr.

DUBOIS (Fr.). Histoire philosophique de l'hypochondrie et de l'hystérie, par F. DUBOIS (d'Amiens), secrétaire perpétuel de l'Académie de médecine. Paris, 1837. In-8.   2 fr.

DUBOIS (Fr.). Préleçons de pathologie expérimentale. Observations et expériences sur l'hyperhémie capillaire. Paris, 1841, in-8, avec 3 planches.   1 fr. 50

DUBOIS (Fr.) et BURDIN. Histoire académique du magnétisme animal, accompagnée de notes et de remarques critiques sur toutes les observations et expériences faites jusqu'à ce jour. Paris, 1841. In-8 de 700 pages.   3 fr.

DUBOIS (P.). Convient-il dans les présentations vicieuses du fœtus de revenir à la version sur la tête? par Paul DUBOIS, professeur à la Faculté de médecine de Paris, chirurgien de l'hospice de la Maternité. Paris, 1833, in-4 de 50 p. 1 fr. 50

DUBOIS (P.). **Mémoire sur la cause des présentations de la tête** pendant l'accouchement et sur les déterminations instinctives ou volontaires du fœtus humain. Paris, 1833, in-4 de 27 pages.   1 fr.

DUBREUIL. Des anomalies artérielles considérées dans leur rapport avec la pathologie et les opérations chirurgicales, par J. DUBREUIL, professeur à la Faculté de Montpellier. Paris, 1847. 1 vol. in-8 et atlas in-4 de 17 planches coloriées.   5 fr.

DUCHAUSSOY. Anatomie pathologique des étranglements internes et conséquences pratiques qui en découlent, par A. P. DUCHAUSSOY, professeur agrégé à la Faculté de médecine de Paris. Paris, 1860, 1 vol. in-4 de 294 pages, avec une pl.   5 fr.

DUCHENNE (G. B.). **De l'électrisation localisée** et de son application à la pathologie et à la thérapeutique ; par le docteur G. B. DUCHENNE (de Boulogne), lauréat de l'Institut de France. *Troisième édition*, entièrement refondue. Paris, 1872, 1 fort vol. in-8 avec 179 figures et 3 planches coloriées.   16 fr.

DUCHENNE (G. B.). **Album de photographies pathologiques**, complémentaire de l'ouvrage ci-dessus. Paris, 1862, in-4 de 17 pl., avec 20 pages de texte descriptif explicatif, cartonné.   25 fr.

DUCHENNE (G. B.). **Physiologie des mouvements**, démontrée à l'aide de l'expérimentation électrique et de l'observation clinique, et applicable à l'étude des paralysies et des déformations. Paris, 1867, 1 vol. in-8 de XVI-872 pages, avec 161 figures.   14 fr.

DUGAT (G.). **Études sur le traité de médecine d'Aboudjafar Ah'Mad**, intitulé : *Zad Al Mocafir.* « La Provision du voyageur. » Paris, 1853, in-8 de 64 pages.   1 fr.

DUPUYTREN (G.). **Mémoire sur une nouvelle manière de pratiquer l'opération de la pierre**, par le baron G. DUPUYTREN, terminé et publié par M. L. J. SANSON, et L. J. BÉGIN. Paris, 1836. 1 vol. grand in-folio, avec 10 planches.   10 fr.

DUPUYTREN (G.). **Mémoire sur une méthode nouvelle pour traiter les anus accidentels.** Paris, 1828, 1 vol. in-4 de 57 pages, avec 3 planches.   3 fr.

DURAND-FARDEL, LE BRET, LEFORT. Voyez Dictionnaire des eaux minérales.

DUTROULAU. Traité des maladies des Européens dans les pays chauds (régions intertropicales), climatologie et maladies communes, maladies endémiques, par le docteur A.-F. DUTROULAU, premier médecin en chef de la marine. *Deuxième édition, revue et corrigée.* Paris, 1868, in-8, 650 pages.   8 fr.

Outre de nombreuses additions de détail, nous citerons trois chapitres nouveaux relatifs à la Cochinchine, à la Nouvelle-Calédonie, et au choléra.

ÉCOLE DE SALERNE (L'). Traduction en vers français, par CH. MEAUX SAINT-MARC, avec le texte latin en regard (1870 vers), précédée d'une introduction par M. le docteur Ch. Daremberg. — **De la sobriété**, conseils pour vivre longtemps, par L. CORNARO, traduction nouvelle. Paris, 1861, 1 joli vol. in-18 jésus de LXXII-344 pages, avec 5 vignettes.   3 fr. 50.

EHRMANN. Étude sur l'uranoplastic dans ses applications aux divisions congénitales de la voûte palatine, par le docteur J. EHRMANN (de Mulhouse). Paris, 1869, in-4 de 104 pages.   3 fr.

ENCYCLOPÉDIE ANATOMIQUE, comprenant l'Anatomie descriptive, l'Anatomie générale, l'Anatomie pathologique, l'histoire du Développement, par G.-T. Bischoff, traduite , Hus E. chke T.-G. Sœmmerring, F.-G. Theile, G. Valentin, J. Vogel, G. et E. Weber ; traduit de l'allemand, par A.-J.-L. JOURDAN, membre de l'Académie impériale de médecine. Paris, 1843-1847. 8 forts vol. in-8, avec deux atlas in-4. Prix, en prenant tout l'ouvrage.   32 fr.

On peut se procurer chaque Traité séparément, savoir :

1° **Ostéologie et syndesmologie**, par S. T. SŒMMERRING. — Mécanique des organes de la locomotion chez l'homme, par G. et E. WEBER. In-8 avec Atlas in-4 de 17 planches.   6 fr.

2° **Traité de myologie et d'angéiologie**, par F. G. THEILE. 1 vol. in-8.   4 fr.

3° **Traité de névrologie**, par G. VALENTIN. 1 vol. in-8, avec figures.   4 fr.

4° **Traité de splanchnologie des organes des sens**, par E. HUSCHKE. Paris, 1845. In-8 de 850 pages, avec 5 planches gravées.   5 fr.

5° Traité d'anatomie générale, ou Histoire des tissus de la composition chimique du corps humain, par HENLE. 2 vol. in-8, avec 5 planches gravées.   8 fr.

6° Traité du développement de l'homme et des mammifères, suivi d'une *Histoire du développement de l'œuf du lapin*, par le docteur T. L. G. BISCHOFF. 1 vol. in-8, avec atlas in-4 de 16 planches.   7 fr. 50

7° Anatomie pathologique générale, par J. VOGEL. Paris, 1846. 1 vol. in-8.   4 fr.

ESPA ET (A.). Traité méthodique et pratique de matière médicale et de thérapeutique, basé sur la loi des semblables. Paris, 1861, in-8 de 808 pages.   9 fr.

ESQUIROL. Des maladies mentales, considérées sous les rapports médical, hygiénique et médico-légal, par E. ESQUIROL, médecin en chef de la Maison des aliénés de Charenton. Paris, 1838, 2 vol. in-8, avec un atlas de 27 planches gravées. 20 fr.

FALRET. Des maladies mentales et des asiles d'aliénés. Leçons cliniques et considérations générales par J. P. FALRET, médecin de la Salpêtrière, membre de l'Académie de médecine. Paris, 1864. In-8, LXX-800 pages, avec 1 planche.   11 fr.

FAU. Anatomie artistique élémentaire du corps humain, par le docteur J. FAU. Paris, 1865, in-8 avec 17 pl. figures noires.   4 fr.
— Le même, figures coloriées.   10 fr.

FAUCONNEAU-DUFRESNE (V. A.). La bile et ses maladies. Paris, 1847, 1 vol. in-4 de 450 pages.   5 fr.

FELTZ. Traité clinique et expérimental des embolies capillaires, par V. FELTZ, lauréat de l'Institut, professeur agrégé à la Faculté de médecine de Strasbourg *Deuxième édition*, revue et augmentée. Paris, 1870, in-8, 450 pages avec 11 planches chromo-lithographiées comprenant 90 dessins.   12 fr.

FEUCHTERSLEBEN. Hygiène de l'âme, par E. DE FEUCHTERSLEBEN, professeur à la Faculté de médecine de Vienne, traduit de l'allemand, sur la *vingt-quatrième édition*, par le docteur Schlesinger-Rayer. *Troisième édition*, précédée d'études biographiques et littéraires. Paris, 1870. 1 vol. in-18 de 260 pages.   2 fr. 50
L'auteur a voulu, par une alliance de la morale et de l'hygiène, étudier, au point de vue pratique, l'influence de l'âme sur le corps humain et ses maladies. Exposé avec ordre et clarté, et empreint de cette douce philosophie morale qui caractérise les œuvres des penseurs allemands, cet ouvrage n'a pas d'analogue en France; il sera lu et médité par toutes les classes de la société.

FIÉVÉE. Mémoires de médecine pratique, comprenant : 1° De la fièvre typhoïde et de son traitement ; 2° De la saignée chez les vieillards comme condition de santé; 3° Considérations étiologiques et thérapeutiques sur les maladies de l'utérus; 4° De la goutte et de son traitement spécifique par les préparations de colchique. Par le docteur FIÉVÉE (de Jeumont). Paris, 1845, in-8.   50 cent.

FIÈVRE PUERPÉRALE (De la), de sa nature et de son traitement. Communications à l'Académie de médecine, par MM. GUÉRARD, DEPAUL, BEAU, PIORRY, HERVEZ DE CHÉGOIN, TROUSSEAU, P. DUBOIS, CRUVEILHIER, CAZEAUX, DANYAU, BOUILLAUD, VELPEAU, J. GUÉRIN, etc., précédées de l'indication bibliographique des principaux écrits publiés sur la fièvre puerpérale. Paris, 1858. In-8 de 464 p. 6 fr.

FLOURENS (P.). Recherches sur les fonctions et les propriétés du système nerveux dans les animaux vertébrés, par P. FLOURENS, professeur au Muséum d'histoire naturelle et au Collége de France, secrétaire perpétuel de l'Académie des sciences, etc. *Deuxième édition augmentée*. Paris, 1842, in-8.   3 fr.

FLOURENS (P.). Cours de physiologie comparée. De l'ontologie ou étude des êtres. Paris, 1856, in-8.   1 fr. 50

FLOURENS (P.). Mémoires d'anatomie et de physiologie comparées, contenant des recherches sur 1° les lois de la symétrie dans le règne animal; 2° le mécanisme de la rumination; 3° le mécanisme de la respiration des poissons; 4° les rapports des extrémités antérieures et postérieures dans l'homme, les quadrupèdes et les oiseaux. Paris, 1844; grand in-4, avec 8 planches gravées et coloriées.   9 fr.

FLOURENS (P.). Théorie expérimentale de la formation des os. Paris, 1847, in-8, avec 7 planches gravées.   3 fr.

FOISSAC. Hygiène philosophique de l'âme, par le docteur P. FOISSAC. *Deuxième édition*, revue et augmentée. Paris, 1863, in-8.   7 fr. 50

FOISSAC. **De l'influence des climats sur l'homme et des agents physiques sur le moral**. Paris, 1867, 2 vol. in-8.   15 fr.

FONSSAGRIVES. **Traité d'hygiène navale**, ou De l'influence des conditions physiques et morales dans lesquelles l'homme de mer est appelé à vivre, et des moyens de conserver sa santé, par le docteur J. B. FONSSAGRIVES, médecin en chef de la marine. Paris, 1856, in-8 de 800 pages, avec 57 fig.   10 fr.

FONSSAGRIVES. **Hygiène alimentaire** des malades, des convalescents et des valétudinaires, ou Du régime envisagé comme moyen thérapeutique, par le docteur J. B. FONSSAGRIVES, professeur à la Faculté de Montpellier, etc. 2e *édition* revue et corrigée. Paris, 1867, 1 vol. in-8 de XXXII-698 pages.   9 fr.

FONSSAGRIVES. **Thérapeutique de la phthisie pulmonaire**, basée sur les indications, ou l'art de prolonger la vie des phthisiques, par les ressources combinées de l'hygiène et de la matière médicale. Paris, 1866, in-8, XXXVI-423 pages.   7 fr.

FORGET. **Traité de l'entérite folliculeuse** (fièvre typhoïde), par C. P. FORGET, professeur à la Faculté de médecine de Strasbourg. Paris, 1841, in-8 de 856 p.   3 fr.

† FORMULAIRE A L'USAGE DES HOPITAUX ET HOSPICES CIVILS DE PARIS, publié par l'administration de l'Assistance publique. 1 vol. in-8, de 154 pages.   4 fr.

FOURNET (J.). **Recherches cliniques sur l'auscultation des organes respiratoires** et sur la première période de la phthisie pulmonaire, faites dans le service de M. le professeur ANDRAL. Paris, 1839. 2 vol. in-8.   3 fr.

FOVILLE (Ach.). **Les aliénés**. Étude pratique sur la législation et l'assistance qui leur sont applicables, par Ach. FOVILLE fils, médecin adjoint de la Maison de Charenton. 1870, 1 vol. in-8 de XIV-208 pages.   3 fr.

FOVILLE (Ach.). **Étude clinique de la folie avec prédominance du délire des grandeurs**. Travail auquel l'Académie de médecine de Paris a décerné le prix Civrieux pour 1869. Paris, 1871, in-4 de 120 pages.   4 fr.

FRANK. **Traité de médecine pratique** de J. P. FRANK, traduit du latin par J. M. C. GOUDAREAU, docteur en médecine; *deuxième édition revue, augmentée* des Observations et Réflexions pratiques contenues dans l'INTERPRETATIONES CLINICÆ, accompagné d'une *Introduction* par le docteur DOUBLE, membre de l'Institut. Paris, 1842, 2 forts volumes grand in-8 à deux colonnes.   24 fr.

FREDAULT (F.). **Des rapports de la doctrine médicale homœopathique** avec le passé de la thérapeutique. Paris, 1852, in-8 de 84 pages.   1 fr. 50

FREDAULT (F.). **Physiologie générale. Traité d'Anthropologie** physiologique et philosophique. Paris, 1863. Un volume in-8 de XVI-854 pages.   11 fr.

FRÉDAULT (F.). **Histoire de la médecine**. Étude sur nos traditions. Tome premier. Paris, 1870. 1 vol. in-8 de 300 pages.   5 fr.

FREGIER. **Des classes dangereuses de la population dans les grandes villes** et des moyens de les rendre meilleures; ouvrage récompensé par l'Institut de France (Académie des sciences morales et politiques); par A. FRÉGIER, chef de bureau à la préfecture de la Seine. Paris, 1840, 2 beaux vol. in-8.   14 fr.

FRERICHS. **Traité pratique des maladies du foie et des voies biliaires**, par Fr. Th. FRERICHS, professeur de clinique médicale à l'Université de Berlin, traduit de l'allemand par les docteurs Louis DUMENIL ET PELLAGOT. *Deuxième édition*, revue et corrigée avec des additions nouvelles de l'auteur. Paris, 1866, 1 vol. in-8 de 900 pages avec 158 figures.   12 fr.
Ouvrage couronné par l'Institut de France.
Atlas in-4, 1866, 2 cahiers contenant 26 planches coloriées.   44 fr.

FURNARI. **Traité pratique des maladies des yeux**. Paris, 1841, in-8, avec planches. (6 fr.)   1 fr. 50

GALANTE (H.). **De l'emploi du caoutchouc vulcanisé** dans la thérapeutique médico-chirurgicale. Paris, 1869, in-8, 355 pages avec 128 figures.   5 fr.

GALEZOWSKI (X.). **Traité des maladies des yeux**. par X. GALEZOWSKI, professeur d'ophthalmologie à l'Ecole pratique de la Faculté de Paris. Paris, 1871, 1 vol. in-8 de XVI-896 pages avec 416 figures.   20 fr.

GALEZOWSKI (X.). **Du diagnostic des maladies des yeux par la chromatoscopie** rétinienne, précédé d'une étude sur les lois physiques et physiologiques des couleurs. Paris, 1868, 1 vol. in-8 de 267 pages, avec 31 figures, une échelle chromatique comprenant 44 teintes et cinq échelles typographiques tirées en noir et en couleurs.   7 fr.

GALIEN. **OEuvres anatomiques, physiologiques et médicales,** traduites sur les textes imprimés et manuscrits ; accompagnées de sommaires, de notes, de planches, par le docteur CH. DAREMBERG, bibliothécaire à la bibliothèque Mazarine. Paris, 1854-1857. 2 vol. grand in-8 de 800 pages.   20 fr.
—Séparément, le tome II.   10 fr.

Cette importante publication comprend: 1o Que le bon médecin est philosophe ; 2o Exhortation à l'étude des arts: 3o Que les mœurs de l'âme sont la conséquence des tempéraments du corps ; 4o des Habitudes ; 5o De l'utilité des parties du corps humain; 6o des Facultés naturelles; 7o du Mouvement des muscles; 8o des Sectes, aux étudiants; 9o De la meilleure secte, à Thrasybule; 10o des Lieux affectés; 11o de la Méthode thérapeutique, à Glaucon.

GALISSET et MIGNON. **Nouveau traité des vices rédhibitoires, ou jurisprudence vétérinaire,** contenant la législation et la garantie dans les ventes et échanges d'animaux domestiques, d'après les principes du Code Napoléon et la loi modificatrice du 20 mai 1838, la procédure à suivre, la description des vices rédhibitoires, le formulaire des expertises, procès-verbaux et rapports judiciaires, et un précis des législations étrangères, par Ch. M. GALISSET, ancien avocat au Conseil d'Etat et à la Cour de cassation, et J. MIGNON, ex-chef du service à l'Ecole vétérinaire d'Alfort. *Troisième édition*, mise au courant de la jurisprudence et augmentée d'un appendice sur les épizooties et l'exercice de la médecine vétérinaire. Paris, 1864, in-18 jésus de 542 pages.   6 fr.

GALL. **Sur les fonctions du cerveau** et sur celles de chacune de ses parties, avec des observations sur la possibilité de reconnaître les instincts, les penchants, les talents, ou les dispositions morales et intellectuelles des hommes et des animaux, par la configuration de leur cerveau et de leur tête. Paris, 1825, 6 vol. in-8 (42 fr.).   15 fr.

GALL et SPURZHEIM. **Anatomie et physiologie du système nerveux en général et** du cerveau en particulier, par F. GALL et SPURZHEIM. Paris, 1810-1819, 4 vol. in-folio de texte et atlas in-folio de 100 planches gravées, cartonnés.   150 fr.
Le même, 4 vol. in-4 et atlas in-folio de 100 planches gravées.   120 fr.

GALTIER (C. P.). **Traité de pharmacologie et de l'art de formuler.** Paris, 1841, in-8.   4 fr. 50

GALTIER (C. P.). **Traité de matière médicale** et des indications thérapeutiques des médicaments, par le même. Paris, 1841, 2 vol. in-8.   10 fr.

GALTIER (C. P.). **Traité de toxicologie** générale et spéciale, médicale, chimique et légale, par le même. Paris, 1855, 3 vol. in-8. Au lieu de 19 fr. 50.   10 fr.
—Séparément, *Traité de toxicologie générale*, in-8. Au lieu de 5 fr.   3 fr.

GAUJOT (G.) **et SPILLMANN** (E.). **Arsenal de la chirurgie contemporaine,** description, mode d'emploi et appréciation des appareils et instruments en usage pour le diagnostic et le traitement des maladies chirurgicales, l'orthopédie, la prothèse, les opérations simples, générales, spéciales et obstétricales, par G. GAUJOT et E. SPILLMANN, médecins-majors, professeurs agrégés à l'Ecole de médecine militaire (Val-de-Grâce). Paris, 1867-72, 2 vol. in-8 de chacun 800 pages, avec 1855 fig. 32 fr.
Séparément : Tome II, pour les souscripteurs, par E. SPILLMANN.   18 fr.

GAULTIER DE CLAUBRY. **De l'identité du typhus et de la fièvre typhoïde.** Paris, 1844, in-8 de 500 pages.   1 fr. 25

GEOFFROY SAINT-HILAIRE. Histoire générale et particulière des **Anomalies de l'organisation chez l'homme et les animaux,** ouvrage comprenant des recherches sur les caractères, la classification, l'influence physiologique et pathologique, les rapports généraux, les lois et causes des **Monstruosités,** des variétés et vices de conformation ou *Traité de tératologie ;* par Isid. GEOFFROY SAINT-HILAIRE, membre de l'Institut, professeur au Muséum d'histoire naturelle. Paris, 1832-1836. 3 vol. in-8 et atlas de 20 planches lithog.   27 fr.
—Séparément les tomes II et III.   16 fr.

GEORGET. **Discussion médico-légale sur la folie** ou Aliénation mentale. Paris, 1826, in-8.   1 fr.

GERDY (P. N.). **Traité des bandages, des pansements et de leurs appareils.** Paris, 1837-1839, 2 vol. in-8 et atlas de 20 planches in-4.   6 fr.

GERVAIS et VAN BENEDEN. Zoologie médicale. Exposé méthodique du règne animal basé sur l'anatomie, l'embryogénie et la paléontologie, comprenant la description des espèces employées en médecine, de celles qui sont venimeuses et de celles qui sont parasites de l'homme et des animaux, par PAUL GERVAIS, professeur au Muséum d'histoire naturelle, et J. VAN BENEDEN, professeur de l'Université de Louvain. Paris, 1859, 2 vol. in-8, avec 198 figures.   15 fr.

GIGOT-SUARD. L'herpétisme, pathogénie, manifestations, traitement, pathologie expérimentale et comparée, par le docteur L. GIGOT-SUARD, médecin consultant aux eaux de Cauterets. 1870, 1 vol. gr. in-8 de VIII-468 pages.   8 fr.

GINTRAC. Mémoire sur l'influence de l'hérédité sur la production de la surexcitation nerveuse sur les maladies qui en résultent, et des moyens de les guérir, par E. GINTRAC, professeur de clinique interne à l'École de médecine de Bordeaux. Paris, 1845, 1 vol. in-4 de 189 pages.   3 fr. 50

GIRARD (Ch.). **Principes de biologie** appliqués à la médecine, par le docteur Ch. GIRARD. Paris, 1872, in-12 de VIII-108 pages.   2 fr.

GIRARD (H.). **Études pratiques sur les maladies nerveuses et mentales,** accompagnées de tableaux statistiques, suivies du rapport à M. le préfet de la Seine sur les aliénés traités dans les asiles de Bicêtre et de la Salpêtrière, et de considérations générales sur l'ensemble du service des aliénés du département de la Seine, par le docteur H. GIRARD DE CAILLEUX, inspecteur général du service des aliénés de la Seine. Paris, 1863. 1 vol. grand in-8 de 234 pages.   12 fr.

GIRARD (H.). Considérations physiologiques et pathologiques sur les **affections nerveuses** dites *hystériques.* Paris, 1841, in-8.   50 c.

GODDE. Manuel pratique des maladies vénériennes des hommes, des femmes et des enfants, suivi d'une pharmacopée syphilitique. Paris, 1834, in-18.   1 fr.

GOFFRES. Précis iconographique de bandages, pansements et appareils, par M. le docteur GOFFRES, médecin principal des armées. Paris, 1866, in-18 jésus, 596 p. avec 81 pl. dessinées d'après nature et gravées sur acier, fig. noires; cartonné.   18 fr.
— Le même, figures coloriées, cartonné.   36 fr.

GOSSELIN. Recherches sur les kystes synoviaux de la main et du poignet, par L. GOSSELIN, professeur à la Faculté de médecine de Paris, chirurgien des hôpitaux. Paris, 1852, in-4.   2 fr.

GOYAU. Ferrure du cheval. Organisation, maladies, hygiène du pied, par L. GOYAU. vétérinaire principal, professeur d'hippologie à l'École St-Cyr. 1 vol. in-18 jésus de 248 p. avec 88 fig.   3 fr. 50

GRAEFE. Clinique ophthalmologique, par A. de GRAEFE, professeur à la faculté de médecine de l'université de Berlin. Édition française, publiée avec le concours de l'auteur, par M. le docteur E. Meyer. Paris, 1867, in-8, 372 pages, avec fig.   8 fr.
Séparément: DEUXIÈME PARTIE. Leçons sur l'amblyopie et l'amaurose. — De l'inflammation du nerf optique dans ses rapports avec les affections cérébrales. — De la névro-rétinite et de certains cas de cécité soudaine. 1 vol. in-8 avec fig.   4 fr. 50

GRANIER (MICHEL). **Des homœopathes et de leurs droits.** Paris, 1860, in-8, 172 pages.   2 fr. 50

GRANIER (MICHEL). **Conférences sur l'homœopathie.** Paris, 1858, 524 pages. 5 fr.

GRATIOLET. Anatomie du système nerveux. Voyez LEURET et GRATIOLET, page 31.

GRIESSELICH. Manuel pour servir à l'étude critique de l'homœopathie, par le docteur GRIESSELICH, traduit de l'allemand, par le docteur SCHLESINGER. Paris, 1849. 1 vol. in-12.   3 fr.

GRIESINGER. Traité des maladies infectieuses. Maladies des marais, fièvre jaune, maladies typhoïdes (fièvre pétéchiale ou typhus des armées, fièvre typhoïde, fièvre récurrente ou à rechutes, typhoïde bilieuse, peste), choléra, par W. GRIESINGER, professeur à la Faculté de médecine de l'Université de Berlin, traduit et annoté par le docteur G. Lemattre. Paris, 1868, in-8, VIII-556 pages.   8 fr.

GRISOLLE. **Traité de la pneumonie,** par A. GRISOLLE, professeur à la Faculté de médecine de Paris, médecin de l'Hôtel-Dieu, etc. *Deuxième édition.* Paris, 1864, in-8, XIV-744 pages.   **9 fr.**
Ouvrage couronné par l'Académie des sciences et l'Académie de médecine (Prix Itard).

GUARDIA (J. M.). **La médecine à travers les siècles.** Histoire et philosophie, par J. M. GUARDIA, docteur en médecine et docteur ès lettres. Paris, 1865. 1 vol. in-8 de 800 pages.   **10 fr.**
Table des matières. — HISTOIRE. La tradition médicale; la médecine grecque avant Hippocrate; la légende hippocratique; classification des écrits hippocratiques; documents pour servir à l'histoire de l'art. — PHILOSOPHIE. Questions de philosophie médicale; évolution de la science; des systèmes philosophiques; nos philosophes naturalistes; sciences anthropologiques; Buffon; la philosophie positive et ses représentants; la métaphysique médicale; Asclépiade fondateur du méthodisme; esquisse des progrès de la physiologie cérébrale; de l'enseignement de l'anatomie générale; méthode expérimentale de la physiologie; les vivisections à l'Académie de médecine; les misères des animaux; abcès de la méthode expérimentale; philosophie sociale.

GUBLER. **Commentaires thérapeutiques du Codex medicamentarius,** ou Histoire de l'action physiologique et des effets thérapeutiques des médicaments inscrits dans la pharmacopée française, par Adolphe GUBLER, professeur de thérapeutique à la Faculté de médecine, médecin de l'hôpital Beaujon, membre de l'Académie de médecine. Paris, 1868, 1 vol. gr. in-8, format du Codex, de 780 pages, cart.   **12 fr.**

GUÉRARD. **Hygiène alimentaire.** Mémoire sur la gélatine et les tissus organiques d'origine animale qui peuvent servir à la préparer, par A. GUÉRARD, membre de l'Académie de médecine. Paris, 1871, in-8 de 116 pages.   **2 fr. 50**

GUIBOURT. **Histoire naturelle des drogues simples,** ou Cours d'histoire naturelle professé à l'École de pharmacie de Paris, par J. B. GUIBOURT, professeur à l'École de pharmacie, membre de l'Académie de médecine. *Sixième édition,* corrigée et augmentée par G. PLANCHON, professeur à l'École supérieure de pharmacie de Paris. Paris, 1869-70, 4 forts volumes in-8, avec 1024 figures.   **36 fr.**

GUIBOURT. **Pharmacopée raisonnée,** ou Traité de pharmacie pratique et théorique, par N. E. HENRY et J. B. GUIBOURT; *troisième édition,* revue et augmentée, par J. B. GUIBOURT. Paris, 1847, in-8 de 800 pages à deux colonnes, avec 22 pl.   **8 fr.**

GUIBOURT. **Manuel légal des pharmaciens et des élèves en pharmacie,** ou Recueil des lois, arrêtés, règlements et instructions concernant l'enseignement, les études et l'exercice de la pharmacie, et comprenant le Programme des cours de l'École de pharmacie de Paris. Paris, 1852, 1 vol. in-12 de 230 pages.   **2 fr.**

GUNTHER. **Nouveau manuel de médecine vétérinaire homœopathique,** ou traitement homœopathique des maladies du cheval, des bêtes bovines, des bêtes ovines, des chèvres, des porcs et des chiens, à l'usage des vétérinaires, des propriétaires ruraux, des fermiers, des officiers de cavalerie et de toutes les personnes chargées du soin des animaux domestiques, par F. A. GUNTHER, traduit de l'allemand sur la troisième édition, par P. J. MARTIN, médecin vétérinaire, ancien élève des écoles vétérinaires. *Deuxième édition,* revue et corrigée. Paris, 1871, 1 vol. in-18 de XII-504 p. avec 34 figures.   **5 fr.**

GYOUX. **Éducation de l'enfant** au point de vue physique et moral, depuis la naissance jusqu'à l'achèvement de la première dentition, par Ph. GYOUX. Paris, 1870, 1 vol. in-18 jésus de 350 pages.   **3 fr.**

HAAS. **Mémorial du médecin homœopathe,** ou Répertoire alphabétique de traitements et d'expériences homœopathiques, pour servir de guide dans l'application de l'homœopathie au lit du malade. *Deuxième édit.* Paris, 1850, in-18.   **3 fr.**

HAHNEMANN. **Exposition de la doctrine médicale homœopathique,** ou Organon de l'art de guérir, par S. HAHNEMANN; traduit de l'allemand, sur la dernière édition, par le docteur A. J. L. JOURDAN. *Quatrième édition,* augmentée de **Commentaires,** et précédée d'une notice sur la vie, les travaux et la doctrine de l'auteur, par le docteur LÉON SIMON, avec le portrait de S. Hahnemann, gravé sur acier. Paris, 1856. 1 vol. in-8 de 568 pages.   **8 fr.**

HAHNEMANN (S). **Doctrine et traitement homœopathique des maladies chroniques,** traduit de l'allemand par A. J. L. JOURDAN. *Deuxième édition.* Paris, 1846, 3 vol. in-8.   **23 fr.**

HAHNEMANN (S). **Études de médecine homœopathique.** Opuscules servant de complément à ses œuvres. Paris, 1855, 2 séries publiées chacune en 1 vol. in-8 de 600 pages. Prix de chaque.   **7 fr.**

HARTMANN. Thérapeutique homœopathique des maladies des enfants, par le docteur F. HARTMANN, traduit de l'allemand par le docteur LÉON SIMON fils. Paris, 1853, 1 vol. in-8 de 600 pages.   **8 fr.**

MATIN. Petit traité de médecine opératoire et Recueil de formules à l'usage des sages-femmes. *Deuxième édition*, augmentée. Paris, 1837, in-18. fig.   **2 fr. 50**

HAUFF. Mémoire sur l'usage des pompes dans la pratique médicale et chirurgicale, par le docteur HAUFF, professeur à l'Université de Gand. Paris, 1836, in-8.   **1 fr.**

HAUSSMANN. Des subsistances de la France, du blutage et du rendement des farines et de la composition du pain de munition; par N. V. HAUSSMANN, intendant militaire. Paris, 1848, in-8 de 76 pages.   **75 c.**

HEIDENHAIN et EHRENBERG. Exposition des méthodes hydriatiques de Priestnitz dans les diverses espèces de maladies, considérées en elles-mêmes et comparées avec celles de la médecine allopathique. Paris, 1842, in-18.   **1 fr. 50**

HENLE (J.). **Traité d'anatomie générale,** ou Histoire des tissus et de la composition chimique du corps humain. Paris, 1843, 2 vol. in-8 avec 5 pl. gravées.   **8 fr.**

HENOT. Mémoire sur la désarticulation coxo-fémorale, à l'occasion d'une opération de ce genre pratiquée avec succès, le sujet étant soumis à l'éthérisation, par HÉNOT, chirurgien principal de 1re classe. Paris, 1851, in-4, 64 pag. avec 2 pl.   **75 c.**

HÉRING. Médecine homœopathique domestique, par le docteur C. HÉRING. Traduction nouvelle sur la douzième édition allemande, augmentée d'indications nombreuses et précédée de conseils d'hygiène et de thérapeutique générale, par le docteur Léon SIMON fils. Paris, 1867, in-12 de XII-738 pages avec 168 figures. Cartonné.   **7 fr.**

HERPIN (Th.). **Du pronostic et du traitement curatif de l'épilepsie,** par le docteur TH. HERPIN, lauréat de la Faculté de médecine de Paris. *Ouvrage couronné par l'Institut de France.* Paris, 1852, 1 vol. in-8 de 650 pages.   **7 fr. 50**

HERPIN (Th.). **Des Accès incomplets d'épilepsie.** Paris, 1867, in-8, XIV-208 pages.   **3 fr. 50**

HEYFELDER. Traité des résections, par le docteur O. HEYFELDER, médecin-major au service de la Russie, traduit de l'allemand, avec additions et notes, par le docteur Eug. Bœckel, professeur agrégé de la Faculté de Strasbourg. Strasbourg, 1863, in-8, 310 pages, avec 8 planches.   **7 fr.**

HIFFELSHEIM. Des applications médicales de la pile de Volta, précédées d'un exposé critique des différentes méthodes d'électrisation, par le docteur HIFFELSHEIM, lauréat de l'Institut. Paris, 1861, in-8 de 152 p.   **3 fr.**

HIPPOCRATE. Œuvres complètes, traduction nouvelle, *avec le texte grec en regard,* collationné sur les manuscrits et toutes les éditions; accompagnée d'une introduction, de commentaires médicaux, de variantes et de notes philologiques; suivie d'une table des matières, par E. LITTRÉ, membre de l'Institut de France. *Ouvrage complet*, Paris, 1839-1861. 10 forts vol. in-8, de 700 pages chacun.   **100 fr.**
Séparément les derniers volumes. Prix de chaque.   **10 fr.**
Il à été tiré quelques exemplaires sur jésus vélin. Prix de chaque volume.   **20 fr.**

HIPPOCRATE. Aphorismes, traduction nouvelle *avec le texte grec en regard,* collationnée sur les manuscrits et toutes les éditions, précédée d'un argument interprétatif, par E. LITTRÉ, membre de l'Institut de France. Paris, 1844, gr. in-18.   **3 fr.**

HIRSCHEL. Guide du médecin homœopathe au lit du malade, et Répertoire de thérapeutique homœopathique, par le docteur HIRSCHEL, traduit de l'allemand par le docteur LÉON SIMON fils. Paris, 1858, 1 vol. in-18 jésus de 344 pages.   **3 fr. 50**

HOFFBAUER. Médecine légale relative aux aliénés, aux sourds-muets, ou les lois appliquées aux désordres de l'intelligence; traduit de l'allemand, par CHAMBEYRON, avec des notes par ESQUIROL et ITARD. Paris, 1827, in-8.   **2 fr. 50**

HOFFMANN (Ach.). **L'homœopathie exposée aux gens du monde,** par le docteur Achille HOFFMANN (de Paris). Paris, 1870, in-18 jésus de 142 pages.   **1 fr. 25**

HOLMES (T.). **Thérapeutique des maladies chirurgicales des enfants,** par T. HOLMES, chirurgien de Saint-Georges hospital à Londres. Ouvrage traduit sur la seconde édition et annoté sous les yeux de l'auteur, par O. Larcher. Paris, 1870, 1 vol. grand in-8 de XXXVI-918 pages avec 330 figures. **15 fr.**

HOUDART (M. S.). **Histoire de la médecine grecque,** depuis Esculape jusqu'à Hippocrate exclusivement. Paris, 1856, in-8 de 230 pages. **3 fr.**

HUBERT-VALLEROUX. Mémoire sur le catarrhe de l'oreille moyenne et sur la surdité qui en est la suite, avec l'indication d'un nouveau mode de traitement, appuyé d'observations pratiques. *Deuxième édition* augmentée. Paris, 1845, in-8. **1 fr.**

HUFELAND. L'art de prolonger la vie, ou la macrobiotique, par C. W. HUFELAND. Nouvelle édition française, augmentée de notes par le docteur J. PELLAGOT. Paris, 1871, 1 vol. in-12 de XIV-640 pages. **4 fr.**

HUGUIER. De l'hystérométrie et du cathétérisme utérin, de leurs applications au diagnostic et au traitement des maladies de l'utérus et de ses annexes et de leur emploi en obstétrique; par P. C. HUGUIER, chirurgien honoraire des hôpitaux de Paris, professeur agrégé à la Faculté de médecine, membre de l'Académie de médecine. Paris, 1865, in-8 de 400 pages avec 4 planches. **6 fr.**

HUGUIER. Mémoires sur les allongements hypertrophiques du col de l'utérus dans les affections désignées sous les noms de *descente*, de *précipitation de cet organe*, et sur leur traitement par la résection ou l'amputation de la totalité du col suivant la variété de cette maladie. Paris, 1860, in-4, 231 pages, avec 13 planches lithographiées. **15 fr.**

HUGUIER. Mémoire sur l'esthiomène de la vulve ou dartre rongeante de la région vulvo-anale. Paris, 1849, in-4 avec 4 pl. **5 fr.**

HUGUIER. Mémoire sur les maladies des appareils sécréteurs des organes génitaux de la femme. Paris, 1850, in-4 avec 5 pl. **8 fr.**

HUMBERT. Traité des difformités du système osseux, ou De l'emploi des moyens mécaniques et gymnastiques dans le traitement de ces affections. Paris, 1838, 4 vol. in-8, et atlas de 174 pl. in-4. **20 fr.**

HUMBERT et JACQUIER. Essai et observations sur la manière de réduire les luxations spontanées ou symptomatiques de l'articulation ilio-fémorale, méthode applicable aux luxations congénitales et aux luxations anciennes par causes externes. Bar-le-Duc, 1835, in-8, atlas de 20 planches in-4. **6 fr.**

HUNTER (J.). **OEuvres complètes,** traduites de l'anglais sur l'édition de J. Palmer, par le docteur G. RICHELOT. Paris, 1843. 4 forts vol. in-8, avec atlas in-4 de 64 planches. **40 fr.**

HUNTER. Traité de la maladie vénérienne, par J. HUNTER, traduit de l'anglais par G. RICHELOT, avec des notes et des additions par le docteur PH. RICORD, chirurgien de l'hospice des Vénériens. *Troisième édition*, corrigée et augmentée. Paris, 1859, in-8 de 800 pages, avec 9 planches. **9 fr.**

HUSCHKE (E.). **Traité de splanchnologie** et des organes des sens. Paris, 1845, in-8 de 870 pages, avec 5 planches. **5 fr.**

HUXLEY. La place de l'homme dans la nature, par M. Th. HUXLEY, membre de la Société royale de Londres, traduit, annoté, précédé d'une introduction et suivi d'un compte rendu des travaux anthropologiques du Congrès international d'anthrologie et d'archéologie préhistoriques, tenu à Paris (session de 1867), par le docteur E. Dally, secrétaire général adjoint de la Société d'anthropologie, avec une préface de l'auteur. Paris, 1868, in-8, de 368 pages, avec 68 figures. **7 fr.**

IMBERT - GOURBEYRE. De l'albuminurie puerpérale et de ses rapports avec l'éclampsie, par M. le docteur IMBERT-GOURBEYRE, professeur à l'Ecole de médecine de Clermont-Ferrand. Paris, 1856, 1 vol. in-4 de 73 pages. **2 fr. 50**

IMBERT - GOURBEYRE. Des paralysies puerpérales. Paris, 1861, 1 vol. in-4 de 80 pages. **2 fr. 50**

ITARD. Traité des maladies de l'oreille et de l'audition, par J.-M. ITARD, médecin de l'institution des Sourds-Muets de Paris. *Deuxième édition*, augmentée et publiée par les soins de l'Académie de médecine. Paris, 1842, 2 vol. in-8 avec 3 planches. **14 fr.**

IZARD. Nouveau traitement de la maladie vénérienne et des syphilides ulcéreuses par l'iodoforme, par le docteur A.-A. IZARD, ex-interne de l'hôpital du Midi. Paris, 1871, in-8 de 48 p.   1 fr. 50

JAHR. Nouveau Manuel de médecine homœopathique, divisé en deux parties : 1° Manuel de matière médicale, ou Résumé des principaux effets des médicaments homœopathiques, avec indication des observations cliniques; 2° Répertoire thérapeutique et symptomatologique, ou Table alphabétique des principaux symptômes des médicaments homœopathiques, avec des avis cliniques, par le docteur G. H. G. JAHR. *Huitième édition* revue et augmentée. Paris, 1872, 4 vol. gr. in-12.   18 fr.

JAHR. Principes et règles qui doivent guider dans la pratique de l'homœopathie. Exposition raisonnée des points essentiels de la doctrine médicale de Hahnemann, Paris, 1857, in-8 de 528 pages.   7 fr.

JAHR. Du traitement homœopathique des maladies des organes de la digestion, comprenant un précis d'hygiène générale et suivi d'un répertoire diététique à l'usage de tous ceux qui veulent suivre le régime rationnel de la méthode Hahnemann. Paris, 1859, 1 vol. in-18 jésus de 520 pages.   6 fr.

JAHR. Du traitement homœopathique des maladies des femmes, par le docteur G. H. G. JAHR. Paris, 1856, 1 vol. in-12, VII-496 pages.   6 fr.

JAHR. Du traitement homœopathique des affections nerveuses et des maladies mentales. Paris, 1854, 1 vol. in-12 de 600 pages.   6 fr.

JAHR. Du traitement homœopathique des maladies de la peau et des lésions extérieures en général, par G. H. G. JAHR. Paris, 1850, 1 vol. in-8 de 608 pages. 8 fr.

JAHR. Du traitement homœopathique du choléra, avec l'indication des moyens de s'en préserver, pouvant servir de conseils aux familles en l'absence du médecin, par le docteur G. H. G. JAHR. *Nouveau tirage.* Paris, 1868, 1 vol. in-12.   1 fr. 50

JAHR. Notions élémentaires d'homœopathie. Manière de la pratiquer, avec les effets les plus importants de dix des principaux remèdes homœopathiques, à l'usage de tous les hommes de bonne foi qui veulent se convaincre par des essais de la vérité de cette doctrine. *Quatrième édition.* Paris, 1861, in-18 de 144 pages.   1 fr. 25

JAHR et CATELLAN. Nouvelle pharmacopée homœopathique, ou Histoire naturelle, Préparation et Posologie ou administration des doses des médicaments homœopathiques, par G. H. G. JAHR et MM. CATELLAN frères, pharmaciens homœopathes. *Troisième édition,* Paris, 1862, in-12 de 430 pages avec 144 fig.   7 fr.

JAQUEMET. De l'entraînement chez l'homme au point de vue physiologique, prophylactique et curatif, par le docteur Hippolyte JAQUEMET. Paris, 1868, 1 vol. in-8 de 120 pages.   2 fr. 50

JAQUEMET. Des hôpitaux et des hospices, des conditions que doivent présenter ces établissements au point de vue de l'hygiène et des intérêts des populations. par H. JAQUEMET. Paris, 1866. In-8 de 184 pages, avec figures.   3 fr. 50

JEANNEL. Formulaire officinal et magistral international, comprenant environ quatre mille formules, tirées des pharmacopées légales de la France et de l'étranger ou empruntées à la pratique des thérapeutistes et des pharmacologistes, avec les indications thérapeutiques, les doses de substances simples et composées, le mode d'administration, l'emploi des médicaments nouveaux, etc., suivi d'un mémorial thérapeutique, par le docteur J. JEANNEL, pharmacien principal, pharmacien en chef de l'hôpital Saint-Martin. Paris, 1870, in-18 de XLIX-976 pages, cart.   6 fr.

JEANNEL. De la prostitution dans les grandes villes, au XIXᵉ siècle, et de l'extinction des maladies vénériennes ; questions générales d'hygiène, de moralité publique et de légalité, mesures prophylactiques internationales, réformes à opérer dans le service sanitaire; discussion des règlements exécutés dans les principales villes de l'Europe. Ouvrage précédé de documents relatifs à la prostitution dans l'Antiquité, par J. JEANNEL, professeur à l'École de médecine de Bordeaux, médecin du dispensaire de Bordeaux. Paris, 1868, 1 vol. in-18 jésus, avec figures.   4 fr. 50

Table des matières. — Première partie. Prostitution dans l'antiquité, et particulièrement à Rome. — Deuxième partie. De la prostitution dans les grandes villes au XIXᵉ siècle, et de l'extinction des maladies vénériennes : 1ʳᵉ section, questions générales d'hygiène, de moralité publique, et de légalité, qui se rattachent à la prostitution ; 2ᵉ section, examen des règlements relatifs à la prostitution, qui sont actuellement exécutés dans quelques villes importantes, en vue de justifier et de formuler un règlement uniforme applicable à la répression des scandales et des dangers de la prostitution ; études des divers moyens prophylactiques de la contagion vénérienne qui peuvent être réglementés par l'administration publique ; 3ᵉ section, moyens prophylactiques généraux.

JEANNEL (J.). **La vie.** Paris, 1869, in-18 de 36 pages.   30 c.

JOBERT. De la réunion en chirurgie, par A. J. JOBERT (de Lamballe), chirurgien
de l'Hôtel-Dieu, professeur à la Faculté de médecine de Paris, membre de l'Institut
de France et de l'Académie de médecine. Paris, 1864, 1 vol. in-8 avec 7 planches col.   12 fr.

Les planches, qui ont été dessinées d'après nature, représentent l'autoplastie du cou et de la face, les résultats obtenus par la section du tendon d'Achille chez l'homme, les chevaux et les chiens. La castration et la périnéoplastie y figurent, et, enfin, les corps étrangers articulaires se trouvent représentés dans les dernières planches, ainsi que le mode opératoire destiné à déloger le corps étranger et à le placer dans un nouveau domicile jusqu'à l'époque de son extraction définitive.

JOBERT. Traité de chirurgie plastique. Paris, 1849. 2 vol. in-8 et atlas de
18 planches in-fol. grav. et color. d'après nature.   50 fr.

JOBERT. Traité des fistules vésico-utérines, vésico-utéro-vaginales, entéro-vaginales et recto-vaginales. Paris, 1852, in-8 avec 10 figures.   7 fr. 50

Ouvrage *faisant suite et servant de Complément* au TRAITÉ DE CHIRURGIE PLASTIQUE.

JOURDAN. Pharmacopée universelle, ou Conspectus des pharmacopées, ouvrage contenant les caractères essentiels et la synonymie de toutes les substances, avec l'indication, à chaque préparation, de ceux qui l'ont adoptée, des procédés divers recommandés pour l'exécution, des variantes qu'elle présente dans les différents formulaires, des noms officinaux sous lesquels on la désigne dans divers pays, et des doses auxquelles on l'administre; par A. J. L. JOURDAN. *Deuxièm édition*. Paris, 1840. 2 forts volume in-8 de chacun près de 800 pages à deux colonnes.   15 fr.

JOURNAL DES CONNAISSANCES MÉDICALES PRATIQUES ET DE PHARMACOLOGIE,
par MM. P. L. CAFFE, E. BEAUGRAND et HEBERT. Paraît les 15 et 30 de chaque
mois. Abonnement annuel pour Paris et les départements.   10 fr.
Pour l'étranger, le port postal en plus.
— La trente-sixième année est en cours de publication.

JOUSSET (P.). **Éléments de médecine pratique**, contenant le traitement homœopathique de chaque maladie. Paris, 1868, 2 vol. in-8 de chacun 550 pages.   15 fr.

KOEBERLÉ. De l'ovariotomie, par E. KOEBERLÉ, professeur agrégé à la Faculté
de médecine de Strasbourg. Paris, 1864. Deux parties, in-8 avec 6 pl. lithographiées.   7 fr. 50

KOEBERLÉ. Résultats statistiques de l'ovariotomie. Paris, 1868, in-8, 16 pages
avec 14 tableaux coloriés.   3 fr.

KRAUSE (N.) **et TELGMANN** (J.). **Les anomalies dans le parcours des nerfs chez
l'homme**, traduit par S.-H. DE LA HARPE. Paris, 1869, in-8 de 70 pages.   2 fr.

LACAUCHIE. Études hydrotomiques et micrographiques. Paris, 1844, in-8 avec
4 planches.   1 fr.

LACAUCHIE. Traité d'hydrotomie, ou Des injections d'eau continues dans les recherches anatomiques, par le docteur LACAUCHIE, ancien professeur d'anatomie à l'hôpital du Val-de-Grâce. Paris, 1853, in-8, avec 6 planches.   1 fr. 50

LAGRELETTE. De la sciatique. Etude historique, sémiologique et thérapeutique,
par le docteur P. A. LAGRELETTE; médecin adjoint de l'établissement hydrothérapique d'Auteuil (Seine). Paris, 1869, 1 vol. in-8 de 350 pages.   4 fr.

LALLEMAND. Des pertes séminales involontaires, par F. LALLEMAND, professeur à
la Faculté de médecine de Montpellier, membre de l'Institut. Paris, 1836-1842.
3 vol. in-8, publiés en 5 parties.   25 fr.
On peut se procurer séparément le tome II, en deux parties.   9 fr.
— Le tome III, 1842, in-8.   7 fr.

LANCEREAUX. Traité historique et pratique de la syphilis, par le docteur E. LANCEREAUX, médecin des hôpitaux. Paris, 1866, 1 vol. gr. in-8 de 800 pages avec
3 planches gravées et coloriées.   15 fr.

LANGLEBERT. Guide pratique, scientifique et administratif de l'étudiant en médecine, ou Conseils aux élèves sur la direction qu'ils doivent donner à leurs études;
suivi des règlements universitaires, relatifs à l'enseignement de la médecine dans les
facultés, les écoles préparatoires, et des conditions d'admission dans le service de
santé de l'armée et de la marine; 2e *édition, corrigée et entièrement refondue; par*
le docteur ED. LANGLEBERT. Paris, 1852. Un beau vol. in-18 de 340 pag. 2 fr. 50

LA POMMERAIS. Cours d'homœopathie, par le docteur Edm. Couty de la Pommerais. Paris, 1863, in-8, 555 pages. (7 fr.)   **4 fr.**

LAQUEUR (L.). **Études sur les affections sympathiques de l'œil.** Paris, 1869, in-8, 56 pages.   **1 fr. 25**

LARREY. Mémoire sur l'adénite cervicale observée dans les hôpitaux militaires, et sur l'extirpation des tumeurs ganglionnaires du cou, par Hipp. Larrey, inspecteur du service de santé des armées, membre de l'Académie de médecine. Paris, 1852, 1 vol. in-4 de 92 pages.   **2 fr.**

LEBERT. Traité d'anatomie pathologique générale et spéciale, ou Description et iconographie pathologique des affections morbides, tant liquides que solides, observées dans le corps humain, par le docteur H. Lebert, professeur de clinique médicale à l'Université de Breslau. *Ouvrage complet.* Paris, 1855-1861. 2 vol. in-fol. de texte, et 2 vol. in-fol. comprenant 200 planches dessinées d'après nature, gravées et coloriées.   **615 fr.**

Le tome Ier (livraisons I à XX) comprend, texte, 760 pages, et planches 1 à 94.

Le tome II (livraisons XXI à XLI) comprend, texte 734 pages, et planches 95 à 200.

On peut toujours souscrire en retirant régulièrement plusieurs livraisons.

Chaque livraison est composée de 30 à 40 pages de texte, sur beau papier vélin, et de 5 planches in-folio gravées et coloriées. Prix de la livraison :   **15 fr.**

Demi-reliure maroquin des 4 vol. grand in-folio, non rognés, dorés en tête.   **60 fr.**

Cet ouvrage est le fruit de plus de douze années d'observations dans les nombreux hôpitaux de Paris. Aidé du bienveillant concours des médecins et des chirurgiens de ces établissements, trouvant aussi des matériaux précieux et une source féconde dans les communications et les discussions des Sociétés anatomique, de biologie, de chirurgie et médicale d'observation, M. Lebert réunissait tous les éléments pour entreprendre un travail aussi considerable. Placé maintenant à la tête du service médical d'un grand hôpital à Breslau, dans les salles duquel il a constamment cent malades, l'auteur continue à recueillir des faits pour cet ouvrage, vérifie et contrôle les résultats de son observation dans les hôpitaux de Paris par celle des faits nouveaux à mesure qu'ils se produisent sous ses yeux.

Cet ouvrage se compose de deux parties.

Après avoir dans une INTRODUCTION rapide présenté l'histoire de l'anatomie pathologique depuis le XVIe siècle jusqu'à nos jours, M. Lebert embrasse dans la *première partie* l'ANATOMIE PATHOLOGIQUE GÉNÉRALE. Il passe successivement en revue l'Hypérémie et l'Inflammation, l'Ulcération et la Gangrène, l'Hémorrhagie, l'Atrophie, l'Hypertrophie en général et l'Hypertrophie glandulaire en particulier, les TUMEURS (qu'il divise en productions Hypertrophiques, Homœomorphes hétérotopiques, Hétéromorphes et Parasitiques), enfin les modifications congénitales de conformation. Cette première partie comprend les pages 1 à 426 du tome Ier, et les planches 1 à 61.

La *deuxième partie*, sous le nom d'ANATOMIE PATHOLOGIQUE SPÉCIALE, traite des lésions considérées dans chaque organe en particulier. M. Lebert étudie successivement dans le livre I (pages 427 à 581, et planches 62 à 78) les maladies du Cœur, des Vaisseaux sanguins et lymphatiques.

Dans le livre II, les maladies du Larynx et de la Trachée, des Bronches, de la Plèvre, de la Glande thyroïde et du Thymus (pages 582 à 753 et planches 79 à 94). Telles sont les matières décrites dans le Ier volume du texte et figurées dans le tome Ier de l'atlas.

Avec le tome II commence le livre III, qui comprend (pages 1 à 132 et planches 95 à 104) les maladies du Système nerveux, de l'Encéphale, de la Moelle épinière, des Nerfs, etc.

Le livre IV (pages 133 à 327 et planches 105 à 135) est consacré aux maladies du Tube digestif et de ses annexes (maladies du Foie et de la Rate, du Pancréas, du Péritoine, altérations qui frappent le Tissu cellulaire rétro-péritonéal, Hémorrhoïdes).

Le livre V (pages 328 à 381 et planches 136 à 142) traite des maladies des Voies urinaires (maladies des Reins, des Capsules surrénales, altérations de la Vessie, altérations de l'Urèthre).

Le livre VI (pages 382 à 484 et planches 143 à 164), sous le titre de Maladies des organes génitaux, comprend deux sections : 1° Altérations anatomiques des Organes génitaux de l'homme (altérations du Pénis et du Scrotum, maladies de la Prostate, des Glandes de Méry et des Vésicules séminales, altérations du Testicule); 2° Maladies des Organes génitaux de la femme (Vulve, Vagin, etc.).

Le livre VII (pages 485 à 604 et planches 165 à 182) traite des maladies des Os et des Articulations.

Livre VIII (pages 605 à 658, et planches 183 à 196). Anatomie pathologique de la peau.

Livre IX (pages 662 à 696 et planches 197 à 200). Changements moléculaires que les maladies produisent dans les tissus et les organes du corps humain. — TABLE GÉNÉRALE ALPHABÉTIQUE, 58 pages.

Après l'examen des planches de M. Lebert, un des professeurs les plus compétents et les plus illustres de la Faculté de Paris écrivait : « J'ai admiré l'exactitude, la beauté, la nouveauté des planche qui composent la majeure partie de cet ouvrage : j'ai été frappé de l'immensité des recherches originales et toutes propres à l'auteur qu'il a dû exiger. *Cet ouvrage n'a pas d'analogue en France ni dans aucun pays.* »

LEBERT (H.). **Physiologie pathologique,** ou Recherches cliniques, expérimentales et microscopiques sur l'inflammation, la tuberculisation, les tumeurs, la formation du cal, etc. Paris, 1845, 2 vol. in-8, avec atlas de 22 planches gravées (23 fr).   **15 fr.**

LEBERT (H.). **Traité pratique des maladies scrofuleuses et tuberculeuses,** *Ouvrage couronné par l'Académie de médecine.* Paris, 1849, 1 volume in-8 de 820 pages.   6 fr.

LEBERT (H.). **Traité pratique des maladies cancéreuses** et des affections curables confondues avec le cancer. Paris, 1851, 1 vol. in-8 de 892 pages.   9 fr.

LEBLANC et TROUSSEAU. Anatomie chirurgicale des principaux animaux domestiques, ou Recueil de 30 planches représentant : 1° l'anatomie des régions du cheval, du bœuf, du mouton, etc., sur lesquelles on pratique les observations les plus graves ; 2° les divers états des dents du cheval, du bœuf, du mouton, du chien, indiquant l'âge de ces animaux ; 3° les instruments de chirurgie vétérinaire ; 4° un texte explicatif ; par U. LEBLANC, médecin vétérinaire, ancien répétiteur de l'École vétérinaire d'Alfort, et A. TROUSSEAU, professeur à la Faculté de Paris. Paris, 1828, grand in-fol. composé de 30 planches gravées et coloriées avec soin.   42 fr.

LECONTE. Études chimiques et physiques sur les eaux thermales de Luxeuil. Description de l'établissement et des sources, par M. le docteur LECONTE, professeur agrégé à la Faculté de Paris. Paris, 1860, in-8 de 180 pages.   3 fr. 50

LEDENTU. Des anomalies du testicule, par le docteur A. LEDENTU, professeur agrégé de la Faculté de médecine. Paris, 1869, in-8, 168 p. avec fig.   3 fr. 50

LEFEVRE (A.). **Histoire du service de santé de la marine militaire** et des écoles de médecine navale en France, depuis le règne de Louis XIV jusqu'à nos jours (1666-1867). Paris, 1867, 1 vol. in-8, 500 pages, avec 13 plans, cartes et fac-similé.   8 fr.

LEFORT. De la résection de la hanche dans les cas de coxalgie et de plaies par armes à feu, par M. Léon LE FORT, professeur agrégé à la Faculté de médecine de Paris, etc. Paris, 1861, in-4, 140 pages.   4 fr.

LE GENDRE. De la chute de l'utérus. Paris, 1860, in-8, avec 8 planches dessinées d'après nature.   3 fr. 50

LE GENDRE. Anatomie chirurgicale homalographique, ou Description et figures des principales régions du corps humain représentées de grandeur naturelle et d'après des sections plans faites sur des cadavres congelés, par le docteur E. Q. LE GENDRE, prosecteur de l'amphithéâtre des hôpitaux. Paris, 1858, 1 vol. in-fol. de 25 planches avec un texte descriptif et raisonné.   20 fr.

LEGOUEST. Traité de chirurgie d'armée, par L. LEGOUEST, médecin inspecteur de l'armée, professeur à l'Ecole d'application de la médecine et de la pharmacie militaires (Val-de-Grâce). *Deuxième édition.* Paris, 1872. 1 fort vol. in-8 de 1000 p., avec 128 figures.

Ce livre est le résultat d'une expérience acquise par une pratique de trente ans dans l'armée et par vingt années de campagnes en Afrique, en Orient, en Italie et en France. Il se termine par de nombreux documents inédits sur le mode de fonctionnement du service de santé en campagne, sur le service dont il dispose en personnel, en moyens chirurgicaux, en matériel, en moyens de transport pour les blessés.

LÉLUT. Du démon de Socrate, spécimen d'une application de la science psychologique à celle de l'histoire, par le docteur L. F. LÉLUT, membre de l'Institut, et de l'Académie de médecine. *Nouvelle édition* revue, corrigée et augmentée d'une préface. Paris, 1856, in-18 de 348 pages.   3 fr. 50

LÉLUT. L'Amulette de Pascal, pour servir à l'histoire des hallucinations. Paris, 1846, in-8.   6 fr.

LÉLUT. Qu'est-ce que la phrénologie? ou Essai sur la signification et la valeur des Systèmes de psychologie en général, et de celui de Gall en particulier. Paris, 1836, in-8.   4 fr.

LÉLUT. De l'organe phrénologique de la destruction chez les animaux, ou Examen de cette question : Les animaux carnassiers ou féroces ont-ils, à l'endroit des tempes, le cerveau et par suite le crâne plus large proportionnellement à sa longueur que ne l'ont les animaux d'une nature opposée. Paris, 1838, in-8, avec une planche.   50 c.

LEMOINE. Du sommeil, au point de vue physiologique et psychologique, par ALBERT LEMOINE, maître de conférences à l'Ecole normale. *Ouvrage couronné par l'Institut de France (Académie des sciences morales et politiques).* Paris, 1855, in-12 de 410 p.   3 fr. 50

LEREBOULLET (A.). **Mémoire sur la structure intime du foie** et sur la nature de l'altération connue sous le nom de foie gras. Paris, 1853, in-4, avec 4 pl. coloriées.   7 fr.

LEROY (Alph.). **Médecine maternelle,** ou l'Art d'élever et de conserver les enfants. *Seconde édition.* Paris, 1830, in-8.   6 fr.

LEROY (D'ETIOLLES) (J.). Exposé des divers procédés employés jusqu'à ce jour pour guérir de la pierre sans avoir recours à l'opération de la taille. Paris, 1825, in-8 avec 5 planches.   4 fr.

LEROY (D'ETIOLLES) (R.). Des paralysies des membres inférieurs ou paraplégies. Recherches sur leur nature, leur forme et leur traitement. Première partie. *Ouvrage couronné par l'Académie de médecine.* Paris, 1856, in-8, 325 pages.   5 fr.

LEROY (D'ETIOLLES) (R.). Traité pratique de la gravelle et des calculs urinaires, *Deuxième édition.* Paris, 1869, 1 vol. in-8 de 552 p. avec 120 fig.   8 fr.

LE ROY DE MÉRICOURT. Mémoire sur la chromhidrose ou chromocrinie cutanée, par le docteur Le Roy de Méricourt, médecin en chef de la marine, rédacteur en chef des *Archives de médecine navale,* suivi de l'étude microscopique et chimique de la substance colorante de la chromhidrose, par Ch. Robin, et d'une note sur le même sujet, par le docteur Ordonez. Paris, 1864, in-8, 179 pages.   3 fr.

LEURET. Du traitement moral de la folie, par F. LEURET, médecin en chef de l'hospice de Bicêtre. Paris, 1840, in-8.   6 fr.

LEURET et GRATIOLET. Anatomie comparée du système nerveux considéré dans ses rapports avec l'intelligence, par FR. LEURET et P. GRATIOLET, professeur à la Faculté des sciences de Paris. Paris, 1839-1857. *Ouvrage complet.* 2 vol. in-8 et atlas de 32 planches in-fol., dessinées d'après nature et gravées. Fig. noires. 48 fr.
Le même, figures coloriées.   96 fr.

Tome I, par LEURET, comprend la description de l'encéphale et de la moelle rachidienne, le volume, le poids, la structure de ces organes chez les animaux vertébrés, l'histoire du système ganglionnaire des animaux articulés et des mollusques, et l'exposé de la relation qui existe entre la perfection progressive de ces centres nerveux et l'état des facultés instinctives, intellectuelles et morales.
Tome II, par GRATIOLET, comprend l'anatomie du cerveau de l'homme et des singes, des recherches nouvelles sur le développement du crâne et du cerveau, et une analyse comparée des fonctions de l'intelligence humaine.

Séparément le tome II. Paris, 1857, in-8 de 692 pages, avec atlas de 16 planches dessinées d'après nature, gravées. Figures noires.   24 fr.
Figures coloriées.   48 fr.

LÉVY. Traité d'hygiène publique et privée, par le docteur Michel LÉVY, directeur de l'École de médecine et de pharmacie militaires du Val-de-Grâce, membre de l'Académie de médecine. *Cinquième édition.* Paris, 1869, 2 vol. gr. in-8. Ensemble, 1900 pages avec figures.   20 fr.

LÉVY. Rapport sur le traitement de la gale, adressé au ministre de la guerre par le Conseil de santé des armées, M. LÉVY, *rapporteur.* Paris, 1852, in-8.   1 fr. 25

LIND. Essais sur les maladies des Européens dans les pays chauds, et les moyens d'en prévenir les suites. Traduit de l'anglais par THION DE LA CHAUME. Paris, 1785, 2 vol. in-12.   6 fr.

LITTRÉ et ROBIN. Voyez **Dictionnaire de médecine,** *treizième édition,* page 18.

LORAIN (P.). Études de médecine clinique et de physiologie pathologique. **Le Choléra** observé à l'hôpital Saint-Antoine par P. LORAIN, professeur agrégé de la Faculté de médecine de Paris, médecin de l'hôpital Saint-Antoine. Paris, 1868, 1 vol. gr. in-8 de 220 pages, avec planches graphiques, coloriées.   7 fr.
Ouvrage couronné par l'Institut (Académie des sciences).

LORAIN (P.). Études de médecine clinique faites avec l'aide de la méthode graphique et des appareils enregistreurs. **Le pouls,** ses variations et ses formes diverses dans les maladies. Paris, 1870, 1 vol. gr. in-8 de 372 pages avec 488 fig.   10 fr.

LORAIN (P.). De l'albuminurie. Paris, 1860, in-8.   2 fr. 50

LORAIN (P.). Voyez VALLEIX, *Guide du médecin praticien,* page 46.

LOUIS (Ant.). Éloges lus dans les séances publiques de l'Académie royale de chirurgie de 1750 à 1792, recueillis et publiés pour la première fois, d'après les manuscrits originaux, avec une introduction, des notes et des éclaircissements, par FRÉD. DUBOIS (d'Amiens). Paris, 1859, 1 vol. in-8 de 548 pages.   7 fr. 50

Cet ouvrage contient : Introduction historique par *M. Dubois,* 76 pages; Éloges de J.-L. Petit, Bassuel, Maloval, Verdier, Rœderer, Molinelli, Bertrandi, Faubert, Lecat, Ledran, Pibrac, Benomout, Morand,

Van Swieten, Quesnay, Haller, Flurent, Willius, Lamartinière, Houstet, de la Faye, Bordenave, David, Faure, Caqué, Fagner, Camper, Hevin, Pipelet, et l'éloge de Louis, par Sue. Embrassant tout un demi-siècle et renfermant outre les détails historiques et biographiques, des appréciations et des jugements sur les faits, cette collection forme une véritable histoire de la chirurgie française au XVIII⁰ siècle.

LOUIS (P. Ch.). Recherches anatomiques, pathologiques et thérapeutiques sur les maladies connues sous les noms de **Fièvre Typhoïde**, Putride, Adynamique, Ataxique, Bilieuse, Muqueuse, Entérite folliculeuse, Gastro-Entérite, Dothiénentérite, etc., considérée dans ses rapports avec les autres affections aiguës; par P.-Ch. Louis, membre de l'Académie de médecine. *Deuxième édition*. Paris, 1841. 2 vol. in-8.   13 fr.

LOUIS (P.Ch.). Recherches anatomiques, physiologiques et thérapeutiques sur la phthisie. *Deuxième édition*. Paris, 1843, in-8.   8 fr.

LOUIS (P. Ch.). Examen de l'examen de M. Broussais, relativement à la phthisie et aux affections typhoïdes. Paris, 1834, in-8.   1 fr.

LOUIS (P. Ch.). Recherches sur les effets de la saignée dans quelques maladies inflammatoires, et sur l'action de l'émétique et des vésicatoires dans la pneumonie. Paris, 1835, in-8.   1 fr.

LUCAS. Traité physiologique et philosophique de l'hérédité naturelle dans les états de santé et de maladie du système nerveux, avec l'application méthodique des lois de la procréation au traitement général des affections dont elle est le principe. — Ouvrage où la question est considérée dans ses rapports avec les lois primordiales, les théories de la génération, les causes déterminantes de la sexualité, les modifications acquises de la nature originelle des êtres et les diverses formes de névropathie et d'aliénation mentale; par le docteur Pr. Lucas, médecin de l'asile des aliénés de Sainte-Anne. Paris, 1847–1850. 2 forts volumes in-8.   16 fr.
Le tome II et dernier, Paris, 1850, in-8 de 936 pages.   8 fr. 50

LUYS. Recherches sur le système nerveux cérébro-spinal, sa structure, ses fonctions et ses maladies, par J. B. Luys, médecin de Bicêtre. Paris, 1865, 1 vol. gr. in-8 de 700 p., avec atlas gr. in-8 de 40 planches et texte explicatif. Fig. noires.   35 fr.
— Figures coloriées.   70 fr.
Comprenant qu'une bonne anatomie est et sera toujours le point de départ indispensable de tout diagnostic précis, et de toute description exacte du système nerveux, l'auteur a entrepris, à l'aide d'une anatomie plus minutieuse qu'elle ne l'était jusqu'alors et aussi rigoureuse que possible, de pénétrer plus avant dans le domaine encore si peu connu de la pathologie nerveuse. Honoré des encouragements de l'Académie des sciences, l'auteur a consacré six années d'études à compléter et à perfectionner ses observations et ses recherches.

MAGENDIE. Phénomènes physiques de la vie, Leçons professées au Collége de France, par M. Magendie, membre de l'Institut. Paris, 1842, 4 vol. in-8.   5 fr.

MAGITOT (E.). Traité de la carie dentaire, Recherches expérimentales et thérapeutiques. Paris, 1867, 1 vol. in-8, 228 pages avec 2 pl., 10 figures et 1 carte.   5 fr.

MAGNE. Hygiène de la vue, par le docteur A. Magne. *Quatrième édition* revue et augmentée. Paris, 1866, in-18 jésus de 350 pages avec 30 figures.   3 fr.

MALGAIGNE (J. F.). Traité d'anatomie chirurgicale et de chirurgie expérimentale, par J. F. Malgaigne, professeur à la Faculté de médecine de Paris, membre de l'Académie de médecine. *Deuxième édition*. Paris, 1859, 2 forts vol. in-8. 18 fr.

MALGAIGNE (J. F.). Essai sur l'histoire et la philosophie de la chirurgie. Paris, 1847, 1 vol. in-4 de 35 pages.   1 fr. 50

MALLE. Clinique chirurgicale de l'hôpital militaire d'instruction de Strasbourg, par le docteur P. Malle, professeur de cet hôpital. Paris, 1838, 1 vol. in-8 de 700 pages. 3 fr.

MANDL. Anatomie microscopique, par le docteur L. Mandl, professeur de microscopie. Paris, 1838-1857, *ouvrage complet*. 2 vol. in-folio, avec 92 planches. 276 fr.
Le tome Iᵉʳ, comprenant l'Histologie, et divisé en deux séries : *Tissus et organes,* — *Liquides organiques*, est complet en XXVI livraisons, avec 52 planches. Prix de chaque livraison, composée de 5 feuilles de texte et 2 planches.   6 fr.
Le tome IIᵉ, comprenant l'Histogénèse, ou Recherches sur le développement, l'accroissement et la reproduction des éléments microscopiques, des tissus et des liquides organiques dans l'œuf, l'embryon et les animaux adultes, est complet en XX livraisons, avec 40 planches. Prix de chaque livraison.   6 fr.

MANEC. Anatomie analytique, Tableau représentant l'axe cérébro-spinal chez l'homme, avec l'origine et les premières divisions des nerfs qui en partent, par M. MANEC, chirurgien des hôpitaux de Paris. Une feuille très-grand in-folio.   1 fr. 50

MARC. De la folie considérée dans ses rapports avec les questions médico-judiciaires, par C. C. H. MARC, médecin près les tribunaux. Paris, 1840. 2 vol. in-8.   5 fr.

MARCÉ. Traité pratique des maladies mentales, par le docteur L. V. MARCÉ, professeur agrégé à la Faculté de médecine de Paris, médecin des aliénés de Bicêtre. Paris, 1862, in-8 de 670 pages.   8 fr.

MARCÉ. Des altérations de la sensibilité. Paris, 1860, in-8.   2 fr. 50

MARCÉ. Traité de la folie des femmes enceintes, des nouvelles accouchées et des nourrices, et considérations médico-légales qui se rattachent à ce sujet. Paris, 1858, 1 vol. in-8 de 400 pages.   6 fr.

MARCÉ. Recherches cliniques et anatomo-pathologiques sur la démence sénile et sur les différences qui la séparent de la paralysie générale. Paris, 1861, gr. in-8°, 72 p.   1 fr. 50

MARCÉ. De l'état mental dans la chorée. Paris, 1860, in-4, 38 p.   1 fr. 50

MARCHANT (LÉON). **Etude sur les maladies épidémiques**, avec une réponse aux quelques réflexions sur le mémoire de l'angine épidémique. *Seconde édition*, corrigée et augmentée. Paris, 1861, in-12, 92 pages.   1 fr.

MARVAUD (H.). **Effets physiologiques et thérapeutiques des aliments d'épargne** ou antidéperditeurs : alcool, café, thé, coca, maté, etc., par le docteur A. MARVAUD, professeur agrégé à l'École de médecine militaire du Val-de-Grâce. Paris, 1871, in-8 de 224 pages.   3 fr. 50

MASSE. Traité pratique d'anatomie descriptive, mis en rapport avec l'Atlas d'anatomie, et lui servant de complément, par le docteur J. N. MASSE, professeur d'anatomie. Paris, 1858, 1 vol. in-12 de 700 pages, cartonné à l'anglaise.   7 fr.

MATTEUCCI (C.). **Traité des phénomènes électro-physiologiques des animaux.** Paris, 1844, in-8 avec 6 planches.   4 fr.

MAYER. Des rapports conjugaux, considérés sous le triple point de vue de la population, de la santé et de la morale publique, par le docteur ALEX. MAYER. *Cinquième édition*, revue et augmentée. Paris, 1868, in-18 jésus de xiv-423 pages.   3 fr.

MÉLIER (F.). **Relation de la fièvre jaune**, survenue à Saint-Nazaire en 1861, lue à l'Académie en avril 1862, suivie d'une réponse aux discours prononcés dans le cours de la discussion et de la loi anglaise sur les quarantaines, par F. MÉLIER, inspecteur général des services sanitaires. Paris, 1863, in-4, 276 pages, avec 3 cartes.   10 fr.

MÉLIER (F.). **Rapport sur les marais salants.** Paris, 1847, 1 vol. in-4 de 96 pages, avec 4 planches.   5 fr.

MÉLIER (F.). **De la santé des ouvriers employés dans les manufactures de tabac.** Paris, 1846, 1 vol. in-4 de 45 pages.   2 fr.

MENVILLE. Histoire philosophique et médicale de la femme considérée dans toutes les époques principales de la vie, avec ses diverses fonctions, avec les changements qui surviennent dans son physique et son moral, avec l'hygiène applicable à son sexe et toutes les maladies qui peuvent l'atteindre aux différents âges. *Seconde édition*, revue, corrigée et augmentée. Paris, 1858, 3 vol. in-8 de 600 pages.   10 fr.

MÉRAT. Du Tænia, ou Ver solitaire, et de sa cure radicale par l'écorce de racine de grenadier, précédé de la description du Tænia et du Bothriocéphale; avec l'indication des anciens traitements employés contre ces vers, par F. V. MÉRAT, membre de l'Académie de médecine. Paris, 1832, in-8.   1 fr.

MÉRAT et DELENS. *Voyez* **Dictionnaire de matière médicale**, p. 18.

MERCHIE. Manuel pratique des appareils modelés ou Nouveau système de déligation pour les fractures des membres, les luxations, les entorses et autres lésions nécessitant une immobilisation complète et instantanée, par le docteur MERCHIE, inspecteur général du service de santé de l'armée. Bruxelles, 1872, 1 vol. in-8 de xvi-328 pages, avec planches.   8 fr.

MICHÉA. Des hallucinations, de leurs causes, et des maladies qu'elles caractérisent. Paris, 1846, 1 vol. in-4 de 32 pages.   1 fr.

MICHEL. Du microscope, de ses applications à l'anatomie pathologique, au diagnostic et au traitement des maladies, par M. MICHEL, professeur à la Faculté de médecine de Strasbourg. Paris, 1857, 1 vol. in-4 avec 5 pl. 8 fr. 50

MILCENT (A.). De la scrofule, de ses formes, des affections diverses qui la caractérisent, de ses causes, de sa nature et de son traitement. Paris, 1846, in-8. 6 fr.

MILLET. Du seigle ergoté considéré sous les rapports physiologique, obstétrical et de l'hygiène publique, par M. le docteur Aug. MILLET, professeur à l'École de médecine de Tours. Paris, 1854, 1 vol. in-4 de 158 pages. 4 fr. 50

MILLON (E.) et REISET. *Voyez* Annuaire de chimie, p. 5.

MOITESSIER. La photographie appliquée aux recherches micrographiques, par A. MOITESSIER, professeur à la Faculté de médecine de Montpellier. Paris, 1866, 1 vol. in-18 jésus, 340 pages avec 30 figures et 3 pl. photographiées. 7 fr.

MOLE. Signes précis du début de la convalescence dans les maladies aiguës, par le docteur Léon MOLE. Paris, 1870, grand in-8 de 112 p. avec 23 fig. 3 fr.

MOLINARI (Ph. de). Guide de l'homœopathiste, indiquant les moyens de se traiter soi-même dans les maladies les plus communes en attendant la visite du médecin. *Seconde édition.* Bruxelles, 1861, in-18 de 256 pages. 5 fr.

MONIN (F.). Le bréviaire du médecin, précis de médecine rurale, d'économie et de philosophie médicales, par le docteur F. MONIN. *Deuxième édition.* Paris, 1869, 1 vol. in-12 de 363 pages. 3 fr. 50

MOQUIN-TANDON. Eléments de botanique médicale, contenant la description des végétaux utiles à la médecine et des espèces nuisibles à l'homme, vénéneuses ou parasites, précédés de considérations générales sur l'organisation et la classification des végétaux, par MOQUIN-TANDON, professeur d'histoire naturelle médicale à la Faculté de médecine de Paris, membre de l'Institut. *Deuxième édition.* Paris, 1866, 1 vol. in-18 jésus, avec 128 figures. 6 fr.

MOQUIN-TANDON. Eléments de zoologie médicale, comprenant la description des végétaux utiles à la médecine et des espèces nuisibles à l'homme, particulièrement des venimeuses et des parasites, précédés de considérations sur l'organisation et la classification des animaux et d'un résumé sur l'histoire naturelle de l'homme, etc. *Deuxième édition,* augmentée. Paris, 1862, 1 vol. in-18, avec 150 fig. 6 fr.

MOQUIN-TANDON. Monographie de la famille des Hirudinées, *Deuxième édition,* considérablement augmentée. Paris, 1846, in-8 de 450 pages, avec atlas de 14 planches gravées et coloriées. 15 fr.

MORACHE (G.). Pékin et ses habitants. Étude d'hygiène, par le docteur G. MORACHE, médecin-major de l'armée. Paris, 1869, in-8 de 161 pages. 3 fr.

MORDRET (A. E.). De la mort subite dans l'état puerpéral. Paris, 1858, 1 vol. in-4 de 180 pages. 4 fr 50

MOREAU. De l'étiologie de l'épilepsie et des indications que l'étude des causes peut fournir, par le docteur J. MOREAU (de Tours), médecin de l'hospice de la Salpêtrière. Paris, 1854, 1 vol. in-4 de 175 pages. (6 fr.) 4 fr.

MOREL. Traité des dégénérescences physiques, intellectuelles et morales de l'espèce humaine et des causes qui produisent ces variétés maladives, par le docteur B. A. MOREL, médecin de l'Asile des aliénés de Saint-Yon (Seine-Inférieure). Paris, 1857, 1 vol. in-8 de 700 pages avec un atlas de XII planches in-4. 12 fr.

MOREL. Traité élémentaire d'histologie humaine, précédé d'un exposé des moyens d'observer au microscope, par C. MOREL, professeur à la Faculté de médecine de Strasbourg. Paris, 1864, 1 vol. in-8 de 200 pages, avec un atlas de 34 pl. dessinées d'après nature par le docteur A. VILLEMIN, professeur à l'École d'application de médecine militaire du Val-de-Grâce. 12 fr.

L'auteur a laissé de côté les discussions et les théories : il s'est attaché aux faits, et s'est appliqué à décrire ce qui est visible et indiscutable : il a écrit un *Traité élémentaire d'histologie pratique.* Quant aux planches dessinées d'après nature, elles sont l'expression exacte de la vérité, et pourront par cela même être d'un grand secours pour les personnes qui commencent l'étude difficile de la pratique du microscope.

Table des matières. — Introduction. De l'emploi du microscope, des préparations micrographiques et de leur conservation. — Chapitre 1er. Cellules et épithéliums. — Chap. II. Eléments du tissu conjonctif et tissu conjonctif. — Chap. III. Cartilages. — Chap. IV. Eléments contractiles et tissu musculaire. — Chap. V. Eléments nerveux et tissu nerveux. — Chap. VI. Vaisseaux. — Chap. VII. Glandes. — Chap. VIII. Peau et annexes. — Chap. IX. Muqueuse du canal digestif. — Chap. X. Organes des sens.

MORELL-MACKENZIE. Du laryngoscope et de son emploi dans les maladies de la gorge, avec un appendice sur la rhinoscopie, par MORELL-MACKENZIE, médecin de l'hôpital pour les maladies de la gorge, trad. de l'anglais sur la seconde édition par le docteur E. Nicolas. Paris, 1867, 1 vol. in-8, XII-156 p. avec 41 fig.   4 fr.

MOTARD (A.). **Traité d'hygiène générale**, par le docteur Adolphe MOTARD. Paris, 1863, 2 vol. in-8, ensemble 1900 pages, avec figures.   16 fr.

MOTTET. Nouvel essai d'une thérapeutique indigène, ou Etudes analytiques et comparatives de phytologie médicale indigène et de phytologie médicale exotique, etc. Paris, 1851, 1 vol. in-8, 800 pages.   1 fr. 50

MULDER. De la bière, sa composition chimique, sa fabrication, son emploi comme boisson, etc., par G. J. MULDER, professeur à l'université d'Utrecht, traduit du hollandais avec le concours de l'auteur, par M. A. DELONDRE. *Troisième édition.* Paris, 1865, in-18 jésus de VIII-444 pages.   3 fr.

MULLER. Manuel de physiologie, par J. MULLER, professeur à l'Université de Berlin; traduit de l'allemand sur la dernière édition, avec des additions, par A. J. L. JOURDAN. *Deuxième édition revue et annotée* par E. LITTRÉ, membre de l'Institut. Paris, 1851, 2 vol. grand in-8, de 800 p. avec 320 figures.   20 fr.

MULLER. Physiologie du système nerveux, ou Recherches et expériences sur les diverses classes d'appareils nerveux, les mouvements, la voix, la parole, les sens et les facultés intellectuelles, par J. MULLER, traduit de l'allemand par A. J. L. JOURDAN. Paris, 1840, 2 vol. in-8 avec fig. et 4 pl.   12 fr.

MUNDE. Hydrothérapeutique, ou l'Art de prévenir et de guérir les maladies du corps humain sans le secours des médicaments, par le régime. l'eau, la sueur, le bon air, l'exercice et un genre de vie rationnel ; par Ch. MUNDE. Paris, 1842. 1 vol. in-18. 2 fr.

MURE. Doctrine de l'école de Rio-Janeiro et Pathogénésie brésilienne, contenant une exposition méthodique de l'homœopathie, la loi fondamentale du dynamisme vital, la théorie des doses et des maladies chroniques, les machines pharmaceutiques, l'algèbre symptomatologique, etc. Paris, 1849, in-12 de 400 pages avec fig.   6 fr.

NAEGELE (F. Ch.) **Des principaux vices de conformation du bassin**, et spécialement du rétrécissement oblique, par F.-Ch. NAEGELÉ, professeur à l'Université de Heidelberg; traduit de l'allemand, avec des additions nombreuses par A.-C. DANYAU. Paris, 1840. 1 vol. grand in-8, avec 16 planches.   8 fr.

NAEGELÉ (H. F.) **et GRENSER. Traité pratique de l'art des accouchements**, par H. F. NAEGELÉ, professeur à l'Université de Heidelberg et L. GRENSER, directeur de la Maternité de Dresde. Traduit, annoté et mis au courant des progrès de la science, par G. A. AUBENAS, professeur agrégé à la Faculté de médecine de Strasbourg, précédé d'une introduction par J. A. STOLTZ, doyen de la Faculté de médecine de Strasbourg. Paris, 1870. 1 vol in-8 de 800 pages, avec une pl. et 207 fig.   12 fr.

NOTTA. De l'emploi de la liqueur de Villate dans le traitement des affections chirurgicales, par le docteur A. NOTTA, chirurgien de l'hôpital de Lisieux. Ouvrage récompensé par l'Académie de médecine. Paris, 1869, 1 vol. in-8 de 170 p.   3 fr.

NYSTEN. Dictionnaire de médecine, *Voyez* DICTIONNAIRE DE MÉDECINE, *treizième édition*, par E. LITTRÉ et Ch. ROBIN, page 18.

ORIARD (T.). **L'homœopathie mise à la portée de tout le monde.** *Troisième édition*, Paris, 1863, in-18 jésus, 370 pages.   4 fr.

† **ORIBASE. Œuvres**, texte grec, en grande partie inédit, collationné sur les manuscrits, traduit pour la première fois en français, avec une introduction, des notes, des tables et des planches, par les docteurs BUSSEMAKER et DAREMBERG. Paris, 1851 à 1862, tomes I à IV, in-8 de 700 pages chacun. Prix de chaque vol.   12 fr.

Les tomes V et VI sont sous presse, et comprendront la *synopsis*, en neuf livres ; le *traité des médicaments*, en quatre livres ; l'introduction générale et les tables.

OUDET. Recherches anatomiques, physiologiques et microscopiques sur les dents et sur leurs maladies, comprenant : 1° Mémoire sur l'altération des dents désignée sous le nom de carie; 2° sur l'odontogénie; 3° sur les dents à couronnes; 4° de l'accroissement continu des dents incisives chez les rongeurs, par J.-E. OUDET, membre de l'Académie de médecine, etc. Paris, 1862, in-8 avec une pl.   4 fr.

OULMONT. Des oblitérations de la veine cave supérieure, par le docteur OULMONT, médecin des hôpitaux. Paris, 1855, in-8 avec une planche lithogr.   8 fr.

PALLAS. Réflexions sur l'intermittence considérée chez l'homme dans l'état de santé et dans l'état de maladie. Paris, 1830, in-8.   1 fr.

PARCHAPPE. Recherches sur l'encéphale, sa structure, ses fonctions et ses maladies. Paris, 1836-1842, 2 parties in-8.   3 fr. 50

PARÉ. Œuvres complètes d'Ambroise Paré, revues et collationnées sur toutes les éditions, avec les variantes; ornées de 217 pl. et du portrait de l'auteur; accompagnées de notes historiques et critiques, et précédées d'une introduction sur l'origine et les progrès de la chirurgie en Occident du vi⁰ au xvi⁰ siècle et sur la vie et les ouvrages d'Ambroise Paré, par J. F. MALGAIGNE, chirurgien de l'hôpital de la Charité, professeur à la Faculté de médecine de Paris, etc. Paris, 1840, 3 vol. grand in-8 à deux colonnes, avec figures intercalées dans le texte. *Ouvrage complet.*   36 fr.

PARENT-DUCHATELET. De la prostitution dans la ville de Paris, considérée sous le rapport de l'hygiène publique, de la morale et de l'administration; ouvrage appuyé de documents statistiques puisés dans les archives de la préfecture de police, par A. J. B. PARENT-DUCHATELET, membre du Conseil de salubrité de la ville de Paris. *Troisième édition, complétée par des documents nouveaux et des notes,* par MM. A. TREBUCHET et POIRAT-DUVAL, chefs de bureau à la préfecture de police, suivie d'un *Précis* HYGIÉNIQUE, STATISTIQUE ET ADMINISTRATIF SUR LA PROSTITUTION DANS LES PRINCIPALES VILLES DE L'EUROPE. Paris, 1857, 2 forts volumes in-8 de chacun 750 pages avec cartes et tableaux.   18 fr.

Le *Précis hygiénique, statistique et administratif sur la Prostitution dans les principales villes de l'Europe* comprend pour la FRANCE: Bordeaux, Brest, Lyon, Marseille, Nantes, Strasbourg, l'Algérie; pour l'ÉTRANGER: l'Angleterre et l'Ecosse, Berlin, Berne, Bruxelles, Christiania, Copenhague, l'Espagne, Hambourg, la Hollande, Rome, Turin.

PARISEL. Voyez *Annuaire pharmaceutique,* page 5.

PARISET. Histoire des membres de l'Académie de médecine, ou Recueil des Éloges lus dans les séances publiques, par E. PARISET, secrétaire perpétuel de l'Académie de médecine, etc.; *édition complète,* précédée de l'éloge de Pariset, publiée sous les auspices de l'Académie. Paris, 1850. 2 vol. in-12.   7 fr.

Cet ouvrage comprend : — Discours d'ouverture de l'Académie impériale de médecine. — Éloges de Corvisart, — Cadet de Gassicourt, — Berthollet, — Pinel, — Beauchêne, — Bourru, — Percy, — Vauquelin, — G. Cuvier, — Portal, — Chaussier, — Dupuytren, — Scarpa, — Desgenettes, — Laënnec, — Tessier, — Huzard, — Marc, — Lodibert, — Bourdois de la Motte, — Esquirol, — Larrey, — Chevreul, — Lerminier, — A. Dubois, — Alibert, — Robiquet, — Double, — Geoffroy Saint-Hilaire, — Ollivier (d'Angers), — Breschet, — Lisfranc, — A. Paré, — Broussais, — Bichat.

PARISET. Mémoire sur les causes de la peste et sur les moyens de la détruire, par E. PARISET. Paris, 1837, in-18.   3 fr.

PARISET. Éloge du baron G. Dupuytren. Paris, 1836, in-8, avec portrait.   50 c.

PARSEVAL (Lud.). Observations pratiques de SAMUEL HAHNEMANN, et Classification de ses recherches sur les **propriétés caractéristiques des médicaments.** Paris, 1857-1860, in-8 de 400 pages.   6 fr.

PATIN (GUI). Lettres. Nouvelle édition, augmentée de lettres inédites, précédée d'une notice biographique, accompagnée de remarques scientifiques, historiques, philosophiques et littéraires, par REVEILLÉ-PARISE, membre de l'Académie de médecine. Paris, 1846, 3 vol. in-8, avec le *portrait* et le fac-simile de GUI PATIN (21 fr.).   12 fr.

PATISSIER (Ph.). Traité des maladies des artisans et de celles qui résultent des diverses professions, d'après Ramazzini ; ouvrage dans lequel on indique les précautions que doivent prendre, sous le rapport de la salubrité publique et particulière, les fabricants, les manufacturiers, les chefs d'ateliers, les artistes, et toutes les personnes qui exercent des professions insalubres. Paris, 1822, in-8, LX-433 pages.   3 fr.

PATISSIER (Ph.). Rapport sur le service médical des établissements thermaux en France. Paris, 1852, in-4 de 205 pages.   4 fr. 50

PEISSE (Louis). **La médecine et les médecins,** philosophie, doctrines, institutions, critiques, mœurs et biographies médicales. Paris, 1857, 2 vol. in-18 jésus.   7 fr.

Cet ouvrage comprend : Esprit, marche et développement des sciences médicales. — Découvertes et découvreurs. — Sciences exactes et sciences non exactes. — Vulgarisation de la médecine. — La méthode numérique. — Le microscope et les microscopistes. — Méthodologie et doctrines. — Comme on pense et ce qu'on fait en médecine à Montpellier. — L'encyclopédisme et le spécialisme en médecine. — Mission sociale de la médecine et du médecin. — Philosophie des sciences naturelles. — La philosophie et les philosophes par-devant les médecins. — L'aliénation mentale et les aliénistes. — Phrénologie , bonnes et mauvaises têtes, grands hommes et grands scélérats. — De l'esprit des bêtes. — Le feuilleton. — L'Académie de médecine. — L'éloquence et l'art à l'Académie de médecine. — Charlatanisme et charlatans. — Influence du théâtre sur la santé. — Médecins poëtes. — Biographie.

PELLETAN. Mémoire statistique sur la Pleuropneumonie aiguë, par J. PELLETAN, médecin des hôpitaux civils de Paris. Paris, 1840, in-4.   1 fr.

PENARD. Guide pratique de l'accoucheur et de la sage-femme, par LUCIEN PENARD, professeur d'accouchements à l'École de médecine de Rochefort. *Deuxième édition, revue et augmentée.* Paris, 1865, XXIV-528 pag. avec 112 fig.   4 fr.

PERRÈVE. Traité des rétrécissements organiques de l'urèthre. Emploi méthodique des dilatateurs mécaniques dans le traitement de ces maladies, par le docteur Victor PERRÈVE. Paris, 1847, 1 vol. in-8 de 340 pag., avec 3 pl. et 32 figures.   2 fr.

PÉTREQUIN. Nouvelles recherches historiques et critiques sur Pétrone, suivies d'études littéraires et bibliographiques sur le Satyricon, par J.-L. PÉTREQUIN, ex-président de l'Académie des sciences et lettres de Lyon. Paris, 1869, gr. in-8, 192 pages.   4 fr. 50

PETREQUIN (J. E.). **Mélanges de chirurgie et de médecine,** comprenant : expériences comparatives sur l'éther et le chloroforme, vues nouvelles sur la submersion, essai sur la topographie médicale de Lyon et des stations d'hiver du midi de la France, études nouvelles sur la chirurgie d'Hippocrate, et suivis de mélanges de littérature médicale. Paris, 1870, 1 vol. in-8, 412 pages.   7 fr.

PHARMACOPÉE FRANÇAISE. — Voyez *Codex medicamentarius,* page 13.

PHARMACOPÉE DE LONDRES, publiée par ordre du gouvernement, *latin-français.* Paris, 1837, in-18.   1 fr.

PHARMACOPÉE UNIVERSELLE. — Voyez JOURDAN.

PHILIPEAUX (R.). **Traité pratique de la cautérisation,** d'après l'enseignement clinique de M. le professeur A. Bonnet. Paris, 1856, in-8 de 630 pages, avec 67 fig.   8 fr.

PHILLIPS. De la ténotomie sous-cutanée, ou des opérations qui se pratiquent pour la guérison des pieds bots, du torticolis, de la contracture de la main et des doigts, des fausses ankyloses angulaires du genou, du strabisme, de la myopie, du bégaiement, etc., par le docteur CH. PHILLIPS. Paris, 1841, in-8 avec 12 planches.   3 fr.

PIESSE. Des odeurs, des parfums et des cosmétiques, histoire naturelle, composition chimique, préparation, recettes, industrie, effets physiologiques et hygiène des poudres, vinaigres, dentifrices, pommades, fards, savons, eaux aromatiques, essences, infusions, teintures, alcoolats, sachets, etc., par S. PIESSE, chimiste parfumeur à Londres, édition française publiée avec le consentement et le concours de l'auteur, par O. REVEIL, professeur agrégé à l'Ecole de pharmacie. Paris, 1865, in-18 jésus de 527 pages, avec 86 figures.   7 fr.

PIETRA-SANTA. Essai de climatologie théorique et pratique, par P. de PIETRA-SANTA. Paris, 1865, in-8, 370 pages, avec 47 pl.   7 fr.

PINEL. Du traitement de l'aliénation mentale aiguë en général et principalement par les bains tièdes prolongés et des arrosements continus d'eau fraîche sur la tête, par M. le docteur Casimir PINEL neveu. Paris, 1856, 1 vol. in-4 de 160 p.   4 fr. 50

POGGIALE. Traité d'analyse chimique par la méthode des volumes, comprenant l'analyse des Gaz, la Chlorométrie, la Sulfhydrométrie, l'Acidimétrie, l'Alcalimétrie, l'Analyse des métaux, la Saccharimétrie, etc., par POGGIALE, professeur de chimie à l'École de médecine et de pharmacie militaires (Val-de-Grâce), membre de l'Académie de médecine. Paris, 1858, 1 vol. in-8 de 610 p., avec 171 fig.   9 fr.

POILROUX. Manuel de médecine légale criminelle à l'usage des médecins et des magistrats chargés de poursuivre ou d'instruire les procédures criminelles. *Seconde édition.* Paris, 1837, in-8.   4 fr.

PORGES. Carlsbad, ses eaux thermales. Analyse physiologique de leurs propriétés curatives et de leur action spécifique sur le corps humain, par le docteur G. Porges, médecin praticien à Carlsbad. Paris, 1858, in-8, xxxii-244 pages.   4 fr.

POTERIN DU MOTEL (L. P.). **Études sur la mélancolie** et sur le traitement moral de cette maladie. Paris, 1857, 1 vol. in-4.   3 fr.

POUCHET (F.-A.). **Théorie positive de l'ovulation spontanée** et de la fécondation dans l'espèce humaine et les mammifères, basée sur l'observation de toute la série animale, par F. A. Pouchet, professeur au Musée d'histoire naturelle de Rouen. Paris, 1847. 1 vol. in-8 de 600 pages, avec atlas in-4 de 20 planches renfermant 250 figures.   36 fr,
    Ouvrage qui a obtenu le grand prix de physiologie à l'Institut de France.

POUCHET (F.-A.). **Hétérogénie** ou **Traité de la génération spontanée**, basé sur de nouvelles expériences. Paris, 1859, 1 vol. in-8 de 672 pages, avec 3 planches gravées. — **Recherches et expériences sur les animaux ressuscitants.** Paris, 1859. 1 vol. in-8 de 94 pages, avec 3 figures.   11 fr.
Séparément, **Recherches et expériences sur les animaux ressuscitants.**   2 fr.

PROST-LACUZON. Formulaire pathogénétique usuel, ou Guide homœopathique pour traiter soi-même les maladies. *Quatrième édition,* corrigée et augmentée. Paris, 1872, in-18 de 583 pages avec fig.   6 fr.

PROST-LACUZON et BERGER. Dictionnaire vétérinaire homœopathique, ou Guide homœopathique pour traiter soi-même les maladies des animaux domestiques, par J. Prost-Lacuzon, membre correspondant de la Société homœopathique de France, et H. Berger, élève des Écoles vétérinaires, ancien vétérinaire de l'armée. Paris, 1865, in-18 jésus de 486 pages.   4 fr. 50

PRUS. Recherches nouvelles sur la nature et le traitement du cancer de l'estomac, par le docteur René Prus. Paris, 1828, in-8.   2 fr.

PUEL (T.). **De la catalepsie.** Paris, 1856, 1 vol. in-4 de 118 pages.   3 fr. 50.

QUÉTELET (Ad.). **Anthropométrie** ou mesure des différentes facultés de l'homme. Bruxelles, 1871, in-8, 480 pages avec 2 pl.   10 fr.

QUÉTELET (Ad.). **Météorologie de la Belgique,** comparée à celle du globe, par Ad. Quételet, directeur de l'Observatoire royal de Bruxelles, etc. Paris, 1867, 1 vol. in-8 de 505 p. avec fig.   10 fr.

RACIBORSKI (A.). **Traité de la menstruation,** ses rapports avec l'ovulation, la fécondation, l'hygiène de la puberté et de l'âge critique, son rôle dans les différentes maladies, ses troubles et leur traitement, par A. Raciborski, ancien chef de clinique et lauréat de la Faculté de médecine de Paris. Paris, 1868, 1 vol. in-8 de 632 pages, avec deux planches chromo-lithographiées.   12 fr.

RACIBORSKI (A). **Histoire des découvertes relatives au système veineux,** envisagé sous le rapport anatomique, physiologique, pathologique et thérapeutique, depuis Morgagni jusqu'à nos jours. Paris, 1841, 1 vol. in-4 de 210 pages (4 fr.).   3 fr.
Ouvrage couronné par l'Institut (Académie des sciences).

RACLE. Traité de diagnostic médical. Guide clinique pour l'étude des signes caractéristiques des maladies, contenant un Précis des procédés physiques et chimiques d'exploration clinique, par V. A. Racle, médecin des hôpitaux, professeur agrégé à la Faculté de médecine de Paris. *Quatrième édition,* présentant l'Exposé des travaux les plus récents, par le docteur Blachez, médecin des hôpitaux, professeur agrégé à la Faculté. Paris, 1868, 1 vol. in-18 de xii-766 pages, avec 64 fig.   8 fr.

RACLE. De l'alcoolisme, par le docteur Racle. Paris, 1860, in-8.   2 fr. 50

RAPOU (A.). **De la fièvre typhoïde** et de son traitement homœopathique. Paris, 1851, in-8.   3 fr.

Rapport à l'Académie impériale de médecine SUR LA PESTE ET LES QUARANTAINES, fait au nom d'une commission, par le docteur R. Prus, accompagné de pièces et documents, et suivi de la discussion dans le sein de l'Académie. Paris, 1846. 1 vol. in-8 de 1050 pages.   2 fr. 50

RAYER. Nouvelle médecine domestique, contenant : 1° Traité d'hygiène générale ; 2° Traité des erreurs populaires ; 3° Manuel des premiers secours dans le cas d'accidents pressants ; 4° Traité de médecine pratique générale et spéciale ; 5° Formulaire pour la préparation et l'administration des médicaments ; 6° Vocabulaire des termes techniques de médecine. Paris, 1823, 2 vol. in-8.   7 fr. 50

RAU. Nouvel organe de la médication spécifique, ou Exposition de l'état actuel de la méthode homœopathique, par le docteur J. L. RAU ; suivi de nouvelles expériences sur les doses dans la pratique de l'homœopathie, par le docteur G. GROSS. Traduit de l'allemand par D. R. Paris, 1845, in-8.   5 fr.

RAYER. Cours de médecine comparée, introduction, par P. RAYER, membre de l'Institut (Académie des sciences) et de l'Académie de médecine. Paris, 1863, in-52 pages.   1 fr.

RAYER. De la morve et du farcin chez l'homme. Paris, 1837, in-4, fig. color.   6 fr.

RAYER. Traité théorique et pratique des maladies de la peau, *deuxième édition.* Paris, 1835, 3 forts vol. in-8, avec atlas de 26 pl. grand in-4, gravées et coloriées avec le plus grand soin, contenant 400 fig. Prix du texte seul, 3 vol. in-8.   23 fr.
L'atlas seul, avec explication raisonnée, grand in-4 cartonné.   70 fr.
L'ouvrage complet, 3 vol. in-8 et atlas in-4, cartonné.   88 fr.

L'auteur a réuni, dans un *atlas pratique* entièrement neuf, la généralité des maladies de la peau ; il les a groupées dans un ordre systématique pour en faciliter le diagnostic ; et leurs diverses formes y ont été représentées avec une fidélité, une exactitude et une perfection qu'on n'avait pas encore atteintes.

RAYER. Traité des maladies des reins, et des altérations de la sécrétion urinaire étudiées en elles-mêmes et dans leurs rapports avec les maladies des uretères, de la vessie, de la prostate, de l'urèthre, etc. Paris, 1839-1841, 3 forts vol. in-8.   24 fr.

RAYER. Atlas du traité des maladies des reins, comprenant l'anatomie pathologique des reins, de la vessie, de la prostate, des uretères, de l'urèthre, etc., ouvrage complet, 60 planches grand in-folio, contenant 300 figures dessinées d'après nature, gravées, imprimées en couleur, avec un texte descriptif.   192 fr.

CET OUVRAGE EST AINSI DIVISÉ :

1. — Néphrite simple, Néphrite rhumatismale, Néphrite par poison morbide. — Pl. 1, 2, 3, 4, 5.
2. — Néphrite albumineuse (maladie de Bright). — Pl. 6, 7, 8, 9, 10.
3. — Pyélite (inflammation du bassinet et des calices). — Pl. 11, 12, 13, 14, 15.
4. — Pyélo-néphrite, Périnéphrite, Fistules rénales. — Pl. 16, 17, 18, 19, 20.
5. — Hydronéphrose, Kystes urinaires. — Pl. 21, 22, 23, 24, 25.
6. — Kystes séreux, Kystes acéphalocystiques, Vers. — Pl. 26, 27, 28, 29, 30.
7. — Anémie, Hypérémie, Atrophie, Hypertrophie des reins et de la vessie. — Pl. 31, 32, 33, 34, 35.
8. — Hypertrophie, Vices de conformation des reins et des uretères. — Pl. 36, 37, 38, 39, 40.
9. — Tubercules, Mélanose des reins. — Pl. 41, 42, 43, 44, 45.
10. — Cancer des reins, Maladies des veines rénales. — Pl. 46, 47, 48, 49, 50.
11. — Maladies des tissus élémentaires des reins et de leurs conduits excréteurs. — Pl. 51, 52, 53, 54, 55.
12. — Maladies des capsules surrénales. — Pl. 56, 57, 58, 59, 60.

RAYNAUD. De la révulsion, par Maurice RAYNAUD, agrégé à la Faculté de médecine de Paris, médecin des hôpitaux. Paris, 1866, in-8, 168 pages.   3 fr.

REGNAULT (ELIAS). Du degré de compétence des médecins dans les questions judiciaires relatives à l'aliénation mentale et des théories physiologiques sur la monomanie homicide, suivie de nouvelles réflexions sur le suicide, la liberté morale, etc. Paris, 1830, in-8.   2 fr.

REMAK. Galvanothérapie, ou De l'application du courant galvanique constant au traitement des maladies nerveuses et musculaires, par ROB. REMAK, professeur à la Faculté de médecine de l'université de Berlin. Traduit de l'allemand par Alphonse MORPAIN, avec les additions de l'auteur. Paris, 1860. 1 vol. in-8 de 467 pages.   7 fr.

RENOUARD (P.-V.). Lettres philosophiques et historiques sur la médecine au XIX° siècle. *Troisième édition.* Paris, 1861, in-8 de 240 pages.   3 fr. 50

RENOUARD (J. V.). De l'empirisme. Paris, 1862, in-8 de 26 pages.   1 fr.

REVEIL. Formulaire raisonné des médicaments nouveaux et des médications nouvelles, suivi de notions sur l'aérothérapie, l'hydrothérapie, l'électrothérapie, la kinésithérapie et l'hydrologie médicale, par O. REVEIL, pharmacien en chef de l'hôpital des Enfants, agrégé à la Faculté de médecine et à l'École de pharmacie. *Deuxième édition.* Paris, 1865, 1 vol. in-18 jésus, XII-696 p. avec 48 fig.   6 fr.

REVEIL. Annuaire pharmaceutique. Voyez *Annuaire*, page 5.

REVEILLÉ-PARISE. Traité de la vieillesse, hygiénique, médical et philosophique, ou Recherches sur l'état physiologique, les facultés morales, les maladies de l'âge avancé, et sur les moyens les plus sûrs, les mieux expérimentés, de soutenir et de prolonger l'activité vitale à cette époque de l'existence. Paris, 1853. 1 vol. in-8 de 500 p.   7 fr.

« Peu de gens savent être vieux. » (LA ROCHEFOUCAULD.)

REVEILLÉ-PARISE. Étude de l'homme dans l'état de santé et de maladie. par le docteur J.-H. REVEILLÉ-PARISE. *Deuxième édition.* Paris, 1845, 2 vol. in-8. 15 fr.

REYBARD. Mémoires sur le traitement des anus contre nature, des plaies des intestins et des plaies pénétrantes de poitrine. Paris, 1827, in-8 avec 3 pl.   1 fr.

REYBARD. Procédé nouveau pour guérir par l'incision les **rétrécissements du canal de l'urèthre.** Paris, 1833, in-8, fig.   50 cent.

REYNAUD. Mémoire sur l'oblitération des bronches, par A. C. REYNAUD (du Puy). Paris, 1835, 1 vol. in-4 de 50 pages, avec 5 planches lithogr.   2 fr. 50

RIBES. Traité d'hygiène thérapeutique, ou Application des moyens de l'hygiène au traitement des maladies, par FR. RIBES, professeur d'hygiène à la Faculté de médecine de Montpellier. Paris, 1860, 1 vol. in-8 de 828 pages.   10 fr.

RICHET. Mémoire sur les tumeurs blanches, par A. RICHET, professeur à la Faculté de médecine de Paris. Paris, 1853, 1 vol. in-4 de 297 pages avec 4 planches lithographiées. (7 fr.)   6 fr.

RICORD. Lettres sur la syphilis adressées à M. le rédacteur en chef de l'*Union médicale,* suivies des discours à l'Académie de médecine sur la syphilisation et la transmission des accidents secondaires, par Ph. RICORD, chirurgien consultant du Dispensaire de salubrité publique, ex-chirurgien de l'hôpital du Midi, avec une Introduction par Amédée Latour. *Troisième édition.* Paris, 1863, 1 joli vol. in-18 jésus de VI-558 pages.   4 fr.

Ces *Lettres,* par le retentissement qu'elles ont obtenu, par les discussions qu'elles ont soulevées marquent une époque dans l'histoire des doctrines syphilographiques.

RIDER (C.). Étude médicale sur l'équitation. Paris, 1870, in-8 de 36 p. 1 fr. 50

RISUENO D'AMADOR. Influence de l'anatomie pathologique sur la médecine depuis Morgagni jusqu'à nos jours, par RISUENO D'AMADOR, professeur à la Faculté de médecine de Montpellier. Paris, 1837, 1 vol. in-4 de 291 pages.   3 fr.

ROBERT. Mémoire sur les fractures du col du fémur, accompagnées de pénétration dans le tissu spongieux du trochanter, par Alph. ROBERT, chirurgien de l'hôpital Beaujon. Paris, 1847, 1 vol. in-4 de 27 pages, avec 2 planches.   1 fr. 50

ROBERT. Nouveau Traité sur les maladies vénériennes, d'après les documents puisés dans la clinique de M. Ricord et dans les services hospitaliers de Marseille, suivi d'un Appendice sur la syphilisation et la prophylaxie syphilitique, et d'un formulaire spécial, par le docteur Melchior ROBERT, chirurgien des hôpitaux de Marseille, professeur à l'École de médecine de Marseille. Paris, 1861, in-8 de 788 pages. 9 fr.

ROBIN. Traité du microscope, son mode d'emploi, ses applications à l'étude des injections, à l'anatomie humaine et comparée, à l'anatomie médico-chirurgicale, à l'histoire naturelle animale et végétale et à l'économie agricole, par Ch. ROBIN, professeur à la Faculté de médecine de Paris, membre de l'Institut et de l'Académie de médecine. 1871, 1 vol. in-8 de 1028 pages, avec 317 figures et 3 planches, cartonné.   20 fr.

ROBIN. Programme du cours d'Histologie, *Seconde édition,* revue et développée. Paris, 1870, 1 vol. in-8 XL-416 pages.   6 fr.

En publiant le programme qui sert de cadre à chacune des leçons qu'il a professées à la Faculté de médecine et dans ses cours particuliers, M. Robin donne aux élèves, en même temps que le plan d'un traité complet, un résumé de son enseignement et des questions qui leur sont posées aux examens.

Pour un grand nombre de ces leçons, il ne s'est pas contenté d'une simple reproduction de ses notes : pour celles qui traitent des rapports de l'histologie avec les autres branches de l'anatomie, de la physiologie et de la médecine, qui tracent ses divisions principales, qui marquent son but et ses applications, ou qui touchent à quelque sujet difficile, il a ajouté quelques développements.

ROBIN (Ch.). **Leçons sur les humeurs** normales et morbides du corps de l'homme. Paris, 1867, 1 vol. in-8 de LXVIII-848 pages, avec 24 fig.   14 fr.

ROBIN (Ch.). **Histoire naturelle des végétaux parasites** qui croissent sur l'homme et sur les animaux vivants, Paris, 1853. 1 vol. in-8 de 700 pages avec un bel atlas de 15 planches, dessinées d'après nature, gravées, en partie coloriées.   16 fr.

ROBIN (Ch.). **Mémoire sur l'évolution de la notocorde** des cavités des disques intervertébraux et de leur contenu gélatineux. Paris, 1868, 1 vol. in-4 de 212 p. avec 12 planches gravées.   12 fr.

ROBIN (Ch.). **Mémoire contenant la description anatomo-pathologique des diverses espèces de cataractes** capsulaires et lenticulaires. Paris, 1859, 1 vol. in-4 de 62 pages.   2 fr.

ROBIN (Ch.). **Mémoire sur les modifications de la muqueuse utérine** pendant et après la grossesse. Paris, 1861, 1 vol. in-4, avec 5 planches lithogr.   4 fr. 50

ROBIN (Ch.). **Mémoire sur la rétraction, la cicatrisation et l'inflammation des vaisseaux ombilicaux** et sur le système ligamenteux qui leur succède. Paris, 1860, 1 vol. in-4, avec 5 planches lithographiées.   3 fr. 50

ROBIN (Ch.). **Mémoire sur les objets qui peuvent être conservés en préparations microscopiques** transparentes et opaques, classées d'après les divisions naturelles des trois règnes de la nature. Paris, 1856, in-8, 64 pages avec fig.   2 fr.

ROBIN (Ch.). **Leçons sur les substances amorphes et les blastèmes.** Paris, 1866, in-18 de 36 pag.   1 fr. 25

ROBIN et LITTRÉ. Voyez DICTIONNAIRE DE MÉDECINE, *treizième édition*, page 18.

ROBIN et VERDEIL. Traité de chimie anatomique et physiologique normale et pathologique, ou Des principes immédiats normaux et morbides qui constituent le corps de l'homme et des mammifères; par CH. ROBIN, et F. VERDEIL. Paris, 1853, 3 forts volumes in-8, avec atlas de 45 planches en partie coloriées.   36 fr.

Le but de cet ouvrage est de mettre les anatomistes et les médecins à portée de connaître exactement la constitution intime ou moléculaire de la substance organisée en ses trois états fondamentaux, liquide demi-solide et solide. Son sujet est l'examen, fait au point de vue organique, de chacune des espèces de corps ou principes immédiats qui, par leur union molécule à molécule, constituent cette substance.

Le bel atlas qui accompagne le *Traité de chimie anatomique et physiologique* renferme les figures de 1200 formes cristallines environ, choisies parmi les plus ordinaires et les plus caractéristiques de toutes celles que les auteurs ont observées. Toutes ont été faites d'après nature, au fur et à mesure de leur préparation. M. Robin a choisi les exemples représentés parmi 1700 à 1800 figures que renferme son album ; car il a dû négliger celles de même espèce qui ne différaient que par un volume plus petit ou des différences de formes trop peu considérables.

ROCHARD. De l'influence de la navigation et des pays chauds sur la marche de la phthisie pulmonaire, par Jules ROCHARD, directeur du service de santé de la marine. Paris, 1856, 1 vol. in-4 de 94 pages.   4 fr.

ROCHARD. Voyez SAUREL.

ROCHE (L. Ch.), **SANSON** (J. L.) et **LENOIR** (A.). **Nouveaux éléments de pathologie médico-chirurgicale,** ou Traité théorique et pratique de médecine et de chirurgie. *Quatrième édition.* Paris, 1844, 5 vol. in-8. (36 fr.)   8 fr.

ROUBAUD. Traité de l'impuissance et de la stérilité chez l'homme et chez la femme, comprenant l'exposition des moyens recommandés pour y remédier, par le docteur FÉLIX ROUBAUD. Paris, 1855, 2 vol. in-8 de 450 pages.   10 fr.

ROUSSEL. Traité de la pellagre et des pseudo-pellagres, par le docteur Théophile ROUSSEL, ancien interne et lauréat des hôpitaux de Paris. *Ouvrage couronné par l'Institut de France (Académie des sciences).* Paris, 1866, in-8, xvi-665 pag.   10 fr.

ROUX. De l'ostéomyélite et des amputations secondaires, d'après des observations recueillies à l'hôpital de la marine de Saint-Mandrier (Toulon, 1859) sur les blessés de l'armée d'Italie, par M. le docteur Jules ROUX, premier chirurgien en chef de la marine à Toulon. Paris, 1860, 1 vol. in-4, avec 6 planches lithographiées.   5 fr.

ROYER-COLLARD (H.). **Des tempéraments**, considérés dans leurs rapports avec la santé, par Hippolyte ROYER-COLLARD, professeur de la Faculté de médecine de Paris. Paris, 1843, 1 vol. in-4 de 35 pages.   **2 fr.**

ROYER-COLLARD (H.). **Organoplastie hygiénique**, ou Essai d'hygiène comparée, sur les moyens de modifier artificiellement les formes vivantes par le régime. Paris, 1843, 1 vol. in-4 de 24 pages.   **1 fr.**

SABATIER (R. C.). **De la médecine opératoire.** *Deuxième édition*, par L. Béclard et SANSON. Paris, 1832, 4 vol. in-8.   **5 fr.**

SAINT-VINCENT. Nouvelle médecine des familles à la ville et à la campagne, à l'usage des familles, des maisons d'éducation, des écoles communales, des curés, des sœurs hospitalières, des dames de charité et de toutes les personnes bienfaisantes qui se dévouent au soulagement des malades : remèdes sous la main, premiers soins avant l'arrivée du médecin et du chirurgien, art de soigner les malades et les convalescents, par le docteur A. C. DE SAINT-VINCENT. *Deuxième édition.* Paris, 1869, 1 vol. in-18 jésus de 420 pages avec 134 figures, cart. 3 fr. 50

SAINTE-MARIE. Dissertation sur les médecins poëtes. Paris, 1835, in-8.   **2 fr.**

SALVERTE. Des sciences occultes, ou Essai sur la magie, les prodiges et les miracles, par Eusèbe SALVERTE. *Troisième édition*, précédée d'une Introduction par Émile LITTRÉ, de l'Institut. Paris, 1856, 1 vol. gr. in-8 de 550 p., avec un portrait. 7 fr. 50

SANSON. Des hémorrhagies traumatiques, par L.-J. SANSON, professeur à la Faculté de médecine, chirurgien de la Pitié. Paris, 1836, in-8, figures coloriées. 1 fr. 50

SANSON. De la réunion immédiate des plaies, de ses avantages et de ses inconvénients, par L. J. SANSON. Paris, 1834, in-8.   **75 cent.**

SAUREL. Traité de chirurgie navale, par le docteur L. SAUREL, ex-chirurgien de deuxième classe de la marine, professeur agrégé à la Faculté de médecine de Montpellier, suivi d'un Résumé de leçons sur le **service chirurgical de la flotte**, par le docteur J. ROCHARD, directeur du service de santé de la marine. Paris, 1861, in-8 de 600 pages, avec 106 figures.   **8 fr.**

SAUREL (L.). **Du microscope** au point de vue de ses applications à la connaissance et au traitement des maladies chirurgicales. Paris, 1857, in-8, 148 pages.   2 fr. 50

SCHATZ. Étude sur les hôpitaux sous tentes, par le docteur J. SCHATZ, ex-chirurgien des armées des Etats-Unis d'Amérique. Paris, 1870, in-8 de 70 pages avec figures.   **2 fr. 50**

SÉDILLOT (Ch.) et **LEGOUEST. Traité de médecine opératoire**, bandages et appareils, par Ch. SÉDILLOT, médecin inspecteur des armées, professeur de clinique chirurgicale à la Faculté de médecine de Strasbourg, correspondant de l'Institut de France, etc. et L. LEGOUEST, inspecteur du service de santé des armées. *Quatrième édition.* Paris, 1870, 2 vol. gr. in-8 de 600 pages chacun, avec figures intercalées dans le texte et en partie coloriées.   **30 fr.**

SÉDILLOT (Ch.). **Contributions à la chirurgie.** Paris, 1869, 2 vol. in-8 avec fig. 24 fr.

SÉDILLOT (Ch.). **De l'évidement sous-périosté des os.** *Deuxième édition.* Paris, 1867, 1 vol. in-8, avec planches polychromiques.   **14 fr.**

SÉDILLOT (Ch.). **De l'infection purulente**, ou Pyoémie. Paris, 1849. 1 vol. in-8, avec 3 planches coloriées.   **7 fr. 50**

SÉDILLOT (J.). **Mémoire sur les revaccinations.** Paris, 1840, 1 vol. in-4 de 108 pages, avec 4 planches lithographiées.   **2 fr. 50**

SÉE (Germ.). **De la chorée**, rapports du rhumatisme et des maladies du cœur avec les affections nerveuses et convulsives, par G. SÉE, professeur de clinique médicale à la Faculté de médecine de Paris, membre de l'Académie de médecine. Paris, 1850, in-4, 154 p.   **3 fr. 50**

SEGOND. Histoire et systématisation générale de la biologie, principalement destinée à servir d'introduction aux études médicales, par le docteur L. A. SEGOND, professeur agrégé de la Faculté de médecine de Paris, etc. Paris, 1851, in-12 de 200 pages.   **2 fr. 50**

SÉGUIN. Traitement moral, hygiène et éducation des idiots et autres enfants arriérés ou retardés dans leur développement, agités de mouvements involontaires, débiles, muets non-sourds, bègues, etc., par Éd. SÉGUIN, ex-instituteur des enfants idiots de l'hospice de Bicêtre, etc. Paris, 1846, 1 vol. in-12 de 750 pages. 6 fr.

SERRES (E.). Recherches d'anatomie transcendante et pathologique; théorie des formations et des déformations organiques, appliquée à l'anatomie de la duplicité monstrueuse, par E. SERRES, membre de l'Institut de France. Paris, 1832, in-4, accompagné d'un atlas de 20 planches in-folio. 20 fr.

SERRES (E.). Anatomie comparée transcendante, Principes d'embryogénie, de de zoogénie et de tératogénie. Paris, 1859, 1 vol. in-4 de 942 pages, avec 26 planches. 16 fr.

SESTIER. De la foudre, de ses formes et de ses effets sur l'homme, les animaux, les végétaux et les corps bruts, des moyens de s'en préserver et des paratonnerres, par le docteur F. SESTIER, professeur agrégé de la Faculté de médecine ; rédigé sur les documents laissés par M. Sestier et complété par le docteur C. MÉHU, pharmacien en chef de l'hôpital Necker. Paris, 1866, 2 vol. in-8. 15 fr.

SICHEL. Iconographie ophthalmologique, ou Description avec figures coloriées des maladies de l'organe de la vue, comprenant l'anatomie pathologique, la pathologie et la thérapeutique médico-chirurgicale, par le docteur J. SICHEL. Paris, 1852-1859. *Ouvrage complet*, 2 vol. grand in-4 dont 1 volume de 840 pages de texte, et 1 vol. de 80 planches dessinées d'après nature, gravées et coloriées avec le plus grand soin, accompagnées d'un texte descriptif. 172 fr. 50
Demi-reliure des deux volumes, dos de maroquin, tranche supérieure dorée. 15 fr.

Cet ouvrage est complet en 23 livraisons, dont 20 composées chacune de 28 pages de texte in-4 et de 4 planches dessinées d'après nature, gravées, imprimées en couleur, retouchées au pinceau, et 5 (17 bis, 18 bis et 20 bis) de texte complémentaire. Prix de chaque livraison. 7 fr. 50
On peut se procurer séparément les dernières livraisons.
Le texte se compose d'une exposition théorique et pratique de la science, dans laquelle viennent se grouper les observations cliniques, mises en concordance entre elles, et dont l'ensemble formera un *Traité clinique des maladies de l'organe de la vue*, commenté et complété par une nombreuse série de figures.
Les planches sont aussi parfaites qu'il est possible ; elles offrent une fidèle image de la nature ; partout les formes, les dimensions, les teintes ont été consciencieusement observées ; elles présentent la vérité pathologique dans ses nuances les plus fines, dans ses détails les plus minutieux ; gravées par des artistes habiles, imprimées en couleur et souvent avec repère, c'est-à-dire avec une double planche, afin de mieux rendre les diverses variétés des injections vasculaires des membranes externes ; toutes les planches sont retouchées au pinceau avec le plus grand soin.
L'auteur a voulu qu'avec cet ouvrage le médecin, comparant les figures et la description, puisse reconnaître et guérir la maladie représentée lorsqu'il la rencontrera dans la pratique.

SIEBOLD. Lettres obstétricales, par Ed. Caspar SIEBOLD, professeur à l'université de Göttingue, traduites de l'allemand, avec une introduction et des notes, par M. Stoltz, professeur à la Faculté de médecine de Strasbourg. Paris, 1867, 1 vol. in-18 jésus de 268 pages. 2 fr. 50

SILBERT (P.). De la saignée dans la grossesse. Paris, 1857, 1 vol. in-4. 2 fr.

SIMON (Jules). Des maladies puerpérales, par M. Jules SIMON, médecin des hôpitaux. Paris, 1866, in-8, 184 p. 3 fr.

SIMON (LÉON). Leçons de médecine homœopathique, par le docteur Léon SIMON père. Paris, 1835, 1 fort vol. in-8. 3 fr.

SIMON (LÉON). Des maladies vénériennes et de leur traitement homœopathique, par le docteur LÉON SIMON fils. Paris, 1860, 1 vol. in-18 jésus, XII-744 p., 6 fr.

SIMON (LÉON). Cours de médecine homœopathique (1867-1868). De l'unité de la doctrine de Hahnemann. Paris, 1869, in-8 de 156 pages. 3 fr.

SIMON (LÉON). Conférences sur l'homœopathie. Paris, 1869, 1 vol. in-8 de LXIV-320 pages. 5 fr.

SIMON (MAX). Hygiène du corps et de l'âme, ou Conseils sur la direction physique et morale de la vie. Paris, 1853, 1 vol. in-18 de 130 pages. 1 fr.

SIMON (Max). Du vertige nerveux et de son traitement. Paris, 1858, 1 vol. in-4 de 150 pages. 3 fr.

SOEMMERRING (S. T.). Traité d'ostéologie et de syndesmologie, suivi d'un Traité de mécanique des organes de la locomotion, par G. et E. WEBER. Paris, 1843, in-8, avec atlas in-4 de 17 planches.   6 fr.

SPERINO. La syphilisation étudiée comme méthode curative et comme moyen prophylactique des maladies vénériennes, traduit de l'italien par A. TRESAL. Turin, 1853, in-8.   2 fr.

SWAN. La Névrologie, ou Description anatomique des nerfs du corps humain, traduit de l'anglais, avec des additions par E. CHASSAIGNAC, Paris, 1838, in-4, avec 25 planches. Cart.   24 fr.

SYPHILIS VACCINALE (de la). Communications à l'Académie de médecine, par MM. DEPAUL, RICORD, BLOT, JULES GUÉRIN, TROUSSEAU, DEVERGIE, BRIQUET, GIBERT, BOUVIER, BOUSQUET, suivies de mémoires sur la transmission de la syphilis par la vaccination et la vaccination animale, par MM. A. VIENNOIS (de Lyon), PELLIZARI (de Florence), PALASCIANO (de Naples), PHILLIPEAUX (de Lyon) et AUZIAS-TURENNE. Paris, 1865, in-8 de 392 pages.   6 fr.

TARDIEU (A.). Dictionnaire d'hygiène publique et de salubrité, ou Répertoire de toutes les Questions relatives à la santé publique, considérées dans leurs rapports avec les Subsistances, les Épidémies, les Professions, les Établissements institutions d'Hygiène et de Salubrité, complété par le texte des Lois, Décrets, Arrêtés, Ordonnances et Instructions qui s'y rattachent, par le docteur Ambroise TARDIEU, professeur de médecine légale à la Faculté de médecine de Paris, médecin de l'Hôtel-Dieu, président du Comité consultatif d'hygiène publique. *Deuxième édition considérablement augmentée.* Paris, 1862, 4 forts vol. gr. in-8.   32 fr.

> *Ouvrage couronné par l'Institut de France.*

TARDIEU (A.). Étude médico-légale sur les blessures par imprudence, l'homicide et les coups involontaires. Paris, 1871, 1 vol. in-8 de 198 pages.   3 fr. 50

TARDIEU (A.). Étude médico-légale sur la pendaison, la strangulation et la suffocation. Paris, 1870, 1 vol. in-8 de XII-352 pages, avec planches.   5 fr.

TARDIEU (A.). Étude médico-légale sur les attentats aux mœurs. *Cinquième édition.* Paris, 1866. In-8 de 224 pages, avec 4 pl. gravées.   4 fr.

TARDIEU (A.). Étude médico-légale sur l'avortement, suivie d'une note sur l'obligation de déclarer à l'état-civil les fœtus mort-nés, et d'observations et recherches pour servir à l'histoire médico-légale des grossesses fausses et simulées. *Troisième édition,* revue et augmentée. Paris, 1868, in-8, VIII-280 pages.   4 fr.

TARDIEU (A.). Étude médico-légale sur l'Infanticide. Paris, 1868, 1 vol. in-8, avec 3 planches coloriées.   6 fr.

TARDIEU (A.). Étude médico-légale et clinique sur l'empoisonnement, avec la collaboration de Z. Roussin, pharmacien major de 1re classe, professeur agrégé à l'Ecole impériale du Val-de-Grâce, pour la *partie de l'expertise médico-légale relative à la recherche chimique des poisons.* Paris, 1866, in-8 de XXII-1072 p. avec 53 figures et 2 planches gravées.   12 fr.

TARDIEU (A.). Relation médico-légale de l'affaire Armand (de Montpellier). Simulation de tentative homicide (commotion cérébrale et strangulation). Paris, 1864, in-8 de 80 pages.   2 fr.

TARDIEU (A.). Étude hygiénique sur la profession de **mouleur en cuivre,** pour servir à l'histoire des professions exposées aux poussières inorganiques. Paris, 1855, in-12.   1 fr. 25

TARDIEU (A.). De la morve et du farcin chronique chez l'homme. Paris, 1843, in-4.   5 fr.

TARDIEU et TAYLOR. Étude médico-légale sur les assurances sur la vie, par M. TAYLOR, professeur de médecine légale à Guy's hospital, et Amb. TARDIEU. Paris, 1866, in-8 de 125 pages.   2 fr. 50

TARNIER. De la fièvre puerpérale observée à l'hospice de la Maternité, par le docteur STÉPHANE TARNIER. Paris, 1858, in-8 de 216 pages.   3 fr. 50

TERME et MONFALCON. Histoire statistique et morale des enfants trouvés, par TERME, président de l'administration des hôpitaux de Lyon, etc., et J. B. MON-FALCON, membre du conseil de salubrité, etc. Paris, 1838, 1 vol. in-8.   3 fr.

TESTE (A.). Le magnétisme animal expliqué, ou Leçons analytiques sur la nature essentielle du magnétisme, sur ses effets, son histoire, ses applications, les diverses manières de le pratiquer, etc. Paris, 1845, in-8.   7 fr.

TESTE (A.). Manuel pratique de magnétisme animal. Exposition méthodique des procédés employés pour produire les phénomènes magnétiques et leur application à l'étude et au traitement des maladies. 4ᵉ *édit. augm.* Paris, 1853, in-12.   4 fr.

TESTE (A.). Traité homœopathique des maladies aiguës et chroniques des enfants. 2ᵉ *édit.*, revue et augm. Paris, 1856, in-18 de 420 pages.   4 fr. 50

TESTE (A.). Systématisation pratique de la matière médicale homœopathique. Paris, 1853, 1 vol. in-8 de 600 pages.   8 fr.

THÉRAPEUTIQUE (Traité de) et de matière médicale, d'après les travaux français, italiens, anglais et allemands. Paris, 1867, 1 vol. in-8, 694 pages à 2 col.   5 fr.

THOMSON. Traité médico-chirurgical de l'inflammation ; traduit de l'anglais avec des notes, par F. G. BOISSEAU et JOURDAN. Paris, 1827, 1 fort vol. in-8.   3 fr.

TIEDEMANN. Traité complet de physiologie de l'homme, traduit de l'allemand par A. J. L. JOURDAN. Paris, 1831, 2 vol. in-8.   3 fr. 50

TIEDEMANN et GMELIN. Recherches expérimentales, physiologiques et chimiques sur la digestion considérée dans les quatre classes d'animaux vertébrés; traduites de l'allemand. Paris, 1827, 2 vol. in-8, avec grand nombre de tableaux.   3 fr.

TOMMASSINI. Précis de la nouvelle doctrine médicale italienne. Paris, 1822, 1 vol. in-8.   2 fr. 50

TOPINARD (Paul). **De l'ataxie locomotrice** et en particulier de la maladie appelée ataxie locomotrice progressive. *Ouvrage couronné par l'Académie de médecine* (1864). Paris, 1864, in-8 de 576 pages.   8 fr.

TORTI (F.). Therapeutice specialis ad febres periodicas perniciosas ; nova editio, curantibus TOMBEUR et O. BRIXHE. Leodii, 1821, 2 vol. in-8, fig.   8 fr.

TRÉLAT. Recherches historiques sur la folie, par U. TRÉLAT, médecin de l'hospice de la Salpêtrière. Paris, 1839, in-8.   3 fr.

TRIBES. De la complication diphthéroïde contagieuse des plaies, de sa nature et de son traitement par le docteur M. TRIBES, interne en médecine et en chirurgie des hôpitaux et hospices civils de Paris. Paris, 1872, in-8 de 64 p.   2 fr.

TRIPIER. Manuel d'électrothérapie. Exposé pratique et critique des applications médicales et chirurgicales de l'électricité, par le docteur AUG. TRIPIER. Paris, 1861, 1 joli vol. in-18 jésus avec 100 figures.   6 fr.

TROUSSEAU. Clinique médicale de l'Hôtel-Dieu de Paris, par A. TROUSSEAU, professeur de clinique interne à la Faculté de médecine de Paris, médecin de l'Hôtel-Dieu, membre de l'Académie de médecine. *Troisième édition*, revue et augmentée. Paris, 1868, 3 vol. in-8 de chacun 800 pages, avec un portrait de l'auteur. 30 fr.

Parmi les additions les plus considérables apportées à la troisième édition, on peut citer les recherches sur la température dans les maladies et en particulier dans les fièvres éruptives et la dothiénentérie, la dégénérescence granuleuse et cireuse des muscles, et la leucocythose, dans la fièvre typhoïde, la forme spinale et cérébro-spinale de cette affection, l'application du sphygmographe aux maladies du cœur et à l'épilepsie du laryngoscope aux lésions du larynx, de l'ophthalmoscope aux affections du cerveau. Indépendamment de ces additions, un grand nombre de leçons ont été retouchées, quelques-unes même refondues; ainsi, celles sur *l'aphonie* et la *cautérisation du larynx*, la *rage*, *l'alcoolisme*, *l'aphasie*, la *maladie d'Addison*, *l'adénie*, *l'hématocèle pelvienne*, *l'infection puerpérale* et la *phlegmatia alba dolens*. Des observations de malades ont été ajoutées toutes les fois qu'elles apportaient à la leçon une clarté plus grande ou de nouvelles notions. (Extrait de l'avertissement de la 3ᵉ édition.)

Le portrait de M. le professeur **Trousseau,** photographie Nadar, héliographie Baudran et de La Blanchère, format de la *Clinique médicale de l'Hôtel-Dieu.*   1 fr.

Grand portrait format colombier sur papier de Chine, franco d'emballage.   5 fr.

TROUSSEAU et BELLOC (H.). Traité pratique de la phthisie laryngée, de la
laryngite chronique et des maladies de la voix. *Ouvrage couronné par l'Académie
de médecine.* Paris, 1837, 1 vol. in-8, avec 9 planches, figures noires.   **7 fr.**
— Le même, figures coloriées.   **10 fr.**

TURCK (L.). Méthode pratique de laryngoscopie, par le docteur Ludwig TURCK,
médecin en chef de l'hôpital général de Vienne. Édition française. Paris, 1861,
in-8 de 80 pages, avec une planche lithographiée et 29 figures.   **3 fr. 50**

**TURCK (L.). Recherches cliniques sur diverses maladies du larynx, de la trachée
et du pharynx,** étudiées à l'aide du laryngoscope, Paris, 1862, in-8 de VIII-
100 pages.   **2 fr. 50**

VALENTIN (G.). Traité de névrologie. Paris, 1843, in-8, avec figures.   **4 fr.**

VALLEIX. Guide du médecin praticien, ou Résumé général de pathologie interne et
de thérapeutique appliquées, par le docteur F. L. I. VALLEIX, médecin de l'hôpital
de la Pitié. *Cinquième édition,* contenant le résumé des travaux les plus récents,
par P. LORAIN, médecin des hôpitaux de Paris, professeur agrégé de la Faculté
de médecine de Paris, avec le concours de médecins civils, et de médecins appartenant à l'armée et à la marine. Paris, 1866. 5 beaux volumes grand in-8, de chacun 800 pages avec figures.   **50 fr.**

Table des matières. —Tome I : fièvres, maladies générales, constitutionnelles, névroses ; tome II :
maladies des centres nerveux et des nerfs, maladies des voies respiratoires; tome III : maladies des
voies circulatoires; tome IV : maladies des voies digestives et de leurs annexes, maladies des voies
génito-urinaires ; tome V : maladies des femmes, maladies du tissu cellulaire et de l'appareil locomoteur, affections et maladies de la peau, maladies des yeux, maladies des oreilles, intoxications.

VALLEIX (F. L. I.) Clinique des maladies des enfants nouveau-nés. Paris, 1838.
1 vol. in-8 avec 2 planches coloriées.   **8 fr. 50**

VALLEIX (F. L. I.). Traité des névralgies, ou affections douloureuses des nerfs.
Ouvrage auquel l'Académie de médecine accorda le prix Itard. Paris, 1841,
in-8.   **8 fr.**

VELPEAU. Nouveaux éléments de médecine opératoire, par A.-A. VELPEAU,
membre de l'Institut, chirurgien de l'hôpital de la Charité, professeur à la Faculté
de médecine de Paris. *Deuxième édition,* augmentée d'un traité de petite chirurgie. Paris, 1839, 4 vol. in-8 de chacun 800 pages, avec 191 fig. et atlas in-4, de
22 planches représentant les principaux procédés opératoires et un grand nombre
d'instruments de chirurgie, fig. noires. (40 fr.)   **15 fr.**
— Figures coloriées.   **60 fr.**

**VELPEAU. Recherches anatomiques, physiologiques et pathologiques sur les ca-
vités closes naturelles ou accidentelles de l'économie animale.** Paris, 1843,
in-8 de 208 pages.   **3 fr. 50**

VELPEAU. Traité complet d'anatomie chirurgicale, générale et topographique du
corps humain, ou Anatomie considérée dans ses rapports avec la pathologie chirurgicale et la médecine opératoire. *Troisième édition,* Paris, 1837. 2 vol. in-8, avec
atlas de 17 planches in-4 gravées. (20 fr.)   **9 fr.**

VELPEAU. Manuel pratique des maladies des yeux. Paris, 1840. 1 fort vol. gr.
in-18 de 700 pages. (6 fr.)   **1 fr. 50**

VELPEAU. Expériences sur le traitement du cancer, instituées par le sieur Vries à
l'hôpital de la Charité, sous la surveillance de MM. Manec et Velpeau. Compte
rendu à l'Académie de médecine. Paris, 1859, in-8.   **1 fr.**

VELPEAU. Exposition d'un cas remarquable de maladie cancéreuse avec oblitération
de l'aorte. Paris, 1825, in-8.   **2 fr. 50**

VELPEAU. De l'opération du trépan dans les plaies de la tête. Paris, 1834, in-8. **2 fr.**

VELPEAU. Embryologie ou Ovologie humaine, contenant l'histoire descriptive et iconographique de l'œuf humain. Paris, 1833. 1 vol. in-fol. avec 15 planches.
(25 fr.)   **4 fr.**

VERNEUIL. De la gravité des lésions traumatiques et des opérations chirurgicales chez les alcooliques, communications à l'Académie de médecine, par MM. Verneuil, Hardy, Gubler, Gosselin, Béhier, Richet, Chauffard et Giraldès. Paris, 1871, in-8 de 160 pages. 3 fr.

VERNOIS (Max.). Traité pratique d'hygiène industrielle et administrative, comprenant l'étude des établissements insalubres, dangereux et incommodes, par Maxime Vernois, membre de l'Académie de médecine, du Conseil d'hygiène publique et de salubrité de la Seine. Paris, 1860. 2 vol. in-8. 16 fr.

VERNOIS (Max.). De la main des ouvriers et des artisans au point de vue de l'hygiène et de la médecine légale. Paris, 1862, in-8, avec 4 planches chromo-lithographiées. 3 fr. 50

VERNOIS (Max.). État hygiénique des lycées de l'empire en 1867, Rapport présenté à S. E. le ministre de l'instruction publique, par M. Max. Vernois, chargé de l'inspection des lycées de l'empire. Paris, 1868, in-8. 2 fr. 50

VERNOIS (Max.) et BECQUEREL (A.). Analyse du lait des principaux types de vaches, chèvres, brebis, bufflesses. Paris, 1857, in-8 de 33 pages. 1 fr.

VERNOIS (Max.) et GRASSI. Mémoires sur les appareils de **ventilation et de chauffage** établis à l'hôpital Necker, d'après le système Van Hecke. Paris, 1859, in-8. 1 fr. 50

VIDAL (A.). Traité de pathologie externe et de médecine opératoire, avec des **Résumés** d'anatomie des tissus et des régions, par A. VIDAL (de Cassis), chirurgien de l'hôpital du Midi, professeur agrégé à la Faculté de médecine de Paris, etc. *Cinquième édition*, revue, corrigée, avec des additions et des notes, par S. FANO, professeur agrégé de la Faculté de médecine de Paris. Paris, 1851. 5 vol. in-8 de chacun 850 pages avec 761 figures. 40 fr.

Le **Traité de pathologie externe** de M. Vidal (de Cassis), dès son apparition, a pris rang parmi les livres classiques; il est devenu entre les mains des élèves un guide pour l'étude, et les maîtres le considèrent comme le *Compendium du chirurgien praticien*, parce qu'à un grand talent d'exposition dans la description des maladies, l'auteur joint une puissante force de logique dans la discussion et dans l'appréciation des méthodes et procédés opératoires. La *cinquième édition* a reçu des augmentations tellement importantes, qu'elle doit être considérée comme un ouvrage neuf; et ce qui ajoute à l'*utilité pratique* du *Traité de pathologie externe*, c'est le grand nombre de figures intercalées dans le texte. Ce livre est le seul ouvrage complet où soit représenté l'état actuel de la chirurgie.

VIDAL (A.). Du cancer du rectum et des opérations qu'il peut réclamer; parallèle des méthodes de Littré et de Callisen pour l'anus artificiel. Paris, 1842, in-8. 75 c.

VIDAL (A.). Essai sur un traitement méthodique de quelques maladies de l'utérus, injections intra-vaginales et intra-utérines. Paris, 1840, in-8. 75 c.

VIDAL (A.). De la cure radicale du varicocèle par l'enroulement des veines du cordon spermatique. *Deuxième édition*. Paris, 1850, in-8. 75 cent

VIDAL (A.). Des inoculations syphilitiques. Paris, 1849, in-8. 1 fr. 25.

VILLEMIN. Études sur la tuberculose, preuves rationnelles et expérimentales de sa spécificité et de son inoculation, par J.-A. VILLEMIN, professeur à l'École du Val-de-Grâce. Paris, 1868, 1 vol. in-8 de 640 pages. 8 fr.

Table des matières : INTRODUCTION. — 1re partie. Considérations d'anatomie et de physiologie pathologiques : 1° des éléments anatomiques dans leurs rapports avec les causes morbides; 2° des processus anatomiques en général; 3° du tubercule; 4° des produits anatomiques, analogues au tubercule; 5° du scrofulisme; — 2e partie. Considérations étiologiques; 6° de la diathèse tuberculeuse; 7° de l'hérédité dans la production de la phthisie: 8° de la constitution de l'habitude extérieure et des tempéraments dans leurs rapports avec la tuberculose; 9° influence des professions dans la production de la tuberculose; 10° rôle du froid, de la toux, etc., dans la tuberculose; — 3e partie. Considérations pathologiques; 12° des rapports de la tuberculose avec les fièvres éruptives et avec la fièvre typhoïde; 13° la morve est la maladie la plus voisine de la tuberculose; 14° unicité de la tuberculose; 15° la tuberculose ne s'observe que dans un nombre limité d'espèces zoologiques. — 4e partie. Preuves expérimentales de la spécificité et de l'inoculabilité de la tuberculose; 16° la tuberculose est inoculable; 17° corollaires.

VILLERMÉ. Mémoire sur la mortalité en France dans la classe aisée et dans la classe indigente, par L. R. VILLERMÉ, membre de l'Institut. Paris, 1828, 1 vol. in-4 de 47 pages. 1 fr. 50

VIMONT (J.). **Traité de phrénologie** humaine et comparée. Paris, 1835, 2 vol. in-4, avec atlas in-folio de 134 planches contenant plus de 700 figures (450 fr.).

VIRCHOW. **La Pathologie cellulaire** basée sur l'étude physiologique et pathologique des tissus, par R. VIRCHOW, professeur à la Faculté de Berlin, médecin de la Charité, Traduction française, par le docteur P. PICARD. *Troisième édition*. Paris, 1868, 1 vol. in-8 de xxviii-417 pages, avec 144 figures.   8 fr.

VIREY. **De la physiologie** dans ses rapports avec la philosophie. Paris, 1844, in-8. 3 fr.

VOGEL (J.). **Traité d'anatomie pathologique générale**. Paris, 1847, in-8.   4 fr.

VOISIN. **De l'hématocèle rétro-utérine** et des épanchements sanguins non enkystés de la cavité péritonéale du petit bassin, considérés comme accidents de la menstruation, par Auguste VOISIN, médecin de l'hospice de la Salpêtrière, Paris, 1860, in-8 de 368 pages, avec une planche.   4 fr. 50

VOISIN. **Études sur la nature de l'homme**, quelles sont ses facultés ? quel en est le nom ? quel en est le nombre ? quel en doit être l'emploi ? par le docteur Félix VOISIN, médecin des aliénés de l'hospice de Bicêtre, membre associé de l'Académie de médecine. Paris, 1867, 3 vol. gr. in-8. Prix de chaque.   7 fr. 50

    Séparément :

1re partie.— *De l'homme considéré sous le rapport des facultés qu'il partage avec les animaux* et qui assurent sa conservation particulière et la perpétuité de son espèce.

2e partie. — *De l'homme considéré dans ses facultés morales,* leur analyse, nouvelle loi religieuse de leur application.

3e partie. — *De l'homme considéré dans ses facultés intellectuelles,* industrielles, artistiques et perceptives.

VOISIN. **Des causes morales et physiques des maladies mentales**, et de quelques autres affections nerveuses, telles que l'hystérie, la nymphomanie et le satyriasis ; par F. VOISIN. Paris, 1826, in-8.   7 fr.

WEBER. **Codex des médicaments homœopathiques**, ou Pharmacopée pratique et raisonnée à l'usage des médecins et des pharmaciens, par George-P.-F. WEBER, pharmacien homœopathe. Paris, 1834, un beau vol. in-12 de 440 pages.   6 fr.

WEDDELL (H. A.). **Histoire naturelle des quinquinas**. Paris, 1849, 1 vol. in-folio accompagné d'une carte et de 32 planches, dont 3 coloriées.   60 fr.

WOILLEZ. **Dictionnaire de diagnostic médical**, comprenant le diagnostic raisonné de chaque maladie, leurs signes, les méthodes d'exploration et l'étude du diagnostic par organe et par région, par E. J. WOILLEZ, médecin de l'hôpital La Riboisière. *Deuxième édition*, présentant l'exposé des travaux les plus récents. Paris, 1870, in-8 de vi-1114 pages, avec 310 figures.   16 fr.

WUNDT. **Traité élémentaire de physique médicale**, par le docteur WUNDT, professeur à l'Université de Heidelberg, traduit avec de nombreuses additions, par le docteur Ferd. Monoyer, professeur agrégé de physique médicale à la Faculté de médecine de Strasbourg. Paris, 1871, 1 vol. in-8 de 704 p. avec 396 fig. y compris 1 pl. en chromolith.   12 fr.

WURTZ. **Sur l'insalubrité des résidus provenant des distilleries**, et sur les moyens proposés pour y remédier, par Ad. WURTZ, membre de l'Institut (Académie des sciences), doyen de la Faculté de médecine. Paris, 1859, in-8.   1 fr. 25

Paris. — Imprimerie de E. MARTINET, rue Mignon, 2.